実学としての理学療法概観

[編集主幹]
奈良 勲
金城大学教授・元学長,広島大学名誉教授

[編集]
木林 勉
金城大学教授

森山英樹
神戸大学教授

文光堂

■編集主幹
奈良　　勲　　金城大学大学院リハビリテーション学研究科長・教授・元学長，広島大学名誉教授

■編集
木林　　勉　　金城大学大学院リハビリテーション学研究科教授，医療健康学部学部長補佐
森山　英樹　　神戸大学大学院保健学研究科リハビリテーション科学領域教授

■執筆（執筆順）
岩井　信彦　　神戸学院大学総合リハビリテーション学部理学療法学科准教授
堀　　寛史　　藍野大学医療保健学部理学療法学科講師
奈良　　勲　　金城大学大学院リハビリテーション学研究科長・教授・元学長，広島大学名誉教授
木林　　勉　　金城大学大学院リハビリテーション学研究科教授，医療健康学部学部長補佐
森　　啓至　　金城大学大学院リハビリテーション学研究科教授
佐藤　香緒里　金城大学大学院リハビリテーション学研究科准教授
森山　英樹　　神戸大学大学院保健学研究科リハビリテーション科学領域教授
西村　　敦　　藍野大学医療保健学部理学療法学科学科長・教授
新保　健次　　藍野大学医療保健学部理学療法学科助教
平山　朋子　　藍野大学医療保健学部理学療法学科准教授
鮫島　総史　　トーマス・ジェファーソン大学生物医科学学科
前重　伯壮　　神戸大学大学院保健学研究科リハビリテーション科学領域助教
鷲　　春夫　　徳島文理大学保健福祉学部理学療法学科教授
小嶋　　裕　　徳島文理大学保健福祉学部理学療法学科学科長・教授
金谷　さとみ　菅間記念病院在宅総合ケアセンターセンター長
家入　　章　　我汝会えにわ病院リハビリテーション科
宮城島　一史　我汝会えにわ病院リハビリテーション科
永井　将太　　金城大学大学院リハビリテーション学研究科准教授
烏山　亜紀　　金城大学医療健康学部理学療法学科准教授
高橋　哲也　　東京工科大学医療保健学部理学療法学科学科長・教授
石川　　朗　　神戸大学大学院保健学研究科地域保健学領域教授
野口　雅弘　　金城大学医療健康学部理学療法学科講師
浦辺　幸夫　　広島大学大学院医歯薬保健学研究院統合健康科学部門教授
森田　恵美子　藍野大学医療保健学部理学療法学科講師
山本　大誠　　神戸学院大学総合リハビリテーション学部講師
加賀野井聖二　芸西病院リハビリテーション部部長
信岡　尚子　　シモゾノ学園国際動物専門学校，アニマルクリニックこばやし，理学療法士，CCRT，認定動物看護師
野々山　忠芳　福井大学医学部附属病院リハビリテーション部
嶋田　誠一郎　福井大学医学部附属病院リハビリテーション部
永冨　史子　　川崎医科大学附属川崎病院リハビリテーションセンター
友田　秀紀　　小倉リハビリテーション病院臨床サービス部理学療法課長
小泉　幸毅　　小倉リハビリテーション病院臨床サービス部リハビリテーション部長
奈良　和美　　介護老人保健施設神戸日の出苑リハビリテーション科長
原田　浩史　　高齢者総合福祉施設 KOBE 須磨きらくえん
備酒　伸彦　　神戸学院大学総合リハビリテーション学部教授
松井　一人　　ほっとリハビリシステムズ代表取締役
斉藤　秀之　　医療法人社団筑波記念会リハビリテーション事業統括，公益社団法人日本理学療法士協会副会長
半田　一登　　公益社団法人日本理学療法士協会会長
内山　　靖　　名古屋大学大学院医学系研究科理学療法学講座教授

序　文

　日本の理学療法学教育界では,「理学療法概論」に関連した書籍の発刊は複数あるが,諸外国では意外に少ない.アメリカでの筆者自身の学生時代には,カリキュラムの中に「理学療法概論」は含まれていなかった.ましてや,「リハビリテーション概論」すら含まれていなかった.諸外国の理学療法学課程のカリキュラムを詳細に調べたわけではないが,筆者が世界理学療法連盟の理事を務めていた頃,教育関連の情報を得ていたことや,筆者の担当職務は,会員国申し込み書類を審査することであったため,理学療法学課程のカリキュラムも点検していた関係上,上記の傾向を把握していた.一方,日本の多くの各分野のカリキュラムには概論的な科目が含まれていることが多い.

　では,なぜこのような傾向があるのだろうか？　これは,筆者の考察によると,特に,アメリカの医学系大学の教育方針と内容は全般的に,「技術論」を重視しており,概論的考え方や認識などは,各教科目の中で,必要に応じて各教員が教授して対応しているからであろう.この方法論にも一理あると思う.しかし,入学した初年度に総体的な概論を教授する意義,専門分野の全体像を理解していない学生が多いなか,その掌握と各分野の過去・現在・未来,教育目標・哲学,学習方法論などを教授しておくことは,オリエンテーションの役目も果たし,初学者の専門分野に対する学生生活のイメージ形成にも役立つと考える.さらに,各専門分野を専攻する学生にとって,概論はもとより,それぞれの教科目を学ぶことの必要性の理解や卒業後の職域,社会的立場を包括的に認知しておくことは,修学へのモチベーションの高揚にもなると考える.

　本書の特徴としては,従来の「理学療法概論」の既刊書と比べ,より多角的な内容にすることであった.タイトルを「実学としての理学療法概観」としたのは,総体的理学療法体系は,教育・臨床・研究を基軸にして,終極的には種々の現場で対象者への質の高いサービスを介した社会的貢献となるからである.よって,初学者が在学時代だけではなく,それぞれの現場で活動する際のことも見据えて,より具体的で包括的な情報を提供できる内容にした.また,本書では,理学療法学の三大基礎科学としての解剖学,生理学,運動学を合体することを試みた.三大基礎科学を個別に学びながらも,学生はそれらを統合する必要がある.これは他の専門科目でも同じことがいえるが,まずは理学療法学の基盤になる基礎科学科目で試行したが,さらに工夫を重ねたい.

　各執筆者は,それぞれのテーマについて,基本的な事項のみならず最新の知見も含めてもらい,初学者にはやや難しい箇所もあると思われるが,上記したように,臨床実習中はもとより,現場で活動するようになっても活用できるとのねらいがある.

　本書でも,引用文献,法律・行政用語を除き,「訓練・障害・障害者」は,基本的に国際生活機能分類(ICF)と下記のDSM-5に準じて,他の適切な学術用語の使用に努めた.アメリカ精神科学会は,Diagnostic and Statistical Manual of Mental Disorders (DSM-5)の改訂版を発刊し,用語の見直しを行っている.それを受けて,日本精神神経学会では,用語翻訳ガイドラインを精神神経学雑誌(第116巻第6号 429-457, 2014)に掲載している.

　通常の「ことば」も「専門用語」も時代の発展,価値観の変遷などに伴い改訂されてきた.しかし,ひとたび刷り込まれた文化の中で,よきものは温存し,そうと思われないものは,改訂もしくは新たに創生されることが望まれる.日本で,理学療法(士)が誕生して半世紀になるが,いまだ理学療法界の用語を含む文化は,旧態依然とした部分が残存していると感じる.何事にしても固い決意と柔らかな精神活動が改革の鍵となるだろう.

2015年11月

編著者代表　奈良　勲

目　次

I．理学療法の臨床，教育，研究の現状と展望

1　理学療法の臨床（法的枠組みと業務）（岩井信彦）　2

序　説 …………………………………… 2
1. 臨床医学としての理学療法 ………… 2
2. 理学療法の捉え方，その定義 ……… 4
3. 理学療法士の業務 …………………… 5
4. 理学療法士と倫理 …………………… 8
5. 職域の拡大 …………………………… 9
結　語 …………………………………… 13

2　理学療法士にとっての哲学・倫理（堀　寛史，奈良　勲）　15

序　説 …………………………………… 15
1. 哲学を学ぶ意味 ……………………… 15
2. 哲学が扱う課題 ……………………… 21
3. 理学療法士にかかわる職業倫理と研究倫理 … 24
結　語 …………………………………… 29

3　理学療法学教育の概観―人類の文明化の基盤となる教育哲学的観点から（奈良　勲）　30

序　説 …………………………………… 30
1. 教育（学）とは ……………………… 30
2. 人類の文明化の変遷と教育への影響 … 31
3. 教育における「知・情・体・徳」への対応 … 32
4. 理学療法学教育の夜明けと変遷 …… 36
5. 理学療法学教育論 …………………… 37
6. 教育方法論 …………………………… 37
7. 教育心理学 …………………………… 38
8. 教育評価学 …………………………… 38
9. 臨床実習教育 ………………………… 39
10. 学生へのメッセージ ………………… 40
結　語 …………………………………… 44

4　理学療法学における基礎的学問（解剖学・生理学・運動学）―統合的な理解のための教育方法論を含む（木林　勉，森　啓至，佐藤香緒里）　45

序　説 …………………………………… 45
1. 対象動作 ……………………………… 45
2. 生理学 ………………………………… 45
3. 解剖学と運動学 ……………………… 49
結　語 …………………………………… 58

5　理学療法研究（森山英樹）　59

序　説 …………………………………… 59
1. 理学療法研究 ………………………… 59
2. 研究にかかわる教育 ………………… 60
3. 研究の実際 …………………………… 64
4. 統　計 ………………………………… 67
5. 研究成果の公表 ……………………… 71
結　語 …………………………………… 75

II. 理学療法学専門教育科目の概要—意義と基本的な方法論

1 理学療法評価学（西村　敦，新保健次，平山朋子） 78

序　説 78
1. 理学療法評価と国際生活機能分類 78
2. 医師の診断と理学療法士の評価 81
3. 理学療法評価過程の実際 88
4. ICFに基づいた症例報告 90
5. 理学療法評価学で習得すること 95
結　語 96

2 運動療法学（鮫島総史） 98

序　説 98
1. 運動療法とICFモデル 98
2. 運動学の基礎 99
3. 運動療法効果の基礎 102
4. 筋と運動療法 106
5. 関節可動域と運動療法 109
6. 運動療法としての早期離床 111
7. バランス 112
8. 疼痛と運動療法 114
結　語 115

3 物理療法学（前重伯壮） 118

序　説 118
1. 歴史と概要 118
2. 物理療法のメカニズムと効果 121
3. 各種物理療法の禁忌事項と臨床応用 130
結　語 132

4 日常生活活動学（鶯　春夫） 134

序　説 134
1. ADLについての基本的知識 134
2. ADLの評価法 135
3. ICIDHとICFの基本理念と特徴 138
4. ADLとQOL 140
5. ADLと動作分析 141
6. ADL改善の基本的な方法 146
7. ADLで活動性を高める 148
8. 「できるADL」と「しているADL」，「するADL」について 149
9. 15回授業のオムニバスモデル 150
結　語 150

5 福祉用具学（自助具・日常生活用具・補装具）（小嶋　裕） 151

序　説 151
1. 国際生活機能分類（ICF）の概念において，福祉用具はどのような役割を果たすのか 151
2. 福祉用具に関する法制度とは，どのように定義され，どのような役割があるのか 151
3. 自助具の使用目的，ADLの各動作に使用される代表的な自助具・日常生活用具とは 153
4. 義肢の分類（種類），基本構造，下肢切断者のリハビリテーション過程，基本的理学療法とは 157
5. 装具の使用目的，分類（種類），基本構造とは 159
6. 歩行補助杖の使用目的，分類（種類）とは 160
7. 歩行器・歩行車の使用目的，分類（種類）とは 160
8. 車いすの使用目的，種類，構造とは 162
9. 新しいコンセプトから考えられた医療・福祉ロボット 163
10. バリアフリーデザイン，ユニバーサルデザインから捉えた福祉用具 164
結　語 165

6 地域理学療法学（金谷さとみ） 166

序　説 166
1. 地域理学療法の概要 166

2. 地域理学療法の実際 ……………… 168
3. 生活環境へのかかわり …………… 171
4. 求められるマネジメント能力 …… 176
5. 後退する機能への理学療法 ……… 177
6. 軽度者への理学療法士のかかわり … 179
結　語 ………………………………… 180

Ⅲ．疾患別の理学療法の基本と実際

1 運動器疾患の理学療法（家入　章，宮城島一史） 182

序　説 …………………………………… 182
1. 運動器疾患はどう分類されるのか … 182
2. 症例紹介 ……………………………… 191
結　語 ………………………………… 198

2 中枢神経疾患の理学療法（永井将太，烏山亜紀） 200

序　説 …………………………………… 200
1. 成人中枢神経疾患はどう分類されるか … 200
2. 代表的な中枢神経疾患である脳卒中で起こる機能低下とその基本的な評価 ……… 203
3. 代表的な中枢神経疾患である脳卒中で起こる能力低下とその基本的な評価 ……… 206
4. 代表的な中枢神経疾患である脳卒中のプログラムの概要 ………………………… 208
5. 代表的な中枢神経疾患である脳卒中の理学療法の実際 …………………………… 210
6. 小児の中枢神経疾患 ………………… 212
結　語 ………………………………… 217

3 心疾患の理学療法（高橋哲也） 218

序　説 …………………………………… 218
1. 心疾患はどう分類されるか―理学療法を実践するうえでの分類 ………………… 218
2. 基本的な評価 ………………………… 221
3. プログラムの実際 …………………… 229
結　語 ………………………………… 232

4 呼吸器疾患の理学療法（石川　朗） 234

1. 呼吸器疾患はどう分類されるか―理学療法を実践するうえでの分類 ………… 234
2. 基本的な評価 ………………………… 236
3. プログラムの実際―代表的なプログラムの例を掲げて ……………………………… 244

5 メタボリックシンドロームの理学療法（野口雅弘） 249

序　説 …………………………………… 249
1. メタボリックシンドロームはどう分類されるか ……………………………………… 250
2. メタボリックシンドロームの病態生理と疫学 … 252
3. 基本的な評価 ………………………… 253
4. プログラムの実際 …………………… 257
結　語 ………………………………… 261

6 スポーツ理学療法（浦辺幸夫） 262

序　説 …………………………………… 262
1. スポーツ関連疾患はどう分類されるか―理学療法を実践するうえでの分類 …… 262
2. 基本的な疾患の評価と理学療法プログラムの実際 ………………………………… 267
3. スポーツ傷害の予防 ………………… 270
結　語 ………………………………… 272

7 悪性腫瘍の理学療法（森田恵美子，西村　敦） 274

序　説 …………………………………… 274
1. 悪性腫瘍とは ………………………… 274

2. 悪性腫瘍の理学療法の考え方 ……… 275
3. 悪性腫瘍に対する理学療法評価 ……… 277
4. プログラムの実際 ……… 281
5. 症例の供覧 ……… 286
結　語 ……… 288

8 精神疾患の理学療法（山本大誠, 加賀野井聖二） 290

序　説 ……… 290
1. 精神疾患はどのように分類されるか ……… 290
2. 基本的な理学療法評価 ……… 298
3. プログラムの実際 ……… 302
結　語 ……… 307

9 動物の理学療法とリハビリテーション（信岡尚子） 308

はじめに ……… 308
1. 歴史と現状 ……… 308
2. 資　格 ……… 308
3. 教　育 ……… 309
4. 代表的な理学療法の実施例 ……… 309
5. 展　望 ……… 311
おわりに ……… 311

IV. 各病期における理学療法の基本と実際

1 集中治療室における理学療法（野々山忠芳, 嶋田誠一郎） 314

序　説 ……… 314
1. 基本的な評価 ……… 314
2. プログラムの実際 ……… 320
結　語 ……… 328

2 急性期の理学療法（永冨史子） 330

序　説 ……… 330
1. 急性期とは ……… 330
2. 廃用症候群 ……… 331
3. 急性期における理学療法 ……… 332
4. 急性期理学療法の実際 ……… 334
5. 急性期医療チームにおける理学療法士の役割 ……… 343
結　語 ……… 344

3 回復期の理学療法（友田秀紀, 小泉幸毅） 345

序　説 ……… 345
1. 歴史と概要 ……… 345
2. 基本的な評価 ……… 347
3. プログラムの実際 ……… 353
結　語 ……… 359

4 介護老人保健施設における理学療法（奈良和美） 360

序　説 ……… 360
1. 歴史と概観 ……… 360
2. 介護老人保健施設の概観 ……… 362
3. 理学療法の概観 ……… 366
4. 多職種協働 ……… 370
5. 在宅復帰に向けて ……… 372
6. 在宅生活支援サービス ……… 372
7. 介護老人保健施設における理学療法の実際 ……… 374
結　語 ……… 376

5 特別養護老人ホームにおける理学療法（原田浩史, 備酒伸彦） 377

序　説 ……… 377
1. 高齢者ケアの歴史的変遷 ……… 377
2. 特養におけるケアの実際 ……… 379
3. 特養における理学療法士の役割と概念 ……… 382

| 4. これからの施設ケアを考える（北欧ケアを手がかりに） 388

結　語 391

6 通所施設における理学療法（松井一人） 392

序　説 392
1. 理学療法士の起業と社会背景 392
2. 地域包括ケアシステムの構築と在宅ケア 394
3. 通所ケアでの理学療法士の活動の実際 398
4. 今後，地域包括ケアシステム構築においてますます重要性を増すリハビリテーションマネジメント 404
結語―理学療法士に求められる地域へのフィールドの広がりと今後の可能性 406

Ⅴ．理学療法の発展を図る―社会的な存在として

1 理学療法の発展を図る―日本理学療法士協会の立場から（斉藤秀之，半田一登） 408

はじめに 408
1. 公益社団法人日本理学療法士協会とは 408
2. 理学療法の社会的立場と役割 413
3. 理学療法の活動内容の実際 414
4. 実学としての理学療法 418
おわりに 419

2 理学療法の発展を図る―社会と政治（半田一登） 420

はじめに 420
1. 法律137号と課題 420
2. 社会保障制度の動向と理学療法士の課題 421
3. 課題解決としての政治 422
おわりに 423

3 理学療法の発展を図る―行政の立場から（木林　勉） 424

はじめに 424
1. 市町村行政職員の役割 424
2. 市町村行政で働く理学療法士の役割 424
3. 歴史的変遷 425
4. 業務内容 425
5. 地域包括ケアの仕組みづくりに向けた市町村理学療法士の課題 426
6. まちづくりと市町村理学療法士 427
おわりに 427

4 世界の理学療法情勢（高橋哲也，内山　靖） 428

1. 日本と世界の理学療法の相違点 428
おわりに 431

索　引 433

I. 理学療法の臨床, 教育, 研究の現状と展望

1 理学療法の臨床（法的枠組みと業務）

序　説

　1965年に「理学療法士及び作業療法士法」（以下，physical therapy・occupational therapy；PT・OT法）が制定され日本に理学療法士が誕生してから半世紀が経過した．この間，日本は疾病構造，人口構造，生活様式などさまざまな社会構造の変貌を経験してきた．国も医療制度の改革や介護保険制度の創設など社会保障制度の充実を図り，この大きなうねりに対応してきた．当然，理学療法士に対する国民の期待や要望も多様化，複雑化し，理学療法士の業務は，半世紀前に制定されたPT・OT法の枠組みには収まりきれなくなっている．

　理学療法士は，医学的リハビリテーションの専門職として誕生したが，そもそも医学とは，人体を研究し疾病を診断・治療する方法を探究する学問であり，医学の社会的適応が医療である[1]．その医療の現場は，対象者と医療従事者が出会う場であり，臨床とよんでいる．通常，臨床というと医療の現場を示すが，理学療法士の活動や業務を捉えようとするとき，そのフィールドを医療の現場だけに限定せず，広く捉えていったほうが理学療法の可能性を引き出すうえでも有効であり，国民の健康的な暮らしを担保していくことにもつながる．

　実際，理学療法士の活動の場は医療機関にとどまらず，介護保険施設，福祉施設，教育・研究機関，行政機関，健康産業，自営・開業など多岐にわたっており，今後さらに広がっていくことが予測される．

　理学療法の成果が一番問われるのは臨床である．理学療法における教育も研究も最終的には臨床で活かされてこそ結実される．したがって臨床に身を置く理学療法士は効果的な理学療法技術を開発し，その技術を幅広く活用し，対象者のニーズに応えることで初めてその存在性が認知され肯定される．本項では理学療法士が活動する場を"臨床"と定義し，理学療法の技術体系を臨床でどのように活かすことができるのか，臨床医学としての位置づけ，定義，業務，倫理，職域拡大などを糸口に理学療法の臨床を概観してみたい．

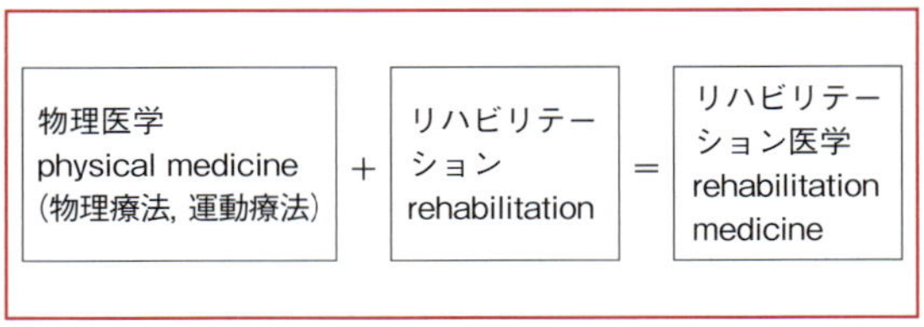

図1　リハビリテーション医学の構成

物理医学 physical medicine（物理療法，運動療法）＋リハビリテーション rehabilitation＝リハビリテーション医学 rehabilitation medicine

1. 臨床医学としての理学療法

a. 治療医学としての理学療法

　理学療法は，physical therapy（米国系），physiotherapy（英・豪国系）と表記される．「physical」には「物質的」「自然の」を意味するとともに「身体的」「物理的」という意味がある．「therapy」は治療，療法のことで，**理学療法は運動的手段と物理的手段を医学に適応させた治療手技と捉えることができる**．近代医学の治療法は手術療法や化学療法が主流であるが，人類の医学史において病気の治療には光，熱，水など自然界の物理的手段が用いられていたことから，理学療法は人類が最初に体験した治療法であったといえる．

　このphysicalの後にmedicineが付くと物理医学となる．リハビリテーション医学は臨床医学の専門分野として米国において体系づけられたが，専門医制度の正式な名称はphysical medicine and rehabilitationであり，物理医学 physical medicineとリハビリテーション rehabilitationの2つが統合されて，リハビリテーション医学が成り立っている（図1）．物理医学は，熱，水，電気，機械的な力，マッサージ，運動などの物理的手段

表1 臨床医学と理学療法との関係

臨床医学	予防との関係	内容	理学療法との関係
予防医学	一次予防	疾病の発生を未然に防ぐ行為．生活習慣の改善，生活環境の改善，健康教育により健康増進を図ること．予防接種による疾病の発生予防，事故防止による機能損傷の発生予防，職業病の予防．理学療法との関係では脚力や持久力を鍛え，転倒・骨折を未然に防いだり，要介護状態になることを回避すること．	介護予防，転倒予防
	二次予防	発生した疾病や機能損傷・不全を健康診断や人間ドックなどにより早期に発見し，早期に保健指導，治療などの対策を行い，疾病や機能不全の重症化を予防すること．理学療法では介護の重度化予防，臥床による廃用症候群の予防や全身調整運動など．	廃用予防，全身調整運動
治療医学		化学療法（薬物療法）	機能回復，治療的な理学療法
		手術療法	
		物理的手段（理学療法），保存的療法	
リハビリテーション医学	三次予防	さまざまな疾患によって生じた運動機能不全や高次脳機能不全を物理医学的手段で診断・治療し，さらに患者が身体的・精神的に生きがいのある社会生活を送ることができるよう援助すること．予防的側面としては，治療の過程において保健指導やリハビリテーションなどによる機能の回復を図り，合併症や再発を予防し，社会参加を支援すること．	生活再建，生活機能維持の理学療法

を用いた疾病の診断・治療の専門分野である．また，リハビリテーションの目的・目標は，対象者を身体的，心理的，社会・職業的に最大のレベルまで到達させることであり，双方は決して同義ではない．しかし，物理医学を必要とする対象者の多くは運動機能や生活活動能力も低下しており，身体的にも精神的にも生きがいのある社会生活を送れるような援助も併せて行う必要があったため，双方の概念が結合したと思われる．現在ではリハビリテーション医学は rehabilitation medicine と表記されることも多い．理学療法はリハビリテーションを構成する1つの手法という側面と，同時に物理医学を応用した治療医学の側面があることを確認しておきたい．

b. 予防医学としての理学療法

予防医学とは，病気の原因の除去，発症の予防を目的とする臨床医学の1分野である．

予測される機能低下の発生を未然に防ぎ，発生した機能低下を可能な限り早期に見つけて，運動療法や物理療法によって対処していくことは，理学療法の範疇であり，同時に予防医学と捉えることができる．予防医学としての理学療法には介護予防，転倒予防，要介護状態の予防（一次予防）と廃用予防や全身調整運動など，すでに発生した機能低下の重度化を予防（二次予防）するものとがある．

c. リハビリテーション医学としての理学療法

リハビリテーション医学とはさまざまな疾患によって生じた運動機能不全や高次脳機能不全を物理医学的手段で診断・治療し，さらに対象者が身体的・精神的に生きがいのある社会生活を送ることができるよう援助することである．

リハビリテーション医学としての理学療法は，機能の回復を図り生活を再建し，あるいは再獲得した生活機能の維持を図り，社会参加水準を高めることを目的として行われる．

表1に臨床医学と理学療法の関係を示した．このように理学療法はリハビリテーション医学の1分野であるとともに，予防医学や治療医学としての側面も有し，臨床適応範囲が幅広いことを確認できる．

2. 理学療法の捉え方, その定義

a. 日本の法的定義

PT・OT法は1965年6月29日法律第137号として公布, 8月28日に施行された. PT・OT法の趣旨, 目的は「理学療法士及び作業療法士の資格を定めるとともに, その業務が適正に運用されるよう規律し, もって医療の普及及び向上に寄与することを目的とする (第1条)」と記され, 医療の普及, 向上が目的であることが明記されている.

理学療法の法的定義に関し第2条に「理学療法とは, 身体に障害のある者に対し, 主としてその基本的動作能力の回復を図るため, 治療体操その他の運動を行なわせ, 及び電気刺激, マッサージ, 温熱その他の物理的手段を加えることをいう」と記されている. すなわち, 機能損傷や機能不全などが起因となり, 基本的動作能力低下のある対象者に対し, その能力を回復するため運動療法や物理療法を行うことを理学療法と定義している.

また, 理学療法士とは「厚生労働大臣の免許を受けて, 理学療法士の名称を用いて, 医師の指示の下に, 理学療法を行なうことを業とする者をいう」とされ, 医師の指示により医療として理学療法を行う医学的リハビリテーションを担う専門職種として位置づけられている.

理学療法は医学的リハビリテーションの中核的な治療法の1つであり, リハビリテーションの理念と結びついている. しかし, この法律には基本的動作能力の回復が目的と記されてはいるが, 生活者としての身体的, 心理的, 社会・職業的な自立・自律を図ることには言及していない[2]. これはあくまでも医療の枠組みの中に理学療法を位置づけたためと思われる.

b. 世界理学療法連盟, 米国, 英国の定義

世界理学療法連盟 World Confederation for Physical Therapy (WCPT) が1982年に発表した「Principles and Guidance for initiation the training of Physical Therapy」によると「理学療法は運動療法, 教育的指導, 温熱, 寒冷, 光線, 水, マッサージ, そして電気などを治療手段とする身体治療の技術artであり科学scienceである. 治療目的は痛みの軽減, 血行の改善, 機能損傷の予防と改善, 筋力と可動性および協調性の最大回復にある. 理学療法には医師の診断の補助としての目的や経過を記録するために, 神経支配と筋力低下の程度を特定するための電気的検査や徒手的検査, 機能損傷・不全を特定する検査, 関節可動域や肺活量の測定の実施も含める. 理学療法士は, 機能損傷・不全の予防や, 病人や社会参加の制約を受けた人のリハビリテーションに関与するだけでなく, 予防医学や臨床研究の領域でも活躍する.」[3]と紹介されている. 理学療法は運動療法と物理療法を治療手段として用いる身体治療の技術であり科学であるとし, PT・OT法のように医療に限定していない.

米国理学療法士協会のcareers in physical therapyによると, 理学療法はヘルスケアのプロフェッションと位置づけられている[4]. medicalモデルとしてではなく, medicalを包含するhealthモデルとして理学療法を捉えている点は, 日本の定義の背景と明らかに相違しているところである.

英国理学療法士協会の定めた定義 (syllabus and regulation, the Chartered Society of Physiotherapy) では, 理学療法は疾病と損傷の予防と治療を行うとしており[4], 予防という概念が盛り込まれている.

> **メモ** ICFに準じた定義 (奈良の私案)
>
> 世界保健機関 World Health Organization (WHO) が2001年に発表した国際生活機能分類 International Classification of Functioning, Disability and Health (ICF)[5]は, 健康な人も含め人間のあらゆる健康状態に関係した生活機能状態から, その人をとりまく社会制度や社会資源まで分類し, その相互作用を表したものである. 奈良は, このICFに準じた理学療法定義の私案[6]を次のように提示している.「理学療法とは, 心身の機能・身体構造に変調のある者に対し, それらの回復を図るため, 主として運動, 治療体操, 徒手的治療および電気, 温熱などの物理的介入を適用して, 活動と生活機能の向上および健康増進を促進し, 社会参加を支援することをいう」. この私案では急性期, 回

復期，維持（適応）期といった病期や内部疾患をはじめさまざまな疾患に対し理学療法介入が可能であると解釈できる．さらに，健康増進や社会参加の支援も含め，理学療法の適応範囲を十分汲み取った表現となっている．

c. 日本理学療法士協会が示す理学療法の目的

日本理学療法士協会が示した業務指針[7]「目的」の項に「理学療法士は，身体に障害のある者，また，障害の発生が予測される者に対し，その基本的動作能力の回復や心身の機能の維持・向上を図るため，治療体操その他の運動を行わせ，電気刺激，光線，徒手的操作（マッサージ他），温熱，水治その他の物理的手段を加えることを業務とし……」と理学療法の定義とも解釈できる記載がある．ここには心身の機能・身体構造に変調のある者，活動制限のある者，そしてその発生が予測される者を対象とすることが明記されている

d. 現状に即した理学療法の捉え方

PT・OT法において理学療法士は，医療職として位置づけられているが，法制定当時の医療事情に鑑みるとこれを理解できる．当時は「身体的，精神的な機能低下・不全のある者を速やかに社会生活に復帰させるための理学療法，作業療法などの医学的リハビリテーションについて，日本には資格制度がなく，医学的リハビリテーションの本格的な普及発達を図るため，関係者からその制度化が強く要請されていた」[8]ので，医学的リハビリテーションの専門職（理学療法士，作業療法士）の養成が急務であった．よって，医療という枠組みの中で，その対象を身体に機能損傷・不全のある者に限定したPT・OT法が成立したものと思われる．

一方，WCPTでは機能損傷・不全の予防と矯正，米国ではヘルスケアのプロフェッション，英国では疾病と損傷の予防と治療を理学療法と定義づけている．これらは心身機能・身体構造に変調のある者，社会参加制約者のみでなく虚弱老人や健常者をもその対象とし，目的に予防や健康増進も含んでいる．健常人も含むすべての人が健康を回復，維持，増進していくための方法論として理学療法を位置づけている．すなわち，ヘルスケアとして理学療法を捉えているのである．

超高齢社会を迎えた日本では，要介護高齢者や生活習慣病有病者の増加，社会保障費の増大などさまざまな課題に直面している．国民の健康維持・増進に向けた政策が重要視され，「地域包括ケアシステム」の構築などさまざまな施策が打ち出されている．理学療法士は，活動制限の原因を対象者の身体機能面と対象者が暮らす環境面の両面から観察，考察して対策を計画できる専門職である．理学療法は，リハビリテーション医学の一翼を担うと同時に予防医学にも治療医学にも貢献できる．理学療法士が学修してきた知識や技能は，奈良の理学療法定義の私案や日本理学療法士協会が示す理学療法の対象範囲のごとく，機能損傷・不全の克服のみではなく，それらの予防と健康の維持・改善にも貢献することは可能であり，このように理学療法を捉えることについては，国民も大きな期待を寄せているものと思われる．

3. 理学療法士の業務

a. 改めて業務とは

業務とは，職業や事業などに関し，継続・反復して行う仕事のことであり，法律用語の「業（ぎょう）としておこなう」とは業務のことである．理学療法士が日々対象者へ理学療法を提供する行為は継続反復して行っているものであり，業務として解釈できる．

b. 診療の補助としての理学療法

理学療法士の業務に関しては，PT・OT法第15条に「理学療法士又は作業療法士は，保健師助産師看護師法（昭和23年法律第203号）第31条第1項及び第32条の規定にかかわらず，診療の補助として理学療法又は作業療法を行なうことを

業とすることができる」とし，理学療法士が医療行為である診療の補助として理学療法を行うことの法的根拠が記載されている．また「理学療法士が，病院若しくは診療所において，又は医師の具体的な指示を受けて，理学療法として行なうマッサージについては，あん摩マッサージ指圧師，はり師，きゅう師等に関する法律（昭和22年法律第217号）第1条の規定は，適用しない」とし，医師の指示により理学療法としてマッサージを行っても法律には違反しないことが記載されている．このように理学療法は医師の指示のもと，診療の補助として行うことが定められている．

c. 業務独占と名称独占

医療関連職種の資格に基づき行われる業務には，その資格を有する者だけが独占して行う業務（独占業務）と，その資格の名称だけ独占できる名称独占がある．PT・OT法第17条には「理学療法士でない者は，理学療法士という名称または機能療法士などまぎらわしい名称を使用してはならない」と記され，名称使用の制限を規定している．この条項から理学療法士は名称独占と解釈することができる．知識や技能を有しない者が，その名称を用いて保健衛生上害のおそれのある行為を行うことを未然に防止しようとするためである．

> **メモ　業務独占**
> 医師は医行為すなわち診療を行い，看護師は診療の補助行為を行う．医師が行う医行為とは医師の医学的判断・技術がなければ人体に危害を及ぼし，及ぼすおそれのある行為をいい業務独占とされている．看護師が業として行う診療の補助も業務独占とされている．理学療法士は，診療の補助の一部として理学療法を行うので，理学療法は，医師，看護師以外の者は行うことができず，医師，看護師を除けば理学療法は理学療法士の業務独占であると言えなくはない．

しかし，理学療法業務の中には医行為に属する部分と理学療法士でない者が行っても，ただちに人体に危害を生じるおそれのない行為（医行為に属さない部分）がある．よって理学療法士の業務全体を業務独占とすることは，事実上無理があると判断される．実際，現在の日本の診療報酬制度において，理学療法士および作業療法士以外に，運動療法機能訓練技能講習会を受講するとともに，定期的に適切な研修を修了している，あん摩マッサージ指圧師などの従事者が理学療法を行った場合については，運動器リハビリテーション料Ⅲの算定が可能である[9]．

理学療法士の業務に関し，他職種との境界領域を明らかにしつつ，理学療法の有効性を示し，理学療法の水準を引き上げ，国民から信頼される理学療法を提供し続けることが，まぎらわしい名称の職種の台頭を防ぎ，業務の独占に近づいていくことになると思われる．

d. 業務の拡大 "喀痰等の吸引"

2010年4月厚生労働省は「医療スタッフの協働・連携によるチーム医療の推進について（医政発0430第1号）」[10]にて理学療法士，作業療法士，言語聴覚士が医療行為として喀痰等の吸引を行うことを認めた．今まで喀痰等の吸引は医師，看護師が行っていた．理学療法士が体位排痰法を実施する際，作業療法士が食事動作の練習を実施する際，言語聴覚士が嚥下機能の練習などを実施する際など，喀痰等の吸引が必要となる場合がある．この喀痰等の吸引については，それぞれの治療手技を安全かつ適切に実施するうえで当然に必要となる行為であることを踏まえ，PT・OT法第2条第1項「理学療法」，同条第2項「作業療法」および「言語聴覚士法（平成9年法律第132号）」第2条の「言語訓練その他の訓練」に含まれるものと解し，理学療法士，作業療法士，言語聴覚士が実施することができる行為として取り扱うとしている．

e. 介護予防に関する業務

2013年11月厚生労働省医政局より，介護予防事業などにおいて，診療の補助に該当しない範囲の業務を行うときに「理学療法士」という名称を使用しても問題とならないこと，また，その際に医師の指示が不要であることを周知する通知（**表2**）が出された．介護予防事業などにおいて，診療の補助に該当しない範囲の業務を行うときは，

「理学療法士」の名称を用いることや，医師の指示を不要とする通知が周知されたという事実は，予防医学としての理学療法の普及を後押しするもので，理学療法士の職域拡大にもつながる．同時に理学療法士に求められる社会的な期待と責任を伴うものであり，他の医療関連職種と連携をとりながら適切な理学療法を提供していく必要があろう．

f. 日本理学療法士協会の業務指針とガイドライン

2000年の介護保険開始以降訪問リハビリテーションなど介護保険施設や福祉施設に勤務する理学療法士が増加している．事業所を立ちあげる理学療法士，スポーツ施設や健康増進施設に勤務する理学療法士も増えつつあり，職域が拡大している．このような状況下，理学療法士が働く職場であれば，どこでも一定の水準以上の理学療法サービスを受療できることが理想的である．それには理学療法業務の水準を定め，理学療法士として守ることが好ましいとされる規範や目指すべき目標を明確にし，その行動に具体的な方向性を与えることが必要になる．

日本理学療法士協会は「理学療法士業務指針」[11]にて理学療法士の業務を明文化している．業務全般に関する事項では「目的」「研鑽および資質の向上」「基本的姿勢」「チーム医療での協調」「法の遵守」「守秘義務」「対象者・家族への説明」「記録の整備・保存」「安全性の配慮・事故の防止」「教育」の10項目，個別業務に関する事項では「対象」「評価・理学療法計画作成」「治療」「予防」「指導」「記録」「機器の保守・点検」の7項目にわたり具体的な業務内容を示している．

そのうちの個別業務に関する事項「対象」には，疾病の特性を考慮し身体に機能損傷・不全のある者，またはそれらの発生が予想される者を対象とすることが明記されている．「予防」には在宅老人の寝たきり予防や心身の機能維持，産業・農村医学領域での腰痛などの予防を図るための指導や運動療法を行うと記載されている．この「対象」「予防」に記載された内容は機能損傷・不全を有することが予測される者も業務の範囲に含めるとしたものであり，理学療法の適応範囲の拡大という観点からも望ましい表現と思われる．

また，同協会の「理学療法士ガイドライン」[12]には「業務全般に関する事項」「医師の指示に関する事項」「理学療法士の個別業務に関する事項」「特記事項」の4項目にわたって理学療法士の標準的な業務とその役割に関することが記載されている．「理学療法士業務指針」とともに理学療法士の業務遂行にあたり道標となろう．

g. 臨床での業務の実際

臨床において理学療法士が行う業務には，対象者やその家族と直接相対し行う業務（直接業務）と，直接業務を効果的に行うため関係スタッフと協働で行う間接業務がある．

加えて診療・介護報酬請求や施設・部門の管理運営に関する業務がある．以下具体的にその内容を紹介する．

1) 対象者・家族に対する（直接業務）

a) 評　価

評価は医師の診療にたとえると診断に相当するもので，具体的には情報収集・観察，検査・測定，統合・解釈，問題点抽出，治療目標の設定，理学療法プログラムの立案，リスク管理があげられる．

b) 治　療

運動療法と物理療法が主軸をなす．運動療法は身体諸器官に刺激や抵抗を加え運動機能を維持・

表2　理学療法士の名称使用に関する厚生労働省の通知より抜粋

> 理学療法士が，介護予防事業等において，身体に障害のない者に対して，転倒防止の指導等の診療の補助に該当しない範囲の業務を行うことがあるが，このように理学療法以外の業務を行うときであっても，「理学療法士」という名称を使用することは何ら問題ないこと．
> また，このような診療の補助に該当しない範囲の業務を行うときは，医師の指示は不要であること．

増進させ，運動機能低下を改善していく治療手技である．物理療法は電気，光，熱，水，徒手的操作などを加え，疼痛を除去・軽減させ，運動機能を改善する治療手技である．

c）説明，指導

日常生活活動に制限のある対象者に動作方法を説明し習得を促す指導や，家族に介助方法を説明するといった家族指導などがある．

d）自助具・補装具の適応と環境調整

対象者が車いす，義足，装具，杖などを使用する際，制限のある機能を補助し，かつ安全に使用できるように調整する．また機能低下の程度や残存機能を対象者が生活する環境（自宅，施設など）で評価し，車いす，ベッド，手すり，リフターなどの福祉機器の適応を判断し導入を提案する．

2）関係スタッフと協働で行う業務（間接業務）

a）ケースカンファレンス

リハビリテーションではチームアプローチが重視される．そのため関係スタッフが集まり対象者の情報を共有し，治療方針の決定や修正のためのカンファレンスが行われる．理学療法士は担当者のカンファレンスに参加し，治療方針を理学療法プログラムに反映させる．

b）退院時カンファレンス

退院時カンファレンスは，対象者が退院後の生活環境に速やかに慣れ，安心して生活が送れるよう担当スタッフ，看護師，介護支援専門員，福祉用具事業者，訪問スタッフ，デイケア担当者などが一堂に会し開催される．

c）地域ケア会議

地域ケア会議とは，医療，介護などの多職種が協働して高齢者の個別課題の解決を図るための会議で，介護支援専門員の自立支援に資するケアマネジメントの実践力を高める地域包括ケアシステムの実現に向けた手法である．理学療法士は身体運動学を熟知しており，身体機能面と環境面から動作を観察し対策を立てることができる．この視点を活かすことは，自立支援に資するケアマネジメント実践力を高めることにつながる．理学療法士にはこの会議での活躍に大きな期待が寄せられている．

3）その他

a）記　録

診療記録や業務帳票（日報，月報）の作成は日々の業務として行う．理学療法診療記録の内容は個人情報，業務管理情報，医学的情報，社会的情報，検査・測定データ，他部門からの情報，理学療法における評価と病態像，実施経過，各種報告書，退院時，終了時の要約などが含まれる．

b）機器の保守点検

理学療法室で使用される物理療法機器や生理学的検査で使用される機器，検査・測定で使用する検査道具の定期的な保守・保全は安全対策上必要な業務である．

4．理学療法士と倫理

本書の第Ⅰ章②に「理学療法士にとっての哲学・倫理」が記述されているので詳細はそれに譲るが，そもそも理学療法に関する業務は，器官や組織が損傷を受け心身機能や身体構造に変調を有する者，活動制限，生活機能低下などのある者を支援していくことである．よって，理学療法を業とする者には，この特定の役割を遂行することと同時に責任も発生する．役割の遂行や責任のとり方は，理学療法士自身の認識や行動の水準に左右される．理学療法士は対象者や関連する専門職と直接的な人間関係をもちながら業務を行っている．したがって，医学や理学療法に関する知識や技能は当然のこと，人間とのかかわり合いのなかで求められるコミュニケーション能力，人間理解のための洞察力，精神的発達による自我の確立などが求められる．さらに，これらの課題に対し倫理学的，哲学的に熟慮し，人間としての認識を高め，世界観の拡大を図ることが重要である[13]．

社会のなかで特定の役割を引き受けた専門職

表3 施設分類別会員数・施設数の変遷

施設	2004年[*1]		2009年[*2]		2014年[*3]	
	会員数(人)	施設数	会員数(人)	施設数	会員数(人)	施設数
医療施設	23,879(75.8%)	6,079(53.2%)	39,523(74.7%)	7,405(45.3%)	61,510(67.3%)	8,670(27.7%)
医療福祉中間施設	2,469(7.8%)	1,793(15.7%)	4,918(9.3%)	2,845(17.4%)	7,787(8.5%)	3,670(11.7%)
福祉施設	961(3.1%)	492(4.3%)	1,264(2.4%)	710(4.3%)	2,113(2.3%)	1,352(4.3%)
教育・研究施設	1,231(3.9%)	265(2.3%)	2,048(3.9%)	380(2.3%)	2,321(2.5%)	411(1.3%)
行政関係施設	378(1.2%)	289(2.5%)	364(0.7%)	269(1.6%)	384(0.4%)	290(0.9%)
健康産業	82(0.3%)[*4]	46(0.4%)	148(0.3%)[*5]	85(0.5%)	42(0.0%)	29(0.1%)
その他	2,484(7.9%)[*6]	2,455(21.5%)	4,676(8.8%)[*7]	4,647(28.4%)	17,306(18.9%)[*8]	16,930(54.0%)
合計	31,484(100%)	11,419(100%)	52,941(100%)	16,341(100%)	91,463(100%)	31,352(100%)

[*1]：第33回社団法人日本理学療法士協会総会並びに代議員会資料(2004年5月26日)より作成
[*2]：第38回社団法人日本理学療法士協会総会並びに代議員会資料(2009年5月27日)より作成
[*3]：公益社団法人日本理学療法士協会第43回定時総会議案書(2014年6月8日)より作成
[*4]：うち企業54人　[*5]：うち企業8人　[*6]：うち自営開業85人　[*7]：うち自営開業86人　[*8]：うち企業149人，自営開業119人

は，特定の分野に関した課題解決の遂行レベルの信頼性が求められる．そのためには理学療法士が行う理学療法や理学療法士自身の行動が信頼のある価値基準に基づいたものである必要がある．

メモ　profession
専門職を表す「profession」は，「公言する，宣言する」という意味を有するラテン語のprofessにその語源がある．転じて誓いを立てる職業として神学・法学・医学の3職業を指すようになり，やがて専門的職業，知的職業をいう意味になった．

理学療法士が専門職であるなら，理学療法士の総意としてその基本姿勢や倫理的配慮に関し「公言・宣言」する必要がある．日本理学療法士協会は1978年に倫理規定[14]を定めている．

5. 職域の拡大

a. 理学療法士の勤務状況

理学療法士の会員数と勤務施設数を**表3**に示した．2014年日本理学療法士協会の調査では医療施設人数が一番多く61,510人(67.3%)，施設数も8,670施設(27.7%)である．次に多いのは医療福祉中間施設で7,787人(8.5%)，3,670施設(11.7%)．ここには老人保健施設，訪問看護ステーション，デイサービスなどが含まれる．特別養護老人ホーム，肢体不自由児施設などの福祉施設は2,113人(2.3%)，1,352施設(4.3%)である．健康産業は42人(0.0%)，施設数29(0.1%)と少ない．

5年単位で比較すると，医療施設は2004年23,879人(75.8%)，6,079施設(53.2%)，2009年39,523人(74.7%)，7,405施設(45.3%)であり，医療機関の会員数割合，施設数割合はともに減少傾向にある．医療福祉中間施設の会員数自体は増加しているが会員数割合は7～9%と変化が少なく，施設数割合は2009年と2014年を比べると17.4%から11.7%へ減少している．福祉施設の会員数自体は増加しているが会員数割合はやや減少傾向にあり，施設数は4.3%と変化がない．健康産業の会員数は1%を満たしていない．また企業勤務，自営開業も同様で日本の理学療法士の数からすると少数派である．この10年間では，医療機関の会員数割合と施設数割合が減少した分，他の施設が微増している．健康産業や企業勤務，自営開業など新しい分野の会員数自体は増加傾向にあるが，その割合は決して大きいものではない．理学療法の職域で新たな分野に勤務する理学療法士の数は決して多くないが，今後拡大が見込まれる職域について概観する．

b. 起業

新卒の理学療法士の増加に伴い理学療法士の供給体制が整うなか，医療施設では需要と供給のバランスが崩れ理学療法士の活動分野は医療施設以外の分野に広がりつつある．このような状況のなか，起業を志す理学療法士の数も増加している．起業したセラピストで組織されている「特定非営利活動法人全国在宅リハビリテーションを考える会」の報告によると，2006年には起業したセラピストは100社程度であったのが，2014年時点では600社を超えるとされている[15]．

理学療法士の起業の形態としては，介護保険サービス事業所，医療福祉施設，フィットネス事業所，研修事業などがあげられる．理学療法士の起業が増えてきたきっかけは介護保険制度の創設であり，訪問事業所，通所事業所の開設例が多いと思われる．

理学療法士は医療をベースにした知識をもち，運動機能低下を呈する対象者の評価，生活や環境に配慮した分析を行い，対応する能力を有する専門職である．このような能力を発揮できるフィールドは，医療分野にとどまらず，在宅医療や福祉にかかわる分野，予防分野，健康産業にまで包含することが可能と思われる[16]．理学療法士であるとともに経営者としてマネジメント能力を発揮し企業活動を実践していくことは理学療法士の良きキャリアモデルとなろう．

c. 特定保健指導

「健康日本21」は2000年から開始されたが，その中間報告で健康状態および生活習慣の改善がみられない，もしくは悪化していることが明らかになった．これまでの成果と今後の課題を踏まえ，生活習慣病予防の徹底を図るため，国は2008年から老人保健法の趣旨を踏襲しつつさらに発展させることを目的に「高齢者の医療の確保に関する法律（高齢者医療確保法）」を定めた．医療保険者に対し，40〜74歳の加入者を対象とした「糖尿病等の生活習慣病に関する健康診査（特定健診）」および「特定健診の結果により健康の保持に努める必要がある者に対する保健指導（特定保健指導）」の実施が義務づけられた．

「特定健康診査及び特定保健指導の実施に関する基準」(2007年12月28日厚生労働省令第157号)の第7条と第8条に「医師，保健師，管理栄養士又は食生活の改善指導若しくは運動指導に関する専門的知識及び技術を有すると認められる者」という記載がある．ここに記載された専門職が特定保健指導の一部を行うことができる．その実施者に関しては2008年1月17日の厚生労働省告示第10号には「看護師，栄養士等であって，内容が別表第2に定めるもの以上である運動指導担当者研修を受講した者」とある．「特定健康診査及び特定保健指導の実施について」[17]の中の実践的指導実施者基準第2の1に「看護師，栄養士等」とあるのは，看護師，栄養士のほかに歯科医師，薬剤師，助産師，准看護師，理学療法士を含むとの記載があり，特定保健指導の一部を理学療法士は行うことができる．別表第2とは14項目，147時間の講習と実技で構成された運動指導担当者研修プログラムのことで，特定保健指導を行う場合，法的に受講が必須である．

理学療法士が特定保健指導に参画していくことは，理学療法を保健領域で発展させることにもつながる．実際に特定保健指導に携わっている理学療法士は現時点では多くないと思われるので，今後，理学療法士が特定保健指導に参入しやすい体制づくりが求められる．

d. 産業保健

産業保健とは労働者の健康対策を行う領域である．保健という呼称からもわかるように疾病や機能損傷・不全の治療ではなく，予防することを主目的として行われる．企業が労働者の健康維持・増進のためさまざまな対策を講じることは，労働基準法や労働安全衛生法によって法的にも定められている．労働基準法は労働時間や休暇，休業補

償など労働者の勤務条件について，そして労働安全衛生法は安全管理や産業医の選任，健康診断など物理的労働環境について定めている．企業は事業活動を行うことで付加価値を生み出しているが，その付加価値の源は人材であり，労働者が健康で安心して働くことができる職場づくり，すなわち産業保健は企業経営の大きな柱でもある．産業保健に十分な対策を講じないと労働環境は悪化し，経営上のリスクを抱えることになる．したがって産業保健を新たな付加価値の創造や生産性向上に直結する重要な投資として位置づけ，積極的に取り組むことが求められている．

この分野の専門職には産業医，保健師，衛生管理者があげられる．総務省「労働力調査」[18]によると2015年2月現在わが国の就業者数は6,332万人である．これに対し産業医は65,000人，産業保健師は5,000～10,000人，産業保健分野で働く理学療法士は100人前後[19]と予測される．産業保健領域では，一人の労働者の健康度を100%に近づけることも大切だが，100人の労働者の健康度を10%でも上げることのほうが重要視されるといわれている[20]．多くの勤労者が悩んでいる腰痛，頸肩腕症候群などの骨関節疾患に対する理学療法や，メタボリックシンドローム，慢性閉塞性肺疾患などに対し理学療法士が培ってきた治療方法は産業保健領域でも十分その成果を発揮できる可能性がある．就業者の作業時の動作分析を行い，身体の変形や痛み，運動機能低下，感覚の異常をきたさないような動作手順の提案は労働災害や骨関節疾患を未然に防ぎ，強いては企業に利益をもたらす．産業保健は理学療法士が有している知識や技能が大いに発揮される分野であり，職域としての成長が見込まれる．

厚生労働省が2013年6月に改正した「職場における腰痛予防対策指針」に基づき，介護作業者の腰痛予防対策の普及を目的として，社会福祉施設の施設長，担当者などを対象とした「腰痛予防講習会」が全国で開催されている．日本理学療法士協会は厚生労働省からこの講習会の講師派遣を依頼され23都道府県に，延べ27回，運動の専門家として理学療法士を派遣し，講義「作業姿勢，腰痛予防の実践等」を担当した．この例からもわかるように産業保健領域への職域拡大は決して逆境ではない．この領域を理学療法の職域として確立していくには，理学療法士自らが大いに関心をもつと同時に，この領域の理学療法効果のエビデンスを示していくことが重要と思われる．

e. 教育領域の理学療法─特別支援学校─

特別支援学校においては理学療法士，作業療法士，言語聴覚士などの外部人材を配置し，専門性向上のための研修を実施し，特別支援学校の専門性の向上を図るとともに，地域内の小・中学校などに対するセンター的機能を充実させることを目的に特別支援学校機能強化モデル事業（特別支援学校センター的機能充実事業）が実施されている．特別支援学校と理学療法士のかかわりは，このような事業への参加要請を受け，定期的に訪問指導を行うことが多い．

最近，医療的ケアを必要とする児童・生徒の増加に伴い，特別支援学校へ通う子どもを持つ保護者から，特別支援学校に理学療法士の配置を望む声が高まっている．理学療法士が特別支援学校でできる活動は，①教育的リハビリテーションの支援者として，②発育発達の専門家として，③教員として，の3点が想起される[21]．

> **メモ　特別支援学校に入職するには**
>
> 理学療法士が特別支援学校に入職するには2つの方法がある．まず特別免許状の所得である．これは教員免許を持たないが，優れた知識経験を有する社会人などを教員として迎え入れることを目的に，都道府県が授与する免状である．2つ目は自立活動教諭免許（肢体不自由）の取得である．大学などでの通常の教員養成コースを歩んできたか否かを問わず，教員資格認定試験によって教員としての必要な資格・能力を有すると認められた者に与えられる免許である．教員資格認定試験は理学療法士の免許を取得している者に免除科目があり，前者の方法より取得しやすい．

理学療法士が特別支援学校に入職し一定の評価を得るには，児童・生徒の日常生活活動の維持・向上の支援だけでなく，指導計画の作成や評価な

ども含めた学校生活全般への支援，保護者との連携，地域社会への参加の促進など，教育的リハビリテーションの専門家として活躍することが必要である．理学療法士の職域が教育分野にも拡大することは，機能不全，活動制限，生活機能低下などを呈する児童・生徒，その保護者のニーズに応えることにもなる．

f. 精神科理学療法

日本の精神疾患患者数は266万人（2011年）[22]とされ，年々増加の一途を辿っている．精神科入院患者には飛び降りや飛び込みによる多骨折，脊髄損傷，切断を呈した若年患者，入院が長期化したことにより脳卒中，大腿骨頸部骨折，変形性膝関節症などを合併した高齢患者，精神科と同時に内科や外科疾患を合併し重度の機能不全や社会参加制約のある患者，精神疾患の投薬の副作用としてさまざまな身体症状を呈した患者などが存在すると思われ，理学療法のニーズは少なからずあると予測する．しかし，精神科病院に勤務する理学療法士は日本理学療法士協会会員調査[23]では常勤88人，29施設ときわめて少ない．この背景には，日本の理学療法は，主に身体的な病態を対象とした専門分野で，原則として精神疾患患者は治療の対象に含まないという考えがある．実際，精神疾患の治療は主に医師，看護師，作業療法士，精神保健福祉士によって行われている．しかし，欧米諸国では1970年代から北欧を中心に，精神疾患患者の治療チームに理学療法士が参加し身体症状と精神症状双方の改善を目的に運動療法を主体とした理学療法が取り組まれている．このような状況下，2011年第17回WCPTのサブグループに精神保健の理学療法 International Organization of Physical Therapy in Mental Health が発足し，世界的にも精神科理学療法の学術研究を進める機運が高まってきている．日本でも2013年度より日本理学療法士協会に「日本理学療法士学会」（12分科学会）とその下部機関に5つの「部門」が設立されたが，5部門のひとつが「精神・心理領域理学療法部門」であり，今後の発展が期待されている．

精神疾患の理学療法の対象となる身体症状は筋緊張の亢進による姿勢の悪化，慢性疼痛，身体活動量低下による体力の低下などである．精神症状では不安，恐怖感，焦燥感，抑うつなどが対象となる．また薬物の副作用としてのパーキンソニズム，心血管系や神経の変性，肥満なども対象となる．理学療法の役割は身体の動きに影響を及ぼす諸要因に対し，身体介入を通じ，心身の状態を最適化させることである．身体症状と精神症状を区別し捉えるのではなく，心身の統合体である人間を対象とした治療アプローチが重要となる．

> **メモ　研究報告**
> 実際，統合失調症患者への理学療法アプローチから仙波ら[24]は新たな知見を提示している．山本ら[25]は統合失調症患者にbody awareness scale (BAS) での効果を検証し，身体面，精神面ともに有効であることを示している．

精神科病院では精神科作業療法が行われるが，診療報酬は基本的には集団で行う形の算定方法しかない[26]．しかし，疾患別リハビリテーション（身体的リハビリテーション）では，1単位20分を基本に算定期間の制限はあるものの，個別性を重視したプログラムを立案，施行できるので，診療報酬のうえからでも理学療法士の活躍の場となりうる．

日本の病床数1,578,254床のうち一般病床が898,166床（57.0％），精神病床の数は342,194床（21.6％）[22]である．また一般病床の平均在院日数が17.5日であるのに比べ，精神病床は291.9日であり，精神疾患に対する医療費総額は小さいものではない．精神疾患に対する理学療法は医療経済的にみても効果があることを併せて検証していく必要があろう．

g. 動物の理学療法

日本の家庭では犬や猫などの愛玩動物（ペット）を飼育することが多くなり，同時に愛玩動物（ペット）の外傷後の機能不全や高齢化に伴う健

康寿命に対する関心も高まっている．このような状況下，飼い主と動物がより良い関係を築いていくことは，双方の福祉の向上という観点からも意義深いことと思われる．

理学療法は身体の機能損傷・不全のある者に対し，主としてその基本的動作能力の回復を図るため運動や物理的手段を用いて身体機能や活動能力の改善を図ることを目的としている．これまでヒトに対して行われてきた理学療法の知識や技術は，動物の外傷や損傷に対する理学療法介入，さらに健康増進への応用も可能である．米国，英国，豪国などでは，少なくとも30数年前から理学療法士が動物の理学療法に関与し始め，獣医師とともに動物の理学療法やリハビリテーションに関与する理学療法士が増加している[27]．WCPTにもサブグループとして animal practice が正式に追加され，獣医療における理学療法士の必要性が徐々に認識されつつある．

> **メモ　動物看護**
>
> 動物看護師の職能団体として2009年に「日本動物看護職協会」が設立されている．2011年には全国統一試験と試験に基づく資格認定の統一実施を担う機関として「動物看護師統一認定機構」が設立されている．またインターズー社の獣医臨床総合月刊誌 Clinic Note No.43（2009年2月発行）には「動物理学療法の実践1」，No.44（同年3月発行）には「動物理学療法の実践2」が特集として組まれている．

日本で初めて動物理学療法が紹介されたのは，1999年横浜で開催された第13回世界理学療法連盟国際学会での教育セミナー「Physical Therapy for Animals」であった．以降，2007年「日本動物リハビリテーション研究会」設立，2010年「日本動物リハビリテーション学会」に改称，また2010年に「日本動物理学療法研究会」が設立され，動物理学療法に関する理学療法士の研究も学会や商業誌で発表され始めている．

このように日本においても，動物理学療法の重要性が認識され始め，獣医師や動物看護師などの動物医療専門職とともに理学療法士が試行錯誤を重ね理学療法を行うようになってきた．

動物理学療法は主に犬や猫などの愛玩動物（ペット）を対象とした理学療法であり，獣医師と理学療法士が協力して行う医学的リハビリテーションである．動物に対する理学療法評価や治療の理論的背景はヒト医療の理学療法に対することと大きな変わりはなく，治療技術も応用が可能であり，動物理学療法は理学療法士が関わる新しい専門領域として大いに期待できるであろう．

結　語

理学療法は，運動療法や物理療法を行うことによって，失われた身体の基本的な機能を取り戻す治療法であり，理学療法士は対象者が生活の場や職場に戻るまでの支援を行い，併せて生きがいやその人らしさを取り戻すサポートも行う．理学療法士は医療を基本にした知識を有し，加えて運動機能の損傷・不全などを評価し，生活という視点で分析，対応できる医療専門職である．

この章では理学療法の臨床応用の可能性について述べた．理学療法の職能は今日まで主として医療の分野で培われてきた．しかし，社会の要請に伴い，理学療法士の業務も拡充している．保健（健康増進，介護予防）・医療・福祉・スポーツ・産業・教育などの分野でも十分に活躍が期待できる．実際に，これらの分野で活躍する理学療法士も増加している．理学療法が医療の枠組みにとどまらずさまざまな分野で実践され，国民の健康の向上や社会保障の充実に貢献していくことは，理学療法士の使命でもあり，国民の信頼も得られるであろう．理学療法士は臨床で高い水準をめざし常々研鑽していくことが求められる．

文　献

1) 江川　寛：医療科学（第2版）．医学書院，東京，p1-8，2005
2) 松村　秩：理学療法と業務独占．理・作・療法 22(2)：85-88，1988
3) 細田多穂（監修），中島喜代彦：理学療法概論テキスト．南江堂，東京，p7-8，2013
4) 松村　秩：理学療法の定義の変遷について．理・作・療法 14：410-411，1987

5) 障害者福祉研究会：ICF 国際生活機能分類―国際障害分類改訂版―．中央法規出版，東京，p3-22, 2003
6) 奈良　勲：私の考える理学療法定義．PT ジャーナル 44：686, 2010
7) 社団法人日本理学療法士協会：理学療法士業務指針．社団法人日本理学療法士協会規程集平成 18 年 9 月，p34-36, 2006
8) 医療六法(平成 26 年版)．中央法規出版，東京，p1583-1586, 2014
9) 診療点数早見表[医科]．2014 年 4 月現在の診療報酬点数表，医学通信社，東京，p469-508, 2014
10) 厚生労働省医政局長：医療スタッフの協働・連携によるチーム医療の推進について(医政発 0430 第 1 号)．2010 年 4 月 30 日
11) (公社)日本理学療法士協会：理学療法白書 2012―絆をはぐくむ理学療法士―；理学療法士業務指針．p142-143, 2013
12) (公社)日本理学療法士協会：理学療法白書 2012―絆をはぐくむ理学療法士―；理学療法士ガイドライン．p144-152, 2013
13) 奈良　勲：理学療法の本質を問う．医学書院，東京，p41-55, 2002
14) 社団法人日本理学療法士協会：社団法人日本理学療法士協会倫理規程．社団法人日本理学療法士協会規程集．平成 18 年 9 月．
15) 全国在宅リハビリテーションを考える会 HP　http://www.zaitaku-reha.com/director/ (2015 年 4 月 17 日アクセス)
16) 松井一人：わが国の理学療法士による起業の現状と課題．PT ジャーナル 43：291-295, 2009
17) 厚生労働省健康局長，厚生労働省保健局長：健発第 0310007 号，保発第 0310001 号，特定健康診査及び特定保健指導の実施について．2008 年 3 月 10 日
18) 総務省統計局労働力調査(基本集計)2015 年 2 月分 (2015 年 3 月 27 日公表)　http://www.stat.go.jp/data/roudou/sokuhou/tsuki/ (2015 年 4 月 9 日アクセス)
19) 高野賢一郎：産業保健領域における予防と理学療法．PT ジャーナル 47 (4)：288-294, 2011
20) 高野賢一郎：日本のこれからと理学療法(企業で働く理学療法士)．理学療法学 41 (suppl. 3)：53, 2014
21) リハビリテーション支援に関する調査研究事業報告書：日本理学療法士協会，2011 年　http://www.japanpt.or.jp/00_jptahp/wp-content/uploads/2013/10/rehabilitation_report2.pdf#search (2015 年 4 月 10 日アクセス)
22) 国民衛生の動向・厚生の指標増刊・第 61 巻第 9 号通巻第 960 号，厚生労働統計協会，東京，p478, 2014
23) 第 43 回公益社団法人日本理学療法士協会第 43 回定期総会議案書 2014 年 6 月 8 日
24) 仙波浩幸ほか：身体障害を有する精神分裂病(統合失調症)患者に対する臨床症状評価表の作成―理学療法の視点から―．理学療法学 29 (7)：255-262, 2002
25) 山本大誠ほか：統合失調症者に対する理学療法の有効性．理学療法科学 18：55-60, 2003
26) 上薗紗映：精神科疾患と理学療法．PT ジャーナル 47 (2)：103-108, 2013
27) 日本動物理学療法研究会 HP　http://www.jsapt.org/site/modules/tinyd0/index.php?id=9 (2015 年 4 月 16 日アクセス)

　　　　　　　　　　　　　　　　　　(岩井信彦)

2 理学療法士にとっての哲学・倫理

序説

「私たちの自由意思として，理学療法という分野の存在性について思惟することは，知恵，理性をもつに至った人間としての基本的責任である」と奈良[1]は述べている．哲学・倫理を学ぶことの根底的意義は，「人間としての基本的責任」について思惟・思索することであると考える．私たち人間は，古来より哲学を生きていくため，あるいは存在性を知るための基盤としてきた．そして，時代の変遷に伴い，科学の発展を通して社会の文明化と並行して多種多様な文化を創造してきた．

社会とは，一人ひとりの営みの集合体であり，社会における「私」と「あなた」との間では，相異なる意思が集結して社会全体の意思となる．「私」と「あなた」との思考性が相互関係のなかで影響し合う過程において，さまざまな人間の言動や社会の事象の「善・正しさ」，「悪・誤り」という概念が形成されていくと考える．そして，知恵や理性は，善と悪とを識別するなかで葛藤しながらも徐々に熟成していくものと思える．

デジタル大辞泉による責任とは，①立場上当然負わなければならない任務や義務，②自分のしたことの結果について責めを負うこと，特に，失敗や損失による責めを負うこと，とある．英語では，responsibilityであるが，語幹のresponseは：反応，感応，応答，返答などの意味があり，いろいろな任務，義務，結果，状況，事態などへの対応水準を示している．よって，責任をとるために，社長や大臣を辞任するとの事例をたびたび聞くが，これは元来，責任をとることではなく，責任からの逃避であると考える．そもそも人間は，ヒューマンエラーを起こす動物なのであるが，おそらく，日々の仕事を真摯に遂行していれば，多少のミスをすることはあっても，決定的，もしくは取り返しのつかないミスはしないのではないかと推察する．

専門職 professions（⇒ profess；誓うこと）の1つである理学療法士の責務・責任は，対象者の保健・医療・福祉に関連した課題の改善・解決を支援することを誓うとの意味である．しかし，資格を取得して初期の段階から満足できる仕事を遂行することは困難であり，1人職場でないかぎり，主任や経験を積んだ理学療法士の教育・指導を積極的に仰ぐことが大切である．専門職の終極的目標は，対象者が人間らしい生活を営めるように生活機能，社会参加を実現することである．だが，その過程において，最善の理学療法を提供するためには個々の対象者の病態やニーズに応じた知識と技術が求められる．さらに，対象者と専門職は人間同士であることから，人間であることの意義，幸福感，世界観なども求められる．

哲学・倫理を学ぶことの意義の1つは，より正しい判断，決定を可能にするための価値基準を修学することでもある．いわゆる，私たちは，正しい判断のための価値基準をより適切で的確な水準に高めていく過程で専門職としての責務を果せる人間に成熟していくのである．本章では，哲学・倫理の基本概念を学び，理学療法士にとって必要な基本的責任について記述してみたい．

1. 哲学を学ぶ意味

a. 理学療法士にとっての哲学・倫理とは

理学療法士にとってなぜ哲学が必要なのか．理学療法学は学問として自然科学の範疇にある．自然科学とは自然の成り立ちや現象を実験や観察といった科学的方法論を手続きとしてデータを収集し，解明・体系化しようとする学問であり，物理学，化学，生物学，あるいは医学，農学，工学などの応用化学を含むものとされている．理学療法学については，実験や観察といった方法論で何らかの変調や病気によって，損傷，機能不全，生活

機能低下，社会参加制約などをきたした人々の営みについてデータを収集し，それらに基づいて医学・医療の1つの分野として，学問的体系化もしくは科学としての理学療法学を構築することである．ゆえに，理学療法学は，基本的には自然科学要素を含んでいる．

それに比べ，哲学とは，古来より，「真・善・美」とは何かといった観念論的な形而上学（けいじじょうがく）（形をもたないもの）や拠り所とすべき規範とは何かといった，存在することの意義や倫理，道徳などを問う学問の根幹となってきた．現代哲学（存在論，現象学など）においては，多くの場合，客観的データを使わず，目にみえるものとしてのモデル化を積極的に行わない学問である（歴史的変遷をみると現代哲学と科学を明確に線引きできない学問もある）．また，方法論の相違もあることから，どちらの学問が正しいのかを明確に論証することは困難である．確かなことは，一方の視点のみで物事をみつめる，考察するということは不可能といえる．哲学も科学も双方の重要な特性を認識することによって，私たちの生活や人生に大きな示唆を与えてくれるものと考える．

上記のごとく，理学療法学は基本的に自然科学であることから，理学療法士には，科学的方法論で対象者を観察し，科学的根拠のある治療を介して対象者の有する課題解決に臨むことが求められる．だが，哲学的視点から理学療法学にかかわる真理・事実を探究することは容易なことではない．では，なぜ，理学療法士にとっても哲学が必要なのであろうか．その解釈として奈良は，「人間の生命の意義を追求することは，理学療法が人間との直接的かかわりをもつ分野であるという点で，欠くことのできない精神活動の1つといってよい」[1]と述べている．理学療法士は，己の意思をもち，観念的，道徳的でもある対象者（人間）に対して接する際には種々の「配慮」が必要であることは言うまでもない．配慮とは，誰か（何か）への気遣いであるとマルティン・ハイデガーは『存在と時間』[2]（1927年）の中で述べている．この配慮という世界を通して個人は人間同士（現実的には他の動植物や物などを含む）と接している．これを掘り下げて考えると，誰かに対する「ケア」の概念で社会の営みは成り立っているといえる．つまり，人間同士の触れ合いや交流の際のケアの意識水準自体が哲学的な思惟・思索・思想であると考えられる．

また，私たちは，生きている過程で他者に対する配慮や理解と同時に，自己に対する配慮や理解も欠かせない要素である．その点について，奈良は，「対人間とのかかわり合いの中で求められる諸要素として，例えば，人間観，人間理解のための内観や洞察力，コミュニケーション能力，精神的発達による自我の確立などが基盤になる」と述べている．つまり，自己と他者間での理解を求める姿が，理学療法士にも期待される哲学であり，理学療法士が哲学的思考性を豊かにすることは，専門職・プロフェッション（professions）としての責任であるとも考えられる．

b．哲学と科学

「哲学とは何か」との問いに答えることは，長い哲学史の経過のなかでもその段階に至ってはいないのが実情である．その理由の1つとしてカール・ヤスパースは，『哲学とは何か』（1976年）の中で，「哲学的なことに関してほとんどの人が自分で判断できると思っている」[3]と述べている．つまり「自分自身の存在，運命，経験さえあれば，哲学のための条件は十分である」と述べている．これは，哲学の課題が「真・善・美」といった形をもったことに関して考えることであり，それらは感覚的な要素が強く主観的に考えることができる現象である．ゆえに，「私にとっての善」や「私にとっての美」などを主張することができるが，他者がそれを否定することはできないのである．哲学には，このように，ルネ・デカルトの「我思う故に我あり」やイマヌエル・カントの認識の根源として，「私は考える」との自己意識を己の表象としている．よって，「私」を基礎とした直

感・直観や統覚に基づいて答・応えるため，問いに対する回答・応答に科学のように他者と共有できる客観的認識ではない可能性を多分に含んでいる．

それと対比して科学は，観察と実験を基礎的方法論として，諸々の課題意識を仮説として推論し，答・応えることに努める学問である．そして，科学は，これまで科学的方法論によって導き出された知見・成果を積み重ねながら，徐々にではあるが，確実に発展してきた．また，科学は理論的根拠も必要であるが，ほとんどの場合，技術との融合が必然的であり，新しい物作りと同時に廃棄（scrap and build）を繰り返してきた．私たちの生活は，時代の変遷に伴い科学の発展によって多大な恩恵を受けてきた．古代では，生活に欠かせない石器，植物繊維による衣服，火と土による陶器や鉄製の道具などの錬成術によって，次第に文明化されてきたのである．近代では，熱燃料機関，電気，通信などの発明や開発，そして，現代ではコンピューターや情報工学，iPS細胞などの再生医療など日進月歩で科学は発展を続けている．

> **メモ　科学的方法論**
> 研究 research；「研ぎ澄まし究めること」であり，research は文字どおり，re；再三，繰り返し，継続的に，search；「データの集合の中から目的とするデータを探し出す」こと．

しかし，科学による成果・開発は，常に正しく合理性があるか否かとの問いについて答・応えることは容易ではない．「科学は部分真理，哲学は全体真理の追究」であるといわれてきたことに鑑みると，科学の発展によってもたらされる恩恵の特徴は，「効率」と「利益」であると考えられてきたため，これまで，それぞれの時代の人間が判断してきた倫理観や規範を逸脱した選択もあったことは事実である．例えば，大量破壊兵器の開発は，戦争の様相が変貌する起因になり，人間を大量虐殺してきた．科学による物質的な発展は，生活をより豊かにしてくれると思うのは確かであろう．だが，その捉え方が誤って倫理観や規範といった哲学的思考から逸脱してしまうと，軌道修正に苦渋することがあれば，それを復原することは困難極まりない状況になることは言うまでもない．

一方，哲学は，時代の流れのなかで極端に変容することはなく，多種多様な文化を超えてそれぞれの国や地域に定着する傾向がある．そのため，紀元前300年代の代表的な哲学者プラトンをはじめ，他の哲学者などの考えは現在でも研究され，引用されている．さらに，哲学は，普遍性 universality（グローバルな観点からでも，時代や文化を問わず，すべての事象に通ずる性質）の理論を求める学問でもある．それとは反対に，プラトンと同時代の哲学者デモクリトスの原子論では，「万物は（空虚）ケノンと（原子）アトムのわずか2つのものによって説明可能である」と断言し，唯物論の先駆の説ともいわれている．しかし，その説を現代科学に活用したとしても技術が発展するとは考えられない．上記のごとく，科学は，時代や文化を変革させる学問であることから，常に新しい理論を積み重ねるのである．哲学と科学は学問として異なる性質・性格を有しているが，双方の優劣を論じるのではなく，また個々人によって，どちらかに過度に傾注するのではなく，双方の融合と均等性を保つ姿勢が必要であると思われる．

c. 理学療法という名称

ところで，なぜ，日本では，「理学療法」ということばになったのだろうか．理学という文字に多少の違和感を受けると主張する理学療法士もいるが，その背景を「理学療法士及び作業療法士法」策定に関与した委員会の経緯を含めて解釈する．

日本における理学療法は，1965年に「理学療法士及び作業療法士法」が制定され，その策定にかかわった委員らの総意で「理学療法」の表記になったと奈良は述べている[4]．理学のことばのもとになった physical の訳語には，精神的と対比して身体的，物理・物質的，自然のエネルギーなどがある．physics は物理学であり，physic は薬（特に下剤），ラテン語では spectere（見る）に由来している．ちなみに，薬はギリシャ語で pharmakeia であるが，「魔女の薬を使った魔術」の意

味であることから想像すれば，古代には主に薬草を利用していたことからも納得できる．

さて，この物理については「理学療法士及び作業療法士法」の「第二条　この法律で「理学療法」とは，身体に障害のある者に対し，主としてその基本的動作能力の回復を図るため，治療体操その他の運動を行なわせ，及び電気刺激，マッサージ，温熱その他の物理的手段を加えることをいう」の定義のなかに含まれ，治療手段としてそのことばが使われた．そのため，物理学を含む学問としての理学療法がより幅広い意味を示すと考えられたのだろう．また，physical performance は，スポーツ界では「身体運動における技の遂行」の意味，教育界では physical education（体育），体力は physical fitness，医学界では physical medicine（物理医学・物療内科）の名称もあったことなどから physical の意味も多様である．

近年になって，理学療法の介入手段は，その対象者層が運動機能不全を呈するケースにシフトしてきたことから，物理療法 physical agents から運動療法 therapeutic exercise が主軸になっている．だが，物理療法を軽視することは決して望ましいことではなく，運動療法とうまく併用することが賢明である．近年，物理療法に関する研究開発も発展しており，それを効果的に活用することが期待される．

> **メモ　physiotherapy**
>
> 上記のごとく，理学療法の名称よりも「身体療法」の呼称が適切ではないかという議論もある．しかし，理学とは科学：サイエンスであり，生物学的生体も含まれていて，多面的な意味がある．そのように考えると，physical の訳語は適切であり，また，「理学（ことわりがく）」，つまり，哲学的要素も付随しており，懐の深い学問として，誇り高い名称といえるだろう．さらに，英国圏で使用されている physiotherapy の接頭語は，physiology の接頭語 physio と therapy から成り，理学療法の総体的介入が生体の生理学的な望ましい反応（response, reaction；帰結 outcome）を得ることであり，筆者らは，physiotherapy の名称とそのメカニズムは，より合理的であると感じている．

> **メモ　「哲学」，「理学」**
>
> 「哲学」という日本語は，明治の思想家である西周（にしあまね）『百一新論』（1874 年）の中で，philosophy の訳語として初めて公表した（その書籍の中で，「科学」や「技術」も訳語として初めて創られた）．それ以前に哲学を表すことばとして使われたのが「理学（ことわりがく）」である．この理学は，中国では宋の時代（960〜1279 年）に使われたことばである．そして，その意味は「物事の理由を表す学問」であった．明治以前に理学の範疇は広く，世の中の道理を表そうとして，思弁的に考えるだけではなく，現代科学のように宇宙を眺め（天文学），植物や生物の棲息・生息を記録し（生物学），燃焼や蒸発などの様相を観察してきた（化学）．現代において，理学とは主に物理学を示し，化学，生物学，地学，天文学もその範疇に含まれることから，かつての理学は，正しくこのことばとして継承されているといえよう．換言すれば，学問の根幹をなしていた哲学から理学は，次第に科学的方法論 scientific methodology によって，より厳格で客観的な学問へと変遷することになってきたのである．science ということばは，もともと philosophy から派生したことからも，その経緯をうかがい知ることができる．
> また，科学哲学 philosophy of science は，科学を対象とする哲学的な考察のことであり，科学は，科学的方法といわれる一定の手法・手段に基づいた探究の結果であることから，それによって無視もしくは放棄された側面も多々ある事実を認知しておくことが重要な課題となろう．それゆえ，これらの関連性を示唆してくれる科学哲学は，科学者に対してのみならず，現在の人々にとっても，きわめて重大な意義があるといえる．

d. 根拠に基づいた医療・物語りと対話に基づいた医療

理学療法学は科学であり，その発展に研究は欠かせない．研究によって導き出された根拠のあるデータを基盤に治療が行われることが望まれる．その考え方は，1990 年代に現れた「根拠に基づいた医療 evidence-based medicine（EBM）」（表 1）とよばれる．また，そこから派生したことばとして，「根拠に基づいた理学療法 evidence-based physical therapy（EBPT）」がある．

前者の EBM は，「良心的で明確な意図をもって，最善の医学的知見を用い科学的根拠，つまり，実験や調査などの研究結果から導かれた裏づけと最も信頼できる根拠を把握したうえで，個々人の患者に特有の臨床状況と患者の価値観を考慮した医療を行うための一連の行動指針である．この考え方の背後には，医療経済の観点から，より効率的な医療サービスを提供することで，公的医療費の抑制と患者への経済的負担の軽減をも考慮している．ゆえに，双方の側面の均等性を考慮し

表1 EBMを実行するための5つのステップ

ステップ1. 疑問の定式化
ステップ2. 情報収集
ステップ3. 情報の批判的吟味
ステップ4. 情報の患者への適用
ステップ5. 1～4のプロセスの評価

(斉藤清二,岸本寛史:ナラティブ・ベイスト・メディスンの実践. 金剛出版, p31, 2003 より引用)

表2 NBMの実践ステップ

1. 患者の物語り(病いの体験)の聴取のプロセス
2. 「患者の物語り(病いの体験)についての物語り」の共有のプロセス
3. 「医師の物語り」の進展のプロセス
4. 物語りのすり合わせと新しい物語りの浮上のプロセス
5. ここまでの医療の評価のプロセス

(斉藤清二,岸本寛史:ナラティブ・ベイスト・メディスンの実践. 金剛出版, p32, 2003 より引用改変)

た対策が求められる」．後者のEBPTは，当然ながら，理学療法士においても，上記した考え方を導入して，より最善の理学療法を双方の側面から考慮する必要性があり，それは理学療法士にとって大きな責務の1つである[5]．

「物語りと対話に基づいた医療 narrative-based medicine (NBM)」(**表2**)は，1990年代後半に提唱されたもので，「物語り」とは患者の意思(声にならない声)を聞き，それを尊重して，患者が語る病の体験を，医師をはじめ他の医療職が真摯に聞き・聴き，理解を深め，また対話を通して課題解決に向けた新しい物語を創り出すことによって，医療の質の向上，治療の促進を図ることである．NBMは，EBMを補完するものとして奨励されている．そのためには，聞く・聴く能力が求められるのは当然のことである．「聴くことは癒しの力」になるともいわれているが，その力は，患者に対するキュア・ケア(cure・care)への関心度(concern・interest)と感性(sensitivity)によって左右されると考えられる．cureは病気・けがなどを治す，healは一般的には外傷を治す，癒しは healing (soothing, comfort, solace)，healthは心身の健康・健全であり，healing, healとは切り離せないことばである．

NBMを実践することが奨励されているとはいえ，診療報酬上，理学療法士が1人の患者にかかわる時間は，1単位20分である．必要に応じて2単位でも40分である．現実的にこの限られた時間内にどれほどの会話と対話が可能なのかと問えば，難儀な課題であろう．それでも，治療の過程でそれを妨げない範囲で患者と会話と対話を行うことは，理学療法士のコミュニケーション・スキル次第では可能になると思える．

奈良[6]は，「臨床におけることば＜のリスク＞」のなかで，患者をポジティブにもネガティブにもする可能性があると述べている．よって，臨床におけることばは，医療行為の一部であることを示唆している．ドイツ語のムントテラピー mundtherapie (日本語略：ムンテラ)は，口(ことば)による治療の意味であり，上記の内容と類似した見解であるといえる．さらに，奈良は，「無言のセラピー：主にボディーランゲージによるコミュニケーション」を理学療法士らに体験してもらい，各理学療法士にその感想の記述を求めた．その内容は予測されたとおりの結果で，理学療法の遂行がきわめて困難であり，対患者との間に心理的緊張感が生じる，新たな理学療法プログラム介入時の「説明と同意；インフォームド・コンセント；informed consent」をとることに困惑した，などの感想であった．だが，患者と雑談しながら理学療法を遂行するときよりも，より理学療法に集中できる，とのコメントがあったことは利点といえる．

さて，実際の臨床場面では，患者が理学療法を拒否することもある．そのような際，拒否するわけを聴いて推論する必要がある．しかし，患者の意思で明確に応えない，もしくは知的，言語的な症状によって応えられないこともたびたびある．患者が応えない理由には，患者自身が当惑して悩み，複雑な心境状態なのかもしれない．そのようなときに理学療法士の判断だけで患者に意欲がないとか，協力的ではないなどと決めつけるのは，

望ましいことではない．しかし，手をこまねいているわけにもいかないので，理学療法士の感性，直観，鍛錬された臨床推論などを駆使して，トライアル・アンド・エラー；直訳では試行錯誤だが，課題に対して望ましいと思える対策を選択して実行し，その帰結を観て軌道修正していくことが求められる．いわゆる，PDCA サイクル（plan-do-check-act cycle）と原則的には同じ対応策といえる．

NBM は，EBM に対するアンチテーゼ（対照をなす命題）として考えられることもある．医学的知識をもつ者が科学的根拠に基づいて介入する治療は，常に正しいと決めつけるのは一方的な考えであり，患者の意思を尊重すべきだという主張である．現在では，どちらが正しいのか否かではなく，自転車の車輪のように2輪一組であることで，医療は成り立つと考えられている．これは哲学と科学との比較とほぼ同様の解釈であり，理学療法士にとっても欠かせない「知と技」であると考えられる．

e．倫理観，倫理学

倫理ということばは，一般社会では「倫理観」との意味であり，学問としての「倫理学 ethics」とで使われ方が異なる．倫理観と類似した用語に規範や道徳 moral がある．簡単に，倫理学と道徳を分けて解釈すると，倫理学とは「何をいかになせばよいのか」，「いかに行動するのか」などを問う学問である．人間が生きる過程での判断基準とする考え方を学ぶ・創り出す学問である．私たちが「いかにすればよいのか」と問う場合，通常，念頭に置いているのは『幸福』である」[7]と新田は解説している．広義に表現すれば，倫理学は，幸福とは何かを考える学問であるといえる．よって，患者の幸福について常に考えるためには，理学療法士の幸福についても，倫理学を学び，必要に応じて倫理的な言動がとれるように努めることが大切である．また，倫理学には応用倫理学という部門があり，そのなかには生命倫理学や環境倫理学など，私たちの生活や時事的課題を考察するものがある．

次に，道徳とは善悪の判断などの規範意識を学ぶ学問であり，「～べき」との表現が多用される．道徳は法律と異なり，強制力はなく個々人の内面的な意識であり，宗教界のように教祖者・超越者の考えに従うことではなく，主に，社会における人間同士が営む過程で，常に向き合う課題である．例えば，「なぜ人を殺してはいけないのか」などの問いは，罪悪に関する課題として思考される．個々人によってその定義は多少異なるものの，道徳は基本的に倫理学の範疇に含まれる．そのため，「倫理観をもつ」ことは，「道徳的である」と換言できる．

理学療法士にとって哲学・倫理学を学ぶこと，身に付けることは，人間としての責任はもとより，プロフェッショナルとしての人生観を深めるために必要な認識であるといえよう．臨床場面では常に価値判断を迫られる事象に遭遇するので，そのためにも，患者，病院，社会などからの情報に応じて，理学療法士としての自己決定能力を高めておくことが重要である．その決断に至る際に，単に利益や効率的側面のみを判断基準にして決めるのではなく，善悪，幸福などを含め，何を最優先すれば良い・善いのかを最初に思慮することが求められる．

f．臨床とは

理学療法士が働く現場は，病院や施設が主であり，その場を「臨床」とよぶが，広義にはフィールド（領域，現場）との捉え方もある．「臨床」とは，文字どおり病人の床に臨むことであり，理学療法士は，それぞれの場で診療・治療行為によって他者に関与するのである．他者は患者・対象者とよばれ，理学療法士との相互関係性は，治療を「する・される」の格差が生じることもある．紀平は，「臨床とは実体的な概念ではなく，むしろ関係的な概念であり，関係が変化すれば，臨床の意味や内容も変化せざるを得ない」[8]と述べてい

る．この考え方によれば，必ずしも理学療法士が存在している場のみが臨床ではなく，理学療法行為を介して他者とかかわる場を臨床とよぶことがふさわしいといえる．理学療法士が行う治療が他者との関係を築き，それが臨床の場となる．大局的には教育の場や健康事業などでのフィールドなど，理学療法士が理学療法を介してかかわりをもつ場を臨床とよぶことは道理に反したことではないと考える．

他者との関係が築かれたとき，良し悪しは別として「差異」が生じる．上記したように治療を「する・される」ことや「強者と弱者」の関係も成り立つからである．治療行為の対象者は，一般的に「患者」として扱われる．本論においても，あえて「患者」ということばを用いている．

> **メモ　患者 patient の意味**
>
> 患者 patient の意味は，名詞では「患者」であり，形容詞では「我慢強い・忍耐強い」である．つまり，"the patient is patient"（患者は我慢強い）の表現は，我慢は己の病に耐えることを強いられる存在であることを示している．我慢することは，「良薬は口に苦し」（孔子家語）といわれたように，治療には我慢が必要であると思われてきた．

治療者の患者に対する言動は，患者の受け取り方によって，その意図を誤解される可能性がある．患者は己の病気や症状に不安を抱き，状況を聞きたいけれど，知りたくないとのアンビバレント（ある対象に対して，相反する感情を同時にもつとか，相反する態度を同時に示すこと）な心理状況にある．よって，単に患者の話を聴く（傾聴する）態度だけではなく患者を導き，回復へ向かうように自然治癒力を賦活することもきわめて重要なことである．

1970年代に医療者（治療者）と患者との権力関係について社会的な話題になった．それは父親的温情主義，「パターナリズム paternalism」とよばれ，強い立場の者が，弱い立場の者に対して利益になる言動を前提として，本人の意思に反して行動に介入・干渉するとの思想である．パターナリズムに対比的に扱われるのが「患者の自己決定権」であり，「患者の利益」対「患者の自己決定の自由」が論争となった．現在では，インフォームド・コンセントによって，患者に適切かつ正確な正しい情報を提供して，利益・不利益について自己決定できるようになってきたことは歓迎されることである．ただし，前記したが，治療者と患者関係の「強者と弱者関係」の傾向がいまだあることは否定できない事実であると思えるので，今後，是正されていくことを願いたい．

2. 哲学が扱う課題

a. 難しい判断（トロッコ課題）—哲学・倫理学が扱う課題

哲学・倫理学が扱う難問のなかで，具体的な場面を想定して議論することがある．そのような議論のなかで有名なものが「トロッコの課題設問」である．これは「ある人を助けるために他人を犠牲にすることは許されるのか」という問いについて考えるものである．特に命を日々扱う理学療法士には悩ましい設問であり，それについて考えることは意義があると思える．

『課題設問：一台のトロッコ（列車）が猛スピードで走ってきています．このトロッコには操縦人がおらず，止まることができません．たまたまあなたは，トロッコの線路を左右に分岐するためのハンドルの前にいます．このままではトロッコは左の線路を走ることになります．左側の線路には4人の保線作業員が，右側の線路には1人の保線作業員が黙々と作業をしています．このままでは確実に左の線路の作業員4人にトロッコが衝突して死亡事故になるでしょう．今，あなたがハンドルを動かせばトロッコは右側の線路に切り替わり，1人だけに衝突することになるでしょう．さて，あなたならどうしますか？』

まず，結論を先に述べるが，この課題設問に対する正解はないと思える．そのうえで，あなたが，どのように考えるかを問うことに意義がある課題設問の1つであるといえよう．医療場面にお

いては，これほど極端ではなくても，最近では災害医療のなかでトリアージという考えが一般化されている．これは，災害現場において救命できる可能性が高い人の優先順位を高くして選別することである．災害時にはこの判断が救命可能な人数を増やせるため，選別することが最善の結果に導くとの価値基準である．これに基づくならば，トロッコの課題設問にあなたの正しい判断は「ハンドルを操作し，4人の生命を救い，1人を犠牲にする行為をとる」こととなる．このような考え方は，トリアージを含め，功利主義とよばれる．

b. 功利主義

功利主義を体系化したジェレミ・ベンサムは，「最大多数の最大幸福」を目指した．そのため4人の命を助けるための1人を犠牲にすることは妥当な判断となる．功利主義にはさまざまな批判があるものの，ベンサムの考えでは，「道徳の至高の原理は幸福，すなわち苦痛に対する快楽の割合を最大化すること」（『道徳及び立法の諸原理序説』1789年）としている．これを「効用（公益性）」とよび，正しい行いとはこの効用（公益性）を最大化するものであると考えた．トロッコの課題設問における効用は，4対1の命の数が課題となり，「最大多数の最大幸福」を目指すためには1人の犠牲はやむをえないとのことになる．

このような考え方は，文化的な背景の影響も強く，アメリカ文化では功利主義的考えが根強く，国家のための犠牲が美化されることが映画などでもしばしば描かれている．その代表的な映画（1998年）は，「アルマゲドン」であろう．地球に襲来する隕石に対して数人の人間が命を懸けてその隕石に立ち向かい，地球を救うストーリーである．地球を救うために数人の命の犠牲で可能であれば，その成果は驚異的なことでたいへん妥当な判断であると思われるが，その文脈で功利主義を肯定してしまえば，その考え方が意に反して犠牲者の存在を肯定してしまうことになりかねない．

例えば，腎臓移植が必要な人に対して健康な人の腎臓の一部を提供することは正しい行為となろう．この際に，提供者の意思が尊重されているか否かの状況にもよるが，特に，日本の文化的背景のためか，先祖から受け継いだ臓器を提供することに抵抗を感じている人々も少なくない印象を受ける．欧米における臓器移植の歴史は少なくとも30年以上もあるが，これは医療技術の発展の差異だけでなさそうに思える．

c. 自然法

功利主義による物事の不自然な判断基準は，自然法に反していると思える．その例を，上記のように，トロッコの課題設問に関連して解説すると「本来ならばトロッコは，4人がいる線路上を走る状況であったため，ハンドルを操作して1人の命を選択的に犠牲にすることは不自然である」との考えになる．つまり，もし，あなたがその場に居合わせなかったら，ハンドルは動くことなく，トロッコは4人の生命を奪ったはずである．つまり，あなたの判断でトロッコの線路の分岐を操作して，1人の生命を犠牲にしたことになる．果たしてこれは許される行為なのだろうか，との問いである．あなたは助かった4人に感謝されつつ，1人の遺族に対してどのように弁明するのだろうか．あなたの行為が功利主義においては肯定され，自然法の視点からは非難されるのである．

自然法とは，①普遍性：自然法は時代と場所に関係なく妥当的である，②不変性：自然法は人為によって変更できない，③合理性：自然法は理性的存在者が自己の理性を用いることによって認識できるなどと定義される．この考え方は紀元前のギリシャ哲学から受けつがれた哲学的・倫理学的な基本概念とされている．このような考え方について，体系化したのがイマヌエル・カントの道徳哲学である．

d. カントの道徳哲学と理学療法士の行為

カントの道徳哲学において最も重要な思考は人間を尊敬し尊厳を守ることである．カントの考え

に準じると，トロッコの走行は自然の流れに任せると考える．つまり，本来ならば4人が死ぬべきだという考えである．1人よりも4人のほうが，犠牲者が多いとの考え方は人為的に定立された考え方であり，それを自然法に対して実定法とよばれる．このなかでは効用を最大化するために，本来，自然の成り行きにおいては死ぬべき4人が，社会的な公益性の観点から1人の命を奪うという殺人行為にもなる．もし，公益性を常に許すとすれば，4人の臓器移植を必要とする患者がいて，その患者を助けるために，1人の元気に生きている人間の臓器提供を強要することも可能な概念となってしまう．自然法では，1人の命と4人の命を天秤にかけること自体が，不自然であり，不平等であることになる．また，功利主義的概念では，少数派の人々を差別することが許されるという極端な理論に発展しかねない．

カントは，状況によって変化する価値ではなく，普遍性のある義務論によって物事を考えることが大切だと主張する．カントは「ある規範を守るのは，その理由を問うことのできない『義務』として私たちに課せられている」と述べている．つまり，事前に義務的認識があれば，その都度の判断はないとカントは主張しているのである．

> **メモ　カントの「他律」と「自律」**
>
> カントの哲学では，人格を自己拘束することを基本としており，そのなかで意思の自律を目指している．例えば，誰かに好かれたい欲求や嫌われているとの感情は利害によって規定されており，カントはこのような状態を「他律」とよんだ．そして，これを道徳性のあらゆる不純な原理としの源泉として退けた．
> 例えば，自分の意思で自由に生きている人がいるとする．欲求に従って，好きなことをしている．では，この人の生き方は，カントのいう自律を重んじていることになるのであろうか．カントは欲求に従うことを禁止している．カントは，「動物と同じように快楽を求め，苦痛を避けようとしているときの人間は，ほんとうの意味で自由に行動していない．生理的欲求と欲望の奴隷として行動しているだけだ．欲望を満たすときの行動はすべて，外部から与えられたものを目的としている」[9]と指摘している．カントにとって自律的な行動とは，自分が定めた法則に従って行動することである．

カントは他者に対して厳格であるものの，単に自然法に従って人間を捉えているわけではない．カントは「他人の幸福の促進」は，私たちにとって「同時に義務である目的」でもあると明言していると新田は述べている[7]．カントの定義では「正しいことを正しい理由のために行うこと」としている．また，正しい行為であっても，他者を助ける行為の動機が善行をなすことで喜びを感じることであってはならないとしている．

さらに，カントは，「道徳法則」の義務とは，経験的な判断や文化的判断で行うことではなく，人間が人間である以上，誰もが受け入れざるをえない究極の原理のことを指している．カントにとって正しいことは道徳法則であり，それを欲望や感情で捉えるのではなく，理性的に従うことと述べている．例えば，次の一節はカントの道徳を表す有名な文面である．

「君自身の人格ならびに他のすべての人の人格に例外なく存するところの人間性を，いつまでも，またいかなる場合にも同時に目的として使用し，決して単なる手段として使用してはならない」『道徳形而上学原論』第2章49段落[10]

上記の引用文は，人を「手段」として使用するのではなく，同時に「目的」としなさいというものである．私たちは「役に立つから」，「仕事の対価としてお金をもらう」などの手段を基盤にして人間関係をもつことがある．この目的とは人間の尊厳（を守ること・尊重すること）であり，また，自然の中にある人間そのものの姿（を守ること・尊重すること）である[11,12]．鷲田はこのカントの考えを生命倫理における人間の尊厳を守る最高の倫理規範と述べている[13]．

カントのこの道徳から理学療法士の行為を捉えた場合，患者にとって「良かれ（損はない）」と思い行う治療は理学療法士自身の欲望として技術の向上に努めている，実験的データを欲しているといった「手段」の要素だけによって行うことは義務ではないのである．また，患者も理学療法士に

自分のことを預け,「きっと良くしてくれるであろう」と考え,任せっきりになっているのは「他律」であって義務ではない.理学療法士の治療行為が手段と同時に目的であるためには,患者の回復・生活機能の向上・社会参加に向けた行為が,カントの考えによる道徳・自律,義務的であり,これらを認識して,常に己を省みる理学療法士は,プロフェッショナルとして十分な条件を備えているといえよう.上記の引用文の中にある「手段 means」と「目的 ends」は,実存主義的考え方の根底にもある.繰り返しになるが,手段は,己の利益のために他者を利用することで,目的は,相手の姿や欲求などをそのまま受け入れることである.しかし,「目的」として他者との関係性を受け入れることは決して容易ではなく,むしろ聖者にでもならないと実行できそうにない課題である.

e. 理学療法士の行為と哲学的判断

トロッコの課題を功利主義とカントの道徳哲学の視点で考察してきた.前記のようにどちらが正しいとは言い切れない.極端な場面ではなくても,医療の現場では難しい判断が日常的に求められる.功利主義とカントの道徳哲学を通して「患者のため」,「社会のため」,「自分のため」といった基準が唯一では成り立たないことを示した.これらの考えを通して大切なことは一時の感情や社会的背景に流され,手のひらを返すような判断がどの時代でも正しいとは限らないのである.よって,理学療法士のみならず,人間にとって,答・応えのない哲学や倫理学を学び続けることは辛く,その考えにすら意味がないのではないかと思ってしまうことになるだろう.そのような状況について中岡は以下のように述べている.

「多元社会では,自分の信念を貫きつつ(自己肯定),自分を相対化する(自己否定)という,一見矛盾した行動指針を追求することしかないように思えるのです.いいかえると,歴史的趨勢において展開される現代社会の多様性に頭までつかってみせ,その複雑さに十分な目配りを忘れぬ一方で,かんじんなところ —— それを私は「モラル」と呼びたいのですが —— で自己をシンプルにとりまとめ,内外に向けて表現する能力.理論と実践の両方をにらむ 21 世紀の理性は,おそらくこのジレンマを引き受け,演じきらなければならないのでしょう」[14].

3. 理学療法士にかかわる職業倫理と研究倫理

これまで,概念としての哲学・倫理学について概観してきた.これから理学療法士が業務上かかわる職業倫理と研究倫理について述べる.これらは問いを考えるための論理的思考のための知識ではなく,ルールに限りなく近いものであるといえる.その規定を守れなければ,場合によっては専門職・プロフェッションとしては失格となる.そのため,倫理学や道徳よりもより具体的に禁止事項が決められている.また,これらは時代の変遷に伴い項目が吟味され増加してきているため,いったん学んで済むのではなく,折にふれて見直し,学び直す必要性のある事柄といえる.

だが,この職業や研究倫理といった応用倫理を理解する際に重要な考えを述べておく必要がある.急速に進化する科学のなかで,より安全に,より効果的に成果を上げるための指針が改訂され公表される.これを守っていれば専門職として正しい,研究を進めてよいとの結論に至るかもしれないが,「すでに法律や指針において用いられてきた述語への,言いようのないわだかまりや抵抗感の中にこそ『倫理』のテーマは潜んでいる」[15]と鷲田が指摘するように,急速に進む社会や技術の行く末に漠然とした恐れや不安を覚え,そのことに関する説明責任に専門職,科学者は常に追われることになる.倫理とは,「人類が痛い経験を繰り返し,限界線まで耐えて落としどころを見いだす努力によって,時間をかけて思索され,変容してきた」ことを認知しておく必要がある.

a. 尊厳

　職業倫理とは，その職業を「業」として営む際に守る倫理観であるとされる．理学療法は人間を対象にした職業であるため，その対象となる人間への尊厳をもち，接することが求められる．

> **メモ　尊厳**
>
> 尊厳とは，辞書によれば尊厳は尊敬と同じ意味をもつとし，尊敬とは他人の人格，思想，行為などを優れたものとして尊び敬うこと，としている．英語ではdignityと表記し，これは尊厳，威厳，品位，気品などと訳される．日本語における尊敬の訳はrespectで，それに近似したことばであるが，日本語における尊厳は英語のdignityと理解されてもよいだろう．

　その尊厳を個人の存在の次元で考えると，「すべての個人が人間として有する人格を不可侵のものとし，これを相互に尊重する原理」として解釈できる．医療現場では，しばしば議論になることばとして尊厳死がある．これは人間に尊厳のある死を迎える権利があるとの考えに基づいている．また，個人の尊厳については，1948年に国連総会で採択された世界人権宣言でも「すべての人間は，生れながらにして自由であり，かつ，尊厳と権利とについて平等である」と定めて，個人の尊厳を基本原理としている．日本においては，1947年に制定された日本国憲法の三大原理である，国民主権，基本的人権の尊重，平和主義の根底に個人の尊厳の原理が含まれている．

　20世紀に入るまでは多くの国で身分は階級に分けられ，また，奴隷制度など個人を人間として扱わない歴史が続いてきた．いくつもの戦争や革命を通して，階級制や奴隷制を撤廃し人権を勝ち取ってきた歴史がある．そして，太平洋戦争が終わった後に，国連に参加する国が尊厳について定義し，それを守るように啓発した．現代の日本においても偏見と差別がないとは言い切れないものの，少なくとも憲法上では個人の尊厳は守られている．

b. 理学療法士の職業倫理

　理学療法士における職業倫理については，社団法人日本理学療法士協会倫理委員会によって，1978年に制定され，1997年に改正されたものがある（**表3**）[16]．

　公益社団法人日本理学療法士協会定款第3条（目的）には，『人格，倫理及び学術技能を研鑽し，わが国の理学療法の普及向上を図り，以って国民の医療・保健・福祉の増進に寄与する』とあり，自己を律し自らの責任で理学療法士としての行為をなす必要があることを公言している．

　公益社団法人日本理学療法士協会倫理規程に

表3　公益社団法人日本理学療法士協会　倫理規程

日本理学療法士協会は，本会会員が理学療法士としての使命と職責を自覚し，常に自らを修め，律する基準として，ここに倫理規程を設ける．

基本精神
1. 理学療法士は，国籍，人種，民族，宗教，文化，思想，信条，門地，社会的地位，年齢，性別などのいかんにかかわらず，平等に接しなければならない．
2. 理学療法士は，国民の保健・医療・福祉のために，自己の知識，技術，経験を社会のために可能な限り提供しなければならない．
3. 理学療法士は，専門職として常に研鑽を積み，理学療法の発展に努めなければならない．
4. 理学療法士は，業務にあたり，誠意と責任をもって接し，自己の最善を尽くさなければならない．
5. 理学療法士は，後進の育成に努力しなければならない．

遵守事項
1. 理学療法士は，保健・医療・福祉領域においてその業の目的と責任のうえにたち治療と指導にあたる．
2. 理学療法士は，治療や指導の内容について十分に説明する必要がある．
3. 理学療法士は，他の関連職種と誠実に協力してその責任を果たし，チーム全員に対する信頼を維持する．
4. 理学療法士は，業務上知り得た情報についての秘密を守る．
5. 理学療法士は，企業の営利目的に関与しない．
6. 理学療法士は，その定められた正当な報酬以外の要求をしたり収受しない．

（1978年5月17日制定）
（1997月16日一部改正）
（2011年4月1日一部改正）

（公益社団法人日本理学療法士協会：定款・規約　業務　倫理規定 http://www.japanpt.or.jp/00_jptahp/wp-content/uploads/2013/10/0432.pdf　公益社団法人日本理学療法士協会 定款・規約 業務 職業倫理ガイドラインより引用）

は，基本精神として，この職業倫理ガイドライン[17]に記す事項を遵守すべき範として，患者および対象者には公平に接し，かつその権利を尊重して理性ある判断のうえ，責任をもって理学療法行為を遂行すること．また，医療行為は合法的侵襲行為であることをも十分に認識し，医療行為の一翼を担う理学療法士は，患者および対象者に危害を加えることがないように，その防止策に積極的に努め，患者の利益を優先的考慮する旨が記載されている[15]．

c. 研究倫理違反の課題

2013年にディオバン事件，2014年はSTAP細胞が医学研究における研究倫理と利益相反行為の課題として大きな話題となった．

ディオバン事件とは，高血圧の治療薬であるディオバンの効果のデータに本来は関与してはならないノバルティスファーマ社の社員が解析者として参画して，その研究を請け負った5つの大学とともに不正なデータを公表した事件である．これは自社の製品が効果的であるというデータを造り上げ，薬の売上を向上させようとしたもので，大学も会社から研究資金を受理し不正行為に協力をした．この事件は，企業として，研究施設および研究者としての倫理観が疑われた事件である．また，利益相反行為とは「ある行為により，一方の利益になると同時に，他方への不利益になる行為」を指し，それを無視した場合（事前に起こりうる利益相反について研究者がそのことを考慮し，研究施設においては利益相反委員会の承認が必要となる）には民事事件となる．

STAP細胞（スタップ）の正式名称は，刺激惹起性多能性獲得細胞 Stimulus-Triggered Acquisition of Pluripotency cells（通称STAP細胞）であり，その発見を理化学研究所の研究グループが公表した．この研究の成果であるSTAP細胞は万能細胞とよばれ，再生医療の世界で衝撃的な発見であったため，日本のみならず世界中のマスコミがこの発見を賞賛した．しかし，発表後，他の研究者からSTAP細胞を再現できないとの訴えが多くあった．それに伴い，論文データの捏造（ねつぞう）と偽造や他の研究のコピー・アンド・ペーストが指摘され，理化学研究所が調査を行い，最終的にSTAP細胞は再現できないという結論を公表した．これは都合のいいデータの捏造と偽造や他の研究のコピー・アンド・ペーストによる研究倫理の違反行為である．

このような研究倫理の背景には，第二次世界大戦中にナチス・ドイツが行ったユダヤ人の大量虐殺や人体実験における反省に基づいている．1947年にニュールンベルクでの裁判の裁定結果を受けて，綱領が策定された．この中に，①研究は被験者の同意が必要であること，②実験・検査にあたって不必要な苦痛は起こしてはならないこと，③死亡や後遺症が起きるような実験は行ってはならないなど，常識的基本原則として1964年に「ヘルシンキ宣言」が提唱された．

d. ヘルシンキ宣言

ヘルシンキ宣言[18]については，本書の第1章⑤理学療法研究の項でも記述されているが，ここでも記述しておきたい．現在の研究倫理の基盤となる考えは，1964年にフィンランドの首都ヘルシンキで開催された世界医師会第18回総会で採択された「ヒトを対象とする医学研究の倫理原則 Declaration of Helsinki-Ethical Principles for Medical Research Involving Human Subjects（WMA）である．これは通称「ヘルシンキ宣言」とよばれる（ただし，ヘルシンキ宣言には「全欧安全保障協力会議」で採択された最終合意文書という意味もある）．これは2013年までに9回改訂され，2015年現在では序文を含む12の大項目（**表4**）で編成されていて，さらに，37の小項目に分けられている．そのなかで，特に理学療法士の研究に直接関係すると思われるいくつかをとりあげて解説する（ヘルシンキ宣言は，もともと医師を対象にしたもので，主語が「医師」となっている．よって，その主語を「理学療法士」に置き換えて

解釈していただくこととし，その要点の一部を紹介する）．

- 患者・被験者の福利の尊重

一般原則の「3．WMA ジュネーブ宣言は，『私の患者の健康を私の第一の関心事とする』ことを医師に義務づけ，また医の国際倫理綱領は，「医師は，医療の提供に際して，患者の最善の利益のために行動すること」と宣言している」のと「4．医学研究の対象とされる人々を含め，患者の健康，福利，権利を向上させ守ることは医師の責務である．医師の知識と良心はこの責務達成のために捧げられる」のように研究の目的は患者の利益のため，また健康・福利・権利の向上のために行われる．それをもってして医学の発展とする．

- リスク，負担，利益

「17．（前文略）リスクを最小化させるための措置を講じること．リスクは研究者によって継続的に監視，評価，文書化することとされるように，被験者に起きうるリスクは事前に予測され，それらを文章化し，説明する必要がある．そのために，研究デザインが正しくなされている必要がある．場当たり的になされる研究によって被験者に不利益が起きてはならない．

- 研究倫理委員会

「23．研究計画書は，検討，意見，指導および承認を得るため研究開始前に関連する研究倫理委員会に提出すること（後略）」とされるように研究は第三者の専門家の委員会の審査を受ける必要がある．そのため，研究を行う場合は大学・病院内の研究倫理委員会の審査の後に実験を開始することになる．現在では多くの学会で研究倫理審査の承認を受けることが条件とされている．

- インフォームド・コンセント取得の必要性

「25．医学研究の被験者としてインフォームド・コンセントを与える能力がある個人の参加は自発的であること（後略）」，「26．インフォームド・コンセントを与える能力がある人間を対象とする医学研究において，それぞれの被験者候補は，目的，方法，資金源，起こり得る利益相反，

表4　ヘルシンキ宣言

- 序文
- 一般原則
- リスク，負担，利益
- 社会的弱者グループおよび個人
- 科学的要件と研究計画書
- 研究倫理委員会
- プライバシーと秘密保護
- インフォームド・コンセント
- プラセボの使用
- 研究終了後条項
- 研究登録と結果の刊行および普及
- 臨床における未実証の治療

（世界医師会：ヘルシンキ宣言 日本医師会—http://www.med.or.jp/wma/helsinki.html を参考に作成）

研究者の施設内での所属，研究から期待される利益と予測されるリスクならびに起こり得る不快感，研究終了後条項，その他研究に関するすべての面について十分に説明すること（後略）」とあり，今では医療現場で一般とされているインフォームド・コンセントについての必要性が説かれている．医療との違いは「個人の参加は自発的であること」との部分であり，これは実験の際の重要な条件である．例えば，臨床研究において，患者に参加を促すことは「拒否すればよりよい治療を受けられないかもしれない」といったような精神的不利益を与えるものであり，拒否権についても十分な説明が必要である．

e. 厚生労働省（文部科学省）医学研究に関する指針

厚生労働省は，医学系研究に関する指針[19]を以下のように10項目に定めている．ディオバン事件や研究倫理違反の事件を受けて，2015年に厚生労働省と文部科学省は倫理指針を見直し，研究者にとっては厳しい改定となった．

医学研究に関する指針一覧

- 1　人を対象とする医学系研究に関する倫理指針

  →文部科学省　人を対象とする医学系研究に関する倫理指針ガイダンス

-2 ヒトゲノム・遺伝子解析研究に関する倫理指針
-3 遺伝子治療臨床研究に関する指針
-4 手術等で摘出されたヒト組織を用いた研究開発の在り方
-5 厚生労働省の所管する実施機関における動物実験等の実施に関する基本指針
-6 異種移植の実施に伴う公衆衛生上の感染症問題に関する指針
-7 ヒト受精胚の作成を行う生殖補助医療研究に関する倫理指針
-8 疫学研究に関する倫理指針
-9 臨床研究に関する倫理指針
-10 ヒト幹細胞を用いる臨床研究に関する指針

上記の指針一覧の中で,理学療法士にかかわる項目は1の「人を対象とした医学系研究に関する倫理指針」と9の「臨床研究に関する倫理指針」であろう.この中で,人を対象とした医学系研究とは2015年に厚生労働省から発表された「人を対象とした医学系研究に関する倫理指針ガイダンス」[20]の中で,以下のように定義づけられている.

『人(試料・情報を含む.)を対象として,傷病の成因(健康に関する様々な事象の頻度及び分布並びにそれらに影響を与える要因を含む.)及び病態の理解並びに傷病の予防方法並びに医療における診断方法及び治療方法の改善又は有効性の検証を通じて,国民の健康の保持増進又は患者の傷病からの回復若しくは生活の質の向上に資する知識を得ることを目的として実施される活動をいう.この指針において単に「研究」という場合,人を対象とする医学系研究のことをいう.』

発表されたガイドラインは122ページにわたって研究倫理指針について述べられている(厚生労働省研究に関する指針について http://www.mhlw.go.jp/stf/seisakunitsuite/bunya/hokabunya/kenkyujigyou/i-kenkyu/).その中で大切なのが,研究倫理指針に使われている用語の理解である(「用語の定義」p3-23).研究者は用語を理解して,適切な倫理指針に沿った研究を行うことが義務づけられている.

f. 研究計画書

ヘルシンキ宣言にも示されているように研究者は,研究計画書を作成し,それを倫理審査委員会に提示する必要がある.「人を対象とした医学系研究に関する倫理指針ガイダンス」の中で,研究計画書に記載すべきことを25項目にして提示している(「研究計画書の記載事項」p50-54).この項目を満たしたものが研究計画書となる.また,研究計画書の中に「⑦第12の規定によるインフォームド・コンセントを受ける手続等(インフォームド・コンセントを受ける場合には,同規定による説明及び同意に関する事項を含む.)」が示すように別紙として,「同意書」と対象者への「説明文」の添付が必要である.

g. ICR臨床研究入門

研究を行ううえで,研究者は研究倫理を守る必要があるのだが,それについて教育機関や病院で十分な教育がなされているとは言い難い状況なため,現在ではe-ラーニングでの学習が推奨されている.その代表的なものが「ICR臨床研究入門」(http://www.icrweb.jp/)[21]である.このサイトの説明から抜粋すると以下のようなポイントになる.

2009年4月の臨床研究に関する倫理指針の改正施行に伴い,研究者等は臨床研究の実施に先立ち臨床研究に関する倫理その他必要な知識について講習,その他必要な教育の受講が必要となるとともに臨床機関の長には研究者等の教育の機会の確保が求められるようになりました.また,2015年4月施行の「人を対象とする医学系研究に関する倫理指針」では,研究機関の長,倫理審査委員,委員会事務局,研究支援スタッフ等についても教育の履修が必須となりました.

ICR webは,これらの教育の機会を提供するE-learningの一つとして2009年4月改正時

の医政局長通知（医政発第 0731001 号 2008 年 7 月）や 2015 年 4 月施行の倫理指針に関するガイダンスにも記載され，34 の大学医学部・医科大学と 22 の病院（2012 年 11 月現在）で臨床研究教育のための E-ラーニングとしてご利用頂いています[21]．

上記の倫理指針は，先に述べた厚生労働省・文部科学省の研究倫理に関する改定を受けたものであり，非常に有用なツールであるといえる．特に，「臨床研究の基礎知識講座（旧 臨床研究入門 初級編）」は，臨床研究における必須の講座となっている（ユーザー登録が必要）．この講座を受講後，アンケートとテストを受けた後，修了書が発行される．研究倫理委員会に計画書を提出する場合，この修了書を必要書類として提出することを条件としているところもある．

結　語

理学療法士は，専門職 professions として人と対面して，その人の生き方に影響を与えうる職業である．変調や病気によって，心身の機能や活動が低下して社会参加が困難になった対象者に対して可能な限り心身の自然治癒力の活性化を図り，それらの具現化に努める．そのためには，科学的根拠を基盤とした知識と技術とを修学することは重要な前提条件となる．そして，それと同時に対象者の不安や苦悩，今後の暮らし方への希望などにも耳を傾けることが求められる．

いつの時代でも，どこの国でも，誰もが幸せを求め，懸命に生きてきたと思える．哲学・倫理学の根底的命題として，常に「幸せと苦悩」について思惟されてきた．現代社会においても，私たちは書物・文献から過去に思惟した人たちが残した知の遺産に触れることができる．人生の経験が少なく，目の前の対象者の種々の課題に十分に対応できないとしても，多様な書物・文献を読むことで，著者らの精神構造（知恵・理念，創造性など）を少しでも理解・認識できるはずである．そのような努力の積み重ねも専門職として成熟していくうえで欠かせない責務であろう．

文　献

1) 奈良　勲（編著）：理学療法概論 第 6 版．医歯薬出版，p5，2013
2) マルティン・ハイデガー（原　佑，渡辺二郎訳）：存在と時間Ⅰ．中公クラシックス，2003
3) カール・ヤスパース（林田新二訳）：哲学とは何か．白水社，1986
4) 奈良　勲：理学療法の知と技の融合とバランス―実学としての理学療法学の観点から―．PT ジャーナル 48：270-273，2014
5) 斉藤清二，岸本寛史：ナラティブ・ベイスト・メディスンの実践．金剛出版，p31，2003
6) 奈良　勲：臨床におけることば＜のリスク＞―哲学的リハビリテーション人間学の視点から―．理・作・療法 11：751-758，1977
7) 新田孝彦：入門講座 倫理学の視座．世界思想社，p5-6，2000
8) 鷲田清一（監修）：ドキュメント臨床哲学．大阪大学出版会，p197，2010
9) マイケル・サンデル（鬼澤　忍訳）：これから「正義」の話をしよう．早川書房，2011
10) イマヌエル・カント（篠田英雄訳）：道徳形而上学原論．岩波書店，1976
11) 永井　均，小林康夫，大澤真幸ほか：哲学の木．講談社，p932-934，2002
12) 廣松　渉（編）：岩波哲学・思想辞典．岩波書店，p1591-1594，1998
13) 鷲田清一：思考のエシックス 反・方法主義論．ナカニシヤ出版，p256，2007
14) 中岡成文：臨床的理性批判．岩波書店，p159，2001
15) 鷲田清一：思考のエシックス 反・方法主義論．ナカニシヤ出版，p255，2007
16) 公益社団法人日本理学療法士協会：定款・規約 業務 倫理規定　http://www.japanpt.or.jp/00_jptahp/wp-content/uploads/2013/10/0432.pdf
17) 公益社団法人日本理学療法士協会：定款・規約 業務 職業倫理ガイドライン　http://www.japanpt.or.jp/00_jptahp/wp-content/uploads/2013/10/02-gyomu-03rinrigude2.pdf
18) 日本医師会，世界医師会：ヘルシンキ宣言　http://www.med.or.jp/wma/helsinki.html
19) 厚生労働省：研究に関する指針について　http://www.mhlw.go.jp/stf/seisakunitsuite/bunya/hokabunya/kenkyujigyou/i-kenkyu/
20) 厚生労働省：人を対象とする医学系研究に関する倫理指針 ガイダンス．2015　http://www.mhlw.go.jp/file/06-Seisakujouhou-10600000-Daijinkanboukouseikagakuka/0000080275.pdf
21) ICR 臨床研究入門　「ICR web 臨床入門」とは？　http://www.icrweb.jp/mod/resource/view.php?id=121

（堀　寛史，奈良　勲）

③ 理学療法学教育の概観
―人類の文明化の基盤となる教育哲学的観点から

序　説

　本書の基本的企画意図は，リハビリテーション医学・医療の一翼を担う理学療法士の教育にかかわる事象を多角的に一望し，臨床現場で実践的に活躍可能な専門職としての理学療法士育成の背景を論じることである．理学療法は，種々の対象疾患に対して主に実施する運動療法と自然・物理的エネルギーを活用する物理療法で構成される．その他，必要に応じて補装具，福祉用具なども活用するが，理学療法 physical therapy（英国圏では physiotherapy：physio は生理学 physiology の接頭語）の介入によって生体の自然治癒力の活性化を図り，その成果を日常生活活動 activities of daily living（ADL）および国際生活機能分類 International Classification of Functioning, Disability and Health（ICF）のなかで使用されている「生活機能」と「社会参加」の向上に反映させることを基本的な目的とする．

　以前には，リハビリテーションは「社会復帰」とよばれていたが，筆者は，ICF に準じて「社会参加」としてもよいと考えている．対象者が社会参加に至るまでの過程において，多岐にわたる課題に直面することは多々ある．その改善・解決のためには，臨床を基軸とした研究活動も必要となる．また，卒後しばらくして教育機関において，教育・研究に携わる人材育成も重要な課題の1つである．

　教育は「事始め」であり，人間の成長の第1ステップである．日々進歩する理学療法に関連した知と技について生涯を通じて学習し続けることが望ましい．専門分野における教育活動の内容と水準は，後々まで大きな影響を及ぼす．理学療法士の大多数は，医療現場で勤務しているが，近年，保健・福祉現場で勤務する理学療法士も増えている．

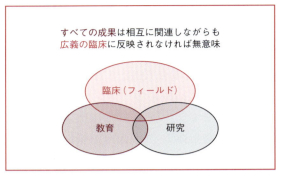

図1　理学療法における3本柱の相互関連

　理学療法士の使命は，国民の保健・医療・福祉の普及と向上に寄与することである．それらの使命を全うするための基盤になるのは，理学療法学教育の幅と深みの程度によって定まる．これは学校教育法による卒前と卒後教育（大学院）および専門職団体（理学療法士の場合は主に公益法人日本理学療法士協会）が開催する研修会や学術大会などの総体として捉えられる．

　学校教育法に基づく日本の理学療法学卒前教育は，厚生労働省の定める理学療法士学校養成施設指定において，教育年限を3年以上としているため，3年制・4年制専門学校，3年制短期大学，4年制大学の4種類の教育施設があり複雑な様相を呈している．そして，大学院教育においては，博士課程前期（修士）と博士課程後期（博士）で理学療法学に関連した専門分野をさらに究める道も開かれている．

　ともかく，理学療法学教育においては，理学療法士の将来性を念頭において，教育・臨床・研究の3本柱に連動したカリキュラムを編成して，現実的にはそれらの総体的な教育成果は，それぞれの現場（フィールド）に反映されることが最も重要な目標となる（図1）．本論では，主に学ぶ立場にある学生の目線で記述することに努めたい．

1. 教育（学）とは

　これまで，教育の定義や概念は，それぞれの

国・地域の時代背景，社会の価値観などによって変遷してきた．その過程で，多くの教育学者や哲学者などが思索し，その詳細は文献や書籍に包括的に解説されている．

広辞苑による教育の定義は，「人間に他から意図をもって働きかけ，望ましい姿に変化させ，価値を実現する活動」と表現されている．教育の範囲は，家庭，学校，職場，社会教育，独学など多岐にわたる．また，発達段階に応じた教育があることを考えると，広辞苑の定義のなかの「他からの意図をもって働きかけ」の文言は，すべての教育に該当するとはいえない．つまり，成人教育においては，「自らの意図・意思によって」とすることが望ましいからである．

教育の目的を大別すると，人間として成長・成熟することと特定のキャリアを修得することであろう．ゆえに，教育の定義を一概に記述することは難しいが，本論では主に高等教育としての理学療法学教育に関連した事項に焦点を絞って論じたい．

メモ　教育の語源

教育 education の語源は，「引き出す」であり，人間の可能性 potentiality を特定の教育課程を通じた学習活動によって，人間としての成長を基盤としながらも，特定の能力 specific ability に変換する活動過程である．では，人間の可能性は何かと問えば，類人猿からヒト⇒人⇒人間となる過程において，環境に順応・適応するために，大脳が発達し，さまざまな体験を通じた学習が可能になったことであるといえよう．つまり，「可能性とは，学習によって能力を獲得する要素」といえる．

petagogy とは，「子どもの育成」との意味で，文字どおり幼年期から思春期を対象にした教育者主導型の教育である．andragogy（andr は man の意味）とは，プラトンの教育哲学を基盤にして創生されたもので，主に成人を対象とした学習者主導型であり，近年，提唱されている problem based learning, clerkship, active learning などは，学習者主導型の教育方法論である．

2. 人類の文明化の変遷と教育への影響

a. 文明化と教育

人類創生期におけるヒトは，動物などの外敵から身を護るため洞窟などで暮らしており，次第に村落での共同生活を営むようになったといわれている．主に狩猟，漁獲や野生の植物，果物などを生活の糧としていたのである．生存していくための知恵や手段については，子どもに体験を通じて学習させる必要がある．今でも，野生の動物界では，餌・食物を獲得する術を親が子どもに伝承している．その後，人類は，農耕や家畜を飼育するようになったため，より確実に食料を確保するようになった．時代の経過とともに人間の文明化 civilization が進み集落は徐々に大きくなり，より便利で安全な暮らし方を可能にしてきた．これは，いわゆる都市化の始まりでもある．それと並行して文字を基本単位とした言語の創出によって，遠隔地であってもコミュニケーションが可能になると，さらに文明化は進展することになった．

だが，都市化が進む過程で，社会が複雑になるとその秩序を保つために，それを治める権力者が現れる必然性があった．当初は，特定の階級者のみが読み書きを学んだといわれているが，文明化は大衆にも広まり，これが現在の教育普及の原型であったといえる．石器時代から現在の産業・機械文明に至る過程により，それぞれの国と地域で相違点はあるが，グローバル化した世界の一部を除き，社会の様相が顕著に変遷してきたことはいうまでもなく，それによって教育自体の変革も必然的になってきた．

また，近年，ロボットの開発は著しく発展し，当初は主に産業分野で活用されていたが，医学，福祉など幅広いニーズに応えようとしている．ロボットの知性，情意面なども賦活化され，東京大学を受験するまでに知的に発達していることは驚異であると同時に，ロボットにも人格らしきものが備わり，人間との共生がどこまで可能になるのかという課題も出てくるかもしれない．少子高齢化による日本の人口減少による勤労者層の減少を補塡するような時代に至るのだろうか．

b. 産業・機械文明と教育

20 世紀末から 21 世紀初頭の現在まで社会を変革してきた「産業・機械文明」は，今や大きな岐

路に直面しつつある．産業・機械文明とは，社会生活を営む人間に対して多大な影響を及ぼし，その有益性が堅持される事象であるといえよう．日本における社会体制は組織化された資本主義に基づく企業経営方法を構築することであった．この事象を人間は善しとするのか，あるいは，新たな文明を創出するのであろうか．

　産業・機械文明とは，産業革命以降に機械による大量生産が行われるようになり，近代資本主義の文明ともよばれている．つまり，日本伝統の町工場で道具を使用した物づくりの文化が機械に代わって大量生産されるようになったのである．21世紀，さらに22世紀のグローバルな観点からすれば，トーマス・クーンが提唱した「科学革命の構造」(The Structure of Scientific Revolutions)がいかに具現化するかを見守る必要があろう．人間社会の生産力は増大したが，その反面，機械をつくりだした人間が逆にそれに使われる事態となったばかりではなく，人間社会そのものが機械化されることになれば，事態は深刻となろう．

　文明という名の機械化の波が押し寄せてきたのは1930年代である．アメリカの俳優，チャーリー・チャプリンの監督・主役の1938年の映画「モダン・タイムス」では，工場で働くチャーリーは，スパナを両手に持ちベルトコンベアーで次々と送られてくる部品のネジを締める作業を続けていた．すると，日常生活のなかでも，ネジを締める動作が反射的に出現して徐々に彼の行動がおかしくなっていった物語りである．これは機械文明に対する痛烈な風刺であるが，現代社会では，情報技術 information technology (IT)と並行して情報理論 information theory (IT)が発達しほとんどの分野で活用されているため，それなしでは，仕事，勉学，研究，流通などの社会的機能は崩壊してしまうと思える．人間社会が文明化してきて，その恩恵を受けた側面は明らかであることは事実である．だが，それによって本論の副題のごとく，「文明化の基盤となる教育哲学」が希薄になり，未来の展望を見失うことがあれば，いずれ人間社会は路頭に迷う運命を辿る可能性もあると考えられる．便利さと豊かな社会生活は，だれもが欲する事象ではあると思うが，その背景には資本主義的経済成長が優先されすぎているのではないかと危惧される．本来の文明化とは，技術的・科学的な開発によって人間が理性的に発達したバランスの保たれた社会状態といわれている．その過程において，理性的人間である存在としての哲学的思索を伴わない技術的・科学的な開発だけに偏重すれば，社会はますます不合理な状態になろう．

　理学療法学教育だけではないが，文明化自体は人間とそれぞれの分野の教育にも多大な影響を及ぼしている．例えば，教育工学 educational technology とは，教育現場の改善に資する教育効果の高いアーティファクト（人工物なのど意味）を設計・開発・評価する学問である（筆者はアーティファクトを教材と解釈している）．現代においては情報工学の開発が進み，より創造的・効率的な教育を提供するための技術開発が発展しており，教育で活用される教育情報学や情報教育論などの基礎論としても捉える動きもある．さらに，それらとの関連で視聴覚教育として使用される画像作成パソコンソフト，映像（映画，放送教育），プロジェクター，そしてコンピュータなどの教育メディアの活用など教育工学は発展している．

3. 教育における「知・情・体・徳」への対応

a. 知・知恵

　人間教育の過程を問わず，その基本目標のなかに，「知・情・体・徳」の要素がバランス良く形成され，成長することが望ましい．

　それらのなかで知識としての「知」は教えることは可能であるが，「知恵」は，教えることができないといわれてきた．知恵は，自らの体験・経験・観察などから得た情報や事象をありのままの現象として把握し，真理・真実を見極める認識・認知力を会得することであるいわれている．しか

し，学習者が「知恵」を会得する過程を教育者は支援できないとの考え方に筆者は疑問を感じている．例えば，禅問答や対話を介して特定のテーゼ（ドイツ語の命題，定立），アンチテーゼ（反対命題，反定立）などを相互に論じ合うことで，真理・真実を見極める知恵は洗練され，研ぎ澄まされると考える．

知的活動には一連の過程と階層性がある．通常のステップとしては：記銘，記憶，感知，認知，理解，認識，想像，創造などであるが，それらは必ずしも並列的ではなく，錯綜しながら脳は作用しているといえる．それらのなかで創造的活動が最も高度であるとされている．だが，理解，認識にしてもその背景にはホモ・サピエンス（理性の人）として思考することは人間を人間たらしめる必須条件であることがあり，これは，これまで多くの哲学者が提言してきたとおりである．

また，暗黙知は，すでに学習された事象が心身の一部として主観的に保存されているため言語化することが難しいのである．例えば，泳げる人が泳げない人に言語的手段だけで水泳を教えることは，可能ではあるが説得性に欠けるであろう．通常の場合，学習者に初歩的な実体験を課しつつ，言語的に補足して教育・指導する．これは，スポーツのコーチングにしても同じであり，理学療法士にとっても臨床場面で対象者に歩行やADL練習の指導を行う際には，コーチング理論を活用するケースは多々ある[1]．

さらに，文章・図表・数式などの形式知や一般的に座学といわれる授業などを介した学習知と技や技芸などの巧みさを，原則的にマン・ツー・マンによる実践的な伝授を介して体得する身体知がある．実学としての理学療法の知と技の習得方法論にしてもその例外ではないと考える[2]．

ちなみに，理学療法士の役割をICFに準じて考えると，変調disordersや病気diseasesに起因する心身機能・身体構造の機能損傷impairmentsや活動制限activity limitations，社会参加制約participation restrictionsなどをきたした対象者の課題を改善・解決することである．そのためには，理学療法に関する知識と技術・技能を高め，対象者のニーズに応じた理学療法プログラムの立案，創意工夫，研究などを積みかさねる過程で身体的技だけではなく，知・知恵として融合されることによって科学性とアート性を含む理学療法を修得できると考える．

> **メモ** 技術・技能
> 技術：学問や手先の仕事など物事を取り扱ったり処理したりする際の方法や手段を駆使する技
> 技能：基本的技術に基づいて，さらに高度な能力・習熟度を体得する技

b．情・情意

情・情意とは，物事に感じて動く心の働きといわれ，感情，思いやりの気持ち，なさけ，人情，愛情，情欲など多岐にわたり，感情の動物としての人間にとっても基盤となる大切な要素である．学際領域的には，心理学，人間発達学，言語学，文化人類学，行動科学，脳科学，社会学，文学，哲学など数多くの学問がある．また，音楽，芸術も情意教育の大切な領域である．情・情意は感性，直感，直観などとの相互関係性もあると思うが，これには5つの感覚器と高次脳機能も関与していると考えられることから，きわめて複雑な機序で成り立つものといえよう．

誰もが何らかの変調，病気に起因して，きわめて重度な生活機能低下を呈し，社会参加制約をきたせば，心理・精神的苦悩を体験するのが普通である．それに対する対応として，理学療法士も対象者の苦悩を真摯に受け止め，士気を支援morale supportする必要がある．しかし，対象者が自ら苦悩をことばで表現するか否かは，その内容や程度にもよることから，感受性sensitivityを働かせ，さり気なく対象者が苦悩を話せる雰囲気づくりにも留意することが大切である．さらに，対象者に何らかのコミュニケーション機能・能力低下があれば，その要因を言語聴覚士などの助言を得て理解を深めて，コミュニケーション技能を体得する必要もある．そして，理学療法学教育に

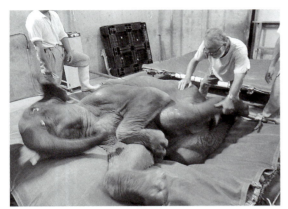

図2 四肢の拘縮，筋力低下をきたし寝たきりになった小象の理学療法

おいても，情意教育を高める理論と実際的方法を工夫する必要がある[3]．

1939年ドルトン・トランボの小説「ジョニーは銃をとった」は，1971年に「ジョニーは戦場に行った」として映画化された．ジョニーは戦場で，ほとんどの身体機能と四肢を失い，唯一意識と体性感覚が温存され，そしてわずかに動く首を駆使して他者とモールス信号でコミュニケーションをとって人間らしい生活を送った物語りである．筆者自身，重度な機能不全をきたした対象者を何例も診たことがある．そのようなときに，理学療法士としての存在感よりも人間でありながら，これといったことを何もできないことへの絶望感に陥ることがあった．だが，このような対象者であっても尊厳を失うことがあってはならないのであるが……その対応策として……もしも万能の神が存在するのであれば，その術を授けて欲しいと感じたほどである．

メモ 象の理学療法

筆者が神戸学院大学に勤務しているとき，神戸市の王子動物園の寝たきり小象のオウジ（4歳の雄で体重600kg）を診る機会があった[4]（図2）．オウジは生後1年間は歩行可能であったが，骨軟化症のため四肢などに亀裂骨折が生じて3年間寝たきり状態であった．近年，欧米などでは理学療法士と獣医師，動物看護師などによってペットの治療が普及している．筆者は動物の理学療法の体験はなかったが，哺乳動物と人間とは類似している要素が多いので何とかなると思い，動物園の獣医師と飼育員に理学療法プログラムを指導し，筆者自身も月に1～2回ボランティアで理学療法を行った．オウジの四肢関節拘縮，筋力低下は顕著だったが，約4か月間で可動域は約50％まで回復し，70％程度になれば，強靱なスリングで体幹を支持して四つ這い肢位をとらせる予定だった．筋力は側臥位で徒手的抵抗に対して強く蹴るようになってきた．治療中には言語的理解は不可能と思いながらも語りかけ，筆者なりの動物的感性や情意の表出，ストローキングなど，オウジに通じると思えるコミュニケーションを心がけた．だが，筆者がオウジを診はじめて7か月目に腸捻転に罹患して亡くなってしまい，たいへん残念に感じた．治療期間中にオウジが歩けるようになった夢を見たことがあるほど，筆者の思い入れは強かったようである．

c. 体・身体

市川[5]は，身体と精神の関係性を多角的に捉え，身体の「身」を大和ことばとしての視点から身は「こころ」であり，身のない体は貝などの殻であると述べている．一元論と二元論は，身体に限定したものではないが，身体と精神とを1つの総体として捉えるのか，それぞれを区分して捉えるのかの論理である．こころ・精神の働きは主に脳の機能であるが，それが具現化されるのは身体的活動もしくは行為・行動である．脳自体も身体の一部であり，各臓器が連動して機能するシステム論の観点から双方を区分することは，不合理である．例えば，「身に覚えがない」，「身を入れて勉強する」，「身を入れて仕事する」などの表現は，「身」を「こころ・精神」として捉えているのである．よって，身体とは「精神・こころと体の総体」であると解釈できるのであるが，現在でもこれまでの観念に準じて心身と表現されることが多い．

理学療法のなかで，運動療法 therapeutic exercise やADLを実施する際には，理学療法士は，それらの技術・技能を自らの身体（心身）を直接的に媒体として対象者に介入する．技術・技能も運動学習として脊髄から大脳レベルに中枢プログラミングされるため，いわゆる身体を媒体とするだけではなく，対象者への介入前・中・後の反応を感受しながら，介入の質量は，理学療法士の中枢センターである脳内でも調整される必要がある．しかし，単に座学で学んだ知識や学内実習で

画一的またはパターン化されて習得した技術では，この種の調整水準に到達するとは考えられない．つまり，常に対象者と理学療法士の間で生じている即時的な現象を感知し，フィードバック・フィードフォワードの相互作用を望ましい方向に導き，「活き活きした理学療法」を遂行する域に至るためには，上記したように，それ相応の時間を費やして，理学療法士の心身の機能の一元化と知と技の融合とバランスが求められると考える．理学療法士が人間国宝として認められるケースはないと思うが，歌舞伎や能楽などでは，それらの最高の域を究めた方々が指定される．

d. 徳・道徳

徳とは，人間の言動に，社会性や道徳性が備わったものである．また，人間の卓越性，有能性のいかんによって，人間性の評価の対象にもなることがある．社会生活とは共同生活であり，その秩序や規範を順守する自己管理・規制能力でもある．

理学療法士も専門職 professions の 1 つである．その意味は，与えられた裁量権，発言権を行使する際には，対象者の利益を優先することを誓う profess ことを意味している．筆者は，professions の 4 原則をピラミッドの 4 面の錐体に，それぞれ，①高度な教育水準，②法的・社会的承認，③利他主義，④公共へのサービスを満たすことにたとえている（図3）．そもそも，人間の本性は，自己中心的である．己の欲望を満たすことを優先するのは自己保存，自己防衛の観点からも不思議ではない．だが，専門職の使命は，他者の利益を優先するという点からきわめて崇高な言動が求められる．それでも，大上段に構えて情熱を傾注しすぎると，燃え尽き症候群にもなりかねない．普段の生活のなかで楽しい活動を通じてリフレッシュすることが，根気よく長く理学療法を続け，徐々に達人理学療法士を目指せばよいと考える．

上記した「知・情・体・徳」の要素は，望ましい理学療法士としての資質に関連することから，理学療法学教育のなかでいかに学生を育むのかの

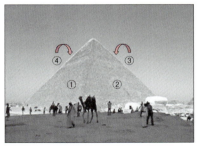

① 高度な教育水準
② 法的・社会的承認
③ 利他主義
④ 公共へのサービス

奈良が提唱した平成元年度以降の協会マスタープランの
キーワード：プロフェッションの構築

図3 プロフェッションの構築の条件

課題は重要な事象である．しかし，その方法論について，詳細かつ総合的に解説された書籍は見当たらない．よって，学生と教員・臨床実習教育者の共通の課題として，それぞれの場面で相互に思考し，意見交換を継続していけば，自ずとその基盤が形成・育成されるものと考える．

筆者は，理学療法学教育に 35 年ほど関与してきたが，学生と教員の責任は，それぞれ 50 ％であることを学生に伝えてきた．18 歳までに形成されてきた人格，そして，個々人の個体差，個性などを 3～4 年の教育年限のなかで，前記した広辞苑による教育の定義，「人間に他から意図をもって働きかけ，望ましい姿に変化させ，価値を実現する活動」をどれほど実現できるのか，との課題を常に念頭において教育哲学的観点から実践することに努めてきた．

> **メモ** ゼネレーションギャップにも善処
>
> ほとんどの学生は平均 18 歳で入学してくるのに対し，教員は歳を重ね，その差は年々ひらいていくのである．時代の流れが速いため，価値観の相違によるゼネレーションギャップが生じることはやむをえない事象である．しかし，その課題に善処するためには，学生に教員の価値観を押し付けるのではなく，学生と教員との人格的触れ合いを大切にして，双方の距離感と価値観とを共有することにも努めてきた．また，若者文化にも関心を向けてきた．筆者は，7 年前に「現代

の若者気質」と題して、学生自身が考えるポジティブな側面とネガティブな側面とをそれぞれ数項目書いてもらいコラムとしてまとめている[8]．それらを読むと、学生は自身なりに双方の側面を客観的に捉えていると思われた．この点からして、学生自身も教員も若者気質のポジティブな側面を知り、それを具現化するように対応することが望まれる．

4. 理学療法学教育の夜明けと変遷

a. 理学療法学教育の夜明けから半世紀

日本に正規に理学療法が導入されたのは、1965年に「理学療法士及び作業療法士法」(以下、法律)が制定されたときである．それ以前には、医療類似行為者などが理学療法従事者として主な医療施設などで勤務していた．しかし、理学療法学教育を通じて理学療法士を育成することの必要性が国や医療関係者に認められ、1963年に国立療養所東京病院附属リハビリテーション学院が設置され、そこの第1回生の卒業年度に合わせて法律が制定された．だが、それまで理学療法従事者の方々が所属する団体からの要請があり、国は特例措置として、一定の基準を満たした方々の国家試験の受験を1974年まで認めていた．

その後、日本の高齢社会の到来に比例して理学療法教育施設が急増し、現在では大学院課程を有する大学も実現するなど理学療法学教育制度は顕著に進展してきた．2014年8月現在の理学療法学教育制度は、4年制大学95校、3年制短期大学6校、4年制専門学校68校、3年制専門学校80校であり、ここ数年は年制大学の数がやや増加傾向にある(表1)．なお、表1は、1963年度から2014年時点における4種類の教育制度別の分布数を示したものである．専修(専門)学校に始まり、大学院博士課程後期が実現するまでの各年数を総計すると35年を要している．それでも、理学療法士の需要と供給は、超高齢社会と並行してはバランス良く増えており、2014年時点で理学療法士の数は約10万人である．

2014時点の日本の人口は、1億2,709万8千人であるが、2050年には9,700万人と著しく減少する．そのなかで、0～64歳代で減少傾向が著明に高く、65歳以上でも若干の減少が推定される．しかし、高齢者の保健・医療・福祉面の社会保障の確保は、納税者の減少によって多難となることが予想される．よって、次の半世紀にはこれまでと異なり理学療法士の需要が伸び続けるとは思えない．となれば、次の半世紀に向けた、理学療法学教育制度改革と供給数の推定を今から検討しておく必要性があると考える．

b. 理学療法学教育課程の大綱化

現在の理学療法士学校養成施設指定規則（カリキュラム）は、1999年に改訂されたものである(表2)．それまで何回も改訂されてきたが、教育の規制緩和によって専門学校卒業者の4年制大学への編入や大学院受験を可能にする措置として専門学校時代の教科目の時間数から単位制に変わった．かつ教育内容の大枠を設けて各教育機関のカリキュラム科目選択の裁量権が認められたことは、意義ある転換期であった．理学療法学教育の大枠(表2)は、14単位以上の基礎分野、26単位以上の専門基礎分野、53単位以上の専門分野である．しかし、ほとんどの3年制専門学校においても93単位以上の科目を設けている．この事実は、3年制であっても、事実上は93単位の理学療法学教育には無理があることを示している．4年制大学の最低履修単位数は124以上であるが、それ以上の単位数を設定している大学が多いのが現状である．この大枠を基本にして各教育施設の裁量で科目名と単位数の選択が可能になったことは、それぞれの教育施設の特性を出せるようになったとの観点からは望ましいと考える．

c. 近未来の理学療法学教育制度

表1に示したように、3年制専門学校から大学院博士課程後期が設置されるまで35年の歳月を要している．社会には多種多様な制度があるが、それらが近未来を見据えたものであれば国民に有

表1 理学療法学教育制度の変遷（1963〜2014年）

1963	3年制専門学校 (80校)	16年間
	4年制専門学校 (68校)	
1979	3年制医療短大 (6校)	13年間) 35年
1992	4年制大学 (95校)	4年間
1996	大学院（修士）(54校)	2年間
1998	大学院（博士）(37校)	
2014	総数249校，1学年定員13,425人	

表2 現在の理学療法士学校養成施設指定規則

	教育内容	単位数
基礎分野	科学的思考の基盤 人間と生活	14
専門基礎分野	人体の構造と機能および心身の発達	12
	疾病と障害の成り立ちおよび回復過程の促進	12
	保健医療福祉とリハビリテーションの理念	2
専門分野	基礎理学療法学	6
	理学療法評価学	5
	理学療法治療学	20
	地域理学療法学	4
	臨床実習	18
	合計	93

用となる．しかし，理学療法学教育制度を改革していく過程においても35年を要したことは，既存の社会制度を改革することの難しさを物語っている．よって，日本の近未来の社会構造を先読みして，今から理学療法学教育制度の構想を描き実現に向けた理学療法・リハビリテーション界の諸団体の提言が急務である．

アメリカの理学療法学教育制度は，日本と異なりアメリカ理学療法協会が主導権を有しているため，その改革の進捗が効率よく，6年制（学部と修士課程を加算）への意向は約30年前から始動し，すでにそれは実現している．近年では，それに1年間の特定の分野専攻によってdoctor of physical therapy（DPT）コースもあり，いく人かの日本人理学療法士も取得している．

闇雲に教育年限を伸ばすこと自体を基本目標にすることは，大きな意義はないかもしれない．だが，上記のごとく，今後ますます社会構造の変革が進むと予想されるため，理学療法学教育制度の改革を行い，理学療法士の教育・臨床・研究の総体的水準を高め，国民に最善の理学療法を提供することは，重大な課題となろう．

人材をいかに育成することが望ましいのかを論理・哲学的に思考することであると考える．通常，建学の精神・理念，あるいは憲章として言語化された内容は，教育方針や目標を含むことが多い．しかし，建学の精神や理念は，端的な表現が多く，筆者が以前勤務していた神戸学院大学のそれは「真理愛好・個性尊重」である．これらの背景には教育哲学を含むものといえるが，表現が端的すぎると解釈が多岐にわたるため，学生と教員とにその真意を伝承しがたい欠点もある．

よって，それを補うことと，その真意を理解しやすい表現によって，教育目標を掲げることが奨励されてきた．ちなみに，2011年に文部科学省は，入学者受け入れの方針，教育課程編成・実施の方針，学位授与の方針（アドミッション・カリキュラム・ディプロマポリシー）について明記することを通達し，すでに各大学ではそれらに準じた教育を目指している．

5. 理学療法学教育論

a. 教育論・哲学

教育の定義でも触れたが，教育論（学）は，教育者としての観点から教育の対象となる者の立場を認識して，人間教育を基盤とした特定の分野の

6. 教育方法論

教育方法とその論理については，初等教育から大学院を含む高等教育までの過程において，対象者の総体的発達段階に応じて自ずと変容するものである．また，学問が細分化高度化すると教える側も学ぶ側もそれ相応の教育方法論を変革する必

要性を認識しておく必要がある．

　総体的発達段階に応じた教育方法論の基本は，受動的から能動的，初歩的から専門的，記銘・記憶から創造的といった方向性で進められるのが一般的である．しかし，上記のごとく，近年の教育学では情報工学の発展と並行して教育工学的方法論もとり入れられており，戦前の日本の精神主義的方法論から科学的方法論に移行しつつある．この傾向の是非については，教える側も学ぶ側もその功罪を批判的に考察しながら遂行し，教育効果の成果を見据えて調整する必要性があろう．

　授業科目によって教育方法論のオプションが豊富であることが望ましいのは当然であるが，その主導権は教える側の課題であり，学ぶ側からすれば教育方法論の選択肢が少ないといえる．しかし，どの教育施設でも「授業アンケート」が行われている時代であり，学生は教員の教育方法論などについて意見を反映する機会がある．筆者は，教育活動では「学生が主役であり，教員は脇役」であると考えてきた．しかし，学生が主役になるための学生自身の主体性と意欲が気弱であれば，教員が最善と思われる教育方法論を展開しても空回りすることになろう[7]．

7．教育心理学

　心理学自体の分野も細分化されている．教育心理学においては，それぞれの成長過程における主に人間の心理，精神，知能および発達や人格形成などと教育活動における相互関係性を研究の課題とする．また，学習過程におけるさまざまな心理的反応や現象を探り，より効果的な教育方法論を探究し工夫する必要がある．さらに，教育場面で生じる諸々の課題を一般心理学の見地から解釈し，実際の教育に活かそうとする．この分野の内容からして，発達心理学，人間発達との関連性が高い．

　人間が分野の内容にかかわらず，何らかの学習活動に関与する際に，到達目標を掲げ，その具現化に向けて努力する．しかし，学習活動を継続する条件は多岐にわたり，心身の健康・体力（集中力や持久性など），経費，環境，他者の支援など多くの要素が必要となる．だが，それらの要素が備わっていたとしても，学習の過程において，到達目標が高ければ高いほど，心身への負担は大きくなり，いわゆるストレスが生じることは自然の現象である．このようなとき，「現実原則から逃れ，快楽原則に逃避」する傾向がある．また，いかなる学習曲線にも変動があり，不調，スランプ slump に陥ることは珍しくない．これを克服することは容易ではないが，己だけで善処していくことよりも，素直に他者の助言や支援を得ることが大切である．だが，主体は自己であるため，自身の意思において，善処すべき工夫を凝らし，最善を尽くすことがなければ，スランプを克服することは困難となる．たとえ，まれな天才といわれる人でも，その才能を開花させるために，茨の道を辿るといわれている．その程度は別としても，基本的には「継続は力なり」のごとく，多少の難関に遭遇しても己のペースと方法「going my way」を見出して，途中で棄権しないことが目標到達に至る術といえよう．イソップ童話の「ウサギとカメ」の競走の話では，カメは遅くてもマイペースで人生を歩み進むことの大切さを示唆している．

8．教育評価学

　あらゆる分野で何らかの評価が行われるのは常である．その対象は人物，仕事，作品，生産物品質，スポーツ，そして教育などである．評価は査定，値踏みとして特定の水準に基づいて価値づけられるのである．通常，その価値の種類のいかんにより，表彰，報酬，地位などとして反映される．実は人間も相互に評価し合い，好き嫌い，信頼と不信，友好関係と非友好関係などとして表出している．

　教育においては，教育効果の判定として，その形式は多様であるが，成績評価が行われる．

> **メモ　成績評価 grade**
>
> 成績評価に該当する英語の名称は，grade，grading（等級づけ），grading assessment of academic achievement（学術到達度の等級評価），outcome evaluation（評価帰結・結果），performance evaluation（遂行評価），academic evaluation of learning results（学習結果の学術的評価）などの名称がある．これらは，初等から高等教育および専門分野に応じて使い分けられている．
> 大学の成績は grade として A（4），B（3），C（2），D（1），F（0）が用いられているが，A は 80～90 点以上である．B は 79 もしくは 89～61 点，C は 60 点だが，アメリカでは大学によっては選択科目であれば D，50 点で単位を認めている．grade point average（GPA）の算出は，履修した各科目の単位数×grade を算出し，それを履修した全科目数で除（割り算）する．卒業要件は C 以上であるが，アメリカでの大学院進学には B 以上が求められている．また，不合格になっても追試は行われない．クイズ（小テスト）はどの科目でも授業開始前に 10 分ほどで行われ，全体の成績の 20％ ほどにカウントされるので，遅刻する学生はほとんどいない．アメリカの大学の成績評価は日本のそれよりも厳格であるため，学生の勉学姿勢も真剣にならざるをえないのである．

本来の成績評価の目的は，学生の優劣ではなく教育効果の判定に用いて，教育方法論などの改善の参考にするのが正当である．学生の教育効果は，教育方法や試験の難易度などによって左右される．近年では，授業アンケートが行われ，自由記載の学生の意見・要望も記載されるが，教員は真摯に授業アンケートを参考にして授業内容，教材，教育方法などを工夫して教育力を高める必要がある．また，1 年時から卒業時までの学生の成績の推移を全教員で検証し，上向きになるための教育方法論を確立することで教育評価学は意義あるものとなる．さらに，教育効果の即効的評価のみでなく，長いスパンで卒業生のそれを検証することが望まれるが，その方法や卒業生の掌握など労力を要するため実行は困難である．

9. 臨床実習教育

a. 臨床実習の単位と区分

日本の理学療法教育草創期における理学療法課程（カリキュラム）のなかで臨床実習時間の占める割合は 50％ を超えていた．その最大の理由は，その時代は理学療法士がきわめて少ない時代でほとんどが 1 人職場であり，そのために即戦力としての理学療法士が求められていたためである．それでも 1 人職場は長年続いていた．当初，理学療法士が誕生していないとき，臨床実習は東京都立川市のアメリカの軍病院などでも行われ，理学療法士が勤務していない施設では外国の理学療法士教員が訪問して指導していた経緯がある．その後，理学療法カリキュラムは何回も見直され，現行（表 2）の内容に至っている．臨床実習の単位は 18 単位であるが，3～4 年間の教育年限の範囲内では見学実習，評価実習，総合臨床実習の 3 つに区分している教育施設がほとんどである．臨床実習の占める割合は，3 年間教育で 34％，4 年間教育では 15％ 程度になる．

臨床実習の占める割合が減少した理由は，以前に比べて即戦力の理学療法士育成の必要性が少なくなったことや理学療法に関する知識量が増えてきたことから，卒前教育において理学療法の基礎学力を高めておくことが，将来的には理学療法士として成長するとの考えによる．

b. 臨床実習教育の意義

学内におけるカリキュラムは，いわゆる座学と実習・演習，あるいは卒業論文に関連したゼミなどが主体である．教育施設に附属病院などを有する所は，学内教育の場面においても実際の患者を診る臨床体験も可能であるが，そうではない教育施設が大多数であることを思えば，臨床実習の意義はますます重要となる[9]．通常，学内で行われる実習・演習は健常な学生同士が対象者になって理学療法に関連する技術を習得する．それ自体は技術を習得する第一の段階である．さらに，運動療法，評価学，基本動作分析を含む ADL などの実習で日頃から学生に種々の疾患の病態生理を体得させ，模擬患者の役をも習得させると，学生は理学療法士と患者の双方をそれ相応に体験できる．模擬患者とは，客観的臨床能力試験 objective structured clinical examination（OSCE）だけ

で活用するのではなく，実習・演習の授業においても仮想現実的に活用できる．

だが，学内でいかに技術を習得したとしても，実際の患者を対象にして行う検査・測定/評価に基づいた理学療法は，別の次元であることはいうまでもない．基本的に学習した事柄を実際の場面で実践することは，己を現実世界にさらけ出すことであり，誰しも戸惑いを覚える体験である．その関門を通過するためには，実習前の学生の備えの水準，異なる環境への適応性，人間関係の構築度，そして，その基本となるコミュニケーション技能などが求められる．学内の成績も大切ではあるが，それとは関係なく実習期間内に脱落する学生は，多くの場合，上記した要素が要因となっている．これらの要因は，実習施設に赴く以前の課題であると思えることから，実習前に学内で可能な限りの教育が必要となる．

総合臨床実習を無事終えた学生の表情は，それ以前の表情よりも全般的に逞しくなっている印象を受ける．筆者自身が学生であったときに，学内での勉学中には，理学療法士としての適性があるのか否かについて十分な確信があったわけではない．しかし，臨床実習中に体験した症例を通じて不十分ながら，対象者との対人関係や自然治癒力を基盤としながらも，理学療法介入による望ましい対象者の変容を謙虚に確認することで，理学療法士としての仕事を続けられそうだとの確信を抱いたことを覚えている．

10. 学生へのメッセージ

これから諸君が理学療法学を修め，将来，理学療法士となって，保健・医療・福祉領域で活躍することを前提とし，10数年の臨床と35年余り教育に携わってきた者として，少しでも諸君に役立てばと思うメッセージを付記しておきたい．

a.「己の心身の健康管理」

対象者のキュア cure とケア care に関与する専門職は，日頃から己の心身の健康と健全な社会生活を営むことに心がける．health とは，heal, healing（癒し）であり，日々の生活のなかで心身の活動と休息とのバランスによって癒され，疲労が蓄積しないことが望ましい．これは，前記した自然治癒力を高めておくことと同様の意味であるが，己と対象者を「元気」にする源，エネルギーをどこから得るのかが課題となる．親元を離れて学生生活を送る人は，バランスの良い食事の摂食がおろそかになりやすいので，なによりも食生活は大切である．

b.「利他主義」

人は根源的に自己中心的であると思うが，成熟する過程で他者への思いやりは深まる．専門職としての裁量権は，対象者の利益を優先することを誓う profess ことにある．よって，いかに利他主義の域まで昇華して，対象者の総体的な wellbeing（健康なこと）と welfare（生活が保障されていること）に寄与できるかが最大の課題となる．そのためには，日々世界観を拡充して許容力，抱擁力を高めることに心がける．

ライヒは，「聞け小人物よ」の中で，他者を妬み，足を引っ張り，批判する類の人間は小人物であり，他者の努力の成果を称賛し，可能な範囲で他者の見解に耳を傾け，必要に応じて支援する類の人間は大人物であると述べている．大人物とは歴史的に偉業を成した人間だけではないこと，日常的な他者との関係や他者の存在の捉え方が課題であることを学んだ．これは，サルトルの実存主義的な表現として，他者を ends（他者をありのままに観る）ことと，means（他者を利用する手段として観る）ことと類似した考え方であるといえよう．

c.「共感」

苦悩する対象者への同情 sympathy や感情移入ではなく，どれほど共感 empathy できるかが求められる．しかし，意識的に共感することは不自然なことから，成熟する過程で己の包容力に応じ

て自然体で対象者の気持ちに向き合い，寄り添い，そのままの人間として受容する姿勢が望ましいと思える．

> **メモ　共感，真摯，謙虚**
>
> 残念ながら，現代医学でもすべての変調，病気に起因する機能損傷，機能不全などを完治させることはできない．とすれば，共感的に真摯な姿勢で謙虚にケアすることの配慮が求められる．筆者は，そのような心情を以下の詩として表している．
>
> 　　『あなたのそばで』
> 　　再生も治癒も
> 　　生きる勇気も
> 　　それらを支えるのは
> 　　あなたに宿る生気です．
> 　　私にできることは
> 　　あなたのそばで
> 　　その覚醒を
> 　　援助するだけです．
> 　　　　　　2000年広島にて

d.「苦難に耐える」

専門職の責務を遂行していく過程で種々の苦難に遭遇することはたびたびある．その際，それを回避することなく，必要に応じて身近な人（上司，同僚，友人，家族など）に相談して，どこまで耐え抜いていけるかが課題となる．難題を乗り越えるたびに自信が高まるが，これは何でも可能になるとの自信ではなく，それぞれの課題解決に対する己の可能性と限界とを識別できる自信である．これは，ソクラテスの「汝，自身を知れ」との名言でも示唆されている．アイデンティティ（self identity：自己同一性，自我同一性）とは，己は何者であり，何の根拠で実在し，何を実現しようとているのかとの己のイメージや概念である．アイデンティティが希薄であれば，何事につけ戸惑いを感じて，特定の目標を貫徹することは困難となろう．

e.「知と技の融合と無知の知」

大多数の専門職はそれぞれの現場で勤務している．前記のごとく，現場とはそれぞれの分野の最善の「知と技」を融合してバランスのとれた理学療法を対象者に提供する場である．また，現場には現実的な課題が潜在している所でもある．よって，現場の種々の課題を認識して善処するための研究活動が求められる．また，「患者さんは教師でもある」といわれてきた．しかし，そのためには専門職自身が謙虚な姿勢として，ソクラテスの弁「無知の知」を認識しておく必要がある．つまり，私たちは物事を知っているつもりでも，いざそれらの真意を問われると，断片的であったり，あやふやであることが多々ある．このことで，何らかの変調のある対象者の全体的病態像と人間像とを掌握できないとなれば，ホリスティック（全体は部分の寄せ集めではないという哲学的価値観を含む用語）なキュア・ケアは不可能となる．

f.「主体的な幅広い探究心を実践的な活動へ」

研究や開発は，研究機関や大学でも行われるが，特に基礎研究は，将来的に現場に応用可能な内容が望ましく，研究成果が現場に反映されなければ，その意義はない．また，臨床現場での研究課題も限りなく存在する．症例の一人ひとりは，貴重な臨床データにもなることから，特定の課題をもちデータを集積すれば，価値のある論文としてまとめられる．専門職としての理学療法士であることの条件の1つとして，理学療法界の学術面の発展に貢献することがある．学生時代には先人の研究成果が文献や書籍としてまとめられ，それらを学んで理学療法士になる．そして，各分野の学問の歴史的発展に寄与するためには，これらの業績が蓄積されることが必要となる．ちなみに，公益法人日本理学療法士協会は，日本学術会議によって「学術研究団体」としても承認（1990年）されている．これは，理学療法士は研究者でもあることを意味しているのである．

どの分野でも特定の新たな知見・仮説などを根拠にして，新たな技術の研究開発が報告されてきたのは，今に始まったことではなく，むしろ，それらの蓄積が各分野の布石になってきた．だが，それらのなかに独創性もしくは普遍性が含まれているか否かの判断は各分野の人々の英知に委ねられている．安易に専門誌や特ダネ的なトピックスとしての報道に翻弄されることは賢明ではない．

独りよがりの行為とは，人間独自の本性の1つである．しかし，実質的に社会に寄与する業績であるためには，バイアス（bias：偏り）や捏造は研究倫理に反する．たとえ，研究結果かネガティブであっても，それは特定の事実が判明したことを公表する行為であり，恥ずべきことではなく，むしろ，研究者として真摯な行為であると思える．

g.「コミュニケーションは必須」

リハビリテーション医療としての観点からは，各専門職の独自性・専門性と共通の業務があるため，相互の連携・協働作業（チームワーク）が求められる．そのためには，相互の業務，それぞれの職場の役割を理解しておく必要がある．しかし，その基本になるのは「コミュニケーション」にほかならない[10]．

コミュニケーション communication の方法にはいくらかの方法があるが，人の特性としては，ことばをその基本ツールとしていることである．そして，ことばは同時に思考のツールでもある．コミュニケーションの4原則は，①聞く，聴く，②話す，③読む，④書くであるが，文章を書くことが最も難しく，その水準は，教育の総体的能力を表すともいわれている．コミュニケーション能力は人間関係構築にも重要な要素であるため，人生を豊かにするためには不可欠である．また，いかなる職場で勤務するにせよ，多種多様な対象者とのコミュニケーションを図ることが，専門職としての技能の基本要素である．

> **メモ　会話と対話**
>
> 物語りの医療 narrative based medicine（NBM）とは，対象者の話に傾聴するとき，その背景に対象者の人生の物語りが潜んでいるとの事象を認識することの重要性を示唆している．通常，口頭によるコミュニケーションは会話と対話であるが，筆者は双方の相違点を以下の詩として表している．
>
> 　『会話と対話』
> 　たがいに
> 　ことばが交わされる
> 　ことばはことばを呼ぶが
> 　響きの中に消えていく
> 　たがいに
> 　ことばが交わされる

> ことばは思索を生み
> 脳裏の中に実存していく
> 　　　　1977年神戸にて

近年，若者の文字離れが進んでいる．確かにITを活用すれば瞬時に欲しい情報を入手できるのは便利である．しかし，それらは短絡的もしくは他者が要約した内容であるため，物語りのなかから自身の価値基準で意図を汲み取る能力は退化すると思える．

すべての専門分野には特定の専門用語がある．それらは各分野の基盤となるものであることから，専門用語を丹念に理解することは，各分野を理解することと同等の意義があることを認識して専門用語の習得に努めて欲しい．確かに，自身で種々の文献や書籍を読んで，そこから必要な情報を得るには時間と労力を要する．だが，自身が求める適切な情報を能動的に得て，解釈・統合・表現する能力を高めなければ，受動的な伝達に終始することになる．これは，専門的な内容だけではなく，諸々の文野の書籍を能動的に読書することは，執筆者と対話することでもあり，自身の考え方を深める重要な姿勢であるといえよう．さらに，種々の芸術作品を鑑賞することも，多種多様な人間の物語りを垣間見る機会になり，人間の本質的な存在性を認知する時空間となるであろう．

h.「"刷り込まれた文化の功罪"を知り自己改革に挑む」

"刷り込まれた文化の功罪"とは，種々の文化の環境下で育ってきた誰もがその功罪を無意識的に受けているため，特定の文化に染まりすぎていれば，功罪の判断基準が鈍感になる．長い時代を経て培われた文化のなかには，民主主義としての市民の人権の尊厳の水準を尺度として識別すれば，その判定はさほど難しいとは思えない．ことばのなかには差別用語，放送禁止用語などがあるが，リハビリテーション界をはじめ日本社会のなかでは「訓練」，「障害」，「障害者」などはいまだ多用されており，筆者も当初はそれらの用語を使用し

ていた．しかし，自身に刷り込まれた文化の功罪を検証して，「罪」に該当すると思えば，それらを是正し，過去の文化の「功」を温存して，さらに新たな文化を創出することが期待される[11]．

トレーニングの由来は，train（training：機関車が列車を引く）であることから，養成・指導・誘導などの意味を包含している．例えば，飛行機のパイロットのトレーニングは，その対象者に飛行機の操縦に必要な知と技を指導することであり，場合によっては教育すると表現してもよい．よって，トレーニングとは，身体の一部がその対象になるのではないので，筋力（組織の一部や臓器などを含む）トレーニングと表現するのは正しいとは思えない．

日本語の「訓練」はトレーニングに類似した用語であると思うが，語源を調べるとネガティブなニュアンスを感じてならない．訓練，訓戒，訓示，訓告，訓令などは，上位の個人や組織から一方的に特定の行為・行動を強いる場合が多い．訓練が使用される対象は，警察犬，救助犬，兵士，テロリストなどであるが，リハビリテーションの理念から考えてもきわめて乖離した概念であると考える．状況に応じて，理学療法，運動療法の場合は「運動」（exercise，例：関節可動域運動，筋力強化運動など），そして，ADLなどのように対象者自身が自ら反復学習する活動や特定の動作の習得の場合は「練習」（practice，例：歩行練習，入浴練習など）を使用すればよいだろう．

最近，「障害」，「障害者」を「障がい」，「障がい者」と表記されることが増えている．これは，「害」の文字，ことばに違和感，抵抗を感じる人々が増えているためであろう．「害」の語源は「言」との説があり，「口に辛い」，「口は災いのもと」の意味で，神様に誓って宣言することであったらしい．また，「害」とは，家冠・主・口で構成され，家の主人が口角を飛ばして喚き散らして，家族や隣人に迷惑をかけることと解釈される．これは，家庭内暴力 domestic violence（DV）とよばれている．殺害，被害，加害，災害，害虫などなど，害に関連したことばは多いが，いずれもネガティブな意味を表している．

最近，筆者も「障害・障害者」に違和感を感じてきた1人であるが，ICFに準じた用語を使用するようにしている．「障害・障害者」に代わる語句の例として，機能に関する場合：「機能損傷」，「機能不全」，「機能低下」など，構造に関する場合：「変形」，「配列変異」，「欠損」などである．活動またはADLに関する場合：「活動制限」，「生活機能低下」，そして障害者に関する場合：「（社会）参加制約者」としている．しかし，ICFの「impairments」として「body functions & body structures」があり，前者に心身の機能を含むとなっている．つまり，心理，精神，知も含まれると解釈すれば，それらの表現にも多々使用されている「障害」は多岐にわたるため，適切な用語を選択することは難しい[10]．

アメリカ精神医学会では19年ぶりに Diagnostic and Statistical Manual of Mental Disorders, DSM-5を改訂し，その翻訳を日本精神神経学会の精神用語検討委員会が行い「精神神経学雑誌」（116巻6号，2014）に「DSM-5病名・用語翻訳ガイドライン（初版）」として掲載されている[12]．日本ではdisordersが障害（ICFでは変調）と訳されてきた経緯があることからも，種々の症状，症候，病態などを便宜的に障害としてきたと思えるが，あまりにも漠然としていることもあり学術用語として相応しいとは思えない．いずれにせよ，近年，一部の病名や症状などの改訂も行われ，国民も認知するようになりつつある．刷り込まれた文化の功罪は，用語だけではないので，学生時代から世界を含む社会の動向に傾注して，次世代に向けて想像性と創造性豊かな人間理学療法士を志向して欲しい．

i.「次世代を背負う逞しい理学療法士に育って欲しい！」

現在の若者は知らないと思うが，かつて，1970年代のテレビコマーシャル（丸大ハム）で「わんぱくでもいい，たくましく育って欲しい」とのフ

レーズが使用されていた．これを少子社会になり，子どもの存在価値が貴重になってきた現代社会と対比して考えると，子どもの存在価値が大きくなり，大切にされるようになったことは十分に理解できる．だが，その結果として子どもや青少年が気弱になると，近未来の日本を背負う人口層としての存在感が危惧される．

第二次世界大戦時代の日本では「産めよ増やせよ」のスローガンがあり，終戦後（1945年）に生まれた方々（前期高齢者）は，「団塊の世代」とよばれているが，誰もが生活苦を強いられた社会を生き抜いてきた．少子高齢社会のなかに生まれた18歳代の若者には，この時代に生まれた宿命を直視して己の個性と可能性を最大限発揮し，未来に向けて逞しく実存してもらいたい．逞しい理学療法士に成長することもさることながら，グローバールな課題にも視野におき，世界にも通用すべく，己の生涯にわたる成熟のために，教育哲学的思考を続けていただきたい．

j.「アルバイト」

親への経済的負担を少なくするため，アルバイト（arbeit：ドイツ語の非正規雇用）をすることもあると思う．その体験は対人サービス業でもある理学療法士としての接遇や種々の人々とのコミュニケーション技能を高める機会にもなる．深夜のアルバイトは，昼間の授業に影響を及ぼすので望ましくない．筆者自身も学生時代に建設現場の日雇い，家庭教師，アメリカ留学中にはYMCAの柔道クラスの指導（初段だったが黒帯は当時尊敬されていた），日系庭師の手伝い，病院での理学療法助手などのアルバイトの体験をしたことは，社会経験やお金を稼ぐ手段としての仕事の意義を考える機会になった．

結　語

「理学療法学教育の概観」について論じてきた．個々人として，またそれぞれの時代に宿命的に命を授かった人間として，いかなる近未来の理学療法・リハビリテーション界や社会を築いていくのか．それは，運命的に個々人および集合体としての理学療法士の命を自らの決定によって未来を志向して運ぶことであると考える．歴史が物語るように，国民が選んだ一部の政治家などに委ねすぎると大きな禍根を残しかねない．選挙権を18歳に引き下げることが政府で検討されている．それは日本の青少年にとって人権の拡大にもつながることであり，いかなる分野の専門職を志向するにせよ，これまで以上に成人としての飛躍が期待される．

学校教育だけではなく，環境自体を情報源として捉えれば，学びの場や空間は限りない．徐々にではあっても，「自己教育」の術を修得して，半永久的に成熟することが自己実現でもあると考える．

Further Readings―もっと詳しく知りたい人のために
- 中村雄二郎：臨床の知とは何か．岩波新書，1992
- 時実利彦：人間であること．岩波新書，1970

文　献

1) 奈良　勲，永冨文子：理学療法士のためのコーチング理論．運動生理 9：157-162，1994
2) 奈良　勲：理学療法の知と技の融合とバランス．PTジャーナル 48：270-273，2014
3) 片岡紳一郎ほか：理学療法士教育における情意領域に対する教育的アプローチ．関西福祉科学大学紀要 14：187-201，2010
4) 奈良　勲：動物の理学療法で学んだこと―寝たきり小象の症例体験―．PTジャーナル 46：1042-1045，2012
5) 市川　浩：精神としての身体．講談社学術文庫，1992
6) 奈良　勲：対人サービス業としての理学療法士．PTジャーナル 43：908，2009
7) 奈良　勲：理学療法の知―理学療法学教育の知―教育哲学と教育方法論を中心として―．PTジャーナル 40：697-705，2006
8) 奈良　勲：現代の若者気質．PTジャーナル 41：248，2007
9) 奈良　勲：理学療法学教育における臨床実習のあり方を問う．広島大学保健学ジャーナル，4：1-5，2004
10) 奈良　勲：プロフェショナル・コミュニケーション論．PTジャーナル 43：738-747，2009
11) 奈良　勲：刷り込まれた文化の功罪―障害・障害者―．PTジャーナル 48：960，2014
12) 日本精神神経学会：DSM-5病名・用語翻訳ガイドライン（初版）．精神神経学雑誌 116：429-457，2014

〈奈良　勲〉

4 理学療法学における基礎的学問（解剖学・生理学・運動学）
—統合的な理解のための教育方法論を含む

序 説

　理学療法士は，人の運動機能損傷・不全を呈する対象者の理学療法評価に基づき，対象者の運動機能の改善を図り，生活機能の向上，そして社会参加へと導くことを主な業務とする．その観点からしても，人の構造と機能とを確実に理解しておくことは前提条件となる．理学療法士にとって解剖学（構造），生理学（生理機能），運動学（運動機能）は，三大基礎学問として位置づけられているが，現実的に，それらの学習は，個別のカリキュラムとして講義・実習に分類されている．そのため，学生には，それらを統合して理解する能力が求められることになる．しかし，生体の構造と生理・運動は分離して機能しているものではなく，相互に関連して機能しているため，その点を踏まえた教育方法論の工夫が必要となる．

　上記したような課題について，解剖学，生理学，運動学の三大基礎学問の教育方法の試行として，本書では，日常生活活動における，「机上のコップをつかみ，水を飲む動作」に焦点を絞り，それぞれの学問的見地から上肢の運動・動作・動きに限定して解説した．今回の試行ではまだまだ大きな課題が残っているが，これは，将来的に三大基礎的学問を同時に教授するとの前提ではなく，各科目の担当者の共通認識の下に教授されるとすれば，学生の立場からすれば，理学療法士にとって欠かせない三大基礎学問の学習方法の一助にはなると思える．

1. 対象動作

　机上のコップをつかみ，水を飲む動作とする（図1）．

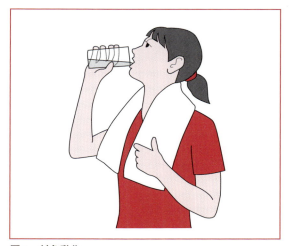

図1　対象動作

- 日常生活でよくみられ，性別や年齢，文化に関係なく誰もが繰り返し行う動作である．
- 物体と身体との距離と方向を調節する動作であり，各運動器官の協働した活動が求められる．

［対象動作の開始肢位から終了姿勢までの条件の決定］

開始肢位

①机の上に乗っているコップを視覚的に把握し，コップを口に近づける，または操作するために必要な体の姿勢を準備する（対象者の視覚的な把握，活動の対象，意図に応じた予期的な構え）．

②コップへ手を伸ばす（対称への到達動作）．手を伸ばす途中でコップの形に合わせて，あらかじめ手の形を形成（pre-shaping）する．

③コップをつかむ（握る，つかむをはじめとした把握動作と巧みな加減）．

④コップを口に近づける．

⑤コップに口をつけ，水を飲む．

⑥コップを机の元の位置にもっていく．

2. 生理学

　対象動作のうち，コップを口に近づける動きについて考えてみる．主となる動きは，神経（筋皮神経）が骨格筋である上腕二頭筋を収縮させ，関

表 1　骨格筋線維の分類

	Ⅰ型	Ⅱa型	Ⅱb型
別名称	遅筋-酸化型 (SO)	速筋-酸化型-解糖型 (FOG)	速筋-解糖型 (FG)
色	赤	赤	白
収縮速度	遅い	中程度	速い
発生張力	小さい	中程度	大きい
疲労耐性	高い	中程度	低い
酸化的代謝能	高い	中程度	低い
解糖能	中程度	高い	高い
ミトコンドリア含有量	多い	多い	少ない
ミオグロビン含有量	多い	多い	少ない
グリコーゲン含有量	少ない	多い	多い

節を構成する骨である肩甲骨と橈骨を引っ張ることで肘関節の屈曲が引き起こされて生じる．では，骨格筋とはどういうものか．

a. 骨格筋の種類

骨格筋線維は組織学的に，Ⅰ・Ⅱa・Ⅱb型の3型に分類される．その特徴は筋収縮のためのエネルギー代謝を反映している（表1）．

1）Ⅰ型筋線維

毛細血管も多く，常時血流によるグルコースと酸素の供給を受けられることから，酸化的リン酸化により効率よく持続的にエネルギーを再生産することができる．そのため，Ⅰ型筋線維で構成される骨格筋は収縮速度が遅く小さな張力しか発揮できないが，疲労耐性があり運動を長く持続することができることから，ジョギングや姿勢維持など長時間の持続的な運動に適している．

2）Ⅱb型筋線維

筋線維内に貯蔵されているグリコーゲンを利用した嫌気的解糖によりエネルギーを得ており，すばやくエネルギーを供給することができる．また，神経軸索の興奮伝導速度が速く形態も大きいことから，筋の収縮速度が速く大きな張力を発揮することができる．ただし，エネルギーが比較的短時間で枯渇してしまうことから疲労しやすいため，短距離走などの短時間に強い力を発揮する運動に適している．

3）Ⅱa型筋線維

有酸素と無酸素でのエネルギー供給が可能であり，その性質は両者の中間型である．

コップを口に近づける動きで主として働く上腕二頭筋では，Ⅱb型筋線維が多くみられる．

b. 筋収縮のしくみ

上腕二頭筋はどのような仕組みで収縮しているのか．

1）筋フィラメントの構造と筋収縮機構

a）筋フィラメントの構造

骨格筋は，太さ0.02mmほどの細長い筋細胞（筋線維）が束になったもので，筋線維はさらに筋原線維とよばれる細い構造体が集束している．筋原線維には，ミオシンフィラメント（太いフィラメント）とアクチンフィラメント（細いフィラメント）の2種類のフィラメントが平行して存在している．この筋線維が数本から数十本集まって筋線維束を形成し，さらにこの筋線維束が集まって筋膜に包まれて筋となっている．骨格筋ではアクチンフィラメントとミオシンフィラメントが互いに重なり合った構造をしており，この両者が交互に配列することで，筋原線維の横縞模様が作られる（図2）．

b）筋の収縮と弛緩の分子機構

骨格筋の収縮はミオシンフィラメントとアクチンフィラメントが互いに滑り込むことにより，筋長が短縮し収縮すると考えられている（滑走説）．具体的には，骨格筋の活動を制御しているα運動神経からの興奮が筋原線維に伝達され，その興奮が横行小管（T管）通じて筋線維内部に伝えられる．T管を通じて伝達された興奮が筋小胞体へと

図2 骨格筋の微細構造

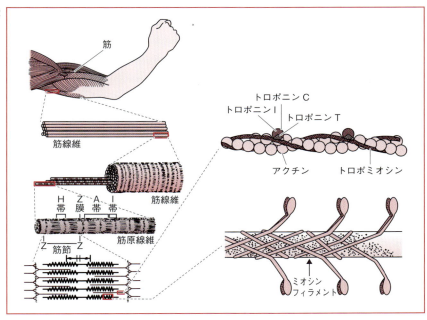

伝わり，筋小胞体内部からCa^{2+}が細胞内へ放出される．弛緩している筋では，トロポニンIがアクチンとトロポミオシンに結合しており，アクチンのミオシン結合部位を覆い隠している．筋の収縮時にはCa^{2+}がトロポニンCに結合することでトロポニンIとアクチンの結合が弱まり，アクチンのミオシン結合部位が露出する．その後，ミオシンがアクチンと結合し架橋されると（クロスブリッジ形成），両者の相互作用が始まる．こうしてアクチンとミオシンの両フィラメントが滑り込み，筋節の短縮が起こり骨格筋は収縮する．この相互作用にはATPの加水分解によって得たエネルギーが必要である（首振り説）．

2）骨格筋の収縮様式

口にコップをもっていく動きで，上腕二頭筋はどういう収縮をしているのか．

骨格筋の収縮は等尺性収縮（アイソメトリック収縮）と等張性収縮（アイソトニック収縮）に大別できる．重い物体を持ち上げる場合を例にとると，筋に力を加えるが物体が持ち上がらない場合には筋の長さが変化しない．これを等尺性収縮という．また，筋の張力が物体の荷重を上回ると，筋は荷重に見合った一定の張力を発揮しつつ短縮する．これを等張性収縮という（図3）.

口にコップを運ぶ動作においては，上腕二頭筋の張力が水の入ったコップの重さを上回るので，上腕二頭筋は等張性収縮の様式で短縮していく．コップに口をつける，また水を飲んでいる際の動作では，上腕二頭筋および拮抗筋である上腕三頭筋の両筋肉が等尺性収縮している状態である．

c. 運動単位

骨格筋に向かう中枢神経系からの出力は，脳幹あるいは脊髄前角に起始するα運動ニューロンを介して行われる．α運動ニューロンの細胞体から伸びる軸索は骨格筋の近くで枝分かれし，複数の筋線維を支配している．そのため，1つの運動ニューロンが興奮すると，それに属するすべての筋線維は同時に収縮する．すなわち，ある特定の運動ニューロンの興奮は常に同じ運動効果をもたらし，運動の機能単位とみなされる．1つの運動ニューロンとその支配下の全筋線維をまとめて運動単位とよぶ．1つのα運動ニューロンがどれほ

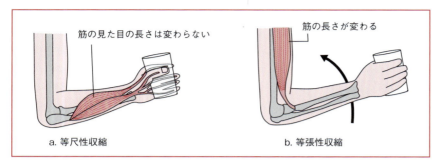

図3 筋の収縮様式
a. 等尺性収縮：筋の長さを変えずに張力を発揮する収縮.
b. 等張性収縮：筋は長さを変化させながらも一定の張力を発揮する収縮.

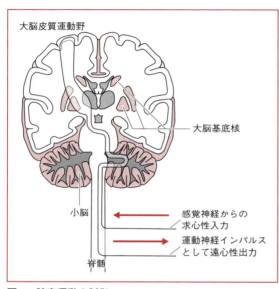

図4 随意運動の制御

どの筋線維を支配するかは筋によって異なり，1つのα運動ニューロンが支配する筋線維の数を神経支配比とよぶ．この神経支配比は一般に筋の機能によって異なり，コップを持つ際の指先の動作など詳細な制御を必要とする筋では神経支配比が小さく，上腕二頭筋や上腕三頭筋などの動きにみられる粗大な運動や大きな張力を必要とされる筋では，神経支配比が大きくなる．

d. 運動機能の制御

人が行動を起こす際には，外界や身体内部の状況を把握したうえで，状況に応じて目的を達するための行動を選択し，運動を実行するためのプログラミングが行われる．対象動作である机上にあるコップをつかみ，水を飲む動作も同様であり，さらには実行中の行動を点検し，必要に応じて修正しながら目的を達するための行動を続けている．これらの運動の制御は，大脳皮質運動野，大脳基底核，小脳，脳幹，脊髄が協調して行っている．例えば大脳皮質の運動野では，体性感覚情報に加えて視覚や聴覚情報が入力されており，それらを統合して多様な随意運動のプログラミングを行っている．また，大脳基底核や小脳では，大脳皮質や脳幹との間に神経回路をもち，運動調節や運動学習にかかわっている．さらに，この部位へは体性感覚情報に加えて，前庭器官からは平衡感覚情報が入力され，姿勢や眼球運動の制御にかかわっている．脊髄や脳幹には，骨格筋へ出力するためのα運動ニューロンが存在しており，骨格筋線維を直接支配するとともに，筋・腱・皮膚などからの体性感覚が直接入力されて反射の中枢としても働く（図4）．

対象物を感覚器である眼球を通して視覚的に把握することから，机上のコップをつかむ動作がスタートする．コップの形を表現する光は，眼球前面の角膜を通り水晶体を通過する．水晶体がレンズの役割を果たしており，その厚みを変化させることでピントを合わせて網膜にコップの像を結像する．網膜では，桿体細胞と錐体細胞によって光のエネルギーを神経信号に変換し，その信号は視神経線維によって後頭部の視覚中枢に伝達される．また，両眼の網膜から出力する神経線維は，脳底部にある視交叉で集束したのち，再び左右に分かれて視覚中枢に向かう．左右に離れた眼球か

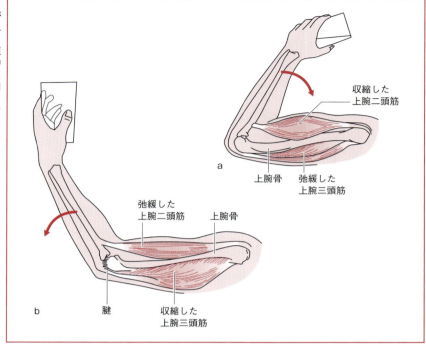

図5 拮抗抑制（相反性抑制）
a. 肘の屈曲では，上腕二頭筋が主導筋として収縮し（屈筋），上腕三頭筋は弛緩する（伸筋）．
b. 肘関節の伸展では，上腕三頭筋が屈筋となり上腕二頭筋が伸筋となる．筋は互いに拮抗的に働くよう複数の筋肉が対に配列されることで，一方の筋が作り出した動作を，拮抗筋が収縮することで元に戻している．

らの視覚信号がこの視交叉を通過する仕組みにより，脳の視覚中枢ではコップまでの距離を判断している．このように，感覚神経からの情報や意図的な刺激が入力されると，大脳皮質は特定の運動に対するプログラミングを行い，運動神経を介して随意筋に指示を送る．運動の進行中も常に感覚器からの情報が中枢にフィードバックされ，感覚神経終末情報は小脳で制御された後に大脳基底核を経由して大脳皮質に入力する．大脳皮質は円滑で協調がとれた運動をするための情報を運動神経インパルスとして骨格筋に伝達する．

e. 拮抗抑制（相反性抑制）

反射とは別に，無意識のうちに起こる骨格筋の運動として拮抗抑制（相反性抑制）がある．多くの関節には機能的に相反する作用を発揮する主動筋（屈筋）と拮抗筋（伸筋）が存在する．例えばコップを口にもっていく動作でみられる肘を曲げるという動作では，屈筋である上腕二頭筋が収縮すると肘は曲がるが，同時に伸筋である上腕三頭筋は弛緩しなければならない．また，コップを机の元の位置にもっていくために曲がっている肘を伸ばすには，逆に上腕三頭筋が収縮し上腕二頭筋が弛緩する．これは，ある筋が引き伸ばされると，その筋の筋紡錘が刺激されIa群線維の興奮に伴う伸張反射が起きて屈筋が収縮するが，同時にIa群線維は脊髄内で抑制性介在ニューロンを刺激する（Ia抑制）．その結果，抑制性介在ニューロンが拮抗筋（伸筋）の運動ニューロン活動を抑制するため，拮抗筋は弛緩する．この抑制性の反応を拮抗抑制という（図5）．

3. 解剖学と運動学

対象動作である机上にあるコップをつかみ，水を飲む動きについて考えてみる．主となる動きは，肩，肘，手，手指のそれぞれの複合的な関節の動きである．

では，関節とはどういうものか．

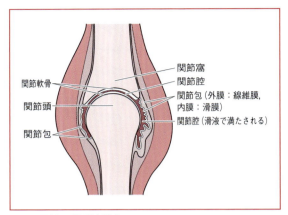

図6　関節の模式的構造

a. 関節構造

1) 骨の連結としての種類

骨の連結には線維性の連結，軟骨性の連結，滑膜性の連結がある．

骨格を構成している個々の骨は，人体においては単独ではなく他の骨と連結して存在している．

骨の連結は線維性の連結と軟骨性の連結と滑膜性の連結に分類される．線維性の連結は骨と骨とが強い線維性の結合組織で連結されるものをいう．頭蓋の縫合や前腕部における骨間膜，脛腓靱帯結合などがこれに分類される．軟骨性の連結には骨間をみたす組織が硝子軟骨であるものと線維軟骨であるものとがある．前者を軟骨結合といい，後者は線維軟骨結合という．胸骨柄結合は胸骨柄と胸骨体の連結であるが，はじめは軟骨結合であるが，成人では線維軟骨結合となる．

骨と骨の間に狭い間隙があり，その内面に滑膜組織があるものを滑膜性連結，つまり狭義の関節という．関節には関節体，関節包，関節体の間にある関節腔，そして必要に応じて特殊装置（靱帯，関節円板など）がある．

2) 滑膜性連結としての関節構造

関節は関節体，関節軟骨，関節腔，関節包などにより構成される．

関節は少なくとも2つの関節体からなっている．関節面は通常は硝子軟骨からなる関節軟骨に覆われる．関節軟骨は部位によってまちまちだが0.5〜2mm程度の厚さである．関節軟骨は荷重によって変形し（荷重弾力性），そこに生じる応力の大きさによって厚さが変わる．

関節体は関節包に覆われ，閉鎖された関節腔が作られる．関節腔は滑液によって満たされている．関節包は内膜の滑膜と骨膜の続きである外膜の線維膜の二層からなる．滑膜はしばしば滑膜ヒダとなって関節腔内に突出する．関節包内面や関節軟骨の表面は滑膜から分泌される滑液によってうるおされている．滑液は滑膜細胞から分泌されるが，透明でわずかに黄色みがかった粘性のある液体である．関節腔内の滑液量は少量で，膝関節のような大きな関節であっても3〜5mlである（図6）．

3) 関節の補助装置

関節の補助装置には，靱帯，関節円板・関節半月，関節唇，滑液包がある．

関節には，上記のような基本構造に加え補助装置を有する．

靱帯：関節には関節体の骨と骨を結ぶ靱帯がある．その機能により関節包を補強する靱帯，運動を指示する靱帯，運動を抑制する靱帯などである．また，これらは関節の線維膜が特定の集束を作ってできる関節包靱帯，関節包外にあり関節包から一部または全部が分離している関節包外靱帯，関節腔内にある関節包内靱帯というように，存在する位置により分類される．

関節円板・関節半月：関節円板あるいは関節半月は結合組織と線維軟骨からなる．これらは関節に加わる力を分散したり，関節面どうしの適合性をよくしたり，関節軟骨に加わる圧縮力を低減している．これらは滑液に直接接し，滑液から栄養分のほとんどを供給されている．

関節唇：関節窩の面積を広げ，深さを補う関節唇を有する関節もある（肩関節，股関節）．関節唇は関節窩周縁を輪状に取り巻き，線維軟骨から

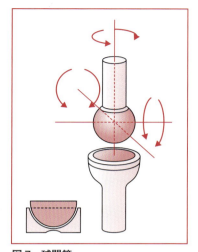

図7　球関節．
例：肩関節，股関節．
(坂井建雄監訳：解剖学総論/運動器系．プロメテウス解剖学アトラス，医学書院，第2版，p49，2011より引用)

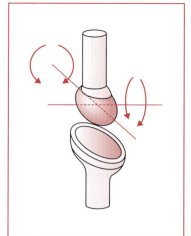

図8　楕円関節．
例：橈骨手根関節．
(坂井建雄監訳：解剖学総論/運動器系．プロメテウス解剖学アトラス，医学書院，第2版，p49，2011より引用)

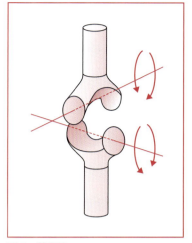

図9　鞍関節．
例：母指の手根中手関節．
(坂井建雄監訳：解剖学総論/運動器系．プロメテウス解剖学アトラス，医学書院，第2版，p49，2011より引用)

なる．関節唇も滑液から栄養分のほとんどを供給されている．

滑液包：滑液包は腱または筋が骨などとじかに接する部位にあり，摩擦を軽減している．滑液包のなかには関節腔と交通し，関節腔を拡大しているものもある（例：膝蓋上包）．

4) 関節の分類

関節は運動方向や関節体の数，関節面の形状によって分類することができる．

関節はいくつかの観点から分類することができる．

a) 関節を作る関節体の数による分類

2個の関節体からなる関節を単関節といい，3個以上の関節体からなる関節を複関節という．

b) 関節の運動形式による分類

運動の方向が1軸の関節，2軸の関節，多軸の関節に分けることができる．

c) 関節面の形状による分類

関節体の凸面となっているほうを関節頭と，凹面となっているほうを関節窩とよぶが，これらの形によって関節を分類することができる．

球関節：関節頭が球の形の一部で，関節窩もそれに応じた丸いくぼみの関節を球関節という．多軸性の関節であり，関節窩が深いものを臼状関節という（図7）．

楕円関節：関節頭は楕円球状で，関節窩もそれに応じた楕円形のくぼみを作る．球関節の変化したもので2軸性の関節である（図8）．

顆状関節：関節頭と関節窩の形状からは球関節に属するが，関節に付属する靱帯や腱の走行などにより2軸性の運動のみが可能で，回旋運動を行いえないものをいう．

鞍関節：対抗する関節面が馬の鞍のような形をし，互いに直行した状態で向かい合う関節である．2軸性の関節である（図9）．

平面関節：向かい合う関節面がいずれも平面に近く，お互いにずれるように運動が行われる．

蝶番関節：関節頭は骨の長軸に直交する円柱状を呈し，その表面には溝があり滑車状を呈する．関節頭にはこの溝に対応した隆起がある．溝と隆起によって関節運動方向は規制され，蝶番のような動きとなる．蝶番関節のなかで，溝と隆起の方向が円柱の長軸に垂直ではなく，運動がねじのらせんに沿う形で行われる関節があり，それをラセン関節という（図10）．

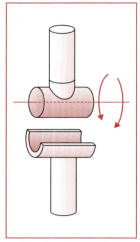

図10　蝶番関節
例：腕尺関節．
(坂井建雄監訳：解剖学総論/運動器系．プロメテウス解剖学アトラス，医学書院，第2版，p49，2011より引用)

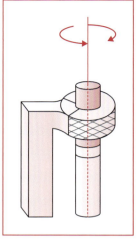

図11　車軸関節
例：上橈尺関節．
(坂井建雄監訳：解剖学総論/運動器系．プロメテウス解剖学アトラス，医学書院，第2版，p49，2011より引用)

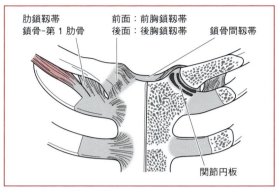

図12　胸鎖関節の構造

車軸関節：関節頭は骨の長軸に一致した運動軸をもつ円盤状あるいは車輪状でその周辺に関節面を有する．関節窩はその側面に応じて彎曲した切痕となる．関節頭を運動軸とし，その周りを関節窩が回旋する1軸性の関節である(**図11**)．

b．具体的な骨と関節の動き

対象動作である机上にあるコップをつかみ，水を飲む動きについて考えてみる．

主となる動きは，肩，肘，手，手指のそれぞれの複合的な関節の動きである．

では，各関節と骨はどのように動いているのか．

1) 肩の運動を構成する関節

a) 胸鎖関節の構造と運動

胸鎖関節は鎖骨の胸骨端と胸骨の鎖骨切痕および第1肋軟骨の上面とで構成されている．胸鎖関節はその形状から鞍関節に分類されるが，関節内に関節円板があることからその動きは球関節となる．また，この関節円板によって胸鎖関節の関節腔は二分される．

胸鎖関節の前面および後面は前胸鎖靱帯と後胸鎖靱帯によって補強される．また，胸鎖関節上面は，左右の鎖骨の胸骨端上縁を結ぶ鎖骨間靱帯によって補強される．鎖骨下面の肋鎖靱帯圧痕と第1肋軟骨の上面に張る肋鎖靱帯は強力な靱帯で，鎖骨の動きを制限する．関節円板により適合性の向上が得られており，その関節円板の介在が球関節の機能を生み，わずかな可動域ながらも全方向への運動が許容されている(**図12**)．

肩甲骨の挙上・下制に伴い鎖骨も挙上・下制する．また，肩甲骨の外転・内転に伴い鎖骨は屈曲・伸展する．

[対象運動例ではどのように動くか(鎖骨)]

コップを取りにいく，あるいは口につけたコップをテーブルに戻す動作時は，鎖骨は屈曲し，コップを口に近づける，手を動作開始時の位置にもってくるときは，鎖骨は伸展する(**図13**)．

b) 肩鎖関節の構造と運動

肩鎖関節は鎖骨の肩峰端と肩甲骨の肩甲関節面との間にある平面関節である．肩鎖関節には関節円板が存在することがあるが，不完全で，関節腔は完全には二分されない．関節包は比較的緩く，胸鎖関節と共同して動き，肩甲骨が肩関節に伴って動くことを可能にしている．

肩鎖関節の上面は肩鎖靱帯によって補強されている．また，鎖骨の下面と肩甲骨烏口突起との間には烏口鎖骨靱帯が張っている．これは非常に強力な靱帯で，肩鎖関節に付加的な安定性を与えている．烏口鎖骨靱帯は前外側部の菱形靱帯と後内

④ 理学療法学における基礎的学問（解剖学・生理学・運動学）—統合的な理解のための教育方法論を含む　53

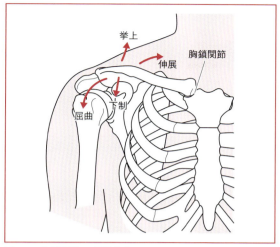

図13　胸鎖関節の運動方向

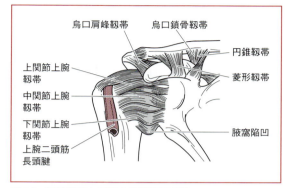

図14　肩鎖関節と肩甲上腕関節の構造

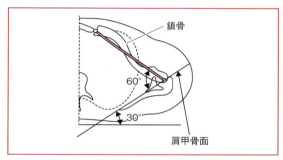

図15　肩甲骨の胸郭上のアライメント

側部の円錐靱帯に分けられる（図14）．

c）肩甲骨と胸郭のアライメント

　肩甲骨と鎖骨は水平面上で約60°の角度をなす．肩甲骨は鎖骨を介して胸郭と連続するが，運動性が優先されており，支持性は低い．これを補うために周囲筋群により胸郭に固定される（図15）．

d）肩甲骨の運動

［対象運動例ではどのように動くか（肩甲骨）］

　コップを取りにいく，あるいは口につけたコップをテーブルに戻す動作時は，前鋸筋，大胸筋が作用し肩甲骨は外転し，コップを口に近づける，手を動作開始時の位置にもってくるときは，僧帽筋，大菱形筋，小菱形筋が作用し肩甲骨は元に戻る（内転）する（図16，17）．

e）肩甲上腕関節の構造と運動

　肩甲上腕関節は狭義の肩関節といわれ，肩甲骨の関節窩と上腕骨の上腕骨頭との間にある関節である．典型的な球関節であるが，上腕骨頭に対して関節窩は浅く関節頭の1/3〜2/5の大きさしかない．そのため関節窩の周縁には関節唇があり関節窩の深さを補っている．しかし，それでもなお関節窩は骨頭よりも浅く狭いが，それは肩関節の可動性の大きさには有利に働く．

　肩関節の関節包の内側は関節唇周縁に付着し，外側は上腕骨解剖頸に付着する．関節包は薄くゆったりし，肩関節の広範囲な運動を可能にしている．内側下方の関節包はたるみがあり，腋窩陥凹とよばれる．

　肩関節の関節包前部の内側面には関節上腕靱帯がある．これは上・中・下に分かれ全体での外転時に外旋を制限する．中関節上腕靱帯は45°から90°外転する際の外旋を制限する．下関節上腕靱帯は90°以上の外転位で外旋時および内旋時の上腕骨頭の下方へのずれを防ぐ．

　烏口上腕靱帯は上腕骨頭の下方へのずれを防ぐのと同時に60°以下での外旋を制限するのに役立つ．

　烏口肩峰靱帯は肩甲骨の烏口突起と肩峰の間に張る靱帯である．これは上腕骨頭の上にアーチを形成するように位置しており，上腕骨頭が上方へずれるのを防いでいる．

　上腕横靱帯は上腕骨の大結節と小結節の間に張

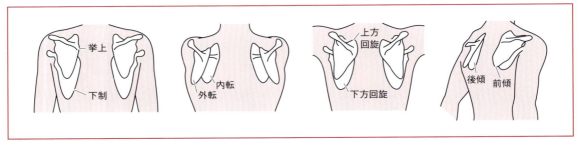

図16 肩甲骨の運動

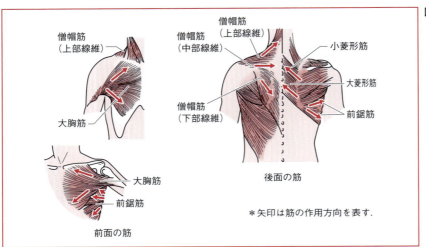

図17 肩甲骨の運動にかかわる筋群

り，結節間溝の中を走る上腕二頭筋長頭の腱を支えている（図14）．

・肩甲上腕リズム

　上肢の挙上には肩甲上腕関節の運動だけではなく，肩甲骨の運動が必要である．1934年Codman[1]が上肢挙上に付随して肩甲骨が回旋する連動現象をscapulo-humeral rhythm（肩甲上腕リズム）と名づけ，1944年Inman[2]によって，このリズムの研究が成された．Inmanは静止期の概念や上腕骨の動きに対する肩甲骨の動きが2：1という一定の度合いで動いていることを報告した．すなわち，自らの力で肩の外転を行う運動には，肩甲上腕関節外転2に対し肩甲骨の上方回旋1の割合で動きが必要になる．ただしそれには条件があり，外転で30°まで，また，屈曲60°までは肩甲骨の動きを伴わない静止期があり，それ以降に肩甲上腕リズムが起こると解析している．脊柱の運動への関与も示されており，150°以上の上肢の挙上において，一側の挙上では脊柱の対側側屈，両側挙上では軽度伸展が伴うとされる（図18）．

[対象運動例ではどのように動くか（肩甲上腕関節）]

　コップへ手を伸ばす動作（対象への到達動作）では，肩甲上腕関節の屈曲が起こる．主動作筋は三角筋前部線維である．三角筋中・後部線維の外転作用も同時に起こるが大胸筋鎖骨部線維がそれを相殺する（図19）．

2）肘関節の構造と運動

　肘関節は上腕骨と橈骨と尺骨の間にある関節である．肘関節は腕尺関節，腕橈関節，上橈尺関節からなる．腕尺関節は上腕骨滑車と尺骨滑車切痕との間の関節で，ラセン関節に分類される．腕橈関節は上腕骨小頭と橈骨頭窩との間の関節であ

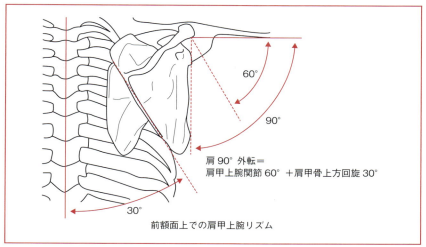

図18　肩甲上腕リズム

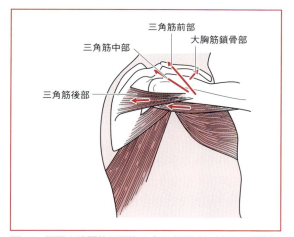

図19　肩甲上腕関節周囲筋の走行（屈曲域が小さい場合）

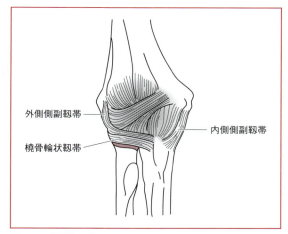

図20　肘関節の構造

る．形状的には球関節に分類されるが，動きは肘関節の動きに伴うので一般的な球関節と同じ動きはできない．上橈尺関節は橈骨関節環状面と尺骨の橈骨切痕との間にある車軸関節である．

肘関節の関節包は腕尺関節，腕橈関節，上橈尺関節を包んでいるので，肘関節は複関節となる．肘関節の関節包は薄く，ゆるいのが特徴である．

肘関節には外側側副靱帯と内側側副靱帯と橈骨輪状靱帯がある．外側側副靱帯は外側上顆に，内側側副靱帯は内側上顆に付着する．外側側副靱帯は肘関節の内反を制動し，内側側副靱帯は外反を制動している．橈骨輪状靱帯は関節環状面を取り巻き，橈骨頭が下方へ抜けないようにしている（図20）．

前腕部は橈骨と尺骨が骨間膜によって連結され，その近位と遠位には上橈尺関節と下橈尺関節が存在する（図21）．上橈尺関節と下橈尺関節によって前腕部は回内と回外運動が可能となる．下橈尺関節は橈骨の尺骨切痕と尺骨の関節環状面との間で構成される車軸関節で，その関節腔の下壁は関節円板によって橈骨手根関節と関節腔とは隔てられている．

前腕骨間膜には，橈骨と尺骨の連結を維持し，手に加わる長軸方向の力を橈骨から尺骨を介して上腕に伝えるなどの役割がある．また，前腕骨間膜は回外位で緊張することで回外運動の主要な制

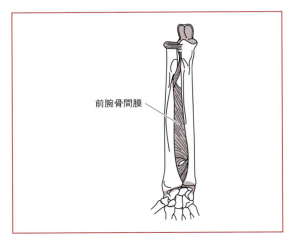

図21　前腕骨間膜

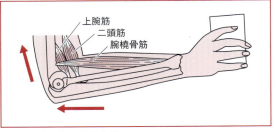

図22　肘関節の運動力学
肘を回内外中間位で屈曲させた際に使用される筋を示す．赤矢印は筋の作用方向を示す．

動組織となっている．

a) 肘関節の運動力学

屈曲は上腕二頭筋，腕橈骨筋，上腕筋，円回内筋がかかわるが，前腕の回内・回外によって変化する（図22）．上腕二頭筋は橈骨に付着部をもつため，屈曲と回外の複合運動の際に最も作用が大きくなる．腕橈骨筋は肘屈筋のなかで最も長く，前腕回内・回外中間位で作用が強くなる．上腕筋は断面積が大きく前腕の肢位に関係なく肘屈曲には常に作用する．

伸展の主動作筋は上腕三頭筋である．

b) 前腕の運動力学

回内に主に作用する筋は円回内筋と方形回内筋であるが，肘の屈曲を伴う回内の場合は筋の長い腕橈骨筋の働きが大きい．回外に作用する筋は回外筋と上腕二頭筋である．上腕二頭筋はドアのノブを回すような肘の屈曲を伴う回外運動で力を発揮する．全体的に回外運動は回内運動に比べ約25％強いとされている．

[肘と前腕による机上にあるコップをつかみ，水を飲む動作について]

肩と肘と前腕の複合動作と手関節，手指の把握にかかる調整動作となる．肩関節，肘関節の動きが，身体から手掌を遠ざける，または近づけることを可能にしている．また，前腕の動きと手関節は，身体に近づけたときや遠ざけたときの手掌の方向を調整する役割をもつ．

①コップをつかむまでの動作：肩関節屈曲・肘関節伸展・前腕回内位

②コップを口に運ぶ動作：肩関節伸展・肘関節屈曲・前腕回外位．具体的には肘関節屈曲90～100°，回外40°が必要である．

ちなみに顔を洗う動作では肩関節の角度にかかわらず肘関節の屈曲角度は110°以上必要であり，頭を洗う動作では同様に肘関節125°以上の可動域が確保されていないといけない．

c) 肘関節の生体力学的てこ

身体の運動や姿勢は力の相互作用で制御されている．その力は「てこの機構」を介して変換され，関節の運動や骨の回転を生んでいる．人体には，「安定性に有利なてこ」，「力に有利なてこ」，「速度に有利なてこ」の3種類がある．最も多くみられる「速度に有利なてこ」は，対象動作の肘関節をはじめ随所にみられ，力学的には不利であるが速さと距離（可動域）において有利とされている（図23, 24）．

3) 手関節の構造と運動

手関節は屈曲伸展，橈屈尺屈の運動が可能である．これらの運動は橈骨手根関節と手根中央関節の動きによって可能となる．

橈骨手根関節は，橈骨遠位端の関節面と尺側にある関節円板と近位手根骨の舟状骨，月状骨，三角骨との間にある楕円関節である．尺骨の遠位端は関節円板によって隔てられているので，この関

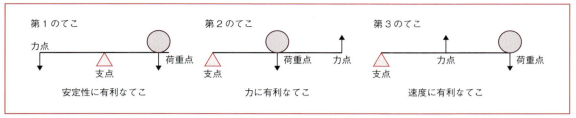

図23 3種類のてこ

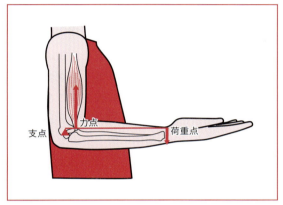

図24 肘のてこ（第3のてこ）

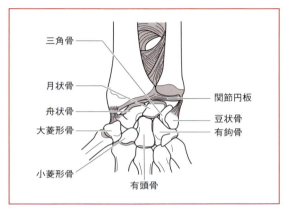

図25 手関節の構造

図26 手のアーチ
a：縦アーチ，b, c：横アーチ，
d：斜めアーチ

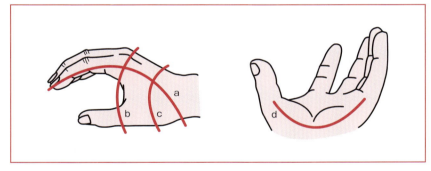

節の形成には直接加わらない．

　手根中央関節は手根骨の近位列（舟状骨，月状骨，三角骨）と遠位列（大菱形骨，小菱形骨，有頭骨，有鉤骨）との間の複関節である（図25）．

4）手　指

　手には物の形と手の形を合わせるために，掌側に凹の形をなすアーチを作っている．手には縦，横，斜めの3方向のアーチが存在する（図26）．

a）手の機能肢位

　手関節10～20°背屈位・軽度尺屈位，母指掌側外転・軽度屈曲位，第2～5指軽度屈曲位で母指と他の指の先がほぼ等距離にある状態（ボールを握るような形）を手の機能肢位という．最小の可動域で物を把持が可能となる肢位であり，物をつかんだり離したりが容易にできる．関節が動かなくなった場合に最低限機能する肢位といわれている（図27）．

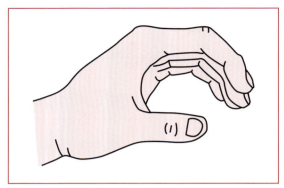

図27　手の機能肢位

b) コップを持つ（筒握り）

対象動作を考えた場合，コップを保持するときに把握する力は，母指の自由度に大きく影響される．具体的には母指と他指の掌側面がコップを取り巻くように接する．実際には母指・他指の基節骨で保持しているが，微妙な調整には母指の基節骨と末節骨間の関節や他指の中手骨と基節骨からなる関節の屈曲の加減が重要である．

結　語

運動病態や病状を正確に理解するには，主に基盤となる解剖学，生理学，運動学の知識が求められる．さらに臨床においてはさまざまな要因が絡み合って複雑な病態を呈する対象者を診ることが多いことから，その基盤となる知識は立体的に統合されたものとして理解を深め，応用できるようになる必要がある．理学療法士が基本的な身体の構造や仕組みを実際の動きのなかで適切に捉える能力を高めるとことで，理学療法評価や治療の対象者の運動病態像のイメージがより的確に掌握されて，初めて効果的な運動療法に結びつけることができよう．まず養成施設で学習した知識に基づいて対象者の身体や動きのなかで，正常値から変位した症状や反応を見逃さずに捉えることができたとき，理学療法士として，より「科学としての理学療法の立場」から臨床に関与できるものと思える．

文　献

1) Codman EA：The Shoulder. Thomas Todd, Boston, p32-64, 1934
2) Inman VT, Saunders JB, Abbott LC：Observations on the function of the shoulder joint. Journal of Bone and Joint Surgery 26：1-30, 1944

（木林　勉，森　啓至，佐藤香緒里）

5 理学療法研究

序説

　研究と聞くと，難しいことで，いわゆる頭の良い人がすることのように考えるかもしれない．しかし，誰でも意識はしていないものの，多かれ少なかれ研究を行っている．日頃疑問に思うことや興味をもったことについて，資料を集めたり，本を読んだりすると思う．そのような行為は広い意味での研究であり，誰でも行っていることである．しかし，このような広い意味での研究は，研究と聞いたときに抱くイメージとは異なるかもしれない．それでは，本来のイメージの研究とは何か，と問うと，研究に携わる者は誰しも自分なりの見解をもち，その答えも千差万別である．そこで，この問いに対して誰もが納得できる答えを見出すために，ここでは国が定める定義を引用する．総務省「科学技術研究調査」において，研究は「事物・機能・現象等について新しい知識を得るために，又は既存の知識の新しい活用の道を開くために行われる創造的な努力及び探求をいう」と定義されている．研究の行為に限っていうならば，この定義におおむね異論はないと思う．また同調査において，研究者は「大学（短期大学を除く）の課程を修了した者（又はこれと同等以上の専門的知識を有する者）で，特定の研究テーマをもって研究を行っている者をいう」とされている．これには，研究所や企業などで研究に専ら従事する者，研究以外の業務も兼務する大学教員，さらに大学院の学生まで含まれ，実状に即していると考える．

　本項では，理学療法分野における研究および研究者の現状，研究に関する教育，現在行われている研究内容，研究成果を公表するための基本的な方法について述べる．

1. 理学療法研究

a. 理学療法学

　理学療法学は，「学問」と「実践」の2つを柱とし，学際性のきわめて強い分野である．

　理学療法学は「学問」と「実践」の2つを柱とする．ただし，理学療法学は学問としての歴史は浅く，学際性のきわめて強い分野である[4]．学際性とは，複数の異なる学問分野の専門家が協力して取り組むことである．現在の理学療法分野では，単に医学的知識や技術だけでは解決できない新たな課題も数多くでてきている．それらの解決のために，医学・生物学と工学といった隣接する自然科学分野はいうまでもなく，数学・倫理学と教育学・心理学といった人文科学分野や社会・福祉学・法学といった社会科学分野をも含む幅広い視点からのアプローチが必要となってきている（図1）．

b. 理学療法士が研究を行う意義

　理学療法士が研究を行う意義は，理学療法士に特有の視点があり，理学療法士にしかできない研究があるためである．

　理学療法士自らが研究を行う意義は，理学療法士だからこそ持ちうる視点があるためであり，理学療法士にしかできない研究があることに尽きる[1]．生じた疑問や課題は，理学療法士に特有のものであり，それらの解決のためには，先行する学問領域からの知見を積み重ねることのみでは不十分であり，自ら主体的に研究を行うしか道はない．

　日本理学療法士協会の学術局は，「pure scienceとしての理学療法学の確立と職能に資する実践理学療法学の推進」を基本理念としている．科学的根拠（エビデンス）に基づく医療 evidence-based medicine（EBM）が医療界では当然のこととなり，世界的に根拠のない治療は保険算定の対象外とされる方向にある．EBMを実践することにより，臨床では，最新かつ最適な情報に基づく治療法などを，一律に提供できることが期待される．

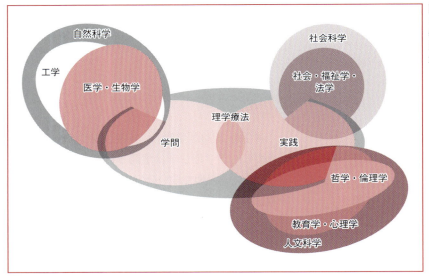

図1 理学療法学の学際性
(潮見泰藏：理学療法をとりまく学際領域．理学療法研究法，第2版，内山　靖(編)，医学書院，p19-21, 2006 より作成)

また患者にとっても，治療法などの拠り所となるエビデンスが明示されるため，自身の状態を十分に理解し，治療法などを選択することができる．一方で，エビデンスはEBMの推進に必要であるばかりではなく，診療報酬の適正評価にも必要となる[2]．診療報酬の増点や減点は，中央社会保険医療協議会（中医協）での評価に基づく答申により決定される．診療報酬の適正評価を提案するためには，それを裏づけるエビデンスレベルの高い無作為化比較対照研究 randomized controlled trial（RCT）（後述）を中心とした臨床研究が必要となる．欧米の理学療法士は，研究を通じて数多くのエビデンスを発信し，診療報酬につなげている．日本においても厚生労働省は「21世紀の医療提供の姿」のなかで，根拠に基づく医療の推進を掲げている．日本の理学療法も欧米に倣い，エビデンスの発信をいっそう推進していく必要がある．またそれと両輪となる学問としての理学療法学の確立もきわめて重要であり，pure scienceを志向するための研究能力の向上も欠かすことはできない．

> **メモ　科学的根拠（エビデンス）**
> エビデンスevidenceの一般的な意味は，証拠や根拠などであるが，医療分野では，ある治療法の有効性が科学的に立証された結果を指し，「科学的根拠」と訳される．臨床現場で観察された事実も，動物実験による結果もエビデンスであるが，科学的根拠であるエビデンスはヒトを対象とした臨床研究の成果のみである．

> **メモ　EBM**
> 一般的な概念あるいは理論ではなく，臨床上の課題に対して，患者の意向，医療者の専門技能，臨床研究によるエビデンスを統合して判断を下し，最善の医療を提供する行動様式である．

> **メモ　エビデンスレベル**
> 研究は，研究デザイン（後述）からエビデンスの水準が決まっている．それがエビデンスレベルであり，真実を反映している可能性の高いほうから順に，IからIVまで分類した基準である．

2. 研究にかかわる教育

a. 研究室

研究室は，研究を行う場であり，研究能力を涵養する場である．

研究室（ラボ〔labo, laboratory〕ともよばれる）は，文字どおり研究を行う部屋であるが，同時に教育の場でもある[5]．研究能力を，講義を受け

る，専門書を読むだけで修得することは難しく，研究室の活動に参加し，研究を実践する過程での討議あるいは模倣することが必要である．

b. 学　位

学位には，学士，修士，博士の３つがある．

　大学を卒業すると，学士 bachelor が授与される．理学療法分野では，大学卒業後の大学院には，最初の２年間の博士課程前期課程（いわゆる修士課程）と，続く３年間の博士課程後期課程（いわゆる博士課程）がある．それぞれ修了（大学院では卒業ではなく，修了という）すると，修士 master と博士 doctor が授与される．修士課程と博士課程の入学に際して，それぞれ学士あるいは修士を有していなくても，入学資格審査を経て，能力が認められれば，入学試験の受験資格が得られる．また受験資格には，理学療法士免許の有無には制約がなく，他の学問分野を背景にもつ学生も入学できる．なお，養成課程が６年間ある医師・歯科医師・薬剤師の大学院には，通常修士課程はなく，４年間の博士課程のみである．

> **メモ　大学生・大学院生・ポスドク[5]**
> 大学院生は，英語では graduate student という．graduate には卒業生という意味があり，大学を卒業して大学院課程 graduate course に進学したことを表している．大学生のことは undergraduate student という．また博士を取得した研究者 postdoctoral researcher のことを，ポスドク post-doc という．ポスドクの経験は，海外では研究職に就くために必須の条件となっている．

　学位を取得するためには，一般的に，学士では卒業論文（卒論），修士では修士論文（修論），博士では博士論文（博論）を作成することがカリキュラムに組み込まれている．卒論・修論・博論いずれも学位請求論文（学位論文）であるが，文部科学省の学位規則において，論文の作成が学位授与の要件として課されているのは，博士のみであり，一般に学位論文といえば，博論を指す．

　日本での学位の名称（学士・修士・博士）を，そのまま欧米の名称に変換することはできない．しかし一般的に，学士は，自然科学分野の場合 bachelor of science（BS あるいは BSc），人文・社会科学分野の場合 bachelor of arts（BA），修士は，自然科学分野の場合 master of science（MS あるいは MSc），人文・社会科学分野の場合 master of arts（MA），博士は，自然科学分野，人文・社会科学分野ともに doctor of philosophy（PhD）となる．理学療法士の場合，学士は BS あるいは BSc，理学療法分野の大学院に進学すれば，修士は MS あるいは MSc，博士は PhD となる．PhD の philosophy は哲学という意味がある．philosophy は，もともとギリシャ語で「知を愛する」という意味である．つまり，知を愛することがすべての学問に共通するものといえる[5]．なお日本での博士の現在の正式な名称は，医学博士や工学博士などではなく，博士（医学）や博士（工学）などである．理学療法分野では，博士（保健学）が多く，博士（理学療法学），博士（リハビリテーション学）などがある．日本では主に博士（保健学）の学位が，大学院保健学研究科の博士課程によって授与され，英語での表記方法としては，doctor of philosophy in health science が一般的である．

c. 博　士

博士は，あるひとつの専門分野における自立して研究ができる能力を有する証明である．

　種々の異論はあるかもしれないが，卒業研究では研究の過程を学ぶこと，修士課程では指導者から与えられるか，自ら選択した課題を遂行すること，博士課程では自ら見つけた課題を遂行することが原則的である．したがって，研究者を名乗るためには，博士は必須の要件である．博士は，あるひとつの専門分野において，自立して研究ができる能力を証明して大学や研究機構から授与されることを意味するものである[5]．

　博士には，課程博士と論文博士の２種類がある[6]．前述の博士課程を修めた証明として授与される博士は課程博士である．これとは別に，大学や研究機構が申請者の発表論文を審査し，授与する博士が論文博士である．ただし，中央教育審議会は「新時代の大学院教育―国際的に魅力ある大

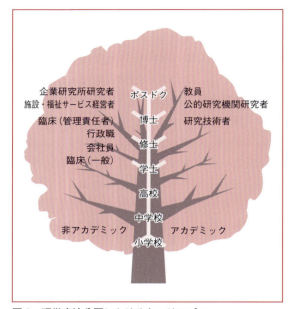

図2 理学療法分野におけるキャリアパス
（酒井邦嘉：科学者という仕事—独創性はどのように生まれるか．中央公論新社，p16，2006を理学療法に即して改変）

学院教育の構築に向けて—」において，論文博士制度は将来的には廃止する方向で検討することが適切であると提言している．この制度が日本独自のものであることや博士課程の教育内容などの充実が図られていくことが前提となって，廃止する方向に向かうようである[6]．

d. 理学療法分野におけるキャリアパス[5,6]

理学療法分野では，多様なキャリアパスが広がっている．

博士は「足の裏の米粒（取らないと気持ち悪いが，取っても食えない）」と揶揄されるが，大学院生活を通じて，人間的な成長に加えて，思考力，課題解決能力，コミュニケーション能力，マネジメント能力など研究を遂行するために必要な能力を獲得できれば，さまざまな可能性が拓かれる．

純粋に学問的な研究に関係することを「アカデミック」というが，科学研究に携わる仕事はアカデミック以外のものまで広がっている．ただ現実は，文部科学省の「科学技術関係人材のキャリアパス多様化促進事業」によると，日本の博士取得者のキャリアパスは多様ではなく，アカデミックで活躍することが目標となっている．しかし，アカデミックポジションを得ることは，現実的には非常に難しくなってきている．「大学院重点化」，その後の「ポスドク一万人計画」が推進され，博士課程修了者数は劇的に増加した．その結果，いわゆる「ポスドク余り」が問題となっている．これは博士取得者が大量育成された一方で，大学や公的研究機関のポジション数はそれほど増加せず，著しいギャップが生じたことにほかならない．

理学療法分野において，理学療法士養成校や大学院以降に取りうる進路を図2に示す．理学療法分野では，養成校の急増に伴い，他分野と比較して，圧倒的にアカデミックポジションがある．一方で，他分野と同様に大学院重点化に伴う博士取得者も激増し，教員になるための採用条件が厳しくなっている．理学療法分野でも近い将来アカデミックポジションを得ることがますます難しくなることは確実であろう．理学療法分野では，理学療法士免許取得後のキャリアパスとして，臨床一辺倒から，理学療法の知識を活かして行政職や会社員などの職種に就く者もでてきた．特に博士取得者は，アカデミックポジションのみを見据えることなく，多様なキャリアパスが広がっていることに目を向けることで，大学院生活を通じて涵養した能力を活かして欲しい．

e. 研究における倫理

1) 生命科学の倫理の基本原則

研究を実施する前に，倫理委員会の承認を受け，倫理規則に従って対応することが求められる．

研究にかかわる倫理的課題は数多くあり，さまざまな議論がある．研究を実施する前に，必ず所属機関の方針を確認し，倫理委員会の承認を受け，倫理規則に従った対応をする必要がある．生命科学の倫理の基本原則として，ヘルシンキ宣言，ヒトゲノム宣言，動物実験指針，カルタヘナ議定書がある．

a）ヘルシンキ宣言

ヘルシンキ宣言は，世界医師会総会で採択された「ヒトを対象とする生物医学的研究に携わる医師のための勧告」である．ヘルシンキ宣言の重要な原則として，ヒトを対象とする臨床試験を実施するためには，①科学的・倫理的に適正な配慮を記載した試験実施計画書を作成すること，②治験審査委員会で試験計画の科学的・倫理的な適正さが承認されること，③被験者に，事前に説明文書を用いて試験計画について十分に説明し，治験への参加について自由意思による同意を文書に得ること，の3項目が必須とされている．

b）ヒトゲノム宣言

ヒトゲノムと人権に関する世界宣言（ヒトゲノム宣言）は，ユネスコ総会で採択された．ヒトゲノムに関する研究や結果の応用が個人および人類全体の健康の改善に展望を開くことを認識し，そのような研究が人間の尊厳，自由および人権，ならびに遺伝的特徴に基づくあらゆる形態の差別の禁止を尊重することが強調されている．

c）動物実験指針

動物実験指針は，動物の倫理的扱いを具体的に示すものである．米国では全国統一の指針（NIH指針）（現在は，全米科学アカデミーの下部組織である実験動物研究協会 Institute for Laboratory Animal Research（ILAR）の指針，ILAR指針とよばれている）が制定され，世界に周知されてきた．動物実験の適正な実施に重要な役割を果たしている．実験動物を倫理的に扱うことは，研究を行ううえでの基本であり，すべての実験は倫理的な配慮の下で行うことが基本概念である．日本では，行政指導によって各研究機関がそれぞれ指針を作成し，自主管理に用いている．

d）カルタヘナ議定書

カルタヘナ議定書は，生物多様性の保全や自然環境の持続可能な利用に対する悪影響を防止するために，遺伝子組み換え生物等の国境を越える移動に関する手続きなどを定めた国際的な枠組みである．日本では，これに対応するための国内法として遺伝子組換え生物等の使用等の規制による生物の多様性の確保に関する法律（遺伝子組換え生物など規制法，カルタヘナ法（従来の組換えDNA実験指針に代わるもの）が制定され，これに基づき，遺伝子組換えに関する安全委員会が設置され，安全性の審査や教育が行われている．なお，名称はコロンビアのカルタヘナで生物多様性に関する最初の会議が開催されたことに由来する．

2）研究活動における不正行為

研究活動における不正行為は，科学者としての倫理にもとる行為である．

研究活動における不正行為として，改竄，捏造，盗用などがある．科学をめぐるさまざまな不正行為が相次いで報道され，世間を大きく賑わせたため，研究不正が一般に認知されるようになった．これは歓迎されることではないが，世論の後押しもあり，研究活動における不正行為に関するさまざまな多くの議論が交わされ，防止に向けた具体的な取り組みが講じられる契機となった．研究不正の背景に，研究者のモラル，研究者を育成する教育の課題，ポスドク問題に端を発する過当競争などが，しばしば話題となるため，若手研究者に多いこと，あるいは世界的には珍しく，最近の日本で起こっていることと考えるかもしれない．しかし国内外，年齢，自然科学や人文・社会科学など分野を問わず，昔から数多くの不正行為が行われてきた．研究活動における不正行為は，真実の追究を積み重ね，新たな知を創造していく営みである科学の本質に反し，科学者としての倫理にもとる行為であり，許されないものである．

> **メモ　改竄**
> 研究資料・機器・過程を変更する操作を行い，データや研究活動によって得られた結果などを真正でないものに加工することである．

> **メモ　捏造**
> 存在しないデータや研究結果などを作成することである．

> **メモ　盗用**
> 他の研究者のアイデア，分析・解析方法，データ，研究結果，論文・用語を当該研究者の了解もしくは適切な表示なく流用することである．

3. 研究の実際

a. 研究の種類

理学療法研究は，基礎から臨床まで多方面にわたり，理学療法学の発展を支えている．

1) 基礎研究と臨床研究

理学療法研究には，厳密に区分することはできないが，基礎研究と臨床研究の2つに分けられる．医学全体にいえることであるが，プレEBMの時代といわれる1980年くらいまでは，基礎と臨床の距離は近く，基礎医学から得られた知見はそのまま臨床医学に活かすことができた．これは，EBMが当然のこととなった現在の医療界では考えられないことである．しかし基礎研究の価値が損なわれているわけではなく，基礎医学的知見はほぼすべての臨床医学的知見の根源となる．理学療法においては，その歴史も浅いことから，基礎研究のみならず，臨床研究においても理学療法士自身が取り組まなければならない課題は山積している．現在，理学療法士が行っている研究は，基礎研究から臨床研究まできわめて多岐にわたり，理学療法学の発展は，これらの研究に支えられている．

2) 基礎研究

基礎研究といえば，ヒトではない培養細胞や実験動物を対象とするものを想像しがちであるが，それは正しくない．ヒトを対象とした筋電図・動作分析装置・床反力計などを用いた運動学的解析，脳の働きと仕組みをさまざまな研究手法で探求する脳科学，理学療法評価・治療の根拠となる基準値や予後予測の作成，さらに基礎研究のイメージどおりのヒトや動物の細胞・組織を対象として，組織学・生化学・生理学的に分析する基礎医学的研究など多くの内容が含まれる．

3) 臨床研究

臨床研究は，研究デザインで分けることができる．つまり，主に症例研究などの記述的研究，観察研究（縦断研究（ケース・コントロール研究，コホート研究）や横断研究など）や実験的研究（RCTなど）といった分析的研究，システマティックレビュー・メタアナリシスに分けられる．

> **メモ　研究デザイン**
> 研究を計画するにあたり，対象や介入方法，評価・測定方法，評価期間などを決めるための，さまざまな研究の種類である[7]．

a) 症例研究[1]

症例研究は，シングルケースレポート，シングルケーススタディ，シングルケースデザインに分けられる．シングルケースレポートは，患者の特徴・診断・課題点・治療・反応を詳細に記述したものである．シングルケーススタディは，シングルケースレポートの内容に参考文献を加え，他のケーススタディと比較したものであり，考察を加えて情報を統合する．シングルケースデザインは，最低1人の患者に何らかの実験的介入を行い，その前後の行動変容に基づいて，介入の有効性を確認する研究法である．

b) ケース・コントロール研究[7]

理学療法の成果についてその要因を予測し，現在に至るまでの経過を追って調べることで，帰結outcomeを導いたと思われる要因を探る研究デザインである．時間的な経過として，過去にさかのぼって調査するため後向き研究ともよばれる．

c) コホート研究[7]

対象集団（コホート）を，ある特定の疾患の起こる可能性がある要因・特性のある群とそうでない群に分け，疾患の罹患や改善・悪化の有無などを一定期間観察し，その要因・特性と疾患との関連性を明らかにする研究デザインである．時間的な経過として，未来に向かうため前向き研究とも

よばれる.

d) 横断研究[7]

ある特定の対象に対して，評価や介入効果などを，ある一時点において測定し，検討を行う研究デザインである．縦断研究と異なり，過去にさかのぼったり，将来にわたって調査したりはしない．

e) RCT[8]

システマティックレビュー・メタアナリシスに次ぐ高いエビデンスレベルの研究デザインである．RCT は，母集団から無作為（ランダム）に抽出された標本を，無作為に介入群と対照群に割り付け，介入の効果の有無を統計学的に比較する．しかし，この方法は，①理学療法士の熟練度が異なること，②理学療法には多様な手技や段階があること，③対照群を非治療群とする倫理的な制約などから，理学療法分野では RCT を実施することは困難という意見が過去にはあった．近年では，①熟練度や多様性は層別化すること，②介入群と対照群に異なる理学療法を行うこと，③対照群に従来の理学療法を行い介入群にはそれに加えて検証したい新たな介入を行うこと，④ベースラインと比較することで，世界的に数多くの RCT が行われている．

f) システマティックレビュー・メタアナリシス[8]

エビデンスレベルの最上位に位置づけられる研究デザインが，RCT のシステマティックレビューを行い，それらをメタアナリシスにより統合したものである．システマティックレビューは特定の疑問に関する研究を網羅的に再現性のある方法で収集し，その時点での結果をまとめたものである．またメタアナリシスは集められた複数の研究結果を統合するための統計学的手法である．世界的に理学療法関連のシステマティックレビュー・メタアナリシスが盛んに報告されている．システマティックレビュー・メタアナリシスは科学的根拠と同義として扱われるが，元になる RCT のほとんどは欧米から発信された結果である．理学療法そのもの，生活文化，保健・医療・福祉制度などの異なる他国の結論を，日本に無条件に適用することの是非は改めて言うまでもない．システマティックレビュー・メタアナリシスの本来の意義は最新の専門情報や介入法選択のための基礎資料の提供であるが，同時に現時点での研究成果の課題を顕在化できるため，EBM 構築の基盤となる RCT を行ううえでの指針ともなる．

g) 診療ガイドライン[8]

研究デザインには含まれないが，臨床研究の最たるアウトプットとして，EBM の推進と診療報酬の適性評価にも使われるため，ここで述べる．診療ガイドラインは，臨床現場において適切な診断と治療を補助することを目的として，病気の予防・診断・治療・予後予測などの最新の情報を基に，診療の根拠や手順について専門家がまとめた指針である．既存のエビデンスのレビューだけではなく，専門家による推奨度が明示されている．また中医協での診療報酬の評価にあたり，学会の診療ガイドラインの情報も求められる．日本理学療法士協会も，2011 年に「理学療法診療ガイドライン第 1 版」を公開している．

診療ガイドラインは，個々の患者に決まった方法を強制するものではなく，個々の臨床場面における意思決定に影響する要因のひとつにすぎない．実際，診療ガイドラインの有効率は 60～95％ とされ，すべての患者に有効であるわけではない．また臨床現場では単独の治療法で対応することは少なく，段階や漸増性もあるが，診療ガイドラインでは多くの場合それらについて示されていない．

b. 研究の流れ

研究の流れのなかで，特に重要なことは，仮説の提案である．

1) 研究の流れ

研究は，ある疑問や課題（研究テーマ）の検証，あるいは探索のために行われる科学的で妥当性のある計画された一連の手続きである[4]（**図 3**）．

研究の流れのなかで，特に重要なことは，仮説

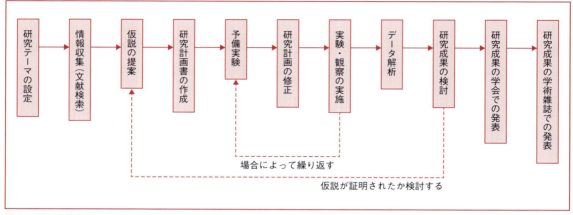

図3 研究の流れ
(野地澄晴:理系のアナタが知っておきたいラボ生活の中身―バイオ系の歩き方.羊土社,p16, 2012より一部改変)

の提案である.研究テーマを設定し,情報収集(文献検索)を通じて考えた仮説に基づき,どのような実験や観察を行えばよいかを検討する.仮説の検証のための実験を行い,もし最初の仮説が実験で証明されなければ,その仮説を棄てて別の仮説を立てる.

2) 研究計画

研究の成否は,研究計画ですべて決まるといっても過言ではない.

研究計画とは,ある研究テーマに対して仮説を立て,情報収集(文献検索)を通じて先行研究やこれまでの理論と照らし合わせることで,仮説を検討し絞る.そして,その仮説を検証するための方法を検討することである.どれほど具体的に吟味された研究計画を立案できるかによって,研究結果が左右され,結果に対する解釈や考察も影響される.

3) 情報収集(文献検索)

文献検索により,設定した研究テーマに関連した情報が収集できる.

文献とは,すでに公表された研究などの記録のことで,他の研究者がこれまで何を行い,何を考えたかが示されている.研究テーマを設定した後に最初にしなければならないことは,そのテーマに関連する文献を探して,理解し,どこまで解決され,残されている課題は何なのかを調べることである.現代の学問や研究は,多くの偉大な先人の才能や努力の蓄積のうえに成り立っている.すなわち,「巨人の肩の上に立つ」という意識を強くもつことが重要である.

> **メモ 巨人の肩の上に立つ**
>
> 「巨人の肩の上に立つ」は,ニュートンのことばとして有名であるが,元々は12世紀のフランスの学者シャルトルのベルナールのことばとされる.ちなみにGoogleの主に学術資料のための検索エンジンであるGoogle Scholar (https://scholar.google.co.jp) のトップページの標語としても使われている.

文献検索は,インターネット上の文献データベースを用いて行うことが一般的である.主に英語で書かれた生命科学分野の文献を検索できるデータベースとしてPubMed,日本語の医学関連雑誌の文献データベースとして医中誌Webがよく用いられている.これらの他に,英語では薬学関連のEMBASEや看護系の文献を収載したCINAHL,日本語ではCiNiiやメディカルオンラインなどがある.

4. 統 計

a. 統計解析

統計解析は，収集したデータから統計学の理論を利用して普遍的な現象を推測する手法である．

研究を行うことで，データが得られる．データはそのままではただの数字である．その数字に意味をもたせるのが，データ解析（図3）であり，統計学が用いられる．統計学は学問であり，ここで正確を期して述べることは到底及ばないことであろう．そこで，ここでは統計解析の基本かつ必須の事項に限り述べる．統計解析の流れを，きわめて簡略化すると，①データをよく眺め，②統計処理（分析方法）を選び，③コンピューターを使用し，④解釈することといえる．

b. 統計解析に必要な基礎知識

1) 母集団と標本

母集団とは，知識・情報を得たいと考えている対象の全体であり，標本とは，母集団から評価やデータ解析を実際に行う対象となる一部分を抽出したものである．

例えば，変形性膝関節症患者を研究対象とする場合，世界中のすべての変形性膝関節症患者が母集団になり，研究者自身が実際に研究対象とした変形性膝関節症患者が標本となる．統計解析とは，研究者自身が収集した標本を対象に，母集団での現象を推定することである（図4）．したがって，1症例を対象として測定したデータを統計処理しても意味がない．

2) 対立仮説と帰無仮説

対立仮説は証明したい仮説であり，帰無仮説はそれと相反する仮説である．

例えば，ある運動療法の有効性を調べる場合，証明したい仮説は「運動療法Aは効果がある」であり，「対立仮説」という．それに対する仮説は「運動療法Aは効果がない」であり，「帰無仮説」という．観察されたデータが帰無仮説に合っている程度が5％未満であれば，その仮説を棄却する．つまり「運動療法Aは効果がある」ことが証明できたことになる．ではなぜ，このようなややこしいことをするのか．カラスが黒いことを証明したいとする．このとき，世の中の黒いカラスをすべて調べることは現実的に不可能である．そうであれば，黒くないカラスがいる（例えば，白いカラスがいる）ということを否定したほうが現実的である．こう考えると，対立仮説と帰無仮説が理解しやすいのではないだろうか．

3) 有意水準

有意水準とは，帰無仮説を棄却する基準のことであり，どの研究分野でも共通の基準である．

有意水準とは，帰無仮説を棄却する基準のことである．有意水準は危険率ともよばれ，P値で表される．P値のPは，probabilityのPであり，大文字イタリック体で記載することが国際標準である．統計解析ではP値を計算し（計算方法は統計処理により異なる），0.05未満（$P<0.05$）であれば，その仮説を棄却できる．つまりP値が0.05未満であれば，帰無仮説の正しい程度が5％未満とみなされる．P値が0.01であれば等しい確率が1％ということでさらに有意な差と考える．これらの有意水準は，どの研究分野でも共通の基準である．

> **メモ　5％未満**
> 5％未満，すなわち起こる確率が100回中5回未満であれば，きわめてまれなことが起こったと考え，仮説を棄却する．なぜ5％なのか．決まった経緯には諸説あるが，いずれにせよ明確な根拠があるわけではなく，なんとなくというのが実際の相場といえる．

4) 測定尺度[1,4]

測定尺度とは，測定したデータの性質に基づく統計的な分類であり，比率尺度（比尺度），間隔尺度，順序尺度，名義尺度に分けられる．

比率尺度では，「何もない」ことを意味する原点0（ゼロ）があるため，数値に倍数の関係が適用で

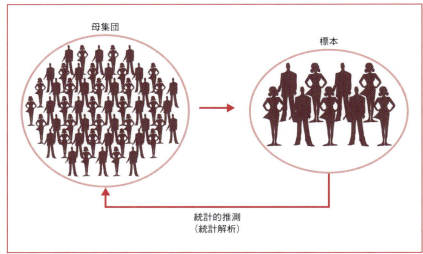

図4 母集団と標本

きる．例えば，100mmVASの20mmと40mmでは，疼痛の程度は2倍として解釈できる．

間隔尺度は，比率尺度と異なり，原点が定まっていないが，目盛りの間隔がどこも等しい．例えば，温度は0°であっても温度がないというわけではない．そのため，10°の2倍の温度が20°であるとはいえない．しかしながら，10°と20°の差である10°と，20°と30°の差である10°は同じ熱量である．

順序尺度は，数値が測定値間の大小関係のみを表す尺度である．MMTやブルンストロームステージは，順序尺度の代表例である．

名義尺度は，性別やカルテ番号などデータをカテゴリーに分類するだけの尺度であり，優劣や大小関係は示さない．

5）量的データと質的データ

量的データは量によって表される変量であり，質的データは属性の性質や内容を示す変量である．

統計解析に用いられるデータは，量的データ（定量データ）と質的データ（定性データ）に分けられ，データの種類がいずれかによって，適用できる統計処理が異なる．

量的データは量によって表される変量であり，数字や数値で表現される．比率尺度，間隔尺度，場合によって順序尺度のデータが該当する．

質的データは属性の性質や内容を示す変量であり，数量という概念がなく，ことばや文字で表現される．名義尺度や場合によって順序尺度のデータが該当する．

6）代表値と散布度[1]

代表値はデータの中心を表す値のことであり，散布度はデータのばらつきを表す指標である．

一般に，収集されたデータは，個人ごとに入力される．しかし，個々のデータを眺めているだけでは，データ全体の特徴がみえてこない．統計解析では，データ全体の特徴を把握するために，代表値や散布度といった指標を利用する．

代表値は，データの中心を表す値のことである．一般的な代表値には，平均値，中央値，最頻値がある．平均値は，データの総和をデータ数で除した値であり，算術平均とよばれる．中央値は，データを大きさの順に並べたときに中央に位置する値であり，順序尺度のデータに適用されることが多い．最頻値は，度数（頻度）の多い値であり，名義尺度のデータに適用されることが多い．

散布度（分布）は，データのばらつき（偏り）を表す指標であり，よく使用されるものに，標準偏差，標準誤差，四分位範囲がある．標準偏差は，

得られたデータがどれほどばらついているかの指標であり，値が大きいほどデータはばらついていることを表す．標準誤差は，データがどの程度平均値に近いかの指標であり，値が小さいほどデータの確実性が高いことを示す．四分位範囲は，データを小さい順に並べたとき，小さい値から1/4番目（25％）のデータを25パーセンタイル値（第1四分位数），3/4番目（75％）のデータは75パーセンタイル値（第3四分位数），そして2/4番目（50％）のデータは50パーセンタイル値（第2四分位数），すなわち中央値の3つで表される．

7）正規分布

分布に正規性があるか否かで統計処理が異なる．

分布は，値を横軸に，確率密度を縦軸にしたグラフとして表される．正規性のある分布（正規分布）は，左右対称の釣鐘型の形をなす（**図5**）．正規分布か否かで統計処理が異なる．正規分布を前提にする統計処理をパラメトリック検定といい，前提にしない統計処理をノンパラメトリック検定という．分布の正規性を検定する統計処理には，Kolmogorov-Smirnov検定やShapiro-Wilk検定がある．

c．統計処理（分析方法）を選ぶ

統計処理には，差や関連性など目的に合わせて，多くの分析方法がある．

ここでは，理学療法研究の統計処理のなかで，最も使用頻度の高いと考える差を分析するための統計処理の選び方のフローチャートを**図6**に示す．

統計処理は，差を分析したい群が2群か3群以上か，さらにその群が独立しているか関連しているかによって異なる．**図6**をみると，データの種類により最後の統計処理は異なるものの，その統計処理を選ぶ過程は同じであることがわかるだろう．

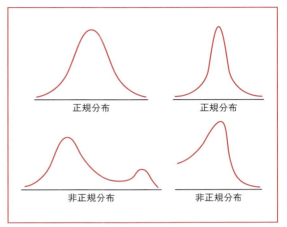

図5 正規分布

メモ　独立と関連

独立とは，例えば差を分析したい2群が変形性膝関節症患者と健常高齢者のように，互いに独立していることである．関連とは，例えば2群が変形性膝関節症患者を対象に術前に得たデータと術後に得たデータの前後の差を分析するときのように互いに関連していることである．

比率尺度と間隔尺度に分類されるデータには，正規性の検定を行い，正規性があればパラメトリック検定を，そうでなければノンパラメトリック検定を行う．順序尺度に分類されるデータには，正規性の検定を行うことなく，ノンパラメトリック検定を行う．また，独立2群のパラメトリック検定にだけ統計処理が2種類，Studentのt検定とWelchの検定がある．2群の分布が等しい（等分散）場合にはStudentのt検定を，等しくなければWelchの検定を行う．

3群以上の差の検定において，パラメトリック検定の一元配置分散分析と反復測定一元配置分散分析，ノンパラメトリック検定のKruskal-Wallisの検定とFriedmanの検定といった分散分析analysis of variance（ANOVA）は，いずれも群内のどこか（例えば，A・B・Cの3群があった場合，AとB，BとC，AとC）に差があることしか検定できず，どの組み合わせに差があるかまではわからない．どの組み合わせに差があるかを検定できるのが多重比較である．多重比較は，分散

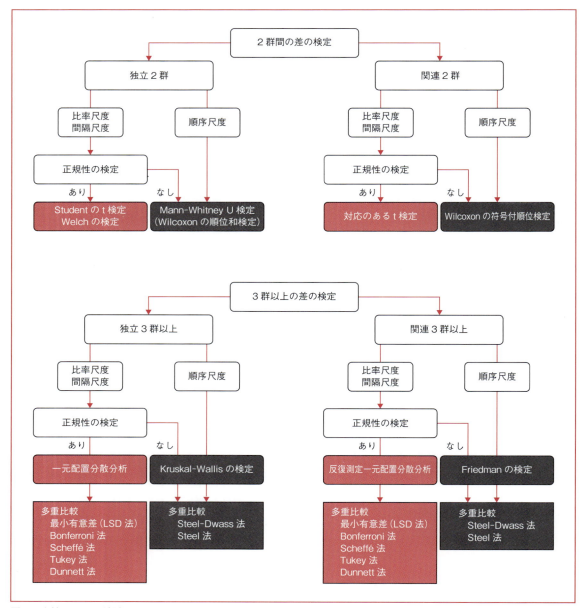

図6 比較のための統計処理の選択フローチャート
赤色のボックス内の統計処理はパラメトリック検定に分類され,黒色のボックス内の統計処理はノンパラメトリック検定に分類される.

分析の種類による違いはなく,パラメトリック検定では最小有意差(LSD法),Bonferroni法,Scheffé法,Tukey法,Dunnett法など,ノンパラメトリック検定ではSteel-Dwass法やSteel法などがある.複数あるため,選択に迷うが,それぞれの方法の特性を考え,選択すればよい.例えば,Bonferroni法は,5群以上では,検出力が極端に落ちるので,使用しないほうがよいとされる.またDunnett法は対照群に対して,他の実験群との間に差があるかどうか検定をしたい場合に使用する.なお,ノンパラメトリック検定でのSteel-Dwass法はTukey法の特性に似た検定で,Steel法はDunnett法の特性に似た検定である.

量的データを扱う分析として,差の分析の次

に，2つの変数の関連性を分析する相関係数が頻繁に行われるので紹介する．統計処理を選ぶ過程は，差の分析と同様で，パラメトリック検定ではピアソンの積率相関係数 Pearson's product-moment correlation coefficient，ノンパラメトリック検定ではケンドールの順位相関係数 Kendall tau rank correlation coefficient かスピアマンの順位相関係数 Spearman's rank correlation coefficient を行う．

この他，量的データと質的データのいずれの複数の変数に関するデータをもとにして，これらの変数間の相互関連を分析する統計処理の総称である多変量解析（重回帰分析，主成分分析，因子分析，判別分析など）など多くの分析方法がある．

d. コンピューターに任せる

実際の統計処理は，統計専用のコンピュータソフトウェアを用いることが一般的である．

代表的な統計ソフトには，SAS，SPSS，JMP，R などがある．これらのソフトの使用方法については，書籍あるいはインターネット上に記述してあるマニュアルが充実しており，そのマニュアルどおりにソフトを使えば，P 値も含めて分析結果が出力される．さらに，その結果の解釈もマニュアルどおりに行えばよい．

e. 統計学的な差と臨床的な差

統計学的に有意に低下したという結果のみならず，分析結果が臨床的にどのような意味があるのかを考察する必要がある．

例えば，観察研究において，高齢者の健康維持では，現状維持あるいは低下を緩やかにできれば，統計解析の結果に，有意差がなくてもそれ自体に効果があることもある．ただし，これが実験的研究で，適切な対照群，すなわち年齢など属性がマッチングしたコントロールとの比較であれば，統計的な有意差が意味をなす．統計学は本来，論理や推論を確実にするための道具であるということを常に念頭におき，研究デザインを工夫するなど，統計学のみに翻弄されてしまうことは好ましくないと考える．

5. 研究成果の公表

a. 公表する意義

新しい結果を得ただけでは不十分であり，公表して，初めて研究は完了といえる．

研究成果の発表は，研究においてきわめて重要なステップである．研究はその成果を発表して，初めて終了したことになる．研究成果は，永く遍く人類の知的資産となるものであることが望ましい．そのためには，成果を公表して，関係者の判断を仰ぎ，有益と思われるものであれば末永く活用されるであろう．たとえネガティブな結果であろうと，それが正しい実験の結果であれば，十分に発表する価値がある．換言すれば，発表することを意識して研究を進める必要がある．研究を公表するための手段は数多くあるが，学術集会・大会での発表と学術雑誌での論文発表が主要な手段である．

b. 学術集会・大会での発表・報告

学術集会・大会での研究成果の発表形式には，口頭発表とポスター発表がある．

1) 学術集会・大会での発表・報告

学会とは，特定の学問分野の会員となり，活動する組織・団体の名称である．それぞれの学会は，学術集会もしくは大会を定期的に開催し，主に会員はその場で研究成果を発表・報告して相互の研究について情報交換し，議論をする場である．したがって，学術集会・大会（以下，大会と略）は，研究の情報収集において欠かすことのできない機会である．国内では，さまざまな大会や研究会が1年中どこかで開催されている．また，国際学術大会には，世界各地から2〜4年に一度，何千人もの参加者が集って開催されるが，大

きな国際大会と少人数の専門家だけが集まる国際会議とがある．そこでの発表・報告（以下，発表と略）は，その学会に加入する会員にとって重要な学術活動である．発表には主に，口頭発表とポスター発表とがある．これらの場で，奥が深く，適切で理想的なプレゼンテーションをすることは困難である．したがって，以下，口頭とポスター発表について認知しておく基本的な事柄について述べる．

2）口頭発表
a）演題登録

演題登録は，口頭発表，ポスター発表いずれでも，大会で研究成果を発表するために，最初に行うことである．通常の大会では，それが開催される半年以上前に，研究の抄録を送付し，演題登録を行うことが求められる．抄録の形式は大会によって異なるので，執筆要項に厳密に従って作成する必要がある．演題の採否については，大会の開催日の数ヵ月前に，大会事務局から通知がくる．

b）発表時間

発表時間は，通常7〜15分で，その後に3〜5分の質疑応答の時間がある．発表時間を厳守するのは，最低限のマナーである．

c）スライド作成

スライド作成には，一般的にMicrosoft PowerPointが用いられる．使用するスライドの枚数は，発表時間との兼ね合いを考えて決める．目安は1枚1分とする．文字よりも図表のほうが説明に若干長めの時間を必要とするので，1枚ごとの映写時間は異なる．何をポイントとして発表するかが決まれば，発表時間によりおおよそのスライドの枚数が決まる．10分の発表であれば，スライドが10枚で，最初の2〜3枚が序説，次の1〜2枚が方法など，3〜4枚が結果，1〜2枚が考察，最後の1枚が結語とするのが標準的な発表のスタイルである．

d）発　　表

発表は，言うまでもなく人前で話をすることである．人前で話すことの得意・不得意な人もいるが，発表の最大の目的は，発表内容を聴衆に理解してもらうことであることを意識・認識しておくことである．

実際の発表のときに使用するか否かは別として，発表内容をわかりやすく，正確に話すためにも，しっかりとした発表原稿を作成し，十分に練習することを薦める．練習では，話す時間を発表時間内に収めることは当然として，原稿を丸暗記するのではなく発表の際に重要なポイントとなるところを覚える．初心者にはきわめて難しい要求であるが，可能な限り発表原稿を読むのではなく，要点をポインターなどで明示しながら，聴衆者に話しかけるように内容を伝えるのが，コミュニケーションのコツでもあり，望ましいことである．

e）質疑応答

発表が終了すると，質疑応答の時間になる．あらかじめ，質問を予想し，答えを用意しておくのがよい．発表者は質問の意味をよく理解して答えることに心がけ，自分勝手に質問を解釈することは好ましいことではない．もしも，質問内容を理解できないときは，再度質問を繰り返してもらってから答え，不明確であれば，質問の内容を質問した人と確認した後に答えると，コミュニケーションがとりやすい．また，質問に明確に答えられない際には，曖昧に答えるのではなく，適切に答えられない旨を伝えることが真摯な態度である．

3）ポスター発表

最近では，主題演題を口頭発表，一般演題をポスター発表とする形式が一般的になりつつある．通常，ポスター発表は，参加する大会事務局で決められた掲示板のサイズに合う発表内容を記載したポスターを貼付する．人に情報を正しく伝えるという点で，ポスター発表は与えられた掲示板の範囲内ではあるが，論文のような多量の文書を使うことや何枚もの写真や図を使うことが可能であり，その意味では理想的な発表形式といえる．さらに，長時間，研究成果を提示できるため，多く

の参加者に自分の研究成果の重要性をアピールできるチャンスがある．

理想的なポスターとは，聴衆の興味を惹きつけ，概要を短時間で理解できるものである．惹きつけるとは，奇抜なデザインのポスターという意味ではなく，内容を工夫して，研究の要点を明確にするということである．また発表者が不在の時間帯であっても，図表と照合しながらポスターを読むだけでも内容が理解できるように作成しておくことが大切である．

c．論文発表

論文発表は，研究成果を論文としてまとめ，学術雑誌に掲載して公表することである．

1）論文発表

論文発表は，大会発表以上に，研究成果を公表するための重要な手段である．なぜなら，自ら行った研究によって得られた成果を，研究論文という形で残し，しかもより多くの人々に拝読してもらう機会があるからである．研究論文は，査読を受け，学術雑誌に掲載された論文である．

> **メモ　査読**
> ピア・レビュー peer review ともいう．研究論文の審査方法である．peer は同僚・仲間の，review は審査の意である．研究分野の近い専門家が研究内容を吟味し，公正に評価するために行われる．

2）論文の形式

a）IMRAD

医学関連雑誌では，論文の内容を項目別にまとめる形式，すなわち IMRAD（イムラド）形式を採用しているのが多い．IMRAD の名前は，Introduction（序論），Methods（方法），Results（結果）And Discussion（考察）の略である．IMRAD の構成をとる論文には，これらの4つの項目が含まれている．ただし通常は，introduction の前に title（タイトル，標題）を記載することや，title の後に abstract（アブストラクト，抄録）を付記するのが普通である．その他，文章の最後に references（引用文献），必要に応じて，acknowledgments（謝辞）や appendix（付録）を付記する．

b）序論 introduction

序論の目的は，研究を始めた理由を明確にすることである．①今回の研究を行った理由（今回の研究の背景となった疑問・課題を述べる），②文献のレビュー（研究テーマに関連がある他の報告に触れ，それに不足している点を指摘し，さらに研究が必要である理由を述べ，今回の研究のノイエス neues（新規性）を明確にする），③今回の研究の目的（研究の目的を序論の最後で述べ，場合によって今回の研究の意義を述べる）という順番で記載する．

c）方法 methods

論文の対象によって，対象と方法あるいは材料と方法とも記載される．通常，前者はヒトを対象とした研究の場合，後者はヒト以外を対象とした場合に用いられる．方法では，第三者が追試を行う場合に，同じ研究を正確に再現できるように情報を提供することが重要である．また，倫理委員会の承認を受けたことも記載する．そして導き出された結果をどのような方法で評価・分析したか，統計処理も含めて記載する必要がある．

d）結果 results

各実験の結果を小見出しにして，方法に従って得られた結果を順に論理的に，かつできる限り明瞭・簡潔に記述する．何を伝えたいのかをよく考え，意味のあるものを中心に記述する．また，特に強調すべき事柄を除いて，図や表で示した結果を本文中で反復することは避ける．

e）考察 discussion

考察では，最初に序論でとりあげた疑問に対する解答を簡潔に述べる．そして，この解答の意義や位置づけについて，得られた結果を支持する過去の自分や他の研究者の研究結果を引用して考察する．また逆に，この解答に対立する研究結果がある場合は，それらを引用して考察する．さらに，この研究の限界やこの解答をどこまで一般化できるのかについての議論も忘れてはならない．

最後に結語を述べて締めくくる．

f) アブストラクト・抄録 abstract

アブストラクトは，論文の内容を忠実に反映するようにし，研究の新しい重要な面はしっかり強調して，論文の概略を端的に示し，タイトルから予想される疑問への解答を示す．これらのことから，アブストラクトは，論文完成後に書き始めたほうがよいと思える．

g) タイトル・標題 title（副題を含む）

タイトルは，いわば研究論文の第一印象となる重要な顔であり，論文の内容を最も少ないことばで適切に表現することである．論文完成後に，論文の実際の内容や強調したいことを明確に反映するように，何度も熟慮を重ねて決定する．

副題は曖昧なタイトルを具体的にする役割があるが，副題が要らないように記述するのがより良いだろう．

3) 論文の投稿から学術雑誌での掲載まで

a) 論文投稿

論文投稿から雑誌掲載までの流れには，採択の可能性がある場合，編集委員会との査読・修正の流れと，採択後のゲラ原稿の校正の流れの2つがある．最近の論文の投稿は，オンラインで行うことが標準になっている．

b) 査読・判定

雑誌によっては，投稿論文は無条件に査読者（レビューアー reviewer）に回送されるが，一部の雑誌では編集委員会の段階で査読に回すものと，その場で不採択（リジェクト）になるものが選択される．通常，編集委員会は論文の内容から審査にふさわしい専門家を選出し，査読を依頼する．審査は，複数の査読者（2～3人）と編集者によって行われる．なお，国際誌では，査読者は世界中から選出されることはいうまでもない．

投稿後，数ヵ月すると，編集長名で判定の通知がEメールで送られてくる．おおよその査読期間は，判定には，① accept（アクセプト，論文をそのまま受理してよい），② minor revision（若干の修正の必要あり，正しく修正されれば，掲載してもよい），③ major revision（大幅な修正の必要あり，著者による修正後，再度査読される），④ reject（リジェクト，掲載拒否であり，同じ内容での再投稿も認めない）の4つがある．①はまれであり，多くは②あるいは③である．その場合は，査読者と編集長のコメントをよく読み，論文の修正や必要な追加実験などを行い，指定された期日内に，修正後原稿を送付する．④の場合は，コメントを吟味し，取り入れるべきは取り入れ，論文の内容を改善し，改めて別の雑誌に投稿することになる．

c) 再投稿

minor revision あるいは major revision の場合，論文を修正し，再投稿することになる．この論文修正の過程を revision あるいは revise という．

d) 校　正

校正とは，論文が編集委員会でアクセプトされた段階で，印刷所から送られてくるゲラ原稿（校正刷り）と元原稿を見比べて，活字の組み誤りや不備などを修正することである．この段階で，新たな内容を加えることや大幅な修正はできない．ただし，原稿のときに気づかなかった不備をそのまま印刷されては困るので，訂正が必要であれば，行の増減がない範囲での校正は可能である．

英語論文では，雑誌のウェブサイトで，校正前あるいは校正後の論文を，in press（印刷中）として，オンラインで公開する場合が多い．併せて，PubMedにも収載される．校正が終了すると，出版されるまでに数ヵ月を要するが，これは国内の雑誌でも大差ないといえる．

e) 論文別刷

別刷（リプリント）reprintは，雑誌に掲載された著者の論文のみを別に綴じた小冊子で，表紙をつける場合とつけない場合とがある．校正の段階で，必要部数を注文する．有料か無料かは雑誌による．英語論文の場合，無料のPDF形式の別刷も選ぶことができる．

結　語

　厚生労働省の「平成24年簡易生命表の概況」から，たとえ日本の三大死因（悪性新生物・心疾患・脳血管疾患）による早期死亡を根絶しえたとしても，平均寿命を約5～6年程度延ばすことのみに寄与することが明らかになった．これは寿命が生物学的限界に近づいていることを示唆し，今後の医療の目的は命を延ばすことから健康寿命を延ばすことへシフトしていくことになろう[9]．この健康寿命の延伸こそが，理学療法士の職能を最大限に活かす場になるのではないかと考える．そこで中核的存在として活躍するためには，研究を通じて，理学療法の学問的基盤を確立し，科学的根拠に基づいた治療を提供することが求められる．

　前述のとおり，厚生労働省はEBMの推進を国家的事業として位置づけており，エビデンスは診療報酬の適正評価の根拠にもなる．そのため，医療界では，RCTをはじめとした臨床研究の結果に注目し，そこから生み出された診療ガイドラインを重要視してきた．近年，膨大な情報の集積「ビッグデータ」が医療界にも適用されてきている．理学療法分野でも，世界的にはRCTが盛んに行われるようになってきたが，さらに変革を迫られる可能性がある．日本国内だけに限っても，日本外科学会を基盤とする外科系諸学会のNational Clinical Database（NCD）が，世界有数の膨大な全数調査から，新たなエビデンスを創出している．例えば，従来は検証対象になりにくかった医師の技術（経験年数）の差のエビデンスをだしている．これは，経験年数に依らず一律の診療報酬しか請求でない理学療法士にとっても重要な課題と思える．

　現在では，日本国内と国外の理学療法研究の水準の差はほとんどなくなり，むしろ最先端の分野もある．しかし，特に職能に直結する科学的検証はいまだ端緒の段階にあり，よりいっそう推進を加速する必要がある．日本人を対象にした理学療法の有効性の検証，費用対効果，評価基準の確立が喫緊の課題としてあげられる．これらに関するエビデンスを蓄積し，診療ガイドラインに反映させ，臨床現場に普及させる仕組みを作り，診療報酬の適正評価が実現するような基盤の構築が期待される．

文　献

1) 森山英樹：理学療法研究の進めかた―基礎から学ぶ研究のすべて．文光堂，2014
2) 田中　亮：診療報酬の適正評価に向けた運動器理学療法の研究戦略．理学療法学 41（Supplement 1）：140，2014
3) 藤原正彦：数学者の休憩時間．新潮社，1993
4) 内山　靖（編）：理学療法研究法 第2版．医学書院，2006
5) 酒井邦嘉：科学者という仕事―独創性はどのように生まれるか．中央公論新社，2006
6) 三浦有紀子，仙石慎太郎：博士号を取る時に考えること取った後できること―生命科学を学んだ人の人生設計．羊土社，2009
7) 公益社団法人日本理学療法士協会：EBPT用語集．http://www.japanpt.or.jp/academics/ebpt_glossary/，2015
8) 森山英樹：運動器障害理学療法におけるエビデンス．運動器障害理学療法学テキスト 改訂第2版，細田多穂（監），高柳清美，中川法一，木藤伸宏，細田昌孝（編），南江堂，2015
9) Klag MJ，井村裕夫，福原俊一："プライマリ・ケア医"と"臨床研究"が支える未来の健康長寿社会を見据えて．週刊医学界新聞 第3074号，2014

〔森山英樹〕

Ⅱ. 理学療法学専門教育科目の概要
―意義と基本的な方法論

1 理学療法評価学

序説

理学療法は，自然エネルギーを活用することを治療原則としており，その歴史は，Hippocrates以前に遡ることができる．治療には太陽光，温泉，水，火などの自然エネルギーが活用され，それぞれの領域で発展の歴史が刻まれてきたが，1923年になり，「理学療法」という名称で総称されるようになった[1]．その後も他の医療と同様，時代の要請によって対象，目的，方法などその内容が変遷して現在に至り，理学療法評価も同様に変遷してきている．

理学療法は，疾病診断に基づく医師の処方や依頼により開始されるが，理学療法士が対象者に応じた最適の理学療法計画を考えるうえで，重要な最初の過程が理学療法評価である．医師は疾病を診断するのに対して，理学療法士は対象者に応じて日常生活活動の基本的動作からスポーツ活動でみられる卓越した運動・動作まで，対象者の運動機能レベルがいかにそれぞれの活動の遂行に影響を及ぼしているかについて評価する．そして，多様なニーズのある対象者の個別の理学療法プログラムを立案し実施するうえで理学療法「評価」は必須のプロセスで，評価の質自体が理学療法の質を左右するといっても過言ではない．

ここでは，理学療法における理学療法評価の概要について解説し，具体的な症例を通じた評価の実例とプロセスについて例示し，理学療法評価の重要性について述べる．

1. 理学療法評価と国際生活機能分類

a. 国際障害分類（ICIDH）と国際生活機能分類（ICF）の考え方

国際生活機能分類 International Classification of Functioning, Disability and Health（ICF）は，人間と環境の相互作用を示す枠組みであり人の健康状態を連続的に捉えるモデルで，アスリートの運動能力から介護予防までを理学療法の対象とする視点を与えた．

国際障害分類 International Classification of Impairments, Disabilities and Handicaps（ICIDH）（図1）は国際疾病分類の補助分類として1980年に誕生した．その国際疾病分類 International Statistical Classification of Diseases and Related Health Problems（ICD）は，死因と疾病の国際的分類の統計基準となっており，その年次経過によると，2012年に肺炎が死因の第3位になったものの，1960年以前に死因の上位を占めていた結核，肺炎，胃腸炎といった細菌感染による疾病が，ペニシリンをはじめとする抗生物質の発見および開発によって劇的な治療効果が得られ，1960年以降は，悪性新生物，心疾患，脳血管疾患が死因の第3位まで占めるという疾病構造の変化をみることができる．心筋梗塞などの心疾患は心機能の低下をきたし，脳血管疾患では脳の機能低下により運動麻痺や感覚をはじめ多彩な機能低下の起因になる．このような疾病に起因する機能低下により，社会生活を営めなくなるという状況が生まれてきた背景のなかで，疾病分類の補助として国際障害分類が必要となった．

世界保健機関 World Health Organization（WHO）が定義した国際障害分類は，障害（著者注：国際障害分類の当時厚生省による正式な日本語訳が障害を使っているのでここでも使用）を疾病から直接生じてくるとされる機能・形態障害 impairment，機能・形態障害により生ずる能力低下 disability，機能・形態障害や能力低下によって

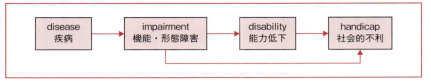

図1 WHO国際障害分類（ICIDH）(1980) の障害構造モデル

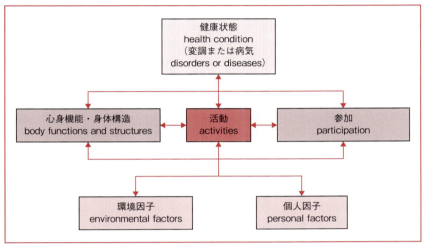

図2 WHO国際生活機能分類（ICF）(2001) の生活機能モデル

もたらされる社会的不利 handicap と障害を3つの階層に分類した．理学療法において対象者が社会に適応するための課題を見つけるとき，社会的不利から下位構造の能力低下，機能・形態障害と分解し3つの階層で障害の構造を考えることが，理学療法の対象と手段，目的を設定する根拠となり，機能低下や能力低下のもつ意味を説明することを可能にしている．

2001年に採択された国際機能生活分類（図2）は，機能低下や能力低下といった否定的因子に力点を置くことなく，肯定的側面や促進因子をとり入れて，疾病から健康状態を含み中立的な用語が示されるようになり，疾病がなく単に高齢であるといった状態など，広い範囲で対象を捉えることを提唱している．また，生活機能の要素では，心身機能・身体構造，活動，参加，加えて環境因子や個人因子といった背景因子のそれぞれが相互に作用しているとし，これらすべての構成要素が人間の健康状態に作用しているという見方を示している．

理学療法評価のなかでもICFの枠組みを活用して，社会参加制約者（本書では障害者の呼称をICFに準じて社会参加制約者とする）の心身機能・身体構造の変化や活動における課題を捉えることができ，またその対象者を支援する家族，医療，保健，福祉分野の従事者間で共通理解をもつことも可能となる．ICIDHでとり上げ提唱していた考え方では，社会的不利が能力低下，機能・形態障害，疾病という下位構造で構成されると考えていたが，ICFでは，社会参加の状態は，個人の活動の状況は個人の心身機能・身体構造の状況により決まり，正常と異常の境界線があるのではなく連続した機能の状態と捉え，それらすべてが遺伝，家族因子，成長，地域，学校，職場などの個人と環境の因子との相互関係に大きくかかわりがあるという捉え方に変わった．その結果，理学療法の対象を「身体に障害のある者」に限定するのではなく，現在の理学療法士への社会の要請は「機能の状況に応じた理学療法の提供」となり，介護予防や健康増進への貢献が求められていることの大きな根拠となっている．

b. 理学療法評価の重要性

医学および医療の進歩により増加した社会参加制約者の有効な理学療法支援の確定が，理学療法評価においては重要である．

診断技術と治療薬の飛躍的な進歩が多くの疾病を治療できるようになったが，結果的に心身機能・身体構造の変化や活動制限を発生させ社会参加が制約される人々が増えることになった．医療に求められる役割は，疾病診断を確定し治療すればよいという時代は過ぎ，心身機能・身体構造の変化，活動制限，そして，社会参加の制約まで考慮し専門的な支援が求められるようになった．そのことは，多くの専門職がそれぞれの専門的観点で行う必要がある．特に，理学療法評価は，身体運動や身体動作の課題を解決するために，個人と社会の相互関係を評価することが求められている．先天性疾患，難病，高齢による心身機能・身体構造の変化と活動制限の改善，慢性疾患の予防，身体運動や身体動作の向上，健康の維持・向上などを支援するという点では，今後もますます理学療法士の役割は大きくなると思われる．

c. 理学療法評価の対象と目的

ICFに準拠した理学療法では，疾患を起因とするものに限らず心身機能・身体構造の変化と，それに関連する活動制限や社会参加状況を広く評価の対象とする．

治療医学では，身体の部位または臓器別に細分化し，各専門による検査と診断，治療が行われる．しかし，理学療法では，各疾患特有の心身機能・身体構造の変化だけではなく，さまざまな疾患に共通して起因する心身機能・身体構造の変化も対象とする．つまり，骨折の治療としてギプス固定後に発生する関節可動域制限と脳梗塞後の運動麻痺で不動によって発生した関節可動域制限は，それぞれ異なった疾病ではあるが，共通して起因している関節可動域制限が理学療法の適応となり，それらに関する理学療法評価の視点が必要となる．

そして，理学療法評価の目的は，第一に対象者の呈する心身機能・身体構造の変化，活動制限の程度と課題を明確にすることであり，治療の目標を設定することである．ここで重要なことは，対象者の個人因子と環境因子とを考慮することで，例えば，手の小指切断者において，同じ心身機能・身体構造の変化であっても，職業がピアニストである症例と一般事務職の症例では，小指切断の意味（価値づけ）が全く異なり，そのことを把握することが理学療法評価では大切で，個人因子や環境因子を考慮した評価を行い，治療目標を定めることが重要である．第二に心身機能・身体構造の変化，活動制限を対象とした治療プログラムを立案し実施することである．そして最後に，常に適切な理学療法を提供するために治療効果を判定し，目標設定や治療内容を再設定することが重要となる．この治療効果の判定では，実際に心身機能・身体構造の改善によって，活動制限も改善し，それが実際に実用性のある活動として実行され，社会参加制約を改善させたのかどうかを評価することである．この理学療法評価には，疾病を踏まえた予後の予測と予防的観点からの治療プログラムの立案・実施も含まれる．

ICIDHに基づく古い疾患-障害モデルではなく，ICFに基づく生活機能モデルでは社会参加の状況を対象者の活動と心身機能・身体構造の状態によりどのように影響されているのかを，個人・環境因子との相互関係の中で捉え理学療法で改善できることを提案することが理学療法評価の目的となり，その対象は疾病に起因する機能低下にとどまらず健康な状況および社会参加に必要な機能の向上までも含まれる．

d. 疾病診断と理学療法評価の目標の違い

理学療法評価は器官・組織レベルから，個体レベル，社会レベルへとマクロ的な方向へ向かっており，ICFに準拠する現在はより社会参加制約に集約される視点が重要である．

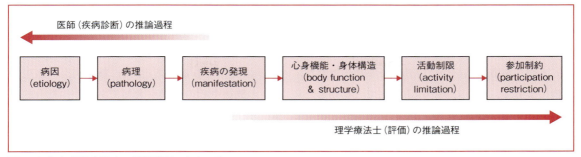

図3　医師と理学療法士の推論過程の方向の違い

　疾病の診断とは，症状をみることから始まり，病気の原因を追及し疾病の診断名を決定する医師の臨床推論過程である．理学療法評価は，病気の症状から心身機能・身体構造の変化を把握し，それらが関与する活動制限を評価し，対象者が置かれている社会的な環境とのかかわりを分析する理学療法士の臨床推論過程である．これは人体の構成の階層性から考えると，診断は器官・組織レベルから分子・原子レベルへミクロ的な方向へ向かうのに対し，理学療法評価は器官・組織レベルから，個体レベル，社会レベルへとマクロ的な方向へ向かっており，分析し推論する方向が逆向きといえる（図3）．

2. 医師の診断と理学療法士の評価

a. 医師の診断

　医師の診断は症状からその病因を追求しその治療法を確定する過程で，よりミクロな分子レベル（分子診断）に至ることもある．

　医師の診断は，問診から始まり，さまざまな検査を実施しながら診断名を確定し，治療方針を決定することである．

1) 診断 diagnosis

　直接診断法と間接診断法があり，間接診断には除外診断や治療的診断なども含まれるが，10～20％程度の確立で誤診を免れない難しい推論過程である．

　人が身体の具合が悪くなって病院や医院を訪れたとき，最初に「今日はどうされましたか」，「その症状はいつからですか」などの問診が医師により行われる．そして，視診，打診，触診，聴診などの診察が行われ，必要と思われるX線写真やコンピュータ断層撮影 computed tomography（CT），核磁気共鳴画像法 magnetic resonance imaging（MRI）などの画像撮影や，血液や尿の臨床検査が実施される．そしてこれらの結果を踏まえ総合的に疾病の名称を付けることを診断という．診断とは病気の本体を知り，病名を決定することである．英語で diagnosis，その語意は，通して（dia）知ること（gnosis），すなわち「知りぬく」ことである[2]といわれている．

　症状を取り除くことに終始した過去の医療も，顕微鏡の発見に始まる物理学，化学，生物学などの自然科学の発展と進歩により，より正しい病名決定のプロセスが行えるようになりその正確性は飛躍的に向上した．しかし，さまざまな調査によるといまだに約10～20％程度の確率で誤診（診断を誤る）があるのも事実であり，診断という推論過程の難しさがうかがえる．

　診断はその方法により，直接診断法と間接診断法とがある．直接診断法は，その病気を特色づける症状や所見を見出して診断をつける方法で，例えば，血液や便の中に菌を発見するとか，特有の発熱症状や臓器肥大などの所見を基に診断する方法である．間接診断法は，直接診断の陽性所見が

不十分なため診断が確定できないときに，症状や所見によりさまざまな病気を除外（除外診断法）し，最後に残った病気を選択する診断方法である．また，ある見当をつけ特効的な薬物の特別な処置によって，その効果をみることで，奏効したときに，その治療方法によって病気の名称を決定する治療的診断法も間接診断法の1つであるが，直接治療に結びつき症状が改善する点で優れている．

2) 診断の過程

医師の診断には病歴聴取，診察，検査などが必ず含まれるが，その順序は必ずしも一定ではなく，むしろ臨床の状況によって変化する．

a) 病歴の聴取

以下のような項目を丁寧に聴くことは，情報を得るうえで重要であることはいうまでもないが，大きな不安を抱えて目の前にいる患者の不安を和らげ，信頼関係を築く始まりになるということも大切な目的となるので，十分な配慮が必要となる．

(1) 主訴 chief complaint

"今日はどうされましたか"と，患者の訴えで最も重要（苦痛・不安に思っていること）と考えられるものを聴く（発熱，痛みの部位と程度と質，はれ，発疹，喀血，嘔吐，動悸など）．

(2) 現病歴 present history

今回，病院や診療所を訪れた不安や苦痛（現症）を発する現在の病気（現病）の経過で，発病から現在までの経過を聴く．いつ，どこに，どんなふうに病気が始まり，どんな経過をたどっているかを聴く．

(3) 既往歴 past history

過去に発病した病気とその経過を聴く．特に，現病や現症にかかわりのあるものは注意深く聴くことが重要である．また，過去の治療の内容とその結果，手術を受けたことがあれば，その手術名や内容についても聴いておくことが大切である．

(4) 家族歴

親族や同居者など家族の病気の有無や死因，健康状態などを聴く．遺伝性疾患や感染症，体質的因子に関係のある疾患（がん，糖尿病，高血圧など）の既往やその有無も大切であるが，社会的環境，毎日の生活，趣味，家屋状況など，患者の生活像を知ることも必要となる．

b) 診 察

病歴の聴取に基づいてある疾患群を想起し，その確認を行うようにさまざまな操作を患者に加えその反応をみる一連の行為であるが，この時点で想起される疾患群を限定することは，結果的に誤った診断の可能性が大きくなり注意する．

(1) 問 診

主訴，現病歴，既往歴，家族歴などの病歴の聴取から始まる一連の患者との問答で，患者との会話の中で精神疾患や認知症などの有無もみることができる．

(2) 視 診

患部の状態を目でみることにとどまらず，患者の顔色，皮膚の色，体格，栄養の状態などをみる．

(3) 触 診

身体各部を手指で触って，皮膚温，腫れの大きさ，かたさ，脈拍のリズムや強さなどをみる．

(4) 聴 診

一般には聴診器を用いて心音や心雑音，頸動脈雑音，呼吸音などを聴く．聴診器を用いるものを間接聴診といい，直接体壁に耳をつけて聴く直接聴診もある．

(5) 打 診

主に胸部と腹部に非利き手中指を置き，その遠位指節間関節を利き手の中指で叩きその音を聞き，液状物の貯留などを知る．また，ハンマーを使って四肢や体幹の骨格筋の腱を叩打し，骨格筋の反応をみることも打診である．

c) 検 査

病歴聴取や診察により想起した疾患群のなかより疾病の確定診断をするために行うもので，検体

検査，生理機能検査，画像検査，内視鏡検査などがある．これらの臨床検査により，病気とその原因を推定し，疾病の程度を判定することで治療の効果判定や疾病の経過をより客観的に知ることができる．

ルーチンに行われる一般検査，血液検査，臨床化学検査などの基本的な検査によって仮の診断を下すことが可能となるが，より詳細な検査の計画を立て，臓器系統別に第一次のスクリーニング検査を行い，診断の確定を行う．

(1) 検体検査

検体検査には次のようなものがある．尿，便，血液や分泌液などの検体を採取分析する検査で，尿や便を扱う一般検査．赤血球，白血球，血小板などの血球成分の検査を行う血液検査．血漿や血清中の蛋白，脂質や糖などを分析する臨床化学（生化学）検査．外来性の抗原や自己の抗原に対する抗体など免疫学的な方法の検査が行われる免疫・血清検査．細菌やウイルスの検査を行う微生物検査．病原体やヒトの遺伝子分析を行う遺伝子検査などがある．

(2) 生理機能検査

心電図検査，負荷心電図検査，肺機能検査，血圧脈波検査，筋電図検査，脳波検査などが含まれ，検査室や病室などで患者に接して行い，検体のみだけで行う検体検査とは異なる．

(3) 画像検査

代表例はX線検査である．放射線を用いるが，物体を走査しコンピュータで画像処理し格段に見やすくしたものがCT検査である．MRI検査は，核磁気共鳴現象を利用して生体内の内部情報を画像にする方法で，X線検査やCT検査のような放射線被曝がなく，画像のコントラストが高く見やすいが，検査時の閉塞性と騒音が被検者に相応の苦痛を与えるという欠点がある．その他，超音波を対象物に当ててその反響を映像化する超音波検査も頻繁に行われている．

(4) 内視鏡検査

光ファイバーやCCDカメラ (charge-coupled device camera) により直接内臓内腔を観察する検査で，視認する光学系とは別に，洗浄，注入，散布，吸引，切除など別のチャネルが装備されたものが多く，検査と処置が同時に行える．

d) 臨床推論と診断

医療の真髄は困っている，苦しんでいる患者を楽にすることである．よって，治療が優先される実利主義的見解が重要であり，診断が目的ではないといわれている．よって，医師の診断と臨床推論について明確な理論はいまだ明らかになっていない．その教育は，指導医が徹底的に個別指導することが望ましいと考えられているようである．無暗に検査を行うことは臨床推論の思考から外れており，必要な検査を考えることが診断の臨床推論につながるといわれている．問診から検査まで，さまざまな情報と検査結果に基づいて臨床推論が行われたうえで診断されることが重要である．

b. 理学療法士の評価

理学療法士の評価は対象者の心身機能・身体構造，活動の状態を把握し，対象者の社会的環境やニーズと照らし合わせて，対象者自らが社会参加できるように情報を分析し課題を整理することである．

1) 評価 evaluation, assessment

ICFに準拠した理学療法評価は社会参加の制約について把握することにつきる．

理学療法評価とは，対象者（患者，社会参加制約者，健康増進やスポーツ運動の向上を願っている人々など）の身体運動機能や動作能力の状態や身体運動機能を測り，活動制限とそれらに起因した社会的な参加制約について検討する臨床的な推論過程である．その目的は，対象者の現在の心身機能・身体構造の変化活動制限の状態，対象者の社会的環境やニーズを知り，それらの改善のための理学療法介入方針と計画を立案するための情報や課題を分析し整理することである（**図4**）．

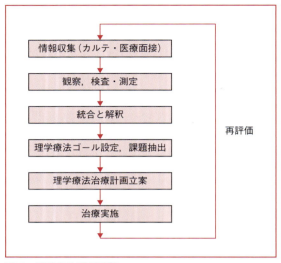

図4　理学療法評価過程

2) 評価の範囲

活動の制限については，基本的動作能力に加えて，応用的動作能力や対象者の個人因子と関係する生活関連動作についても評価する必要があり，疾患による評価範囲の限定はなく機能低下を訴えるすべての人が対象となる．

活動の制限については，基本的動作能力に加えて，応用的動作能力や対象者の個人因子と関係する生活活動制限を改善するために，心身機能・身体構造の変化の部位，程度，範囲，そして残存能力の程度を把握する必要がある．また，心身機能・身体構造の変化には疾病から直接起こる一次性と，疾病とは関係なく二次性の心身機能・身体構造の変化がある．二次性は，長期臥床などによる廃用症候群（関節可動域制限，筋力低下，筋持久力低下など）である．一次性と二次性の心身機能・身体構造の変化を区別し，二次性の予防も視野に入れた治療計画を立案し，実施する．

3) 評価の過程

理学療法士による評価には以下の過程があるが，姿勢全体の観察や歩行をはじめとする運動や動作の観察とその分析が特に重要である．

a) 診療記録チャートからの情報収集と医療面接

はじめに，診療記録チャートからの情報収集であり，対象者の氏名，性別，年齢，家族，診断名，現病歴，既往歴，合併症，治療内容と経過などの基本情報を収集する．不足している情報については，直接，関係している他部門の医療スタッフより収集する．

その後の医療面接では対象者と直接的に対話することで，さらに個人に関する情報を収集する．さまざま情報を正確に聴くことから始まるが，同時に対象者に信頼される関係を築くことが大切で，対象者の気分が落ち着いて自由に話ができ，他人に話を聞かれる心配のない環境（診察室，検査室，面談室など）で行う．室内は明るく，対面で話せる十分な広さ，騒音のない場所を選ぶことがことのほか大切である．また，面接者は友好的な態度で対象者がリラックスできるように努める．

対象者と十分にコミュニケーションがとれていないと思われたときには，家族や知人の協力を求める必要がある．認知症や高次脳機能不全（失語症，失行症，失認症）がある場合も同様である．

(1) 主　訴

病歴聴取と異なり，症状や心身機能・身体構造の変化，活動制限などを聴くことになる．腰痛，関節痛，筋肉痛，その他の運動器痛，関節の腫れや熱感，知覚異常の場所と程度，しびれや麻痺，不随意運動，そして生活活動や対象者独自の動作などの困難性や苦痛は何よりも詳細にしっかりと聴く必要がある．

(2) 現病歴

病歴聴取とほぼ同じで発病から現在までの現病の経過を聴くが，理学療法評価では，心身機能・身体構造の変化や活動制限の経過も聴く必要がある．

(3) 既往歴

病歴聴取とほぼ同じだが，廃用症候群などの存在を知るうえでも，過去の心身機能・身体構造の変化，活動制限の歴史を可能な限り詳細に聴く必

要がある．また，治療の経過を聴くことも，現在の心身機能・身体構造の変化や活動制限を把握する参考になる．

(4) 日常生活活動や動作能力の状況

理学療法士にとって，動作能力の状態を把握することは大切である．また，対象者がどう思っているのかを聴取することは心身機能・身体構造の変化，活動制限，社会参加制約と対象者のニーズを考えるうえで重要である．

①歩行，②移乗動作（ベッドと車いす，車いすと便器の間の乗り移りの動作），③更衣，④食事動作，⑤整容動作などの実用性について判定する必要がある．実用性には，安全性，安定性，遂行時間，持久性，社会性の5つの要素がある．ただし，これらの実用性は，対象者側の心身機能・身体構造の変化や活動制限だけによって規定されるものではなく，個人因子や環境因子にも影響される．量的基準は，見守り（近位監視と遠位監視），部分介助，全面介助などの段階づけで行い，質的には，動作の分析を行う．

(5) 対象者の個人的情報

対象者が積極的か消極的（慎重）かなど，物事に対応する個人差を把握し，それを考慮して運動・動作能力の向上を図ることが必要となる．対象者のさまざまな個人的情報を理解することは大切である．①職業（職業歴），②生活環境（家屋構造，同居人，家庭でのキーパーソン），③経済的状況，④生活習慣，⑤趣味，⑥教育レベル（最終学歴，知的レベル），⑦心理状況（明るい，ふさぎがち，現症の受容状態，楽観的，心配性，神経質など）

(6) 家族歴

個人的情報の聴取でも触れたが，家族構成とキーパーソンを把握することは大切である．また，疾病の診断同様，家族の現病や既往歴，加えて家族の心身機能・身体構造の変化，活動制限の歴史や治療歴も知る必要がある．

b) 観　察

理学療法評価において観察は，動作や運動の課題を詳細に把握するうえで重要である．初対面に近い医療面接の場面での姿勢や運動・動作の観察で，対象者は少しでも良く見せたいとの気持ち，もしくは事実よりも機能が低下していると見せたいとの心理的な駆け引きが加わらないように配慮し，できるだけ普段のありのままの身体運動・動作を観察し，正確な分析を行うようにする．これは，対象者の身障手帳申請，介護認定，交通事故被害者の損傷判定水準によって利害が生じるからである．

(1) 静的観察

臥位，座位，立位などの姿勢を観察するときに，普段の姿勢をみれば，動きにくい関節，拘縮になりやすい関節などの正確なデータを得ることが可能となり，動作分析の基礎情報になる．また，心身機能・身体構造のある局所に限定することなく全身をみることが大切である．

(2) 動的観察

臥位から座位，座位から起立位，起立位から歩行，階段昇降など基本的な日常生活活動の動作の一部を観察する．観察によって得られる動作の特徴には，対象者の習慣性の動きの範囲に入るものから，明らかに異常と考えられるものまであるが，詳細に観察し記録することが各部の心身機能・身体構造の変化と活動制限の関連を分析するうえで重要な情報になる．

(3) 全身観察

医療面接により常に全身の観察を怠らないようにすることが大切である．局所の課題がいかに全身に及んでいるか，全身の課題がいかに局所に及んでいるかをみることが，姿勢や動作の分析になる．

(4) 局所観察

医療面接で想起される運動・動作機能の課題がある部位を注意深く観察することは重要で，患部の腫れ，発赤，熱感，痛み，運動制限，皮膚の色，指末端の形状，血管の隆起，怒張，蛇行なども観る．

c) 検査・測定 test and measurement

　検査には徒手筋力検査，感覚検査，痛みの検査，腱反射検査，姿勢反射検査，バランス検査，協調性検査，片麻痺機能検査などがある．一方，測定は，ある量の大きさなどを器械や装置を用い，ある単位を基準として直接測ることを指す．メジャーを使用する形態測定，角度計を用いる関節可動域測定，機器を用いる握力測定や筋力測定などは測定とよばれることが多い．

(1) 徒手筋力検査 manual muscle testing (MMT)

　特別な器具や測定器を用いずに筋力の段階を判定する点で優れたもので，1912年 Wilhelmine Wright と Robert W. Lovett が重力の影響をとり入れた筋力テストの体系を創始し，1946年に世界中で最も多くの人に使われている筋力テストのテキストが Lucille Daniels, M. A. と Marian Williams および Catherine Worthingham の3人の理学療法士により刊行[3]されており，多くの人が使っていることがその秀逸性を物語っており，理学療法士として必須の検査といえる．各部の筋群の起始と付着と走行を考え，徒手および重力による抵抗の有無を含めた大きさ，自動運動の可動域などにより段階づけを行っていることが，MMTの原理である．

　実際の検査では，段階3 (fair) は，「重力に抗してのみであれば全可動範囲の運動はできるが，少しの抵抗にも抗しきれない」という客観的基準で判定可能である．よって，検査の実施にあたり，まずは段階3の有無を確認するとよいだろう．段階3がないと判断したら，重力の影響を最小限に設定した段階2 (poor)，段階1 (trace)，段階0 (zero) の検査に移る．段階3以上では，段階4 (good)，段階5 (normal) の判定に進む．

(2) 感覚検査

　人の運動や動作の始まりは外界の世界の変化を捉えることから始まっており，その点では感覚や知覚の機能の低下は運動や動作の機能に大きく関与している．感覚検査は感覚受容器による分類に従った各検査が行われることが多い．なかでも触覚，痛覚，温度覚，二点識別覚などの表在感覚と，深部感覚として，運動覚，位置覚，振動覚，深部痛覚などは理学療法評価の感覚検査として頻繁に行われている．これらの検査により，物理療法時のリスク管理や，運動の再学習が可能かどうか，運動時のリスクなどを予想することができる．

(3) 痛みの検査

　対象者が主訴や症状として訴える痛みを把握するための検査は，痛みの部位，急性痛か慢性痛か，痛みの内容（質），そして痛みの程度（量）などを聞くことから始まる（医療面接の主訴聴取で行われていることもある）．痛みの程度は，視覚的アナログスケール visual analogue scale (VAS) や同様の数値的評価スケール numerical rating scale (NRS)，口頭式評価スケール verbal rating scale (VRS)，face rating scale (FRS) などが使われている．また，認知機能低下や痛みの評価では，より客観的な行動評価から考案された Abbey pain scale の日本語版として APS-J なども使われている[4]．

(4) 腱反射検査

　骨格筋の両端にある腱をハンマーで叩打してその反応により判定する検査であるが，反射を生起させる刺激は骨格筋の急激な伸張であり実態は伸張反射といえる．結果，伸張反射が正常に出現しているのか否かをみている．これは，筋紡錘，末梢性感覚神経，脊髄前角細胞，末梢性運動神経，骨格筋組織が系列として機能しているのか否かと，脊髄前角細胞をより上位の上位運動ニューロンが正常に制御しているのか否かをみていることになる．これは，運動制御システムが機能しているかをみており，人の運動動作機能の基礎をつくる筋緊張の程度と大きなかかわりがある．

(5) 姿勢反射検査

　新生児早期に出現し，その後表面的には消退する原始反射出現の有無は，その後の運動発達をみるうえで大きな情報となる．一方，姿勢の正常なバランスにかかわる，立ち直り反応，保護伸展反

応，傾斜反応は出現後生涯出現し，起立，立位，歩行などの基本的動作に常にかかわっている．高齢者のバランス機能に直接かかわっている機能なので立ち直り反応などをみることは転倒予防の観点からも重要である．

(6) バランス検査

静止時，運動時にかかわりなく姿勢を維持する能力をバランス能力と考えれば，感覚（求心路）系，中枢制御系，運動（遠心路）系の機能によって決まる．視覚情報と筋，腱，関節からの深部覚，足底の圧覚などの情報，前庭系などの情報を脳が中枢制御し，それぞれの中枢神経系階層からの司令が運動系を通じて送られ，必要な筋群が適切なタイミングで適切な強さで収縮することにより姿勢は維持される．

(7) 協調性検査

人の運動動作の協調性という要素には，関節可動性，筋力，神経系機能など，すでに個別にみている機能が人の生活に求められるレベルにまで効率的で実用的かをみることになり，人の運動動作の成立にかかわる決定的な要素である．具体的な各運動，各動作の分析で協調的，巧緻的に合目的的に動いているのか否かをみることが必要となる．また，失調症の臨床検査で使用される，①指鼻指試験，②指鼻試験，③足指手指試験，④踵膝試験，⑤向こう脛叩打試験，⑥ arm stopping test，⑦過回内試験，⑧線引き試験，⑨回内・回外試験なども行われる．

(8) 片麻痺機能検査

片麻痺患者の評価では，運動機能，精神機能，言語機能，感覚機能のそれぞれを評価することが求められる．日本では運動機能の総合的検査としてブルンストロームステージ（Brunnstrom recovery's stage）がよく使われている．

片麻痺運動機能検査では，単に回復段階を知るだけではなく，共同運動パターンに支配されている状態とは，分離運動が進むとは具体的にいかなる運動が可能になるのか，そのうえで能力低下との関連についても考慮することが重要である．

(9) 肢長，周径測定

四肢の長さは変形や脚長差の客観的な測定として意味があり，周径は萎縮や浮腫の客観的な測定として意味がある．

実際の形態計測では，メジャーをあてる前に，脚長差の有無や周径の左右差など視診，触診をすることによって，どちらが長いか，太いかを確認してから測定する．メジャーによる客観的数値が視診，触診での判断と異なる結果となった場合，その場で測定しなおすこともできる．

(10) 関節可動域測定

全身の各関節の動く範囲を関節角度計（goniometer）により測定するもので，関節運動の質について測定するものではない．関節の自動運動と他動運動の差異から関節構成体の課題なのか，関節運動に参加する筋群の課題なのかの程度の判断はできる．

実際の計測では，骨指標を基準として基本軸と移動軸で，関節の可動範囲を計測する．関節可動域の計測時には，代償運動に留意する必要がある．信頼性のある測定を行うためには，解剖学と運動学の知識と臨床での経験のなかで，代償運動に気づき，それを修正して測定する技能が必要となる．

(11) 等速度性筋力測定

握力計，hand held dynamometer（HHD），等速度運動機器などによる道具や機器を使った筋力測定も行われる．等尺性収縮の静的 static な筋力測定は比較的行いやすいが，動きの中の動的 phasic な筋力測定は技術的に行えなかったが，等速度に関節運動を行う機器が作られ関節運動中のトルクカーブを測定できるようになった．このトルクカーブより，①最大トルク値，②最大トルク体重比，③任意角度（時間）時トルク値，④主働筋/拮抗筋比率，⑤最大仕事量，⑥最大仕事量体重比，⑦総仕事量，⑧平均パワー（仕事量を費やした時間で除した値），⑨最大トルク発生角度（時間），そして⑩トルクカーブの形により，関節運動中の痛みや筋緊張の異常，関節およびその構

成体の異常をカーブの形態として客観的に測定できる．

d) 統合と解釈

統合と解釈とは，収集した情報や検査・測定結果を統合し，対象者の示す心身機能・身体構造の変化，活動制限，個人因子・環境因子を統合し，対象者の状態を総体的に把握する．また，対象者の予後をさまざまな先行文献を基にして解釈し，心身機能・身体構造の変化，活動制限の改善の可能性について，残存能力の活用も含めて検討する．そして，個人因子と環境因子を考慮し，対象者が本当に必要としていることと，治療方針を考えることである．

e) 理学療法の目標設定と課題の抽出

統合と解釈により，対象者の理学療法の目標を設定する．そして理学療法で対処可能な心身機能・身体構造の変化，活動制限に関する課題を抽出するが，個人因子や環境因子など，理学療法だけでは対処できないが解決する必要のある課題についても抽出する．

f) 理学療法プログラム立案と実施，再評価

課題を解決するための理学療法プログラムを立案し，実施する．再評価は治療の効果判定を行うことであるが，理学療法プログラム実施後に行うだけではなく，実施中にも随時効果判定を実施し，新たな課題と治療計画の修正などを行う．

3. 理学療法評価過程の実際

理学療法評価過程では，対象者との信頼関係を築くことを最優先する．

理学療法評価過程の統合と解釈では，対象者の示す心身機能・身体構造の変化，活動，参加，個人因子・環境因子を統合したうえで，対象者の状態を把握することが最も重要である．そのために必要な診療記録チャートからの事前情報の収集や医療面接，観察，検査・測定についての実際を，ここでは，対象者と初めてかかわることを想定して述べる．

a. 診療記録チャートから事前情報の収集

対象者と初めて対面する前に診療記録チャートから情報を集め把握しておくことが信頼関係を築くうえでも重要である．

診療情報記録チャートには，氏名，性別，年齢，身長，体重などの基本的情報が記載されており，この対象者の個人的情報に加えて必ず確認しておくことは診断名である．これにより対象者が何の治療を目的にしているかがわかる．ほかに合併症があったとしても，現在の治療目的である疾病あるいは機能損傷・不全を中心に考えることが大切である．また，現病歴より傷病名にある疾病あるいは機能損傷・不全がどのような経緯で生じたのかがわかる．例えば，転倒により大腿骨転子部骨折を受傷した症例では，転倒した場所が屋内か屋外かにより，対象者がどの程度の生活範囲で動作を行っていたかが予測できる．よって，対象者が理学療法が必要となった要因である傷病名や現病歴は最低限調べておく必要がある．

b. 医療面接

医療面接では対象者の活動と社会参加の歴史を知り，目標設定に役立てる．

対象者の生活リズムや体調など身近なことから聴取するのがよい．そして，現在の動作の状態からどの程度の生活範囲まで（図5）あるかを聴取する．動作の状態については，看護記録からの情報収集，実際の車いすや歩行補助具の使用状況など多面的に捉える．現状の日常生活活動の詳細，1日の活動量など，現在の活動の状態をおおまかに把握する．

さらに，医療面接では，疾病あるいは機能損傷・不全になる前から現在，治療終了後に至るまでの活動と参加について継ぎ目なく聴取しておくことで，対象者と共通に認識される目標設定が可能となる．

医療面接は，対象者との会話のなかで行われるもので，理学療法士からの一方的な質問だけでは

会話が成立しない．対象者は疾病あるいは機能損傷・不全によって引き起こされた現在の状況を理解してくれる者を求めている．理学療法士は，常に対象者を理解しようとする姿勢で医療面接を行い，対象者にとって「よき理解者」としての存在に努める必要がある．

c. 観　察

観察では心身機能・身体構造の変化を想起し，また実用性を判断する．

理学療法士は対象者の姿勢や動作を観察することから，心身機能・身体構造の変化を想起することが可能である．例えば，歩行動作を観察したとき，「痛そうに歩行していた」，「左が伸び上がっているようにみえた」，などで表現されることから始まる．そして，歩行周期のどの相でそうみえたのかを考え，異常がみられた相において，正常歩行と比較して心身機能・身体構造の変化を予測する．この過程において重要なのは第一印象でどのようにみえたかを表現することで，このことが，心身機能・身体構造の変化を想起する思考の始まりとなる．

観察では，心身機能・身体構造の変化を想起するだけでなく実際の対象者の姿勢や動作をみて，実用性があるか否かの判断もする．医療面接により対象者から聴取した活動と参加の内容と，理学療法士が観察した内容をあわせて，本当の動作の実施状況が把握できる．

d. 検査・測定

検査・測定は，対象者の心身機能・身体構造の状態を示す客観的な指標である．

対象者とかかわる際には，不快にさせることなく検査・測定を実施する．選択される検査・測定項目としては傷病名から引き起こされる症状で，主訴に関係する項目が優先される．対象者にとっては検査・測定に対して，今から何をするのか，何のためにするのかなどの不安があり，わかりやすいオリエンテーションが必要となる．また検査・

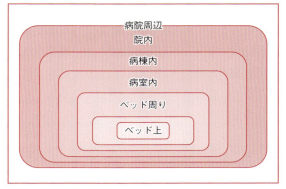

図5　生活範囲（入院中）

測定では必ず結果の左右差を比較するが，健側から先に行うことにより，何が実施されるのかを対象者に知ってもらったうえで患側を測定すると，対象者の不安も軽減された状況で実施することが可能となる．

はじめに実施する項目としては，感覚検査のような対象者の協力が必要であり，疲労しやすいものよりも，対象者の状態に影響されない反射検査など正確な結果が得られるものを選択するとよい．検査・測定の目的は，①対象者の心身機能・身体構造の変化の全体像を知ること，②客観的に示された心身機能・身体構造の状態が動作にどのような影響を及ぼしているかを関連づけること，そして③理学療法の効果を判定することである．

①について，変形性膝関節症の症例を例にあげると，膝関節の関節可動域の状態，筋力の状態，また，隣接関節である股関節，足関節の状態を把握するために，それぞれ検査・測定を行い，広く客観的な数値を示すことである．対象者にとっては，関節の可動域が何度であるという情報よりも，左右差に関心があり，正常可動範囲と比較して逸脱しているなどの質的な情報を知ることのほうに重きを置くからである．さらに，その心身機能・身体構造の変化が動作でどのような意味をもつのかを理解することも重要である．つまり，②については，股関節伸展角度に制限がある例で説明すると，「股関節伸展角度が0°から10°に改善したことが，歩行周期の立脚後期に股関節伸展相

が出現したことにつながり，結果として歩幅が大きくなった」というように，股関節の機能改善が歩行動作に与えた影響を説明できる．理学療法評価で実施する検査・測定はこのような意味づけをするために実施されることが重要である．

　治療をしている項目などは，経時的に検査・測定を実施する必要がある．結果のフィードバックから理学療法の効果判定が可能であり，そのためにはいつ測定しても同じ結果が得られるような再現性が求められる．検査・測定は，目的をもって実施することが必要であり，漫然と結果を網羅することは好ましくない．

4．ICF に基づいた症例報告

　左大腿骨頸部骨折を受傷後，人工骨頭置換術を施行された症例（受傷後約 6 週間）で考えてみる（表 1）．

a．初回の評価

　得られた情報について常に心身機能・身体構造，活動，参加の 3 つの階層構造を意識する．

　診療記録チャートより傷病名と現病歴を収集した後に，初回の医療面接で，受傷前は買い物に出かけられていたが，現在は近隣のスーパーでも帰るだけがやっとの状態であった．しかし，冬に友人同士で温泉旅行を計画し参加したい希望があることなどを聴取できた．観察では T 字杖歩行であり，右下肢に重心が偏った状態の歩行で，左足を引きずる場面も観察された．棘果長，転子果長を測定したが，左右差はみられなかった．また，関節可動域測定では股関節屈曲，伸展，外転に左側で制限が認められ，筋力検査においては股関節屈曲，伸展，外転において左側で筋力低下が認められた．

　現状では「大腿骨頸部骨折の受傷後，人工骨頭置換術を施行された症例で股関節周囲に筋力低下と可動域制限が認められ，歩行能力の低下がある．T 字杖で歩行して自宅周囲の近隣に出る程度」ということがわかった．

b．統合と解釈に必要な情報

　初回の評価でわかったことからさらに情報収集を拡大し，理解を深める．

　人工骨頭置換術であれば術式によって日常生活活動の指導が必要になるため，その実際を聴取するときに役立つ情報となる．受傷日と手術日の期間は，すぐに手術が可能であったのか，期間があればどのような治療がなされていたのかを知ることが可能である．手術が行われるまでの期間は，ほんの数日であったとしても骨折部に処置がなされていない状態であるため，対象者にはたいへんな苦痛が生じていることが多い．

　大腿骨頸部骨折/転子部骨折ガイドラインでは内科的合併症で手術が遅れる場合を除いて，できるだけ早期に手術を行うべきであるという報告が多い[5]．また術後経過については，大腿骨頸部骨折/転子部骨折の自宅退院例では，入院期間が術後 3 週間から術後 4 週間というクリニカルパスが一般的であり，この症例では順調に経過したことがわかる．

　心身機能・構造については，関節可動域や筋力について隣接関節に機能低下がないか，観察でみられた足の引きずりから，足関節の機能低下はないかを調べる必要がある．また，観察から右下肢に重心が偏っているということから，左下肢に体重が乗っていないことが考えられ，筋力低下から筋萎縮が生じ，下肢周径を測定し，左右差が現れていないかを調べる必要がある．また痛みがないかなどの情報が必要である．

　活動においては T 字杖を使用しており，歩行能力の低下があるとのことであるが，歩行能力が具体的にどの程度かを知る必要がある．手段としては 10 m 歩行での時間と歩数を測定することで歩行速度や歩幅を簡易的に知ることが可能である．身の回り動作の評価には Barthel index により 100 点満点で対象者の実施状況が把握できる．また，生活関連動作としては主に医療面接から聴

表 1　症例報告要旨

報告者：○○大学　理学療法学科
　氏名：□□　××
このたび，左大腿骨頸部骨折により人工骨頭置換術を施行された症例を評価する機会を得ましたので報告します．

【基本的情報】
年齢：70 歳代
性別：女性
身長：160 cm
体重：54 kg
demand：冬に温泉旅行に参加したい．

【健康状態】
診断名：左大腿骨頸部骨折（Garden Ⅳ）
手術名：左人工骨頭置換術
受傷日：○○年 5 月 6 日
手術日：○○年 5 月 7 日
入院日：○○年 5 月 6 日
退院日：○○年 6 月 4 日（術後 28 日）
学生担当開始日：○○年 6 月 16 日（術後 40 日）
現病歴：買い物で外出中，階段を踏み外し転倒，受傷．A 病院へ救急搬送．上記診断を受けた．
術式：後側方アプローチ
脱臼肢位：
屈曲／内転／内旋：90°／20°／20°
理学療法経過：
手術後 1 日目より理学療法開始
手術後 3 日目　平行棒内歩行練習開始
手術後 7 日目　松葉杖歩行練習開始
手術後 14 日目　T 字杖歩行練習開始
手術所見：
既往歴：高血圧症（10 年前より内服薬でコントロール）

【環境因子】
家族構成：夫と息子夫婦，孫の 5 人暮らし
家屋について：一戸建て（2 階建て）で居間，浴室，トイレ，自室は 1 階にある．2 回にベランダがあり，洗濯物を干すときのみ利用していた．
社会福祉サービス：要介護度 1
ベッドをレンタル，浴室用のいす，浴槽台，バスボードを購入，浴室，トイレに手すりはない
介護力：息子の妻がパートの時間調整を行い，炊事を行っている．

【参加】
現在（○○年 6 月 20 日聴取）
自宅退院後の生活では日中は主に屋内で過ごす．朝夕に家の近くで散歩を15 分程度，毎日行う．退院して 1 週間後に息子の妻と近くのスーパーへ買い物に出かけるも困難であった．
受傷前の状態
家庭内での役割として家事はすべて行っていた．

【個人要因】
まじめな性格であり，家族に心配をかけたくないという思いから理学療法にはひたむきに取り組む．趣味は旅行であり，毎年，町内の仲のよいメンバーで温泉旅行をされていた．

【心身機能・身体構造】
炎症症状：熱感，腫脹，疼痛，発赤なし（6 月 1 日のカルテより CRP 0.1）
関節可動域測定（○○年 6 月 24 日測定）
股関節屈曲　105°／85°
股関節伸展　10°／0°
股関節外転　30°／15°
膝関節屈曲　140°／135°
膝関節伸展　0°／0°
足関節背屈　20°／10°
足関節底屈　40°／45°
形態測定（○○年 6 月 24 日　測定）
棘果長　72 cm／72.5 cm
転子果長　67.5 cm／67.5 cm
大腿周径
膝蓋骨上縁〜0 cm　35 cm／36 cm
膝蓋骨上縁〜5 cm　37 cm／37.5 cm
膝蓋骨上縁〜10 cm　40 cm／38.5 cm
膝蓋骨上縁〜15 cm　43 cm／40.5 cm
徒手筋力検査（○○年 6 月 29 日　測定）
股関節屈曲　5/4　股関節伸展　5/3
股関節外転　5/4
膝関節屈曲　5/4　膝関節伸展　5/4
足関節背屈　5/5
足関節底屈　3/2＋
疼痛
安静時痛：なし
運動時痛：なし
荷重時痛：なし
長時間歩行時：10 分程度で股関節外側部痛（＋）

【活動】
基本動作
寝返り：自立　起き上がり：自立
立ち上がり：40 cm の高さであれば自立．30 cm の高さの椅子では右に重心が偏った座位姿勢となり，体幹が後傾する．臀部離床の際に床面を押しながら立ち，右前方の上肢支持を利用して立位をとる．常に重心は右に偏った状態である．
40 cm の高さの椅子からの立ち上がりでは軽度体幹前傾が見られ臀部離床が行われる．
重心の上方移動の際に大腿部に手を置きながら立位をとるが，物的介助がなくても動作は可能である．重心は右に偏った状態であり，右下肢を主に動作で利用している．
歩行：T 字杖歩行で自立レベル

T 字杖を利用し 2 動作歩行，左立脚初期から中期にかけての左への重心移動が少ない．立脚後期に股関節伸展が見られず，骨盤が後退する．立脚後期から遊脚初期の膝屈曲，足背屈が少なく，クリアランス時に足尖を引きずることがある．
10 m 歩行：16.2 秒　23 歩（○○年 6 月 29 日）
床からの立ち上がり：右側に 20 cm 台を使用して可能
ADL テスト：Barthel Index　100／100
生活関連動作
買い物：長時間の歩行が困難なため，行けていない
炊事：長時間の立位が困難なため，温める程度のことのみ
洗濯：洗濯物を持っての階段昇降が困難で行えていない
掃除：掃除機はかけられるが下のごみを拾う動作は困難
公共交通機関の利用：退院後利用していない

【目標設定】
長期目標：
温泉旅行に行けるための歩行能力の獲得
短期目標：
買物に行けるための歩行能力の獲得

【課題の抽出】
心身機能・身体構造
○関節可動域制限
股関節屈曲，伸展，外転，足関節背屈
○筋力低下
股関節屈曲，伸展，外転，膝関節伸展，足関節底屈
○長時間歩行時の股関節外側部の疼痛
活動制限
○歩行能力低下
○30 cm の高さからの立ち上がり能力低下
参加制約
○近隣への買い物が困難
○家庭内での役割を果たせない

【理学療法プログラム】
○関節可動域運動
股関節屈曲，伸展，外転，足関節背屈
○筋力増強運動
股関節屈曲，伸展，外転，膝関節伸展，足関節底屈
○片脚立位練習
平行棒を利用して段階的に左荷重を促す
○歩行練習
平行棒内：左荷重を意識する
シルバーカー：屋外歩行で使用
T 字杖：屋内あるいは理学療法での歩行練習で使用

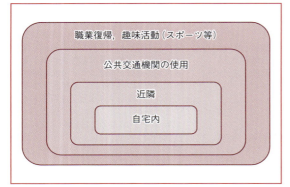

図6 社会とのかかわり

取される．基本動作については，寝返り，起き上がり，立ち上がり，歩行などを観察する．自立しているかどうかを判断し，見守りや介助などの活動制限が認められる動作については詳細に観察する．

社会参加については現状では近隣の生活範囲であるが，その具体性を医療面接により明らかにする．スーパーへ買い物には行ってはみたもののかなりたいへんであったという情報から，実際に外出は行えているのか，行えているのであれば，その時間や距離，頻度などを聴取することが必要である．また，家族歴から，家庭内での役割はどうかについても知る必要がある．

c. 目標の設定

理学療法での目標は対象者によって異なる．

対象者が必要とする社会とのかかわりの程度（図6）は，個々人によって異なるため，目標設定はさまざまであり，目標達成のための理学療法プログラムに多様性が生じることになる．身の回りのことが独力で可能であればよいレベル，買い物のために近隣に出かけられるとよいレベル，旅行や，趣味活動ができるレベル，職業に復帰できるレベルと，対象者に応じてその目標は設定されるべきである．

この症例は70歳代の女性で，普段の生活では買い物や家事ができる程度でよいが，冬に友人同士で行く温泉旅行に参加したいという希望があ

る．現状では日常の買い物も困難な歩行能力であるため，目標設定は対象者の希望と家族の意見，医療者の専門的判断とで本当に獲得可能な能力を目標にすることが望まれる．

この症例の予後として，大腿骨頸部/転子部骨折診療ガイドラインでは，受傷後，適切な手術を行い適切な理学療法を行ってもすべての症例が受傷前の日常活動レベルに復帰できない．歩行能力回復に影響する因子は年齢，受傷前の歩行能力，認知症の程度である[6]，としており，退院後，自宅に帰った症例（なかでも同居症例）は施設入所よりも機能予後がよい，とされている．文献では受傷前の日常生活はほぼ自立しており，独力で外出するレベルである者のなかで，1年後に受傷前とほぼ同じレベルの歩行能力まで回復する者が47.9％，悪化した者は52.1％であった[7]，とある．

このことを踏まえると対象者の希望である冬の温泉旅行に行くことができる歩行能力の獲得を目標に考えるとき，旅行までに約半年であることから，受傷前のように独歩ではなく，T字杖，または他の歩行補助具による歩行能力の獲得，場合によっては友人の介助が必要な場合も想定する必要がある．

そのように考えた場合に，旅行に行く際の交通手段は何なのか，友人に介助を期待できるのか，また，食事はテーブルでとるのか畳の部屋でとるのか，睡眠はベッドなのか布団なのかなど環境により姿勢，動作が変わるため，このような情報を聴取しておく必要があろう．

また，現状では買い物に行くにも困難な歩行能力であるため，まずはその改善が直近の目標となる．長期目標としては「温泉旅行に行くことができるための歩行能力の獲得」となり，短期目標としては「買い物に行くことができるための歩行能力の獲得」となる．

d. 課題の抽出

目標達成のための課題を抽出する．

1）目標から考える課題の抽出

目標が明確になると，現在の心身機能・身体構造，活動と参加の状態と，目標の状態の各要素に差が存在することが見えてくる（図7）．

この症例であれば，参加制約として近隣への買い物が困難であるということ，活動制限として歩行能力の実用性の低下，そのなかでも遂行時間，持久性に課題が残る．心身機能・身体構造の面では股関節周囲（屈曲，伸展，外転）の筋力，筋持久力の低下，股関節周囲（屈曲，伸展，外転）の可動域制限，長時間歩行時の股関節外側部の疼痛などの課題があげられる．

課題は単に筋力が低下しているから，疼痛があるから抽出されるのではなく，その課題を克服すれば目標が達成されるものであることが大切である．

2）観察からの課題の抽出

a）歩行動作の観察からの課題の抽出

歩行動作の観察結果から，立脚後期の足尖の引きずりについて考えてみる．関節可動域測定で足関節背屈の可動域は右側が20°，左側が10°と左右差が認められる．また，足関節背屈のMMTの結果は左右ともに5であり正常である．この点から立脚後期にみられる足尖を引きずる現象は足関節背屈可動域の制限が影響していると考えられるため，歩行能力改善のために「足関節背屈可動域制限」という心身機能・身体構造の課題が抽出されることになる．

b）立ち上がり動作の観察からの課題の抽出

40cmの高さの椅子からの立ち上がり動作では，軽度の体幹の前傾がみられる．しかし，30cmの高さの椅子からの立ち上がりでは，体幹は後傾しており，床面を押して臀部を離床させているので，前方に手すりなどの上肢の支持が必要であるとの観察結果がある．このことから30cmの高さの椅子からの立ち上がりでは，体幹を前傾させて重心を前方に移動することが難しいことがわかる．体幹を前傾する際には股関節屈曲可動域

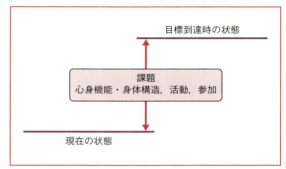

図7　目標から考える課題の抽出

が必要であり，左が85°と可動域制限が認められることも，この課題解決の支障になると考えられる．

c）「重心が右に偏る」現象からの課題の抽出

立ち上がり動作，歩行動作に共通してみられる現象として，「重心が右に偏る」という表現がある．これは左大腿骨頸部骨折ということから「左下肢で荷重がかけられない」と考えるのが妥当であろう．

左右への荷重可能性について調べるために平行棒内で肩幅程度の歩隔をとり，重心の側方移動を行う．まず，"左下肢に荷重がかけられますか"の問いに対し，対象者が独力で荷重が可能かを調べる．可能であれば，片脚立位まで段階的に荷重が可能かを調べる．体重計を左右に置くことで，それぞれの下肢にかかる荷重が数値で表現され，量的な判断が可能になる．これで片脚立位まで荷重が可能であれば，特に心身機能・身体構造の課題は抽出されることはない．片脚立位までの荷重が難しければ，抗重力筋や股関節外転筋力の低下を課題として考える必要がある．そこでMMTの結果と照合し，課題として抽出される．

また指示に対し独力で荷重をかけられない場合理学療法士が骨盤を誘導することで荷重可能かどうかをみることになる．荷重可能な場合は筋力低下に加え，独力でかけられない心理的要素があることを探る必要がある．荷重困難な場合はそれらに加えて，左股関節内転可動域制限の課題が抽出される（図8）．

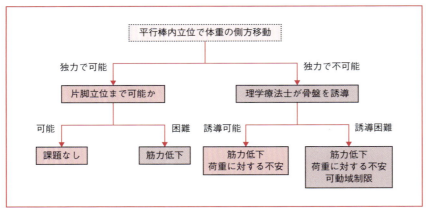

図8 「重心が右に偏る」現象からの課題の抽出

表2 課題の抽出

【心身機能・身体構造】
- 関節可動域制限
  股関節屈曲，伸展，外転，足関節背屈
- 筋力低下
  股関節屈曲，伸展，外転，膝関節伸展，足関節底屈
- 長時間歩行時の股関節外側部の疼痛

【活動制限】
- 歩行能力低下
- 30 cm の高さからの立ち上がり能力低下

【参加制約】
- 近隣への買い物が困難
- 家庭内での役割を果たせない

　心理的要素としては，術後，左下肢へ体重をかけないように生活していたことで，左下肢へ体重をかけるのに不安が生じていると考えられる．

e. 理学療法プログラム立案と実施，再評価

　理学療法プログラムは，目標達成のために抽出された課題を克服するために実施する．

　抽出された課題は，表2に示すとおりである．
　これらを克服し，目標達成に向けた理学療法プログラムを計画することになる．直近の目標として買い物に行くための実用性のある歩行能力の獲得を達成することを考えてみる．生活範囲を拡大するためには，T字杖に限定することなくシルバーカーの利用による歩行練習も考えられる．歩行補助具の安定性を高めることで，歩行にかかる負担を軽減させることも歩行動作指導として重要である．

　このことは予後から考えても妥当な選択であり，対象者に十分な説明が必要である．対象者がシルバーカーの利用を拒む場合もあるが，理学療法士は参加制約を除くための手段を優先的に考える必要がある．

　参加制約の課題を克服するために活動にのみ介入するだけでは，受傷，手術したことによって左下肢への荷重がかけられない，という課題は克服されない．平行棒内での重心移動を段階的に促し，片脚立位まで実施する運動を立案し，それと並行して心身機能・身体構造の課題である，関節可動域制限，筋力低下に対してそれぞれの運動を実施し改善を図る理学療法プログラムを実施する．

　理学療法プログラムを実施している項目については，適切な時期に検査・測定を実施することで，変化を確認し，現状の理学療法プログラムでよいのか否かを判断し，必要であれば理学療法プログラム内容を変更する．

　また，歩行能力の評価については，歩行補助具のタイプによって，10 m 歩行で歩行速度や歩幅の変化を調べ，使用頻度や歩行距離などを聴取することで，参加制約の課題が克服されているかを確認する．また，歩行観察でみられた現象に改善があるのか否かについても確認が必要である．短期目標が達成されているのであれば，次の短期目

図9 検査・測定の位置づけ

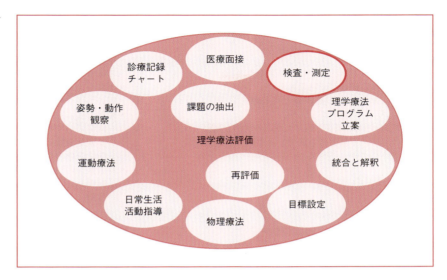

標を提示して，最終的な長期目標に向けて理学療法プログラムを継続する必要がある．

5. 理学療法評価学で習得すること

a. 検査・測定に関する知識と技術の位置づけ

理学療法評価の枠組みと過程を理解したうえで検査・測定の知識と技術の向上を図る．

現在の理学療法教育は，1999年に施行された理学療法士作業療法士学校養成施設指定規則に沿って行われている．「理学療法評価学」は専門分野のなかで5単位定められ，1つ目の教育目標として，理学療法の評価の枠組みを理解し，2つ目に心身機能と構造の評価に関する知識と技術を習得することがあげられている．

臨床現場で，理学療法を通して対象者とかかわるには，検査・測定を実施することのほかに求められる能力が多くある．そのなかでも医療面接で対象者にかかわる際の態度，動作観察で気づく視点などは重要である．理学療法士養成課程において，臨床実習は重要な位置づけであり，近年は早期臨床実習として1年次臨床実習に始まり，4年次までの各学年において臨床実習を行う場合が多い．臨床実習教育者から，"学生は，疾病と教科書は気にしているが，対象者を社会の中で生活している人間としてかかわろうとしていない"と指摘をされることがある．理学療法士は，最終的には対象者の多様な目標に合わせた社会参加を支援する専門職である．そのためには理学療法評価の枠組みを理解したうえで，検査・測定の知識や技術の向上を図ることが重要である（**図9**）．

b. 対象者に検査・測定を実施するまでに必要な能力

対象者に配慮し，不快にさせないように検査・測定技術を習得する．

検査・測定は対象者の心身機能・身体構造の変化を客観的に表すための手段である．そのため信頼性のあるデータを得ることが大切である．

検査・測定技術の習得では，まず測定方法の理解と各種検査・測定の実施目的を理解する．このためには理学療法学の根幹を成す解剖学・生理学・運動学の知識が必要となり，各科目間の関連性にも意識して学ぶ必要がある．そして学生間での検査・測定の練習では，検査者役と対象者役と二人一組で行い，健常人（学生）に検査・測定を実施できることを目標として行う．このときに習得すべきこととして，検査者役の技術が原因でデータに誤差が生じないようにすることが重要である

表3 検査者役の技術が原因で誤差が出る場合

- 検査内容の説明（オリエンテーション）がわかりにくい．
- 四肢の把持方法，動かし方が未熟である．
- 検査器具の扱いが未熟である．
  - ゴニオメータの基本軸と移動軸を正確に合わせない．
  - メジャーのたるみやねじれがある状態で測定する．
  - ハンマーで腱反射を誘発できない．

表4 疾病を設定した対象者役に対する検査・測定に必要な能力

- 疾病により直接引き起こされる機能低下を想起できること
- 想起した機能低下から，優先順位に従い検査・測定の手順を考えること
- 対象者役に対して種々の配慮ができること
  - 疼痛に対する配慮（声かけ，表情の確認）
  - 安楽な姿勢に対する配慮
  - 体位変換の回数を最小限にすること
- 対象者役のリスク管理ができること
  - 転倒
  - 疲労

（表3）．検査・測定で得られるデータは対象者の残存機能が表され，課題の抽出に役立てられなければならない．

次に対象者役に疾病があることを設定した状態で検査・測定の練習を行う．その際には，表4に示す能力が必要であり，特に配慮やリスク管理といった対象者役を不快にさせない検査・測定技術を習得する必要がある．

これらの技術の到達度を確認されるために，理学療法評価学において実技試験の実施や客観的臨床能力試験 objective structured clinical examination（OSCE）を実施することは有効である．

結 語

近年，高齢化，介護予防，健康増進などの社会的関心の中，理学療法への社会的要請が高まってきている．現在，理学療法士に期待されている理学療法評価は，人体の運動や動作機能の状態を的確に把握することであり，疾患や外傷に基づく機能低下にとどまらず，社会参加を可能にする前提条件としての運動や動作の状態を把握することが求められている．それは，個人と環境との相互作用性のなかで，対象者にはいかなる運動・動作の機能が必要とされているのか，またその対象者の機能水準は実生活のなかで具体的な活動や生活機能を発揮しているのか，との課題がある．それらの対象者の状況を把握可能な「科学としての理学療法評価学」の確立が求められている．

そのためには，対象者と環境の相互関係のなかにおける社会参加制約の構造を知り，対象者個別の課題を認知したうえで，対象者個別のニーズに応じた理学療法を提供することである．これは対象者が主観的に捉えていた機能低下や能力低下をより客観的に把握し，自らが積極的にその改善に努め，結果的に社会参加制約へ積極的に取り組むようになることが理学療法の本来の目的といえる．

医師の疾病診断や治療のエビデンスが確立されているように，理学療法評価学においても機能低下，能力低下，社会参加制約の構造に関する経験知を蓄積すると同時に，症例研究とそれらの情報を報告し，無作為選別の多施設間で広範囲の検討により，理学療法評価学がより客観性を得ると考えている．しかし，機能低下は器官・組織レベルの低下で，その点では化学，物理学で分析できとりわけ力学的原理に支配されている．能力低下は個体・個人レベルの低下で生物学と考えられ，支配している法則は，成長・発達であり，進化，学習と考えられる．社会参加制約は社会レベルの課題であるため，人間学，社会システム学が重要であり，社会生活の価値観，目的，そして政策（政治）などに支配されるレベルであると考えられる．その点から，機能低下，能力低下，社会参加制約の構造を考えることは各階層を支配する法則が異なり階層間を帰納的，演繹的に分析したとしても，解決には結びつかないと考えられる．とすれば，理学療法評価学の経験知の蓄積は，個々の

症例研究を丹念にメタ認知（人間が自分自身を認識する場合において，自分の思考や行動そのものを対象として客観的に把握し認識することであり，知覚，情動，記憶，思考などを客観的に捉えて評価したうえで制御する認知活動）して蓄積していくことが当面の最も有力な方法と考えられる．

文　献

1) 宇都宮初夫：第2章 理学療法の歴史．理学療法概論（第1版），奈良　勲（編），医歯薬出版，p26-36，1984
2) 日野原重明：第6章 病気の診断．医学概論（第1版），医学書院，p100-106，2003
3) Helen J Hislop, Jacqueline Montgomery（津山直一訳）：序論．新・徒手筋力検査法（原著第7版），協働医書出版，p xv-xx，2003
4) 若月勇輝，平井達也，三浦安佳里ほか：認知機能低下を伴う整形外科疾患症例の痛み行動評価の検討．第49回日本理学療法学術大会，p1219，2014
5) 日本整形外科学会，日本骨折治療学会：大腿骨頸部/転子部骨折診療ガイドライン　改訂第2版，南江堂，p75，2013
6) 日本整形外科学会，日本骨折治療学会：大腿骨頸部/転子部骨折診療ガイドライン　改訂第2版，南江堂，p118，2013
7) 武山憲行，大島文夫，大迫克己ほか：手術療法を受けた65歳以上の大腿骨頸部骨折患者の予後．Hip Joint 27：116-120，2001

（西村　敦，新保健次，平山朋子）

2 運動療法学

序 説

　運動とは，随意的な筋活動であり，全身に影響を与える．筋骨格系，中枢神経系から心肺系，内分泌系器官，細胞1つひとつに至るまで，すべての身体機能を活性化する．その運動は，運動療法という形で，臨床において最も効果的なツールとして存在し，機能改善と活動制限改善の基礎となっている．身体に対する運動効果を知るためには，解剖学，生理学，神経科学，病理学，運動学などの基礎医学・科学を理解する必要がある．最適な運動療法を対象である患者や他の個人に合わせて処方するには，各運動，物理的な刺激が，身体，脳，環境そして生活・文化に至るまで，どのような影響を及ぼすのか，評価から退院，理学療法終了時点までの過程を考慮して，理解しておくことが必要である．

　臨床現場では，評価と環境や他職種からの情報収集を通して得られた，機能低下や予防に関するデータに基づいて，各対象者の到達目標を設定し，身体機能と生活能力改善に寄与する運動療法プログラムと教育を基軸にして組み立てて介入する．特に，急性期の症状は常に変動するため，経時的な評価と治療計画の軌道修正が必要である．この介入と再評価を繰り返し，対象者が最大限の機能回復を獲得して家庭生活や社会参加を送れるようになることが，運動療法介入の最大の目的である．

　運動療法を介して，疾患予防や生活の質の向上などを図れば，健康寿命の維持にも寄与しうるので，大きな社会貢献も可能である．本論では，運動学総論として，国際生活機能分類 International Classification of Functioning, Disability and Health（ICF）モデルに基づいた運動療法の捉え方と，運動療法の基本として重要な，筋力増強運動，持久力運動とコンディショニング，可動域運動，バランス運動，疼痛緩和のための運動の基礎的なメカニズムと効果などについて概観する．

> **メモ　運動療法の基本**
> ・患者の全体像へのアプローチ
> ・身体の各器官への最適で最大の負荷を加える
> ・早期離床

1. 運動療法とICFモデル

a. ICFモデルの適用

　ICFモデルは，評価，治療，目標を組み立てる際に，情報を体系化し全体像をより明確にする．

　理学療法士は，主に機能低下に介入し，個人因子や環境関連因子の適正化を通して，活動制限や参加制約の改善に努める．後述していく運動療法関連の基礎知識と，ここで述べるICFの考え方を基にすることで，基本要素を体系化する一助となり，臨床現場の評価と治療の統合がより整理されると考えられる．ICFモデルは，世界共通言語と生活機能の分類法を提示している．ICFの理学療法への適用は，図1で示している．

　理学療法士が介入するのは，機能低下，活動制限と参加制約である．治療介入のタイミングや，心理的なサポートも治療にとってとても重要である．運動療法を利用した治療においても，病態や身体的機能低下だけではなく，活動や生活におけるバリアなど患者に関連しているすべての要素を考慮に入れる必要がある．

b. 臨床的利用法

　ICFの各因子が最終的に運動療法の治療対象となる．

　WHOが作成した疾病および関連保健問題の国際統計分類第10版 International Statistical Classification of Diseases and Related Health Problems（ICD-10）とICFを比較して，運動療法とICFの関連性と体系化について記述する．

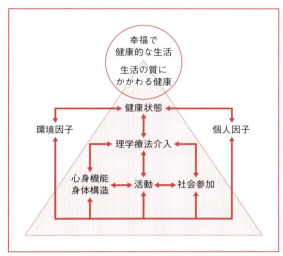

図 1　ICF 分類の活用
(Brody LT et al：Therapeutic exercise：Moving toward function. Lippincott Williams & Wilkins, Philadelphia, 2011 より引用)

表 1　ICD-10 コードと運動療法の関係の一例

ICD-10		
主診断名	m75.0	肩関節周囲炎
二次的診断名	m75.1	肩関節回旋筋腱板症候群
	m75.5	肩関節滑液包炎
ICF		
一次的 ICF 項目		
身体機能	b7100	単関節の動き
	b7101	多関節の動き
	b7200	肩甲骨の動き
	b7301	単肢における筋力
	b29014	上肢の疼痛
身体構造	s7201	肩甲帯の関節
	s7203	肩甲帯の靭帯と筋膜
活動と参加	d4300	持ち上げる動作
	d4301	手で運ぶ動作
	d4302	腕で運ぶ動作
二次的 ICF 項目		
身体機能	b7401	筋持久力
	b7800	筋のこわばり
	b7809	筋と動作による不快
	b2804	放散痛
身体構造	s7202	肩甲帯の筋群
	s7200	肩甲帯の骨群
	s7209	肩甲帯の軟部組織
活動と参加	d4201	臥位での移乗動作
	d4450	引く動作
	d4451	押す動作
	d4454	投げる動作

(Brody LT et al：Therapeutic exercise：Moving toward function. Lippincott Williams & Wilkins, Philadelphia, 2011 より引用)

　患者個人の社会的役割と現在の周囲の環境を考慮して，機能的に結果のでる運動と教育，環境整備を選択する必要がある．表 1 は，肩関節周囲炎患者に対する機能と活動の分類の例である．
　理学療法評価は，単関節の動き（b7100），多関節の動き（b7101）と肩甲骨の動き（b7200）の低下，肩甲帯筋群の筋力（b7301）の低下と疼痛（b2804）を機能低下としてあげている．ここで重要なのは，理学療法が，身体機能不全だけを対象とするだけでなく，影響を受けている日常生活活動にも介入することである．さらに，環境や個人因子である，家族の中の役割や職場復帰を考慮に入れることである．このように，理学療法士は，患者の全体像を捉え，身体構造から社会的因子までさまざまなレベル要素を考慮に入れて，予後や機能目標をたてることが必要である．ICF は，各因子を体系的に捉え，それに対して運動療法を実施する一助となると同時に，他の医療従事者とコミュニケーションを円滑にする役割も担っている[1]．
　機能と活動能力のモデルは，健康状態，機能損傷・不全，活動制限，参加制約，環境・個人因子，介入，生活の質，予防と健康増進の関係性を表している．この ICF モデルにより，体系立てて情報を集めることがより効率的になり，明確な対象の全体像がみえてくる．それは，効果的な治療に直結している．
　ICF と運動療法の関係は，機能損傷・不全のない対象に対しても，予防や健康増進においても，どの機能がその個人と生活に重要であるかを見極める助けとなる．

2. 運動学の基礎

a. 動作の力点，作用点，支点

　動作の力点，作用点，支点を見極めることで身体機能向上に効果的な運動がみえてくる．

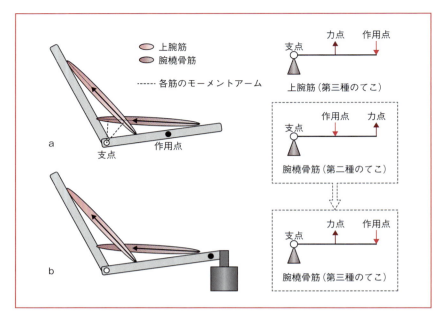

図2 人体内の第二種のてこと第三種のてこの例
(市橋則明:運動学の基礎知識.市橋則明(編),運動療法学—障害別アプローチの理論と実際 第2版,p6,文光堂,東京,2014より引用)

　筋と関節は,てこ,輪軸,滑車の3つの力学的機能により,動きを生み出している.てこは,支点,力点,作用点により成り立ち,身体では主に,骨,関節と筋でてこを構成し身体動作を生み出す.

　身体に存在するてこの機械的アドバンテージは,抵抗や外力などの負荷の計算を行う.力点にかかる筋力などの内力(F)と作用点にかかる内外力(R)を計算し,支点から力点までの距離(df)と作用点までの距離(dr)を利用して次式から算出できる.

　機械的アドバンテージ = (F×df)/(R×dr)

　機械的アドバンテージが1以上であれば内力有利であるといえる.

　第一種のてこでは,支点が,抵抗の作用する作用点と力点との間にある.例としては,頸部伸展作用があげられる.頸椎が支点となり,頭部の重さが作用点にかかる力,頸部伸展筋群が力点に筋張力を生み出している.

　第二種のてこでは,作用点が支点と力点の間にある.このてこは身体に数多く存在しない.内力のモーメントアームが常に外力のモーメントアームよりも長く,小さな内力で大きな外力と釣り合いを保てる.これは,下腿三頭筋の筋力テストが座位や臥位で困難な理由である.これは常に機械的アドバンテージが1以上であり,身体内で最も効率的に機能している.図2のように,負荷のない状態での腕橈骨筋の作用も,このてこにより行われている.

　第三種のてこでは,力点が支点と作用点の間にある.その例として図2のように,上腕筋や重錘保持時の腕橈骨筋の作用があげられる.筋収縮により生じる力点は,その軸である支点と作用点の間に位置する.このてこは,身体内で一番多い,生理学的に最もみられるてこである.機械的有利性が低く,機械的アドバンテージを示す値は1以下である.しかし,小さい筋収縮でも抵抗や作用点に大きな動きを生み出すことができる.

　輪軸の関係は生体内に多く利用されており,角加速度,トルクそして動く距離を生み出す.多くの生体内システム,輪の半径は軸の半径より大きい.そのため輪は軸に対して機械的アドバンテージをもっている.この輪軸の一例が,肩甲上腕関節における上腕骨と前腕の関係である.上腕骨は前腕の回旋の軸となっている.肩関節外旋筋の収縮する距離はたいへん短いものであるが,前腕を

90°外旋することができる．上腕や手は外旋筋収縮の量の何倍もの距離を移動することができる．

滑車は人体内部にあり，力の方向を効率よく変える役目を担っている．これにより，筋や関節にかかる仕事量を減らし，物を動かすことなどを容易にしている．滑車は1つの軸，または複数の軸からできており，1つの滑車は機械的アドバンテージが1と等しい．

これらのてこなどの力学的機能は，各関節，各筋によって異なる．そこに筋力低下や組織損傷などが加わるとさらに複雑なものとなる．しかし，この運動学的理解は，人体の筋骨格系機能改善と維持，効率化を行う第一人者である理学療法士にとって必須なものである．

b．運動連鎖

開放性運動連鎖は，筋力が低下している筋の個別な運動の考察に，閉鎖性運動連鎖は機能的動作の練習の考察に役立つ．

筋作用は，開放性運動連鎖または閉鎖性運動連鎖による動きとして出力される．開放性運動連鎖とは，遠位肢が固定されていない一方，四肢の近位や体幹が固定されている状態をいう．座位での膝伸展運動などが一例である．

閉鎖性運動連鎖とは，四肢の遠位部が固定されている一方，四肢の近位部や体幹が自由に動くことができる状態をいう．歩行や立ち上がりなど，ほとんどの生体運動は，荷重による遠位肢への力が，近位部に伝わり運動を引き起こしているため，閉鎖性運動連鎖であると考えられる．荷重は床反力として，接地している四肢から，関節を通して，軸方向で身体に伝わる．一度閉鎖性運動連鎖が生じると，身体にある他の関節が影響を受ける．開放性運動連鎖では逆に，影響を受ける関節は動いている遠位のみで近位は影響を受けない．

図3は開放性運動連鎖と閉鎖性運動連鎖を示している．上図の開放運動連鎖では，AB間の関節のみがばねにより動き，他の関節には影響を与えていない．下図では，Aの端部が固定され，

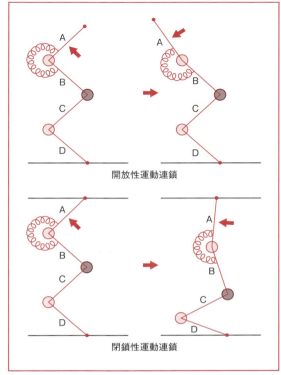

図3 開放性運動連鎖（上図）と閉鎖性運動連鎖（下図）の違い
(Karandikar N et al : Kinetic chains : A review of the concept and its clinical applications. PM & R 3 : 739-745, 2011 より引用)

AB間の関節にかかるばねの力が，多関節に影響を及ぼしている．これが閉鎖性運動連鎖である．

この考え方は，臨床において非常に重要である．評価，運動器に対する運動療法，代償動作などを使用する機能的動作練習など多くの面で，活用される．動作分析時に，動きの特徴から，連鎖を考え，原因である可能性がある低下した機能をあげることができる．

四肢麻痺患者による車いす移乗動作や駆動動作は閉鎖運動連鎖の応用動作の一例として考えられる．頸椎6番レベル脊髄損傷完全麻痺患者は，上腕三頭筋機能低下がみられる．しかし，多くの患者が肘関節伸展を代償運動により行うことができる．閉鎖運動連鎖により代償している．

図4に例を示した．矢状面では，前鋸筋と三角筋前部が，肩関節屈曲させることで同様に肘関節伸展作用を生み出している（a）．水平面では，

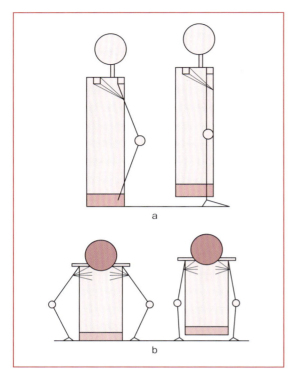

図4　上腕三頭筋麻痺における肘関節伸展の代償動作
(Maitin I：Current Diagnosis and Treatment Physical Medicine and Rehabilitation (Current Diagnosis & Treatment). McGraw-Hill Education, New York, 2014 より引用)

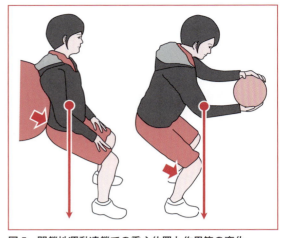

図5　閉鎖性運動連鎖での重心位置と作用筋の変化
(Karandikar N et al：Kinetic chains：A review of the concept and its clinical applications. PM & R 3：739-745, 2011 より引用)

| メモ | 動作だけ見てどれだけわかる？ |

ここまで運動連鎖の重要性を記述したが，思い込みにも注意しなければならない．目視による動きや運動連鎖の分析だけに頼っていては，バイアスがかかった状態で運動療法を組み立ててしまうかもしれない．ある評価表を用いて歩行分析をした場合，目視のみで歩行分析を行った場合よりも3.4倍の数の歩行異常が見つかったという報告もある[5]．目視で評価したものを，筋力テストやバランステストなどで再評価して運動を処方する必要がある．

体幹を前傾させることで，胸筋群と三角筋前部を利用している．上肢の遠位端の固定が，肩関節内転作用を利用して他動的な肘関節伸展作用を生み出している (b)[3]．

閉鎖性運動連鎖を使用し，近位に位置する身体重心の位置を変えながら，異なる筋や関節にアプローチすることもできる．図5では，重心位置と姿勢を変えることで，左図から右図へ，主動筋が，大腿四頭筋から大殿筋に移行している．また一部の筋のみの筋力低下がみられる場合も多い．そのときは，開放性運動連鎖を利用して，その筋へのアプローチを行うことも重要である．

このように，運動学の知識は，患者個人にあった評価を行い，それに準じた運動療法プログラムを立案する過程で重要なヒントを提供してくれる．

3. 運動療法効果の基礎

運動は，全身に影響を与え，その理解が深まるほど，効果的な運動処方ができる．そのためには，解剖学と生理学が必須である．

運動に限らず種々の日常生活活動を遂行する場合において筋収縮，脳活動，心肺などの機能は不可欠な要素である．それらは，代謝で得られるエネルギーの利用によって達成される．以下に，代謝の基礎的機序と運動の持久力とコンデショニングへの効果と処方を記述する．

アデノシン三リン酸 (ATP) は，運動時の筋収縮の際，筋細胞によって利用される主要なエネルギーである．10秒の運動後には，筋内に貯蓄されたATPはほとんど使い果たされ，再生産される必要がある．ATP産生は，2つの無酸素系回

路と，1つの有酸素系回路の合計3つの回路で行われている．図6のように，すべての回路は同時に働いている．身体活動が短時間で高負荷であれば無酸素の回路に比重があり，低負荷で長時間の身体活動では，より有酸素の回路が利用されている．

a. 無酸素代謝

ATP-PCr系と解糖系でエネルギー供給がなされている．

リン酸系（ATP-PCr系）と解糖系の2つが無酸素系回路として身体と筋活動を支えている．ATP-PCr系は1つの化学反応のみでATPを産生するためより早くATPを供給できる．この反応でクレアチンリン酸がクレアチンとリン酸に分解（PC＋ADP → ATP＋P）され，そのときにエネルギーが放出される．そのエネルギーを利用して，アデノシン二リン酸（ADP）からATPを再合成する．筋細胞内の糖の貯蓄では，30秒ほどの身体活動しか維持できない．短距離走などの爆発的なパワーが短時間で必要な活動時には，主にATP-PCr系が利用されている．

解糖系は，グルコースとグリコーゲンをピルビン酸に代謝して，ピルビン酸は乳酸に分解される回路に移行し，ATPを産生する．解糖系は，乳酸により，細胞質が酸性に変化するため，その酸化作用が解糖酵素の活動を妨げ，ATP産生能力に制限をもたらす．乳酸は解糖系の代謝を妨げると同時に，ある一定の量の乳酸は，全身に循環する．乳酸は肝臓内で，コリ回路によりグリコーゲンに変換される．また，細胞内外の乳酸はピルビン酸に酸化され，乳酸シャトルでATP産生のために代謝される．解糖系はATP-PCr系より多くのATPを長時間産生することができる．しかし，解糖系もATP-PCr系も，身体の潜在的に存在するATPの10％以下しか生産できない．400m走のような，高負荷で2分内までの短時間の運動では，この2つの回路より産生されるATPは使い果たされてしまう[7]．

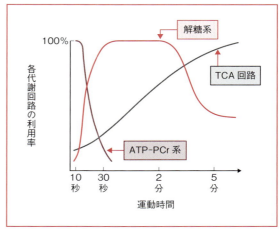

図6 代謝回路と運動時間の関係
（McArdle WD et al：Essentials of Exercise Physiology. Lippincott Williams & Wilkins, Baltimore, 2006 より引用改変）

b. 有酸素代謝

長時間の運動時に比重が大きくなる有酸素系回路は，効率的な代謝回路である．

有酸素下では，ピルビン酸はアセチル補酵素A（アセチルCoA）に代謝される．その後，ミトコンドリア内で，クエン酸回路（TCA回路）に入る．脂肪や蛋白質などの糖質以外は，アセチルCoAへと分解されるが，糖質分解よりも時間のかかるプロセスである．TCA回路は，ATPを産生し，また，電子伝達系を通し酸化的リン酸化反応させることで，エナジーレベルの高い酸化物を産生している（図7）．潜在的に存在する体内の90％のATPは，電子伝達系の酸化的リン酸化反応によって得られている．長距離のランニングなどの3〜4分以上持続的に運動する必要性のある持久性運動で利用されている．

c. 有酸素運動の原理

有酸素運動には，過負荷の原則と特異性の原則が適応される．

有酸素運動は，運動競技に必要なだけではない．心疾患患者に対して，12ヵ月の20分下肢エルゴメーター運動を行ったところ，体力が上がっ

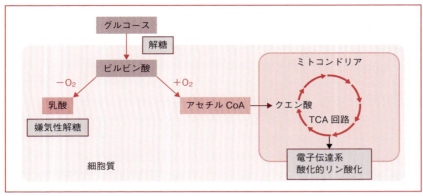

図7　解糖系による乳酸産生と有酸素代謝のTCA回路
(八田秀雄：乳酸をどう活かすか．杏林書院，東京，2008より引用)

ただけではなく生存率が伸びたという報告がある[9]．これは一例であるが，有酸素運動の指標をしっかり捉え，適切に処方することは，運動療法の大きな柱となる．その最も一般的な指標が，酸素摂取量(V_{O_2})である．V_{O_2}は，特定の時間内に動脈から消費できる酸素量をさす．フィックの公式によると，動脈内酸素量と静脈内酸素量の差と，心拍出量をかけることでV_{O_2}は求められる．

酸素摂取量(V_{O_2}) = 心拍出量(CO) ×(動脈血酸素含量－静脈血酸素含量)

有酸素運動の負荷が増すと，有酸素代謝の酸化的リン酸化反応により消費酸素量が増える．酸素摂取量がピークに達すると，運動負荷が増えたとしても酸素摂取量は増えることができない．これを最大酸素摂取量(V_{O_2max})という．これは，最も標準的な持久力の基準として使われている．さまざまな要素が，V_{O_2max}に影響を与える．運動様式，個人差，運動歴，筋線維タイプ組成，筋内毛細血管形成など，有酸素運動に対する適応などがあげられる．

有酸素運動も無酸素運動も過負荷の原則により，効果を示す．過負荷の原則は，運動の頻度，時間，そして負荷の程度が，身体に刺激を与え生理的適応をもたらすことで，変化がみられる．漸進性運動は，時間的経過とともに，いずれかの要素の負荷を上げることによって，運動による効果をもたらすものである．特異性の原理は，身体は課せられた刺激に応じた適応をする．筋力と持久力の向上は，過負荷な運動によって実現する．しかし，この運動による効果は可逆的であるため，運動を怠ると，元の機能に戻ってしまう．長期臥床によって，運動機能や他の臓器の機能も劇的に低下する．疾患によっては，運動による生理的応答が異なることもあるので注意する必要がある[10]．

d．有酸素運動の効果

有酸素運動は，心肺機能だけではなく，血管系や筋を含めた全身に効果があり，活動参加改善への基礎となる．

有酸素運動による短期的効果として，血中アルブミンと血漿量が，浸透圧の変化により増加する．数週間運動を続けることによって得られる長期的効果として，血漿量増加がある．運動による酸素の運搬と発汗による体温調節の要求に応えるため，体液増加がみられる．体液増加は静脈還流量を増加させる．すると，心臓により大きな前負荷がかかり，一回拍出量が増加する．フランクスターリングの法則に基づき，増加した左心室拡張終期容量より，心筋収縮力は増加する．徐々に，心筋は遠心性収縮刺激により，筋肥大がみられ，左心室拡張終期容量も増える[11]．

有酸素運動は，酸素消費効率をあげる．最大酸素摂取量は，有酸素運動により増加し，心機能もあげ，一回拍出量が増加することで，心拍数低下ももたらす(CO＝HR×SV)．運動に適応した心

機能は，運動開始とともに心拍数を素早く上昇させ，心拍出量も上昇させる．

有酸素運動は，毎分換気と酸素消費量の比で示される酸素換気当量（V_E/V_{O_2}）を減少させる．換言すると，より少ない換気量で，同じ量の酸素をとり入れることができる．そして，吸気をより効率的に行えるため，呼吸筋に必要な酸素も減少し，呼吸筋疲労も起こりにくくなる．そのため，活動に利用されている筋へのさらに多くの酸素供給が可能になる．

有酸素運動により，血流再分配と酸素摂取の最適化が，末梢血管でもみられる．最大酸素摂取量付近での運動の効果で，一酸化窒素による血管拡張作用が生じ，末梢血管抵抗の低下をもたらす．そのうえ，筋線維タイプの変化を促すことで，筋の酸性化に対する耐性が向上する．末梢にある筋群の血管形成により，運動を行っている筋への血漿の供給能力が向上し，末梢運動器における酸素摂取効率も上がる．脾臓と腎臓における血流も，有酸素運動とともに減少し，血流再分配に貢献する（図8）[10]．

有酸素運動によりインスリンとグルカゴン感受性が向上する．結果的にインスリンとグルカゴン濃度は減少する．2型糖尿病に必要な糖尿病薬の減少が認められたという報告もある．それにも関連して，有酸素運動が2型糖尿病リスクを減少させる，という報告が多くなされている．肥満や，家族歴，生活習慣などの改善が最も大きい効果だといわれている[12]．

> **メモ　運動とは**
> 運動とは，走ることや自転車をこぐことだけではない．病態によっては，座位への姿勢変換や起立だけでも持久力運動の効果がみられる．起立性低血圧を示していた脊髄損傷患者に対して，ボディーサポートを使って，起立と歩行練習を行ったところ，起立耐用能が改善し，心肺機能の改善もみられたとの報告もある[13]．これも持久力・運動耐容能，そして機能改善の一例である．

e．有酸素運動の処方

病態をふまえて，心拍数や主観的運動強度など

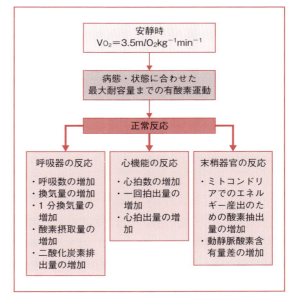

図8　有酸素運動効果
(Arena R et al：The clinical importance of cardiopulmonary exercise testing and aerobic training in patients with heart failure. Brazilian Journal of Physical Therapy, 12：75-87, 2008 より引用改変)

の指標や運動時の変化をもとに，客観的に運動量を決めなければ効果は出ない．

有酸素運動を処方する際，前述のとおり，過負荷と特異性の原則に基づき，強度，頻度，そして時間を決定する．ボルグ指数を利用した主観的疲労度，最大心拍数から運動時の心拍数の割合を計算する方法，最大酸素摂取量の計測や，乳酸閾値の算出などがある．

最大心拍数を求める方法は，2つの公式が一般的である．年齢から計算するハスケルとフォックスの公式は，最大心拍数＝220－年齢，である．近年報告された，より正確な算出方法は，最大心拍数＝206.9－(0.67×年齢)．そして，目標心拍数を決定する方法としてカルボネン法が一般的に使われている[14]．目標心拍数＝安静時心拍数＋x(最大心拍数－安静時心拍数)：xは目標とする運動強度のパーセンテージを指す．

主観的運動強度は，簡易であるうえ，心臓ペースメーカー装着やβブロッカーなどの薬剤を使用している心拍数が心機能を反映していない場合に

対しても有効である．臨床的に重要である．最も一般的なのが，ボルグ指数である．15段階評価では6の安静時の疲労のない状態から20もう限界という状態まで数字化して表現している[15]．

身体的に効果をもたらすのに必要とされる運動時間については，現在も議論がなされている．American College of Sports Medicineは，目標心拍数下で20～60分運動を行うことをすすめている[14]．脳卒中患者において，約21分の歩行や起立運動が，心肺系改善には必要であった，という報告がある[16]．この報告では，心拍数や時間などをしっかり考慮に入れなければ，持久力改善には効果がないともいわれている．心肺機能と代謝機能を促進するためには，少なくとも週に1,000 kcal分の運動が必要ともされている．

> **メモ　運動時間の重要性**
>
> 米国では，急性期の回復の可能性のある患者に対して，1日3時間以上の理学療法，作業療法，言語療法を発症後平均2～3週間の間に集中的に行い，他の身体機能と同様に生活における活動耐容能の改善により，機能向上・日常生活活動改善に貢献している．

4. 筋と運動療法

a. 筋収縮

筋収縮は，アクチンとミオシンの重なり合いを，エネルギーを用いて滑走を生み出すことで生じる．

筋原線維は，太いミオシンフィラメントと細いアクチンフィラメントにより構成されている．どちらも筋節とよばれる単位で区切られている．

筋収縮は，線維の重なり合いを変化させることで生じる．カルシウムイオンが，筋小胞体から筋細胞質へ放出され，筋収縮が始まる．アクチンは，トロポニンとトロポミオシンにより構成されている．カルシウムイオンはトロポニンと結合し，トロポミオシンが妨げられないように作用する．そのトロポニンは，ミオシンと結合する．ミオシン頭部で，ATPはADPとエネルギーに変換される．そのエネルギーを利用し，アクチンとミオシン頭部の結合を切り，ミオシン頭部は隣接する別のアクチンと結合する（図9）．その新しい結合により，筋節の長さが収縮する．そして，力は負荷に対し筋が収縮することで生じる．

b. 筋タイプ

筋のタイプは，酸化耐容能，エネルギー供給回路，収縮特性により特徴づけられる．

骨格筋線維はすべて同じ様式で収縮するわけではない．一般的に，ATP消費速度，ATP産生回路，筋収縮速度，筋疲労への耐性により，筋線維のタイプは，typeⅠ線維（遅筋線維）とtypeⅡ線維（速筋線維）の2つの分類されている．typeⅠ線維は，細胞質に対して筋原線維を少なく，自動の筋張力も小さい．ミオシン頭部でのATPの消費は，typeⅡ線維よりも2～3倍遅いが，収縮は10倍長く続く．typeⅠ線維は有意に多いミトコンドリア，酸素に結合したミオグロビンと多くの毛細血管を持っている．typeⅠ線維は，これらの要素により，大きな酸化的リン酸反応容量をもっている[17]．

c. 筋収縮と運動

遠心性収縮は，関節の動きを制御するために重要な筋収縮である．

求心性収縮とは，筋肉が収縮し筋長を短縮する．筋によって産生された力は与えられた抵抗以上であるため筋は短縮する．遠心性収縮とは筋が伸長されながら，筋収縮している状態である．これは，外部からの負荷に筋力が打ち勝てずに，筋がストレッチされている状態である．遠心性収縮は動きを減速する．関節の動きをコントロールする，また持っている物を下ろすときなどに利用されている．等尺性収縮とは，筋収縮はしているが，短縮も緊張のストレッチもみられない状態である．つまり，筋全張力と外部からの負荷が等しい状態である．そのときの関節の角度などによって変わる筋長は，等尺性収縮の筋力に影響する．

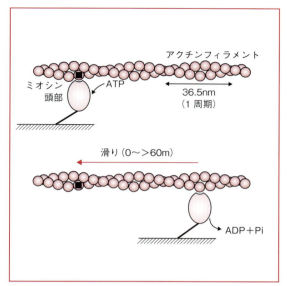

図9 アクチンとミオシンの滑り
（原田慶恵ほか：筋収縮メカニズムのなぞに迫る．日本物理学会誌 42-5：424-432, 1987 より引用）

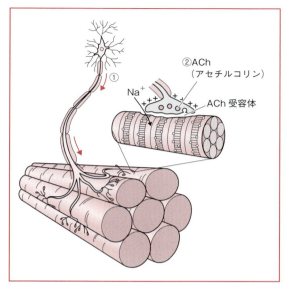

図10 運動神経と運動単位
（Chino N：The neuromuscular junction and botulinum toxin type A. Jpn J Rehabil Med 50：298-305, 2013 より引用）

静止長では最も高い等尺性収縮力がみられ，静止長から筋長を変えると，収縮力低下がみられる．

d. 神経筋の原理

巧緻性の高い筋は，運動単位における筋線維は少なく，粗大な運動を行う筋の運動単位は，多くの筋線維をもつ．

運動単位とは，ひとつのアルファ運動神経軸索が支配している筋細胞の集まりをいう．運動神経は，活動電位がアルファ運動神経細胞体から軸索を通し伝導し，運動単位を同時に収縮させる．シナプスに活動電位が達するとアセチルコリンがシナプス前終末からシナプス間隙に放出される．アセチルコリン（ACh）は神経伝達物質で，筋細胞膜表面にあるシナプス後終末ニコチン系アセチルコリン受容器と結合する．その刺激で，筋小胞体よりカルシウムイオンが放出され，筋収縮が生じる（図10）．

異なる運動単位は，筋内全体にわたって分散している．各運動単位は，異なる数の運動線維と異なるタイプの線維をもつ．筋収縮の大きさは，筋腹の面積ではなく，運動単位における筋線維の数や，筋線維タイプの割合に応じて変化する．もし，その筋が，虫様筋のような巧緻動作を主動しているものとすると，運動単位内の筋線維の数は少ない．腓腹筋のように，大きな動きが必要な筋の運動単位内の筋線維の数は多く，運動単位に活動電位が伝わることで，一斉に収縮する．

e. 筋活動

活動電位の頻度が，筋収縮頻度も増し，筋の出力も大きくなる．

中枢神経系は，運動時，どの筋線維の運動単位をどれくらい動員し正確な運動をコントロールするかを決定している．組織学的には，半径の大きい運動神経をもつtype II線維では早く伝わるが，半径の小さいtype I線維の神経による指令は遅い．サイズの原理に従って筋線維は動員される．最も少ない数のtype I線維の筋細胞を含んだ小さい運動単位から動員される．そして，要求される力の大きさの増加に伴い，type II線維で構成されたより大きな運動単位が動員される．

このサイズの原理の利点は，より長い時間の活動を，無酸素系ではなく，好気的な酸化的リン酸

化によるエネルギー生産によってまかなう仕組みであることである．より大きな運動単位を徐々に動員することで，生み出される力も大きくなると同時に，運動単位への活動電位の頻度が増え，収縮頻度も増す[19]．

f．筋疲労

運動療法効果の向上には，心肺機能に考慮した休息だけではなく，筋の持久力も考慮した効果的な休息も必要である．

筋疲労は，最大収縮力容量の低下である．不随意な筋出力低下が認められる状態で，実際の活動のなかでみられる．この筋疲労は以下の要素でもたらされる．全身が疲労した状態による中枢神経系支配の変化，筋線維膜の興奮性の変化，筋内の酸性化，筋内グリコーゲンの枯渇である[20]．筋線維膜の興奮性は，継続的な刺激により低下し，活動電位伝播の減少が発生する．持続的な筋収縮により，代謝物が限局的にたまり，筋内の酸性化がみられる．これにより，筋力も減少する．運動は，筋の疲労に対する耐性を上げることができるが，運動の特異性を考慮しなければ効果はでない．適切な休息も，機能的動作やトレーニング効果に影響する．

g．筋力増強運動における生理学的応答

筋収縮を促す運動は，筋力増強に貢献する神経的同期化と筋肥大があり，そのうえ，筋力以外への効果を示唆する内分泌系への効果もある．

筋力強化運動の即時的効果として，神経的同期化がみられる．抵抗運動により，特定の活動内での，運動単位を効率的により多く同時に動員することが可能になる．

抵抗運動を神経的適応上限以降も続けることで，筋の構造的変化が認められる．筋肥大は筋力増強の主な要因である．筋肥大は，筋細胞の肥大化を意味している．細胞外基質も，その筋細胞の成長を補填するために，成長がみられる．その過程で，筋細胞内に筋節が並列，または平行するように加わっていく．機械的張力，筋損傷，代謝ストレスが，肥大化に影響している主な要素である[21]．

運動による低酸素状態も，筋肥大に貢献している．低酸素状態は，乳酸を蓄積し，細胞の腫脹を引き起こす．乳酸の蓄積は，蛋白同化作用のホルモンとサイトカインの放出を促す．この過程で，うっ血を引き起こし，その低酸素状態により，同化作用のホルモンと成長因子が衛星細胞に放出され，さらなる細胞修復と肥大に貢献する．また，筋細胞の数の増大は，筋肥大にかかわっているといわれてきたが，人間内ではこの筋細胞増殖は確認されておらず，筋肉の大きさと筋力増強に筋細胞増殖の影響は小さいと考えられている[21]．

筋力増強運動により，靱帯と腱は肥厚し，より密度と強度が増す．骨も抵抗運動に組織的な適応を示す．骨密度は力と歪みにより増すことがわかっている．

運動による筋収縮は，筋力増強効果だけではなく内分泌への効果の可能性も，現在示唆されている．筋力増強運動や歩行などの運動により，運動筋がサイトカインを通して脳由来神経栄養因子の産生を促進している報告がある[22]．脳由来神経栄養因子には，脂肪酸分解や神経細胞の成長を促進する作用がある．つまり，筋収縮を促す運動は，生活習慣病の予防や認知症など精神神経疾患への予防や機能維持などの効果の可能性もある．

h．効果的な筋力増強運動

効果的な筋力増強と筋肥大には，過負荷と特異性の原理に，運動における強度や頻度などの変数を変えることが重要である．

運動の強度，負荷は，筋成長を刺激する最も重要な要素である．1回反復の最大負荷（％1RM）の割合から算出する方法が一般的である．6〜12回反復のほうが，15回以上の反復運動よりも，筋肥大に有効である．65％1RM以下では，筋肥大を引き起こすには不十分である．6〜12回反復の中程度の強度では，解糖系に偏ったエネルギー

供給がなされ，その代謝物により同化作用が促される．5回以下の少ない反復回数の運動では，ATP-PCr系によってエネルギー供給がされ，代謝物も少ない．中程度の強度の運動は，反復回数の低い運動よりもテストステロンと成長ホルモンの分泌を促進する[23]．

運動量は，反復頻度とセット数，負荷の組み合わせによって変えることができる．高い運動量は，筋肥大に有効である．筋の成長を考慮すると，徐々に運動量を増やしていくことが効果的である．

メモ　脳血管損傷患者に対する筋力増強運動効果
脳血管損傷患者においても，健常者と同様，レジスタンス運動により筋力が増強する．痙性は悪化せず，歩行などの身体機能の向上がみられた[24]．筋力増強運動は，脳血管損傷においても必須な運動プログラムなのである．

i. 一関節と多関節運動

全身を利用する閉鎖性運動連鎖による運動や，多面上の運動は，動員される筋量からも内分泌系からの観点でも，一関節運動より筋力増強に有用である．

運動方法には，さまざまな種類がある．方向，角度，関節位置などが，筋肉の活動の仕方を変える．各々の筋肉は異なる起始停止をもっている．1つの筋をみても，筋線維の走る方向は，各々角度や停止している位置が異なる．そのため，さまざまな関節の位置や角度で運動することが，その筋全体を刺激するために必要である．

機能的な利点を最大化するためには，多面上の運動または多くの異なった角度での運動を行う必要がある．そのため，閉鎖性運動連鎖を利用した運動や，不安定性を利用した自由度の高い運動が勧められる．レッグプレスなどの機械や重錘をただ持ち上げる開放性運動連鎖の運動は，決まった角度で決まった方向に運動を繰り返すだけ，多面上の運動が不可能である．これは，筋力の低い老人や女性などを対象にしても，同じことがいえる．

スクワットや立ち上がりのような多関節運動では，全体で動員される骨格筋量はとても大きい．これは，筋の同化作用に重要である．動員された骨格筋量は，運動後ホルモン分泌量に関係している．一関節運動より，多関節運動後のほうが，テストステロンと成長ホルモンの分泌量が高い．多関節運動は，他の関節や中枢部の安定性を保つことを必要とするため，一関節運動で必要としない多くの筋群が動員される．一例として，スクワットがあげられる．スクワットは，200以上の筋肉の活動によって実施される[25]．

一方，一関節運動は各々の筋を個別に集中的に鍛えることができる．そのため，筋のインバランスや関節運動機能不全など，一部の筋の機能低下がみられる場合，一関節運動は有効である．

5. 関節可動域と運動療法

a. 関節可動域と運動療法

関節可動域の改善は，筋力増強，バランス能力や疼痛緩和などの土台となる．

可動性に対する運動は，理学療法の早期に行われる最も基礎となる治療である．対象によって異なるが，一般的に行われる可動性に対する治療の順は，他動可動域運動，自動介助可動域運動，自動可動域運動である．ほかにも，特殊な可動性の運動やストレッチ運動がある．運動の選択は，治癒の段階，不動期間の長さ，影響を受けている組織とその数，傷害または手術の種類を参考に行われる．可動性の低下や運動の影響の理解が，適切な可動性に対する運動の選択に重要となる．また，不動による身体への影響の理解も必須である．

可動性を考慮するとき，関節内運動と骨運動を分けて考える必要がある．関節内運動とは，転がり，滑り，回旋，軸回旋で関節の動きを説明したものである．図11に膝の例をあげた．関節内運動は骨運動に必須なものである．骨運動は，矢状

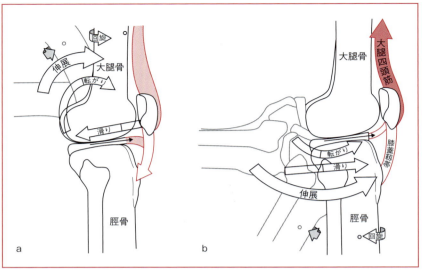

図11 膝関節伸展屈曲の関節内運動
(Neumann DA：筋骨格系のキネシオロジー．医歯薬出版，東京，2012より引用)

面での挙上や，屈曲と伸展など相対的な方向と面で定義される運動である．関節可動性低下は，関節内運動と骨運動，または両方の要因で生じる．

他動的可動性には，関節面，半月板や滑膜などの関節内組織，関節包，靱帯，筋腱，滑液包，筋膜そして皮膚が影響している．可動性に，関節内運動は必須である．自動運動を行うには，他動的可動性に加え，神経機能も必要である．その可動性は，普段の生活習慣の動作によって保たれている．しかし，ひとつの姿勢を長時間強いられるような生活などを送っていると，適応性短縮を引き起こすことも多い．その短縮により，可動性が奪われるのである[27]．

身体の動きは，最も抵抗の少ない動きをとる傾向がある．もし脊椎の一関節の可動性低下がみられるとした場合，その関節可動性は，組織損傷や病気により，周辺の関節の動きに比べ抵抗が大きく硬いことを指す．それにより可動性低下がみられる関節の役割を補うため，隣接する関節が過可動になる傾向がある．例えば，腰椎3番の屈曲伸展運動が減少すると，上下の関節に過負荷がかかり，腰椎2番が過剰な屈曲伸展可動域をもつようになる．このとき，神経筋機能でその可動域が制御されていれば問題はないが，神経機能でも代償しきれない場合，不安定性が生じ，疼痛や他の二次的な機能低下が生じる可能性がある．

b．可動域制限

可動性という考え方は，個人や病態によって，相対的に定義される．可動性低下 hypomobility，過可動 hypermobility，不安定性 instabilityが可動性の機能低下には存在する．不安定性は，骨運動や関節内運動が過剰であるうえに，骨格筋による補助が運動時に不足している状態を示す．拘縮とは，関節周囲や筋周囲の軟部組織が，線維化や短縮することにより，他動的ストレッチに対して大きな抵抗を示し，関節内運動や骨運動が妨げられることをいう．拘縮は，術後の侵襲，関節の不動により，結合組織の組織的変化が生じることなどに起因する[28]．

可動域運動とストレッチ運動においては適応がある．人工膝関節術後の患者には，スタティックストレッチ，ダイナミックストレッチ，PNFストレッチのいずれも膝関節可動域改善に有効である．一方，脳血管損傷患者や脊髄損傷患者にみられる長期に及ぶ伸張性のない組織，つまり拘縮には，ストレッチ運動は効果的ではないと報告されている[29]．このように，原因を見極め可動域運動

を選択しなければ効果的な運動療法は行えない．

> **メモ　理学療法の適用を見定める重要性**
>
> 理学療法士にとって，自らの適用と限界を知り，他の専門家に紹介する能力も必要がある．脳卒中患者や，脳性麻痺児の尖足に対するボツリヌス注射や外科的手術は効果的で，足関節背側可動域を改善する．そして，歩行などの機能の改善に効果的であるという報告がある[30]．

c. 不動による影響

不動は，関節にも影響を及ぼすが，心肺機能を含む全身にも影響を与え，負のサイクルへ陥ることを強いる．運動は，それを断ち切る有効な手段である．

外科手術や外傷などにより，関節可動域は大きな影響を受ける．整形外科的手術以外にも，乳房切除術や胸部手術は，上肢の不動や運動の制限を強いる場合がある．関節症などの痛みによって関節の不動を強いる場合もあれば，神経筋疾患により，関節を動かす能力が低下し，関節不動の影響を受ける場合もある[31]．

関節不動により，自己永続的なサイクルを生み出すことになる．しかし，関節可動域運動，筋力増強運動，または関節モビライゼーションなどのさまざまな理学療法治療にてそのサイクルを止め，回復を促すことができる．拘縮は，身体に対する負荷が低すぎることへの応答である．この組織の短縮は，可動性と機能を制限し，仕事や日常生活活動を行う能力の低下を引き起こす．この関節の不動と組織の短縮により疼痛が起こる．そして，筋力低下が生じ，さらなる悪循環が続く．

可動性低下は，骨や軟部組織への負の影響を及ぼすが，逆に言えば，良い負荷を与えれば機能改善することもできることも示している．骨や軟部組織は，可変である性質をもっている．軟部組織は，与えられた刺激に対する組織の再構築により，機能改善に貢献している．過負荷の原則に基づき，負荷が大きい場合では，刺激された細胞は大きくなり，組織は肥大する[1]．

意識低下や他の要因により離床できない状態の患者に対しても，不動の負のサイクルに陥ること

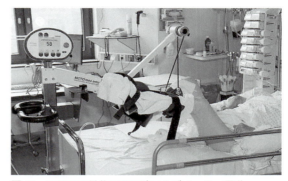

図12　ICUでの臥位での下肢エルゴメーター運動
(Gosselink R et al：Physiotherapy in the intensive care unit. Netherlands J Crit Care 15：66-75, 2011 より引用)

を予防する手段はある．寝たままでも運動できる下肢エルゴメーターなどを使って，寝たままでも有効な運動はできるのである．**図12**は，ICUでエルゴメーターをこいで運動している様子である．

6. 運動療法としての早期離床

早期離床し起立などの運動を行うことで，合併症も防ぎ，機能も改善する．

早期に離床して，運動をすることは，運動療法の基本である．それには，臥床の身体機能への影響を理解することが必要である．安静臥床により，健常者においても，1週間で4～5％の筋力低下が認められるという報告がある[33]．また，筋線維の変化，炎症マーカーの変化，そして代謝機能の悪化ももたらされる．安静臥床時，廃用性筋萎縮が生じる．さらにミオシンアイソフォームは遅筋線維から速筋線維へと変化する．代謝は脂肪酸からグルコースへ，そして蛋白質合成も低下する[34]．さらに，健常者による実験結果では，5日間の臥床により，インスリン抵抗性悪化と微小循環不全をきたすと報告している[35]．

臥床は，筋骨格系への影響のみではなく，すべての身体機能の低下をもたらす．健常者において，臥床によって，体液量の低下，起立性低血圧や頻脈，一回拍出量と心拍出量や最大酸素摂取量

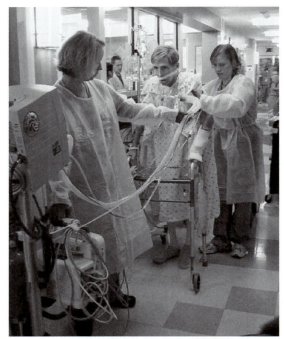

図13 ICUで人工呼吸器を着けたまま歩行運動をする患者, 理学療法士と呼吸療法士
(Needham DM et al : Rehabilitation quality improvement in an intensive care unit setting : implementation of a quality improvement model. Top Stroke Rehabil 17 : 271-281, 2010 より引用)

などの低下をもたらす. さらに, 精神機能, 内分泌, 自律神経などの応答不良も引き起こす. そのうえ, 長期臥床後, 身体機能が正常な値に回復するまでには臥床期間よりも長い期間を要する[36]. つまり, 安静自体は, 気持ちがよく回復にいいものと思われているが, 実際には身体機能に対して負の影響がほとんどなのである. 早期離床は, その安静臥床による身体機能の低下を予防する効果がある. そして, 急性期病院では, ICU入院患者に対して入院72時間以内に離床を行った結果, せん妄期間の短縮, 退院時の身体機能の向上, 在院日数の短縮が報告されている[37].

> **メモ** 早期離床は基本中の基本
>
> 運動療法として, 起立や歩行などの早期離床が, ICUにいる脳卒中発症直後や手術直後の患者や人工呼吸器を装着している患者に対しても, 適応の見定めを行い徹底したリスク管理のもとに, 積極的に行われている (図13)[38, 39].

7. バランス

可動域運動を運動療法の土台とすると, バランス運動は運動療法の屋根のようなものである. すべての機能を統合して, 身体をさらに機能的なレベルに上げるために必要な身体機能である.

バランスとは身体の重心を支持基底面の上に置き, 最小限の動揺と最大限の安定性を保つことである. このバランスは, 複雑な要素と過程で成り立っている. 感覚入力と統合や動作の予期的機構が重要である. さまざまな運動協調性を含むバランス制御戦略により姿勢は保たれている. 支持基底面を変えることなく安定性を保つ戦略を静的バランスという. 動揺が安定性限界域を超えると, 動的バランスにより新しく支持基底面を作り出し安定性を保つ.

協調性運動とは, 滑らかで正確な, 制御された動作である. 協調性は書字などの巧緻性運動にも必要である. また, 歩行, 走行, ジャンプや日常動作の中にある課題を行う際の粗大運動にも必要である. その協調性運動は, 適切なタイミングで行われる共同運動と筋の相反活動, 事前に予期し調節された姿勢制御により達成される.

バランスを維持するということは, 随意的な活動をする前, 活動中, そして活動後の安定性を維持することとともに, 外的撹乱に反応し対応する能力にも必要である[40]. また, バランス能力は, 首を動かすとか体幹を動かすと同時に明確な視野を保つためにも, 転倒防止にも役立っている. そのバランス能力において, 機能的に最も重要な点は, 身体重心と支持基底面の相対的位置にある. 仮に, 身体重心が, より前, 後ろまたは横に偏っている状態では, 比較的小さい動揺刺激により, バランスが失われる. パーキンソン病患者の場合, 骨粗鬆症や姿勢制御機能低下により胸椎の過度の後彎が多くみられる. それにより, 身体重心が, 支持基底面内で, 静的にも動的にも前に位置している. そのため, 前への動揺に対しての耐性が, 健常人に比べ小さい.

a. バランス能力の構成要素

バランス能力は多くの要素で構成されているため，評価は難しいが，正常な機能で代償できる可能性も高い．

安定性は，以下の機能により制御されている．筋骨格系，感覚系（体性感覚，視覚，前庭機能），内的表象（位置感覚，主観的姿勢と視野評価），動的制御（歩行における制御機能），神経筋（共同筋活動，適応的行動），認知機能（多重事象処理，情報処理），心理的要因（動機づけ，選択），そして心肺系（持久力）である（**図14**）．これらの機能低下のいずれもバランス機能に変化をきたす．そのため，理学療法評価では，どの機能低下が原因でバランス能力が低下しているかなどの評価が，効果的な運動療法処方にも直接影響する[1]．

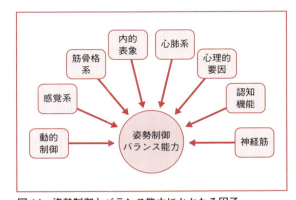

図14 姿勢制御とバランス能力にかかわる因子
(Brody LT et al：Therapeutic exercise：Moving toward function. Lippincott Williams & Wilkins, Philadelphia, 2011 より引用)

1) 筋骨格系の影響

安定性限界域は支持基底面の大きさと，下肢の筋骨格，感覚，神経系機能に影響される．転倒の多い個人は，安定性限界域が小さい傾向がある．足部に可動域や筋力，疼痛などの機能不全などが生じている場合，バランス機能低下が認められる．それに加え，下肢機能にも変化が認められる事例では，バランス機能はさらに低下する．疼痛による姿勢制御の影響も大きい．前庭機能低下の患者が，頸部痛と頸椎の損傷によって頭部の動きに制限があるときには，バランス機能への影響は，前庭機能低下のときよりも大きい[41]．

2) 感覚系の影響

体性感覚，視覚，前庭機能の3つの感覚機能が姿勢制御にかかわっている．この3つの機能が相互に影響し合い，フィードバックを行うことで，身体重心の位置を決定している．体性感覚は，身体の一部または身体重心そのものと支持基底面の相対的位置の情報と，地面の角度や質などの環境因子の情報を統合している．視覚は，身体と作業目的の物体や環境との位置関係，地面に対する垂直の位置，揺れなどの周囲環境の情報を集めている．そして，前庭機能は，頭部と重力または空間における頭部の動きの感覚情報を統合し，その情報を他の感覚系の情報と統合して，反射と随意運動を利用し，姿勢制御を行っている[42]．

3) 感覚情報の神経的統合と処理

効率的なバランスと姿勢制御は，感覚情報をもとに脳内に構築された身体図式と周囲との位置関係の正確性に影響される．末梢神経損傷など感覚低下により身体図式や外界からの感覚フィードバックに変化がみられる．脳血管損傷で中枢神経自体に損傷が生じると，感覚情報統合自体に変化がみられる．それらの変化は，バランス機能低下をもたらす．しかし同時に，他の感覚系機能によってある程度補うことも可能である．

末梢感覚受容器から感覚情報が中枢に送られたあと，その情報が処理される．情報の統合と処理は，小脳と基底核，補足運動野で行われる．情報処理時間は重要で，短時間での反応は，バランス機能にとって必須である．健常な大人では，外乱動揺の体性感覚情報から筋活動までの時間である筋活動潜時（80〜100 ms）と比較すると，視覚情報による筋活動潜時は遅く，約200 msである．体性感覚による反応は，最も早く，前庭機能がそれに続いて反応している[42]．つまり，急な外乱動

揺には，体性感覚情報を主に利用して，姿勢制御しているが，意図的に行う日常生活における特定の動作などの作業においては，視覚や前庭機能からの環境情報や，位置情報を利用してバランスを制御している傾向がある．

b. バランスと運動療法効果

バランス機能低下に対しては，筋力増強運動や持久力運動などの安定性に影響している基本要素に対して行われる治療もあるが，姿勢制御やバランス練習，またはそれらを基本要素に対する運動と組み合わせて行われる．そして，バランス機能低下のみられる患者には，中枢性，筋力や運動巧緻性などその根本原因となっている要素が各人で異なり，それに対する運動療法を，個人レベルに合わせて行う必要がある．下肢に損傷をきたしたアスリートの理学療法において，バランス練習を治療に加えると，静的バランスも動的バランスにも向上がみられ，結果的に競技復帰の率が高いとの報告がある[43]．つまり，どのような病態，機能低下に対しても，姿勢制御とバランス機能を評価し，必要に応じて練習を運動療法プログラムに加える必要性を示唆している．

> **メモ　前庭機能と運動療法**
>
> 前庭機能低下にも運動療法は有用である．前庭機能低下では，前庭機能の異常により，めまいや平衡機能の低下などが生じる．片側前庭機能不全においても，半規管に対する特殊な手技に加えて，眼球運動の補正とバランス運動による中枢性代償と末梢器官の代償により，大きな改善がみられると報告されている[44]．

8. 疼痛と運動療法

痛みは，身体構造だけではなく，個人の経験や環境にも影響されている．

痛みとは，文化，歴史，環境，社会的に影響される心理的肉体的な経験である．そして，関節可動域や筋力と異なり，測定の難しい機能不全の1つである．疼痛は，心理的に負の影響を与え，人間関係や仕事など社会的にも大きな影響を及ぼす．よって，臨床家は，疼痛が患者に与える影響を十分に理解し，繊細に対処する必要がある[1]．

急性痛は，肉離れや腱炎など実際の組織の損傷によるものなどを指し，疼痛を伴う期間は短い．

しかし，慢性痛は，急性痛などでみられる侵害刺激が消失したにもかかわらず持続する痛みであり，この痛みの部位や程度は，組織損傷や病理学的とほとんど関連性がみられないことが多々ある．その点からも，心身への影響はもとより，仕事を含む社会生活を送るうえでも大きなマイナス要因となる．これらは，線維筋痛症や慢性疲労症候群，リウマチ性関節炎でたびたびみられる．理学療法介入は，疼痛そのものだけでなく，痛みによって生じた機能低下，活動制限，社会参加などのすべての側面にアプローチすることが求められる．

関連痛は，原因である損傷や病的変化のある身体部位とは離れた部位で，疼痛を感じるものをいう．しかし，これも神経解剖学的に説明できるものであり，関連痛パターンは損傷部位や組織により存在する．例えば，頸椎5-6番の椎間関節に機能不全が生じている場合，肩や上肢に疼痛を生じる場合がある．また，棘上筋を損傷している場合，そこから遠位に離れた部位である上腕外側に疼痛を生じる場合も多い．

a. 痛みの原因

慢性疼痛の原因は，痛みの部位とは異なる部位にあることも多く，中枢性感作や環境因子・個人因子を考慮する必要がある．

急性痛は，微小組織損傷または大きな組織損傷の二種類でみられる．微小組織損傷とは，繰り返し加えられた組織へのストレスによる損傷で，ある閾値を超えたときに疼痛を生じる．大きな組織損傷とは，外傷や病態の大きな変化による痛みである．どちらも，組織損傷自体とそれによる炎症で，直接に侵害受容器や痛覚受容器が刺激され，即時に疼痛を引き起こす．

慢性疼痛患者の多くが，不眠症，うつ症状，食欲不振に陥り，社会参加制約に苦しんでいる．疼

痛の原因としては，侵害受容器の感作と脊髄レベルで生じる持続的な痛みとスパズムの連鎖が報告されている[45]．脊髄後角における脊髄視床路と視床における神経細胞の持続的な興奮が炎症によって触発され，その神経細胞の侵害刺激や非侵害刺激に対する感度の閾値が上がった状態であるといわれている[46]．このような事象が，中枢神経系で生じると，求心性の非侵害信号に対しても，痛みとして感じる状態になり，これを非侵害受容性疼痛という．この非侵害受容性疼痛の他の原因としては，侵害受容性刺激に対する中枢性感作，脊髄後角における二次性ニューロンの集合的興奮，広作動域ニューロンの疼痛に対する興奮，感覚領域の広がりなどがあげられている．つまり，疼痛を起こしていた身体部位以外への非侵害刺激でも，疼痛を引き起こすのである．

b. 疼痛緩和と運動療法

痛みを緩和する機能は，主に内在性オピオイドに備わっている．運動療法は，その疼痛緩和機能を促す役目がある．

1965年に中枢での潜在的な疼痛緩和メカニズムとしてゲートコントロール理論が最初に報告された．その報告は，非疼痛刺激により脊髄後角における，セロトニン，内在性カンナビノイド，内在性オピオイドなどの神経伝達物質により，中脳中心灰白質と吻側延髄腹側部を介し，侵害刺激と疼痛信号を抑制する，というものである[47]．

内在性オピオイドであるβエンドルフィンは，モルフィンの18～33倍の鎮痛効果がある[48]．広汎性侵害抑制調節は，末梢神経系を介して広範囲の求心性疼痛刺激を疼痛以外の部位に与えると，疼痛のもととなっている神経の興奮を抑制するというものである．また，これには内在性オピオイドの関与が報告されている．同様に，人間の手当による疼痛に対する効果やプラシーボ効果は，内在性オピオイドによるものという報告が多数されている[49]．

運動することによる疼痛緩和効果は大きい．安静または臥床は，不動と同様にほとんどの場合疼痛を悪化させる．運動の鎮痛効果は，内在性オピオイドと，非オピオイドであるセロトニン，ノルエピネフリン，成長ホルモン，コルチコトロピンによるものと報告されている．人工膝関節置換術患者において，術後1日目に運動することで，疼痛緩和がみられるという報告もある[50]．有酸素運動や筋収縮により，βエンドルフィンの分泌が増え，疼痛の閾値の改善に効果がある可能性が示唆されている．

運動療法により，慢性疼痛などにみられる中枢性感作が緩和されるという報告もある．しかし，線維筋痛症などの患者では，有酸素運動も疼痛を悪化させる場合もあることがわかってきた．痛みのある筋群を含めた運動では内因性疼痛抑制系の活動が抑制され，痛みのない筋群での運動では内因性疼痛抑制系が活性化すると報告されている[51]．運動療法は，疼痛には効果的であるが，患者の病態によりその効果はさまざまである．病態と低下している機能を的確に掌握し，心理的社会的要因にも配慮したうえで，運動療法プログラムを立案して介入する必要がある．

結語

ここまで記述してきたように，運動療法は，身体を活性化し，多くの治療効果をもたらす．運動は，適切に扱えば万能薬ともいえるかもしれない．理学療法士は，その運動を実践する第一人者である必要がある．そのためには，基礎知識を踏まえて，対象の状態と環境に対し，最適の運動と負荷を選択して，実行する必要がある．細胞レベルから生活・社会レベルまで人間の全体像を科学的哲学的にとらえ，機能改善が社会参加から生活の質の向上までつながるよう総合的にアプローチする理学療法士の姿は，真のプロフェッションであると確信する．

文献

1) Brody LT et al : Therapeutic exercise : Moving toward function. Lippincott Williams & Wilkins, Philadelphia, 2011
2) 市橋則明（編）：運動療法学―障害別アプローチの理論と実際 第2版．文光堂，東京，2014
3) Maitin I : Current Diagnosis and Treatment Physical Medicine and Rehabilitation (Current Diagnosis & Treatment). McGraw-Hill Education, New York, 2014
4) Karandikar N et al : Kinetic chains : A review of the concept and its clinical applications. PM & R 3 : 739-745, 2011
5) Saleh M : In defence of gait analysis. Observation and measurement in gait assessment. J Bone Joint Surg Br 67 : 237-241, 1985
6) McArdle WD et al : Essentials of Exercise Physiology. Lippincott Williams & Wilkins, Baltimore, 2006
7) Spurway NC : Aerobic exercise, anaerobic exercise and the lactate threshold. Br Med Bull 48 (3) : 569-591, 1992
8) 八田秀雄：乳酸をどう活かすか．杏林書院，東京，2008
9) Hambrecht R et al : Percutaneous coronary angioplasty compared with exercise training in patients with stable coronary artery disease : a randomized trial. Circulation 109 : 1371-1378, 2004
10) Arena R et al : The clinical importance of cardiopulmonary exercise testing and aerobic training in patients with heart failure. Brazilian Journal of Physical Therapy 12 : 75-87, 2008
11) Sawka MN et al : Blood volume : importance and adaptations to exercise training, environmental stresses, and trauma/sickness. Med Sci Sports Exerc 32 : 332-348, 2000
12) DiPietro L et al : Exercise and improved insulin sensitivity in older women : Evidence of the enduring benefits of higher intensity training. J Appl Physiol 100 : 142-149, 2006
13) Harkema et al : Improvements in orthostatic instability with stand locomotor training in individuals with spinal cord injury. J Neurotrauma 25 : 1467-1475 2008
14) Garber CE et al : American College of Sports Medicine position stand. Quantity and quality of exercise for developing and maintaining cardiorespiratory, musculoskeletal, and neuromotor fitness in apparently healthy adults : Guidance for prescribing exercise. Med Sci Sports Exerc 43 : 1334-1359, 2011
15) 2011年合同研究班報告．心血管疾患におけるリハビリテーションに関するガイドライン．循環器病の診断と治療に関するガイドライン，2012
16) Kuys S et al. Routine physiotherapy does not induce a cardiorespiratory training effect post-stroke, regardless of walking ability. Physiother Res Int 11 : 219-227, 2006
17) Wilson JM et al : The effects of endurance, strength, and power training on muscle fiber type shifting. J Strength Cond Res 26 : 1724-1729, 2012
18) Chino, N : The neuromuscular junction and botulinum toxin type A. Jpn J Rehabil Med 50 : 298-305, 2013
19) Carroll TJ et al : Neural adaptations to resistance training— Implications for movement control. Sports Med 31 : 829-840, 2001
20) Ross A et al : Neural influences on sprint running : training adaptations and acute responses. Sports Med 31 : 409-425, 2001
21) Coffey VG et al : The molecular bases of training adaptation. Sports Med 37 : 737-763, 2007
22) 田島文博：筋肉は内分泌器官である―安静臥床は麻薬，運動は万能薬．スポーツメディスン 25：2-9，2013
23) Fisher J et al : Evidence-based resistance training recommendations. Medicina Sportiva 15 : 147-162, 2011
24) Ada L et al : Strengthening interventions increase strength and improve activity after stroke : a systematic review. Aust J Physiother 52 : 241-248, 2006
25) Schoenfeld BJ : The mechanisms of muscle hypertrophy and their application to resistance training. J Strength Cond Res 24 : 2857-2872 2010
26) Neumann DA：筋骨格系のキネシオロジー，医歯薬出版，東京，2012．
27) Gracies JM : Pathophysiology of spastic paresis. I : Paresis and soft tissue changes. Muscle Nerve 31 : 535-551, 2005
28) Page P : Current concepts in muscle stretching for exercise and rehabilitation. Int J Sports Phys Ther 7 : 109-119, 2012
29) Katalinic OM et al : Stretch for the treatment and prevention of contractures. Cochrane Database Syst Rev 9 : CD007455, 2010
30) Ozcakir S et al : Botulinum toxin in poststroke spasticity. Clin Med Res 5 (2) : 132-138, 2007
31) Farmer SE et al : Contractures in orthopaedic and neurological conditions : a review of causes and treatment. Disabil Rehabil 23 : 549-558, 2001
32) Gosselink R et al : Physiotherapy in the intensive care unit. Netherlands J Crit Care 15 : 66-75, 2011
33) Berg HE et al : Lower limb skeletal muscle function after 6 wk of bed rest. J Appl Physiol 82 : 182-188, 1997
34) Ferrando AA et al : Prolonged bed rest decreases skeletal muscle and whole body protein synthesis. Am J Physiol 270 : vE627-E633, 1996
35) Hamburg NM et al : Physical inactivity rapidly induces insulin resistance and microvascular dysfunction in healthy volunteers. Arterioscler Thromb Vasc Biol 27 : 2650-2656, 2007
36) Convertino VA et al : An overview of the issues : physiological effects of bed rest and restricted physical activity. Med Sci Sports Exerc 29 : 187-190, 1997
37) Schweickert WD et al : Early physical and occupational therapy in mechanically ventilated, critically ill patients : a randomised controlled trial. Lancet 373 : 1874-1882, 2009
38) Needham DM : Mobilizing patients in the intensive

care unit : improving neuromuscular weakness and physical function. JAMA 300 : 1685-1690, 2008
39) Needham DM et al : Rehabilitation quality improvement in an intensive care unit setting : implementation of a quality improvement model. Top Stroke Rehabil 17 : 271-281, 2010
40) Berg KO et al : Clinical and laboratory measures of postural balance in an elderly population. Arch Phys Med Rehabil 73 : 1073-1080, 1992
41) Horak FB : Postural orientation and equilibrium : What do we need to know about neural control of balance to prevent falls? Age Ageing 35 (Suppl 2) : ii7-ii11, 2006
42) Shumway-Cook A et al : Motor Control Theory and Practical Applications. 2nd Ed, Lippincott Williams & Wilkins, Philadelphia, 2001
43) Fitzgerald GK et al : The efficacy of perturbation training in nonoperative anterior cruciate ligament rehabilitation programs for physical active individuals. Phys Ther 80 : 128-140, 2000
44) McDonnell MN et al : Vestibular rehabilitation for unilateral peripheral vestibular dysfunction. Cochrane Database Syst Rev, 1 : CD005397, 2015
45) Newton RA : Contemporary views on pain and the role played by thermal agents in managing pain symptoms. In : Michlovitz S, ed. Thermal Agents in Rehabilitation. 2nd Ed. FA Davis, Philadelphia, 1990
46) Bennett RM : Emerging concepts in the neurobiology of chronic pain : evidence of abnormal sensory processing in fibromyalgia. Mayo Clin Proc 74 : 385-398, 1999
47) Nadal X et al : Involvement of the opioid and cannabinoid systems in pain control : new insights from knockout studies. European Journal of Pharmacology 716 : 142-157, 2013
48) Loh HH et al : Beta-endorphin is a potent analgesic agent. Proceedings of the National Academy of Sciences of the United States of America 73 : 2895-2898, 1976
49) Chitour D et al : Pharmacological evidence for the involvement of serotonergic mechanisms in diffuse noxious inhibitory controls (DNIC). Brain Research 236 : 329-337, 1982
50) Lunn TH et al : Possible effects of mobilisation on acute post-operative pain and nociceptive function after total knee arthroplasty. Acta Anaesthesiol Scand 56 : 1234-1240, 2012
51) Nijs J et al : Dysfunctional endogenous analgesia during exercise in patients with chronic pain : to exercise or not to exercise? Pain Physician 5 (3 Suppl) : ES205-213, 2012

〔鮫島総史〕

③ 物理療法学

序説

　理学療法士は，患者の日常生活活動 activities of daily living（ADL）向上，または患者家族の介護負担の軽減を達成する支援を求められることが多く，その結果が理学療法の成果と判断されることが多い．高齢の患者が増加する現代では，患者の多くは基礎疾患の影響のみならず，廃用症候群としての機能低下が動作能力に強く影響している．そのため，体を用いる機会を増やすことで機能が回復し，目に見えて求められる成果が得られる．このように，リハビリテーションにおける身体運動量の増加は意義が大きい．しかし，量的な視点に偏った介入には必ず限界が存在し，患者の潜在能力を最大限まで引き出すことはできない．リハビリテーションには，要領を得た質の高い介入が随所に求められ，熟練した理学療法士による物理療法は，その1つである．本稿では，歴史とメカニズムから物理療法の真価を学び，それに基づいて読者と臨床応用の架け橋を築いていきたい．

1. 歴史と概要

a. 物理療法の歴史

　電気，温熱などの物理刺激は古来より医療的に使用されており，1950年前後より機器開発が積極的に行われるようになった．

　理学療法は，理学療法士及び作業療法士法（法律137号）において，「身体に障害のある者に対し，主としてその基本的動作能力の回復を図るため，治療体操その他の運動を行わせ，及び電気刺激，マッサージ，温熱その他の物理的手段を加えることをいう．」と定義されている．物理療法

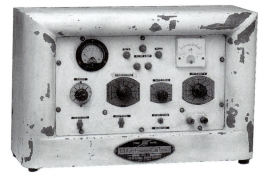

図1　低周波治療器（オージー技研株式会社製；1950年開発）

（資料提供：オージー技研株式会社）

は，この「電気刺激，マッサージ，温熱その他の物理的手段を加えること」を治療的に応用する手段である．運動療法の次に記述されているとはいえ，定義内に占める割合からも，元来は理学療法の大きな特徴であったことがわかる．本法律は，昭和40年6月29日（1965年）に施行されたが，物理刺激は古来より医学へ応用されており，物理療法機器の開発も当然先行して行われていた．1940年代後半より医療機器メーカーによって電気刺激装置を中心に物理療法機器の生産が開始され，「低周波治療器」（図1）が売りだされた．1960年代には，Melzackによってゲートコントロール理論が提唱され，経皮的神経電気刺激が開発された．そして，超音波治療器，超短波治療器，牽引装置も販売されるようになった．超短波療法は，開発後発展を遂げたが，テレビの受信妨害が生じ，代わって極超短波治療器が開発された．

メモ　超音波導子
開発当初水晶を圧電素材として使用していたが，天然資源が減少し，チタン酸バリウムやジルコン酸鉛などのセラミックが用いられるようになった．

　電気刺激療法は，その後臨床適用方法が改良され，多チャンネル，小型化，軽量化されたものが販売されるようになり，Nemecによって干渉波電流が開発された．さらに，中国における鍼麻酔が注目され，針に電流を流す手段が試みられるようになった．この経緯から，つぼ療法低周波治療

器 silver spike point (SSP) が開発された．寒冷および温熱刺激は古くから治療的に用いられていたが，これらの治療についても機器化され始めた．そして，Mainman によってレーザーが開発され，難治性潰瘍や神経刺激による疼痛治療に応用された．そして，ヘリウム・ネオン（He-Ne）ガスレーザーの開発を契機に治療器が多く開発されるようになり，その後取り扱いが容易な半導体レーザー治療器が開発され，各種物理療法機器が世の中に広まっていった．

その後は，性能の安全性や，正確な刺激を目指した改良がなされた．例えば，フィードバック機構によって定電流の電気刺激が可能になり，各種刺激装置で連続モードとパルスモードが使い分けられるようになった．また，超音波治療器では，ビーム不均等率や有効照射面積という概念が確立した．これらの進歩によって，疾患に各種物理療法手段を結びつけるだけでなく，効果を引き出すための刺激条件に着目できるようになった．

b．現在の物理療法

物理療法学の発展のために，効果を解明する研究と研究成果の積極的な臨床応用が必要である．

米国理学療法士協会は，「物理療法／機器の単独使用を正当化できるエビデンスがない場合は，他の有効な治療法または教育的配慮なしに，物理療法／機器を単独使用することを理学療法と認めるべきではない」としている．日本でも，物理療法の単独適用では，疾患別リハビリテーション料を算定できず，物理療法は，補助・併用療法としては推奨されるが，単独使用は理学療法として肯定的に捉えられていない状況である．

学術的活動については，日本理学療法学術大会における物理療法に関する発表演題数は全体の5％以下であり，日本物理療法学会学術大会でも必ずしも多くの演題は発表されてこなかった．研究論文についても同様であり，雑誌「理学療法学」では，物理療法に関連する研究論文は 2005 年 0 編，2006 年 2 編，2007 年 3 編，2008 年 0 編，2009 年 1 編である．そもそも，臨床実習で物理療法を経験しない学生が多い．

> **メモ　物理療法関連演題数**
> 日本理学療法学術大会
> 2007 年 1,371 演題中 44 演題（3.2％），2008 年 1,749 演題中 50 演題（2.9％），2009 年 1,848 演題中 44 演題（2.4％），2010 年 1,543 演題中 46 演題（3％）
> 日本物理療法学会
> 2007 年 10 演題，2008 年 13 演題，2009 年 9 演題

また，物理療法の卒前教育において，物理療法に対して消極的な改変がなされてきた．1989 年に，物理療法教育の総時間数が 105 時間から 90 時間へ改正され，1999 年には，理学療法治療学（20 単位）のなかで物理療法の講義・実習が行われるようになり，時間数が養成校に委ねられる形になった．2010 年に制定された理学療法士教育ガイドラインでは，理学療法基礎治療学内で各種物理療法の講義，実習が組まれており，そのなかで物理療法には講義 1 時間，実習 8 時間が割り当てられている[1]．すなわち，物理療法教育に対する時間枠が縮小されてきている．

このように，学術の根本である教育において，物理療法の習熟の占める割合が減少してきているが，このことは，理学療法士の医療・福祉における活躍の場が広くなり，養成校で教育するべき知識・技術が多様化してきているためである．そのため，物理療法単独の講義・実習数を減少したとしても，各種疾患および健康維持に対する理学療法教育のなかで，物理療法の位置づけを明確にすることが重要であり，その先に，物理療法の進歩の道があると考える．

物理療法を発展させるうえで，前述した診療報酬の現状も関係する．高岡らの調査では，医療および介護保険施設に勤務する理学療法士 156 人のうち，「診療報酬が上がれば使用頻度を増やすか？」の質問に対して，65 人は「はい」と回答している[2]．そのため，診療報酬の改定は物理療法の発展に貢献すると考えられる．しかし，見方を変えると，残りの 91 人は「いいえ」と答えていることから，臨床家が物理療法を積極的に使用する

ようになるためには，物理療法使用に対するモチベーションを向上する必要がある．当然ながら理学療法士は治療者であるため，臨床実績および研究成果の少ない治療法はできる限り用いたくない．そして，それによってさらに実績が乏しくなると，診療報酬の前向きな改正はさらに遠くなる．したがって，まずは学生や臨床家が物理療法に期待することが重要である．そのためには，基礎・臨床研究によって物理療法の潜在的，および実質的効果を明らかにし，それに基づいた卒前教育として，それぞれの物理療法の医療における位置づけや応用可能性を明確にすることが重要であろう．また，卒後教育における継続的かつ実践的学習も不可欠である．

c．物理療法の未来

解析機器の進歩に応じで，物理療法分野の研究が増加してきている．科学の進歩が物理療法の真価を再発掘している．

1991年に，エビデンスに基づく医療 evidence based medicine（EBM）が提唱された．それまでは，人体の生理的反応や病態に基づいた作用機序から物理療法を選択し，その即効性を経時的に観察しながら，主観的・客観的に効果を評価し，その評価に基づいて治療内容を継続・変更して治療を行ってきた．この思考は，臨床家として当然必要不可欠なものであるが，この手段では，その実施方法や成果を他の理学療法士，または他職種と共有することができず，治療法の開発・普及につながりにくい．そのため，物理療法の発展には，EBM が必要であるが，現状ではまだ十分とはいえない．

この背景として，物理療法における研究の歴史の浅さが指摘されている．新しい機器や評価方法，または診断と関連した研究の無作為化比較対照研究 randomized controlled trial（RCT）は多く見受けられるが，EBM が提唱されていない時代から存在する，温熱療法や寒冷療法などの古典的な医療技術に対する RCT は必ずしも多くはなく，その結果，システマティックレビューやメタアナリシスで，有効性がないと判断されることが多い．しかし，現在は，研究の効果検証を行う手段や機器が革新的に進歩していることから，治療方法は古来より行われているものであっても，検証できる科学的事実が新規的であるため，研究を進める機会には，むしろ恵まれている．実際，脳科学をはじめ，高度な分析機器を用いた研究報告が近年発表されている．それに伴って，日本物理療法学会でのここ数年の一般演題数は顕著に増加してきている．日本物理療法学会は，理学療法における物理療法の発展の核となる学術団体であるため，そこでの学術的活動の増加は，学問の発展や卒後教育の充実化のために必要なことである．すなわち，理学療法学において，物理療法に対する興味が再び高まりつつあるため，その社会的なエネルギーを有効的に活用することが求められる．そのためには，学術大会において，疾患に基づいた適切な物理療法の選択や実践方法を学習できるようなセミナーを設けることが必要であろう．また，物理療法用語の定義の見直しも検討したほうがよい．一例をあげると，経皮的神経電気刺激療法 transcutaneous electrical nerve stimulation（TENS）は電気刺激によって疼痛を管理する手段であるが，経皮的に神経を電気で刺激することは，当然ながら神経・筋制御を目的とする場合にも行われる．概念と用語の一致は，学生の理解を助け，興味を抱くことにつながると考えられる．また，臨床家の誤解や混乱を避けることにもつながる．

1985年に，物理療法は，「物理的なエネルギー（熱，水，光，電気，徒手）を外部から人体に疼痛の緩和，循環の改善，リラクセーションの目的で使用する治療法である」と理学療法白書に定義された．しかし，今は神経・筋制御や組織修復の促進も，物理療法の重要な効果である．つまり，現在に至るまでに，物理療法の潜在的作用が発見され，その臨床的効果が確認され始めている．

以上のことから，物理療法に今求められている

ことは，教育，研究，そして学問を見直し，現在の科学に適応して再発進することである．本稿では，今ある物理療法の機序および有効性を整理し，今後の発展の基盤を形成する．

2. 物理療法のメカニズムと効果

a. 電気刺激療法

電気刺激療法の原点は鎮痛であるが，現在では幅広く応用されている．

紀元前に，シビレエイが発生する電流で体を刺激して，痛みを治療していたことが記録されている．このように，電気刺激療法の元来の使用目的は鎮痛であった．しかし，刺激装置が開発され，その品質が向上するに従って，さまざまな治療目的に応用されるようになり，それぞれの作用機序が明らかにされてきている．

1) 疼痛の緩和

疼痛の軽減を目的とした電気刺激療法である経皮的神経電気刺激療法（TENS）は，ゲートコントロール理論と内因性オピオイド放出が主な作用機序である．

a) ゲートコントロール理論

電気刺激部位と疼痛部位の皮節，硬節を一致させて疼痛緩和を図る．

疼痛は，直径が細く伝導速度が遅い侵害受容神経線維のAδ線維やC線維によって，脊髄後角内にあるT細胞を経由して脳へ伝達される．細い神経線維への刺激は，脊髄膠様質のSG細胞を抑制し，シナプス前抑制を減少させ，それによってT細胞が興奮し，刺激が中枢神経へと伝達されるが，直径が太く伝導速度の速い脊髄非侵害受容知覚求心性線維であるAβ線維への刺激は，SG細胞を興奮させることによってシナプス前抑制が増加し，それによって細い神経からのT細胞の興奮が抑制される[3]（図2）．したがって，痛みが生じている皮膚と皮節（デルマトーム）が同じ領域

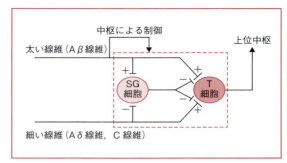

図2 ゲートコントロール理論

に刺激することで，痛みが抑制される．骨や骨膜に痛みが生じている場合には，痛みが生じている領域の硬節（スクレロトーム）[4]（図3）を同定し，同じ髄節の皮節に対して刺激することで，痛みが抑制される．Aβ線維の刺激が必要なため，感覚閾値以上の刺激が必要になる．

b) 内因性オピオイド放出

周波数に応じて放出される内因性オピオイドが変化する．

電気刺激によって，脳脊髄液中の内因性オピオイドが増加することで，疼痛が抑制される．内因性オピオイドの放出は，電気刺激の周波数に依存しており，低周波（1～4Hz）ではβエンドルフィンやエンケファリンが[5]，高周波（40～200Hz）ではダイノルフィンが[6]，さらに高周波にするとセロトニンやノルアドレナリンが放出され[7]，疼痛を抑制する．

2) 神経・筋の制御

運動機能の向上を目的に，電気刺激がさまざまな形で応用される．

a) 筋緊張の抑制

電気刺激によるIa神経線維の興奮が拮抗筋の筋緊張を抑制する．

神経に電気刺激を行うと，α運動ニューロンよりも先にIa神経線維が興奮する．この線維の興奮は，抑制系介在ニューロンを介して，拮抗筋のα運動ニューロンの興奮を抑制し，結果的に拮抗筋の筋緊張が抑制される（図4）．この作用は，Ia

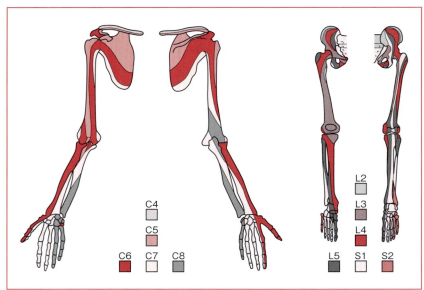

図3 スクレロトーム
(McCredie J1, Willert HG：Longitudinal limb deficiencies and the sclerotomes. An analysis of 378 dysmelic malformations induced by thalidomide. J Bone Joint Surg Br 81（1），p11, 1999 より引用)

線維の興奮が目的であるため，刺激の強度は運動閾値程度でもよい．

b）筋力増強

　生理学的収縮と，電気刺激による収縮では，興奮しやすい筋線維タイプや興奮のタイミングが異なる．刺激による痛みを避けるには，低周波より中周波が適している．

　生理学的収縮では，小さい運動単位から動員されるが，電気刺激では，すべての運動単位を同時に興奮させる．また，生理学的収縮では細い筋線維であるタイプⅠ線維から興奮するのに対し，電気刺激では太い筋線維であるタイプⅡ線維が先に収縮する．そのため，電気刺激による筋力増強の即時的効果は，参加する運動単位を増加および同期化し，収縮力の強い筋線維の興奮が高まることによる．長期的な適応では，筋肥大をもたらし，筋力が増強することになる．電気刺激によって筋肥大の効果を得るには，収縮力を高めるために刺激強度を高くする必要があるが，それには電気による痛みを伴うため，安易に設定できない．また，低周波電流では，電気抵抗の大きさによって深層の筋が十分刺激されない．これらを解決する手段として，中周波電流刺激が応用される．周波数が1,000 Hz 以上である中周波は，電気抵抗が低く，皮膚の痛みを生じにくいため，組織の深部まで電流が到達する．しかし，中周波そのものではパルス持続時間が短く，神経を興奮しないため，中周波を用いた干渉波および変調させたロシアンカレントが一般的に用いられる．

> **メモ　干渉波**
>
> 2種類の中周波を干渉させることによって，低周波のうなり（干渉波）を生じさせ，神経を興奮させる方法であり，中周波の搬送電流にて低周波の神経興奮作用を得ることができる理想的な刺激手段である．しかし，電極が4つ必要であることと，干渉波の発生が2つの電流の交点のみである点が臨床的な適用範囲を限定している．

> **メモ　ロシアンカレント**
>
> 中周波を使用して，低周波の頻度のバースト波を作成する刺激プログラム（図5）であり，低周波刺激と同様の神経興奮を得ることができる手段である．この方法は，使用する電極が2つであり，その電極間すべてにバースト波を流すことができるため，少ない痛みで深部の筋を収縮させることができる．Tanakaら[8]の研究で，ラット腓腹筋において，低周波電気刺激と比較して，中周波変調波によって有意に深層筋の萎縮が予防できることが確認されている（図5）．

c）中枢神経の賦活

　末梢神経の刺激は，筋を収縮させるだけでなく，中枢神経の興奮性を高める．

図4 Ia神経刺激による相反性抑制

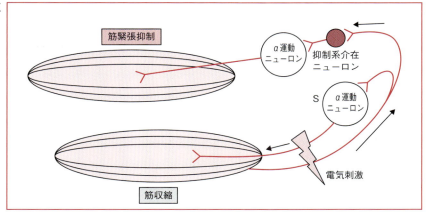

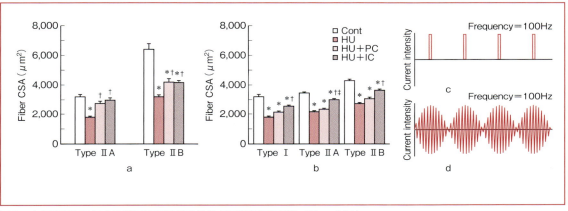

図5 中周波変調波による深層筋萎縮予防効果（筋線維横断面積；Fiber CSA）
後肢非荷重（HU）期間に，低周波パルス波（PC；c）と中周波変調波（IC；d）による筋萎縮予防効果を検証している．浅層（a）では，PC，ICの萎縮予防効果は同等であるが，深層（b）では，すべての筋線維タイプでICのみ有意な予防効果を示している．＊はコントロールとの比較，†はHUとの比較，‡はHU＋PUとの比較における有意差を示す．
(Tanaka M, Hirayama Y, Fujita N, Fujino H：Comparison of premodulated interferential and pulsed current electrical stimulation in prevention of deep muscle atrophy in rats. J Mol Histol 44(2), p205, p208, 2013 より引用）

解析機器の進歩によって，1990年代より脳イメージング研究が注目され始め，近年では，物理療法分野においても，研究報告が飛躍的に増加してきている．筋電誘発型電気刺激が，脳の一次運動野の興奮を増大させ，運動機能が向上することが報告された．このことは，電気刺激とそれに付随する骨格筋運動が脳の興奮に影響していると考えられる．しかし，電気刺激のみによっても大脳皮質の興奮性が増加することが明らかにされてきている[9]．多くの報告では，運動閾値上を用いられてきたが，近年筋収縮を伴わない感覚閾値上刺激の有効性も確認されている．感覚閾値上刺激では，電気刺激による筋収縮を伴わないため，運動療法との併用が可能であり，日本では生野らによって積極的に研究が進められている[10]．さらに，電気刺激の知覚機能低下に対する効果も報告されているが，その機序は研究段階である．近年，経頭蓋磁気刺激や経頭蓋直流電気刺激による脳機能制御が運動機能に与える潜在的効果が報告されている．日本においては，まだ臨床現場で用いられていないが，今後の発展が期待される分野である．

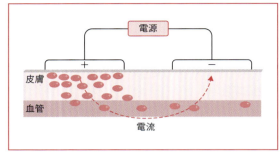

図6 イオントフォレーシスにおける分子の流れ
陽極荷電した導入分子と陽極電極間の電気的な反発力により導入が促進される.

3) 細胞の活性化・遊走の促進

微弱な電流は，細胞を活性化し，単相性（一方向）の刺激によって細胞の遊走を促進する．

主に創傷治癒に応用されている．電気刺激は，細胞遊走および線維芽細胞におけるコラーゲン産生を促進させ，上皮細胞の増殖や血管新生を促すことも報告されている．遊走の促進に対しては，感覚閾値（およそ400μA）以下の直流微弱電流が用いられるが，細胞増殖の活性化，および創傷に対する臨床研究では，刺激強度は一定せず，その他のパラメーターについても研究によって異なっているため，条件の最適化を目的とした研究が求められている．

> **メモ　電気刺激による細胞遊走**
> 創傷治癒にかかわる好中球，マクロファージ，線維芽細胞などはそれぞれ帯電しているため，単相性の電気刺激によって一定方向に遊走が促される．活性化好中球は陰極帯電しているため，陽極側に遊走し[11]，陽極帯電している線維芽細胞は，陰極側に遊走する[12]．すなわち，炎症が収束した後に，創の縮小を促すためには，陰極を創面に位置することが必要になる．

4) イオントフォレーシス

イオントフォレーシスは，電気的な反発力を利用して，荷電させた治療的分子を経皮的に導入する方法として，1900年代初期に開発された．経皮的な薬剤の吸収は，角質層によって阻害されるが，電気的な反発力の活用，つまり，陽極に荷電された導入分子に，陽極の電極を隣接させ，通電することによって，分子が電極から離れ，その力で皮膚深層に分子が浸透し，毛細血管に取り込まれることになる（図6）．近年，この機序に加えて，超音波によるフォノフォレーシスと同様に，電気刺激自体が角質層の透過性を促進させていることも報告されている[13]．

b. 温熱療法・寒冷療法

温熱療法は由来する物理的エネルギーによって使い分ける必要がある．

温熱刺激は，地球上で生活していると必ず感じることができ，それによる生体反応も明確であることから，温泉などを中心に古くから治療的に応用されている．現代では，さまざまな物理的エネルギーから熱を発生することができ，治療目的・組織に応じて機器を使い分けている．各物理的エネルギーによる熱発生機序は各治療方法の項目で解説し，ここでは，温熱刺激が生体に与える効果とその機序について，寒冷療法と対比しながら述べる．

1) 組織の伸張性増加

筋の加温には深達度の高い物理的エネルギーを用いたほうがよい．

軟部組織温度上昇が組織の伸張性を高めることは明らかである．しかし，ホットパックのような熱の深達度の低い加温手段では，筋の伸張性を高めることができない[14]と報告されているため，エネルギー変換熱などのように，深達度の高い温熱療法を用いる必要がある．

2) 筋スパズムの抑制

温熱刺激も寒冷刺激も筋スパズムを抑制できる．

温熱刺激，寒冷刺激ともに，筋紡錘の興奮性，γ運動ニューロンの活動性を低下させ，筋スパズムを軽減するが，痙縮に対する抑制効果は寒冷療法のほうが強いとされている[15]．しかし，深部体温の低下は反射的な震えを惹起して筋緊張を高めるため，寒冷部以外の保温に留意する必要がある．

3）局所血流の増加

皮膚温受容器の刺激は血管を拡張させるが，冷受容器の刺激は血管を収縮させる．骨格筋内の血流を増加するには筋内の代謝の向上が必要である．

皮膚の温受容器の刺激は血管を拡張させる．一方，骨格筋の血流は，これらの影響よりも代謝の影響を受ける．そのため，皮膚に対して温熱刺激を与えるのではなく，超音波や極超短波などによって，骨格筋を十分加温し，筋の代謝を促進する必要がある．

寒冷刺激による皮膚冷受容器の刺激は，血管を収縮させる．その反面，長時間の寒冷刺激によって血管拡張が起こることが報告された[16]．一方，鳥野らの研究では，超低温空気発生器による寒冷刺激を，2分または6分間適用した場合には，10分後に前腕部の循環が刺激前よりも向上するが，10分間の冷却では，循環の抑制が持続することが確認された[17]（図7）．このように，長時間の寒冷刺激に対する循環動態の応答については，いまだ一定した見解が得られていないため，血管拡張を目的として適用する場合には，患者の臨床的変化に十分留意する必要がある．

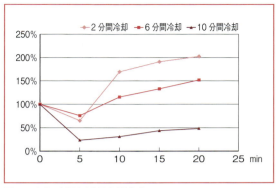

図7　冷却時間と循環動態変化
-30℃のコールドエアーを使用している．2または6分間の冷却では冷却前よりも血流が増加するが，10分間冷却では血流増加は観察されない．
（鳥野　大：局所循環血流に対する物理療法の効果．日本物理療法学会会誌 15（1345-4439），p16，2008 より引用）

> **メモ　皮膚温受容器刺激による血流促進メカニズム**
> 温受容器の刺激が軸索を介して直接的に近傍の血管に伝達されると，血管内皮細胞から NO が産生され，放出された NO が血管壁の平滑筋を弛緩させ，血管拡張を引き起こす．また，温受容器の刺激は，後根神経節，そして脊髄灰白質の後角に伝わり，介在ニューロンとシナプスする．この介在ニューロンは交感神経に対して抑制的に作用するため，その結果平滑筋収縮を抑制，すなわち血管を拡張させるといわれている．

> **メモ　皮膚冷受容器刺激による血流抑制メカニズム**
> 冷受容器の刺激は平滑筋の収縮を促し血管を収縮させる．交感神経に対しても促進的に作用し，それによっても血管が収縮する．また，炎症が生じている場合には，ヒスタミンやプロスタグランジンなどの血管拡張因子の産生を抑制し，炎症による血管拡張を抑える．

4）疼痛の緩和

温熱・寒冷ともに疼痛緩和効果があるが，それぞれの機序を考慮する必要がある．

温熱療法，寒冷療法ともに，ゲートコントロール理論に基づいて，脊髄レベルで痛覚の中枢への伝達を抑制すると考えられている[18]．皮膚の痛覚受容器の閾値は，皮膚温に反比例することが報告されているため，皮膚自体の痛みを直接的に抑制するには，寒冷療法が適していると考えられる[19]．炎症による疼痛に対しても同様である．一方，温熱療法は，血流を増加する作用があるため，それによって発痛物質の貯留が解消され，疼痛を軽減できる．このように，温熱・寒冷刺激とも，同様の効果があるが，その作用機序が異なるため，疼痛の成因に応じて使い分けることが重要である．

前述したとおり，電気刺激療法において，デルマトームを考慮した TENS の効果が多く報告されてきている．温熱および寒冷療法においても，局所的な温熱効果だけに目を向けるのではなく，デルマトームに配慮した介入によって，これまでに立証されなかった効果が発見される可能性がある．このように，他の刺激で応用されている科学的理論を，古来より適用されている物理療法に応用し，効果を再検証することも，今の物理療法に求められていることである．

C. 超音波療法

超音波は縦波で伝播する振動波であり，それに

表1 各組織における超音波吸収係数

組織	1 MHz	3 MHz
骨	3.22	
軟骨	1.16	3.48
腱	1.12	3.36
筋(垂直)	0.76	2.28
皮膚	0.62	1.86
血管	0.4	1.2
筋(平行)	0.28	0.84
神経	0.2	0.6
脂肪	0.14	0.42
血液	0.025	0.084

(Cameron MH：Ultrasound. Cameron MH ed, Physical Agents in Rehabilitation, Saunders, St. Louis, p194, 2003 より引用)

よって発生する温熱由来の効果と機械的刺激による効果がある．

　超音波は，ヒトには不可聴な音波であり，周波数は約16～20 kHz以上といわれている．電磁波は横波である一方，超音波は縦波として伝播する振動波である．高周波の振動波が細胞や組織に対してさまざまな生理学的作用を与える．代表的な作用として温熱作用がある．超音波は組織内を反射，屈折，通過，吸収などの現象が生じながら伝播するが，このうちの吸収によって熱が産生される．したがって，加温の程度は組織の吸収係数（表1）に依存する．コラーゲンを多く含む組織では吸収係数が高いため，腱や筋，皮膚を効率的に加温できる．しかし，周波数によって半価層値が異なるため，組織の深さを解剖学的知識，またはエコーによる評価に基づいて周波数を選択する必要がある．温熱による効果は温熱療法の項目で述べたとおりである．温熱療法以外に，超音波の機械的刺激自体にさまざまな効果がある．

> **メモ　半価層値**
> 組織に照射された超音波が吸収などによる減衰を経て，強度が半分になる深さである．筋の存在する部位への照射では，半価層値(mm)＝23/周波数(MHz)で推測でき，1 MHzでは23 mm，3 MHzでは8 mmとなる．

1) 膜透過性の促進

超音波は細胞および組織レベルで膜透過性を促進させ，薬剤透過の促進や浮腫・腫脹の改善の効果がある．

　超音波は，細胞レベル（細胞膜・核膜）および組織レベル（血管壁，角質層，組織膜など）で膜透過性を促進する．代表的な応用方法としてソノフォレーシスがあり，超音波が皮膚の角質層の透過性を高めることによって，薬剤の経皮吸収を促進するものである．一方，細胞の膜透過性を促進する作用はソノポレーションとよばれ，主に遺伝子導入の分野に応用されている．高強度の超音波によってキャビテーションが破壊され，細胞膜に可逆的に孔を形成することによって，細胞膜を透過できないものを細胞内に導入する．さらに，近年低強度（およそ0.1～0.5 W/cm^2）超音波の長時間照射（およそ15分以上）が，細胞膜を透過できる物質の核内への取り込み（nuclear localization）を促進することが報告されている[20]．筆者らは，腸内で生成される栄養素の短鎖脂肪酸を添加した皮膚線維芽細胞に対して，3 MHz，0.1 W/cm^{2}の超音波を20分間照射して，短鎖脂肪酸が核内のヒストンをアセチル化する作用（ヒストン脱アセチル化阻害剤としての作用）が促進されることを確認している（Experimental Biology 2015発表）．このように，核内への取り込みによって作用を発揮する栄養素の効果に対して，超音波が促進的に働く潜在的可能性が確認されてきているため，今後，理学療法士による物理療法の適用範囲が拡大すると考えられる．

　膜透過促進におけるその他の効果として，神経の浮腫による神経機能不全の改善[21,22]（椎間板ヘルニア，腰部脊柱管狭窄症，手根管症候群）がある．

> **メモ　ソノフォレーシスの機序**
> 高強度（およそ2.0～1.0 W/cm^2）の照射では，カップリングメディウム内で大きいキャビテーションが形成・崩壊され，その噴流によって透過性が増し，中等度の強度では，角質層内で振動するキャビテーションが角質層の配列を崩すことによって透過性が増すといわれている．

2）細胞活性の亢進

超音波は細胞の活性を高め，骨折や慢性創傷の治癒を促進する．

主に低強度の超音波によって，各種細胞が活性化される．代表的な作用として，骨折治癒がある．低強度超音波が骨芽細胞や間葉系幹細胞を刺激し，骨の形成を高めるとされている．この効果は臨床的に実証されており，整形外科分野において診療報酬体系が構築されている．その他に，慢性創傷に対する治癒促進効果が注目されている．筆者らは，複数例のシングルケースデザイン研究にて，創面到達強度 0.5 W/cm² の 20％パルスモード超音波照射によって，褥瘡の創収縮が促進されることを報告した[23]．その後，創面到達強度約 0.15 W/cm² の 20％パルスモード超音波の長時間（40～60 分）照射による創収縮促進を経験している（第 12 回アジア理学療法学会発表）．しかし，RCT による効果検証は行っていないため，今後の臨床研究が必要である．

3）破壊的作用

超音波は石灰沈着物の再吸収を促進する．

超音波療法は，肩関節周囲炎後に筋・腱に沈着したカルシウムを再吸収させると報告されている．高強度の超音波による微小結晶体の破壊を介してマクロファージによる貪食を促進していると考えられている．Ebenbichler[24]および Shomoto[25]らによって臨床的な有効性が報告されており，1.0～2.5 W/cm² の強度が適用されている．

d. 光線療法

光線療法は，赤外線，紫外線，レーザーを用いる．

光線は，一般的には，紫外線，可視光線，赤外線のことを指し，物理療法としてもそれらの光線を扱う．また，特に可視光線または赤外線領域のなかの単波長を，指向性をもって照射する方法をレーザーといい，物理療法における光線療法は，赤外線療法，紫外線療法，レーザー療法に分類される．

1）赤外線療法

赤外線は温熱療法に用いられ，皮膚の温受容器の刺激には遠赤外線が適している．

光線は，紫外線，可視光線，赤外線の順で波長が長くなり，波長が高いほど温熱作用を有する．そのため，赤外線療法は温熱療法として用いられることが多い．波長は 760～770 nm を下限とし，1 mm を上限とする．これらの波長は，分子に電気的な共振を起こすことによって熱を発生する．なかでも，760～2,500 nm を近赤外線，0.25 mm～1 mm を遠赤外線といい，近赤外線は皮膚を透過しやすい一方，遠赤外線は皮膚で吸収され，温熱効果を発揮する．そのため，遠赤外線は皮膚の温受容器刺激に適した温熱療法である．近赤外線は，直線偏光近赤外線治療器として応用されている．

> **メモ　直線偏光近赤外線照射**
> フィルターを用いて 600～1,600 nm の波長の光を同一方向に照射し，エネルギーを集約することができる．この特性と，近赤外線の深達性を活かして，星状神経節への照射臨床的に応用されており，疼痛緩和および血流改善効果が報告されている．これらの効果は星状神経節ブロックと同様であることから，光エネルギーによるブロック作用が想定される．

2）紫外線療法

紫外線は殺菌作用を有するが，発がん性の危険がある．

紫外線は 200～400 nm の波長で，DNA に直接的に作用して，細胞毒性を示す．その特徴を殺菌作用として活用されてきたが，発がん性の危険から，使用されなくなってきている．かつて褥瘡治療に殺菌作用が応用されていたが，現在では，感染制御に対する物理療法は水治療法のみが推奨されている[26]．

3）レーザー療法

高出力レーザーは外科的に応用され，低出力レーザーは組織修復の促進に用いられる．

単一の波長の光線を発生させる媒体によって，

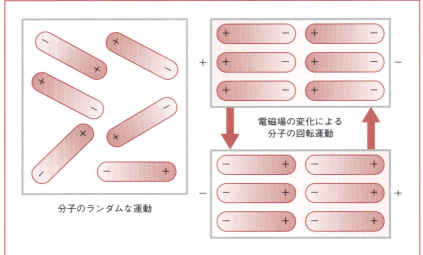

図8 極超短波による分子の運動

さまざまなレーザーが存在する．高出力レーザーは光エネルギーを集約できる特性を利用してレーザーメスや光凝固療法に応用されている．一方，100 mW以下の強度のレーザーは低出力レーザーとされ，創傷治癒や疼痛緩和の効果をもつ．創傷治癒については，ATP産生促進やコラーゲン合成促進が得られ，有意な創傷治癒促進効果が臨床的にも報告されている[27]．しかし，下肢静脈性潰瘍や褥瘡などの慢性潰瘍においては，その効果は立証されていない．その他，炎症性サイトカインおよび脂質メディエーターの産生抑制や循環改善効果が報告されているが，単一波長による生理学的特性は確認されていない．また，直線偏光近赤外線と同様に，星状神経節照射によって，ブロックと同様の効果が得られる．このように，光線療法では，殺菌，温熱以外の作用については，それぞれの効果を，波長を根拠に説明できない状況にあり，単に光エネルギーの密度や量の違いによるものと思える．今後，分子生物学的に周波数依存性を検証する必要がある．

メモ　レーザーの種類

炭酸ガスレーザーやNd-YAG（ネオディウム・ヤグ）レーザーは高出力レーザーとして，半導体レーザーやHe-Neレーザーは低出力レーザーとして用いられることが多い．

e. 極超短波療法

エネルギー変換熱として，深部組織の加温に適している．パルスモードの効果も近年注目されている．

極超短波はマイクロ波（ミリ波，センチ波，極長短波）の1つである．周波数は300～3,000 MHz（⇔超短波；30～300 Hz）の範囲であり，医療用の極超短波治療器では2,450 MHzが用いられている．水分子のような極性をもつ分子に極長短波が照射されると，電磁波によって双極性の電磁場が形成され，分子が回転・振動を繰り返し（図8），摩擦などによって熱を発生させる．この原理に基づいて，極超短波は温熱療法に用いられる．赤外線では，浅層の皮膚などが直接加温され，その熱が間接的に深部組織に伝わるが，極超短波では，電磁波そのものが深部に到達し，筋などの組織でエネルギーが熱に変換される（エネルギー変換熱）ため，深部組織の加温に有効である．

発生した温熱の効果は，温熱療法のとおりであるが，パルスモードを用いた温熱が生じない状態での効果も報告されている．膜透過性促進や微小血管血流量の増大，それによる腫脹や疼痛の軽減や，細胞膜イオン結合への関与による細胞活性の促進やその組織修復への効果などが報告されてい

る．一方，それらについて効果がないとする報告も多くみられるため，さらに研究を積み重ね，真理を追求する必要がある．

> **メモ　電磁波**
> 電磁波は，波長が短い順に，γ線，X線，紫外線，可視光線，赤外線，マイクロ波，超短波，短波，中波，長波，超長波，極超長波（極低周波）に分類される．

f. 牽引療法

椎間離開の正確性が向上し，治療効果の向上が期待されている．

牽引療法は，物理的な牽引力による治療であるため，比較的古くから用いられている．機器の開発によって，牽引力の定量的な調整はもちろんのこと，牽引休止時間を有する間欠的牽引が可能になり，さらに頸椎，腰椎個別に対応できる．近年，ティルティング機構を同期させて，姿勢の安定化，およびリラクセーションを図る牽引装置も開発され（図9），介達牽引の確実性が向上してきている．標的組織に対する刺激や力の正確な伝達は，物理療法の効果をもたらすうえで最も重要な要素であるため，今後，治療効果を再確認することが期待される．

生体組織に対する影響は大きく，①椎間関節の離解，②軟部組織の伸張に分けられる．①は椎間板内圧の陰圧化，膨隆した椎間板の腹位化，神経根圧迫の除去および微小循環の改善がもたらされ，②によって頸部・体幹筋の筋スパズム，関節可動域，血液循環が改善する．

g. 水治療法

浮力，対流，静水圧および水の抵抗が治療的に応用される．加温設定が正確に行える．

温熱刺激と同じく，水も古来より治療的に用いられ，特に古代ローマでは温泉が多く広まった．その後，冷水浴についても治療的に応用されるようになった．このように，水治療法は温熱・寒冷療法と重複する部分が多い．それらの効果については，温熱療法・寒冷療法の項目を参照されたい．

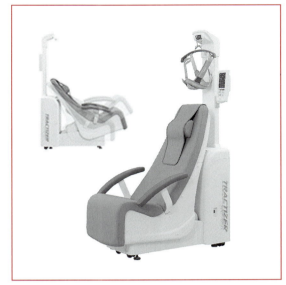

図9　ティルティング機構を応用した牽引装置
（資料提供：ミナト医科学株式会社）

水治療法として，特異的な要素は，①浮力による免荷効果，②対流によるマッサージ効果，③静水圧による静脈還流の促進，④水の抵抗による運動負荷などがある．これらを応用した治療方法として，渦流浴やハバードタンク，水中運動療法が開発されてきた．設備上の事情から現在ではあまり積極的に活用されていないが，水中運動療法では，患者の潜在的な運動能力を引き出せる可能性がある．また，渦流浴では，提供する温熱刺激を温度で正確に管理できるため，他の物理療法にはない特有の特色がある．例えば，糖尿病によって末梢神経の機能低下が生じた患者では，下腿三頭筋の短縮によって，関節可動域制限を呈することが多い．しかし，同時に知覚機能が低下していることが多いため，原則的にストレッチングに温熱療法を併用することはできない．このような場合，渦流浴であれば，水温調節によって熱傷を防止することができる可能性がある．その点からも，今後，臨床において見直される重要な治療である．

3. 各種物理療法の禁忌事項と臨床応用

a. 禁忌事項

物理療法の有効活用および効果の発掘のためには，禁忌事項の正確な認識が重要である．潜在的効果が見直されつつある現在，禁忌事項の再認識が求められる．各種物理療法の禁忌事項および注意事項を表2にまとめる．

b. 臨床応用

先述した物理療法のメカニズムや効果に基づいて，積極的に臨床応用が進められている．全般的な実施方法の詳細は物理療法学の専門書に委ね，ここでは，現在日本で精力的臨床研究が進められている治療を代表的に取り上げ，臨床治療方法の具体的なプロセスを例示する．

1) 末梢神経電気刺激と課題指向型練習

感覚閾値上の電気刺激の併用が，課題指向型練習の効果を促進し，片麻痺患者の上肢機能を向上する．

日本では，生野ら[10]によって積極的に研究が進められている．運動が生じない感覚閾値上の電気刺激を行うことによって，皮質脊髄路の興奮性を高めるという機序に則っている．非対称性二相性パルス電流刺激を用い，パルス時間1ms，周波数10Hz，デューティーサイクル50％としている．5cm四方の自着性電極を用いて，回復期の脳卒中片麻痺患者の麻痺側手関節部の正中神経および尺骨神経に1時間の刺激を行い，それと同時に課題指向型練習を適用している（図10）．課題指向型練習では，課題運動反復回数を300回とし，「明確なゴール設定」「漸増負荷および段階的使用」「フィードバックや動機づけ」などの要素を重要視して行っている．この治療を1週間に6回行うクロスオーバー研究によって，課題指向型練習単独よりも末梢神経電気刺激との併用のほうが，治療効果が高いことが示された．臨床適用方法を学ぶ卒後教育の機会も多く提供されており，今後さらなる普及が期待されている．

2) 外科手術後のTENS

外科手術における切開部の皮節とTENSの皮節を一致させることによって，術後の痛みを軽減できる．ただし，切開部への通電は避ける．

徳田らによって肩関節術後[28]，および開腹術後[29]症例に対する有効なTENS適用方法が開発されている．どちらの対象に対しても，ゲートコントロール理論に基づいた効果を発揮するために，疼痛発生部位の皮節と電気刺激を行う（電極を貼付する）皮節を一致させ，さらに，多種の内因性オピオイドによる鎮痛効果を得るために，1〜200Hzの中で治療中に周波数を組み合わせ，あるいは変調させている．刺激強度は，不快感が生じない範囲で強める，あるいは変調するほうが，有効性が高いとされている．加えて，筋スパズムの軽減効果を得るためには，運動閾値上刺激を用いる．

外科術後では，皮切部位や切離した筋が痛みの原因であることが多いため，創部付近のデルマトームを考慮して電極接地部位を決定する．肩腱板断裂の術後症例では，C5領域の皮節が原因であることが多く，電極をC5レベルの髄節に貼付し（図11a），刺激を行う．腹部外科術後では，体幹の皮節が水平であるため，術創部にそって両側に電極を配置する（図11b）．しかし，術創部に通電すると，不快感を訴えることが多いため，左右それぞれで刺激を行うことが勧められている．このことからも，疼痛部位への通電よりも，疼痛部位の皮節と刺激の皮節を一致することが，疼痛緩和の機序であることがわかる．適用時間は24時間の報告もあるが，痛みが増強しやすい起居動作時や排痰・咳嗽が多いときに実施することも有用とされている．

3) 神経根圧迫に対する超音波療法

神経根圧迫による遺残症状を，超音波の機械的刺激が解消する．一方，罹患歴の長い患者では効

表2 物理療法手段の禁忌と注意事項

	禁忌	注意事項
温熱療法全般	感染組織,急性炎症,知覚麻痺,出血傾向部位,血管閉塞による虚血組織,皮膚疾患,悪性腫瘍,黒子・アザ(スポット型赤外線刺激)	血行が残存し,血流改善が見込まれる組織は適応である.
寒冷療法	血流低下,寒冷過敏,知覚麻痺,胸部	寒冷に対して拒否的な患者には適用しない.
超音波療法	悪性腫瘍,中枢神経系組織,心臓,ペースメーカー,妊婦,骨セメント,合成樹脂構成部分,深部静脈血栓症,血栓性静脈炎,眼球,生殖器(温熱作用適用時は温熱療法全般の禁忌を含む)	骨突出部への照射は反射波を考慮して強度を低下させる.骨端線への照射は成長の阻害,早期の消退を招くおそれがある.
極超短波療法	温熱療法全般に加えて,骨格筋の急性外傷,滲出液貯留部,滑膜炎,眼球,コンタクトレンズ,滲出液吸収性の創傷被覆材,妊婦,生殖器,金属挿入部,ペースメーカー,時計・宝石装着部位	アプリケーターと周囲の人を1m以上,電子機器とを1.5m以上離す.
水治療法	[部分浴] 温熱療法全般,寒冷療法に準ずる. [全身浴] 上記に加えて,高度な体力低下 [水中運動療法] 各疾患の急性期,重度な心不全,感染症,皮膚潰瘍,重度のてんかん,高度な体力低下	創傷を扱う場合は,肉芽や植皮片を損傷しないように水流を調整する. 褥瘡などの慢性潰瘍を対象とするが,足部潰瘍への適応は感染拡大のリスクから近年禁忌とされている.
レーザー療法	悪性腫瘍,眼球,妊婦,内分泌腺	治療中は保護眼鏡を装着する.
紫外線療法	皮膚悪性腫瘍保有者およびリスク患者,光線過敏症,妊婦,眼球,肺結核などの全身性消耗疾患	治療中は保護眼鏡を装着する.
牽引療法	悪性腫瘍,脊椎カリエス,化膿性脊椎炎,強直性脊椎炎,高度な骨粗鬆症,非外傷性破壊などの骨の脆弱性疾患	リウマチや後縦靱帯骨化症は適用判断基準が一定していない.
電気療法	感染組織,急性炎症,ペースメーカー,妊婦,悪性腫瘍,深部静脈血栓症,血栓性静脈炎,出血傾向部位,心疾患患者の胸部,生殖器,眼球,頸動脈洞	頭蓋への刺激は専門的トレーニングが必要.

図10 末梢神経電気刺激と課題指向型練習の併用療法
(資料提供:生野公貴)

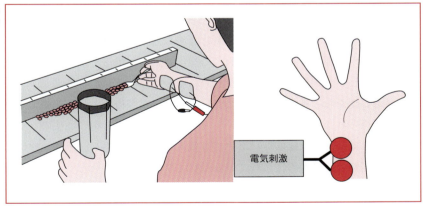

果が得られにくい.

椎間板ヘルニアや腰部脊柱管狭窄症では神経根が圧迫され,手術によって除圧されてもしびれや疼痛などの遺残症状が認められることがある.その症状に対する超音波療法の効果が報告されている.超音波による膜透過性促進作用によって,神経根の浮腫や腫脹が改善すると考えられている.この治療では,標的が神経根であることから,深

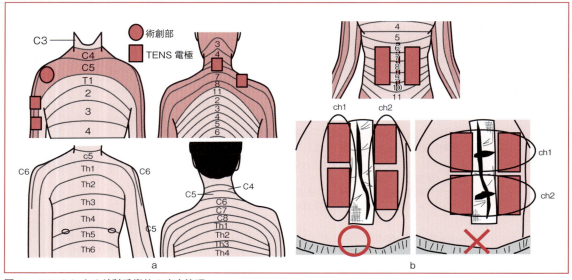

図11 TENSによる外科手術後の疼痛管理
（徳田光紀：物理療法による疼痛管理　急性期の鎮痛を考える．理学療法学 40（4），p347, p348 より引用）

部に到達する1MHzが用いられている．青木ら[30]の報告では，連続モード超音波を$1.5 W/cm^2$の強度で1日1回10分間，石井ら[21]の報告では0.8MHzの20％パルスモード超音波を$1.0 W/cm^2$の強度で1日1回5分間，圧迫を受けた神経根周囲に照射している．研究デザインは異なるが，パルスモード，連続モードともに有効性が認められていることから，超音波の機械的刺激が効果的に働いていると考えられる．治療の進め方としては，治療による変化を即時的，長期的に判断しながら適用することが重要となる．また，両者の報告で，罹患期間の長い症例において効果を認めにくい傾向があることから，神経変性が生じている場合には効果が得られないと考えられる．

この効果は，手根管症候群においても報告されており，同様の機序が考えられている．ソノフォレーシスやソノポレーションも含めて，超音波による膜透過性変化に依存した効果は，幅広い分野で報告されていることから，疑いようのない作用と考えられる．しかし，理学療法士が最も頻繁に治療対象とする骨格筋における研究は少ない．今後，骨格筋内の微小循環などに着目した研究が期待される．

結　語

大規模な臨床研究によって効果が証明されている物理療法は必ずしも多くはない．しかし，動物またはヒトにおける基礎研究によって物理療法の潜在的効果が検出，すなわち発掘され，物理的エネルギーの応用手段が工学的基礎研究によって開発され，それらの結果が臨床研究の成果として芽を出し，患者の健康に貢献していることは事実である．このことは，科学の進歩だけでなく，理学療法士，そして理学療法研究者が飛躍的に増加してきていることに強く勢いづけられている．今後，より多くの理学療法士または養成課程の学生が，物理療法のもつ有効性を正確に知ったうえで活用し，その経験に基づいてさらなる可能性を信じ，そして，臨床・研究で再び物理療法が運動療法と両輪を担うことになれば，理学療法がこれまで躊躇していた新たな道を歩み始め，社会的貢献度を高めれば，多くの患者の生活機能や社会参加が推進されると確信する．

文　献

1）日本理学療法士協会教育ガイドライン（1版）検討部

会：理学療法教育ガイドライン（1版），2010
2) 高岡克宜，鶯　春夫，田野　聡：物理療法の再興　物理療法の臨床適応の課題と方略．理学療法ジャーナル 47(8)：669-675，2013
3) Melzack R：From the gate to the neuromatrix. Pain 6：S121-S126, 1999
4) McCredie J, Willert HG：Longitudinal limb deficiencies and the sclerotomes. An analysis of 378 dysmelic malformations induced by thalidomide. J Bone Joint Surg Br, 81(1)：9-23, 1999
5) Han JS, Chen XH, Sun SL et al：Effect of low- and high-frequency TENS on Met-enkephalin-Arg-Phe and dynorphin A immunoreactivity in human lumbar CSF. Pain 47(3)：295-298, 1991
6) Han JS, Terenius L：Neurochemical basis of acupuncture analgesia. Annu Rev Pharmacol Toxicol 22：193-220, 1982
7) Pert CB, Snyder SH：Opiate receptor：demonstration in nervous tissue. Science, 179 (4077)：1011-1014, 1973
8) Tanaka M, Hirayama Y, Fujita N et al：Comparison of premodulated interferential and pulsed current electrical stimulation in prevention of deep muscle atrophy in rats. J Mol Histol 44(2)：203-211, 2013
9) Chipchase LS, Schabrun SM, Hodges PW：Peripheral electrical stimulation to induce cortical plasticity：a systematic review of stimulus parameters. Clin Neurophysiol 122(3)：456-463, 2011
10) Ikuno K, Kawaguchi S, Kitabeppu S et al：Effects of peripheral sensory nerve stimulation plus task-oriented training on upper extremity function in patients with subacute stroke：a pilot randomized crossover trial. Clin Rehabil 26(11)：999-1009, 2012
11) Fukushima K, Senda N, Inui H et al：Studies of galvanotaxis of leukocytes. I. Galvanotaxis of human neutrophilic leukocytes and method of its measurement. Med J Osaka Univ 4(2-3)：195-208, 1953
12) Sugimoto M, Maeshige N, Honda H et al：Optimum microcurrent stimulation intensity for galvanotaxis in human fibroblasts. J Wound Care 21(1)：5-6, 8, 10；discussion 10-11, 2012
13) Chen T, Langer R, Weaver JC：Skin electroporation causes molecular transport across the stratum corneum through localized transport regions. J Investig Dermatol Symp Proc 3(2)：159-165, 1998
14) Cosgray NA, Lawrance SE, Mestrich JD et al：Effect of heat modalities on hamstring length：a comparison of pneumatherm, moist heat pack, and a control. J Orthop Sports Phys Ther 34(7)：377-384, 2004
15) 石田　暉：痙縮と固縮に対するリハビリテーションからのアプローチ．総合リハ 14(5)：349-357, 1986
16) Lewis T：Observations upon the reactions of the vessels of the human skin to cold. Heart 15：177-208, 1930
17) 烏野　大：局所循環血流に対する物理療法の効果．日本物理療法学会会誌 15：15-17, 2008
18) Prentice WE：Cryotherapy and thermaltherapy. Therapeutic Modalities in Rehabilitation fourth edition, Prentice WE eds, McGraw-Hill, New York, 291-311, 2011
19) 福井圀彦：リハビリテーション医学全書 8 物理療法．第3版，医歯薬出版，26, 1991
20) Hassan MA, Ahmed IS, Campbell P et al：Enhanced gene transfection using calcium phosphate co-precipitates and low-intensity pulsed ultrasound. Eur J Pharm Sci 47(4)：768-773, 2012
21) 石田和宏，吉本　尚，佐藤栄修：腰椎後方手術後の遺残症状に対する超音波療法の効果　無作為単盲検プラセボ対照比較試験．理学療法学 34(5)：226-231, 2007
22) Ebenbichler GR, Resch KL, Nicolakis P et al：Ultrasound treatment for treating the carpal tunnel syndrome. Randomised "sham" controlled trial. BMJ 316(7133)：731-735, 1998
23) Maeshige N, Fujiwara H, Honda H et al：Evaluation of the combined use of ultrasound irradiation and wound dressing on pressure ulcers. J Wound Care 19(2)：63-68, 2010
24) Ebenbichler GR, Erdogmus CB, Resch KL et al：Ultrasound therapy for calcific tendinitis of the shoulder. N Engl J Med 340(20)：1533-1538, 1999
25) Shomoto K, Takatori K, Morishita S et al：Effects of ultrasound therapy on calcificated tendinitis of the shoulder. J Jpn Phys Ther Assoc 5(1)：7-11, 2002
26) 日本褥瘡学会学術教育委員会ガイドライン改訂委員会：褥瘡予防・管理ガイドライン　第3版．日本褥瘡学会誌 14(2)：165-226, 2012
27) Enwemeka CS, Parker JC, Dowdy DS et al：The efficacy of low-power lasers in tissue repair and pain control：a meta-analysis study. Photomed Laser Surg 22(4)：323-329, 2004
28) 德田光紀，庄本康治，冨田恭治：肩関節術後症例に対する経皮的電気刺激治療の効果　電極設置部位に着目して．理学療法科学 27(5)：565-570, 2012
29) Tokuda M, Tabira K, Masuda T et al：Effect of modulated-frequency and modulated-intensity transcutaneous electrical nerve stimulation after abdominal surgery：a randomized controlled trial. Clin J Pain 30(7)：565-570, 2014
30) 青木一治，友田淳雄，上原　徹ほか：腰椎椎間板ヘルニア術後残存症状に対する超音波療法の効果．日本腰痛学会雑誌 9(1)：131-136, 2003

（前重伯壯）

4 日常生活活動学

序説

日常生活活動 activities of daily living（ADL）とは，人が家庭や社会で生活していくために必要な毎日繰り返す活動であり，主に食事，排泄，整容，更衣，入浴，移動などの活動を指す．この ADL の評価は対象者のリハビリテーションのプログラムやゴールを設定するうえで重要な基準となるほか，ADL を維持・改善する働きかけは，運動療法や物理療法と並んで理学療法の中核をなしている．本項では ADL の概念や評価法などを紹介し，ADL 低下に対する基本的な改善方法を述べることとする．

1. ADL についての基本的知識

a. ADL の概念

第二次世界大戦による多くの戦傷者の社会復帰のために ADL の概念が発展した．

ADL 概念の提唱は，1945 年に Deaver と Brown が医学的リハビリテーションの5つの基本的目標として，①可能な限りの手の使用，②移動能力の確保，③身辺の自立，④コミュニケーション，⑤より正常に近い外観などを示した[1]ことが始まりだといわれている．その後，Rusk が 1952 年に「Physical Rehabilitation for Daily Living」で，Lawton が 1963 年に「Activities of Daily Living for Physical Rehabilitation」で ADL の概念を発展させたものを報告した．

これらの ADL の概念は日本にも導入されたが，1976 年に日本リハビリテーション医学会・評価基準委員会は ADL の概念を「1 人の人間が独立して生活するために行う基本的な，しかも各人ともに共通に毎日繰り返される一連の身体的動作群をいう．この動作群は食事，排泄などの目的をもった各作業（目的動作）に分類され，各作業はさらにその目的を実施するための細目動作に分類される．リハビリテーションの過程や，ゴール決定にあたっては，これらの動作は健常者と量的，質的に比較され，記録される」と規定した[2]．

b. ADL の範囲

ADL の範囲は，狭義の ADL としての基本的 ADL から，広義の ADL としての APDL や IADL などがある．

日本リハビリテーション医学会・評価基準委員会が規定した ADL の範囲は家庭における身の回り動作（self care）を意味し，広義の ADL と考えられる応用動作（交通機関の利用，家事動作など）は日常生活関連動作 activities parallel to daily living（APDL）とした．

現在では食事，排泄，入浴，更衣，整容などの身の回り動作だけでなく，寝返り，起き上がり，座位，立ち上がり，移動などの基本動作とコミュニケーションを加えたものを基本的 ADL とよぶことが多い．

APDL の概念によく似たものに，1969 年に Lawton が提唱した手段的日常生活活動 instrumental ADL（IADL）がある．IADL とは，身の回り動作を除き，社会生活を営むうえで不可欠な家事（炊事，配膳，後片付け，洗濯，掃除），電話の使用，金銭管理，薬の服用，家屋維持などの屋内活動のほか，交通機関の利用，公共機関の利用，自動車の利用，買い物，庭仕事などの屋外活動を指す．また，1989 年に Barer らは身の回り動作と移動を軸にして，IADL の項目に就労，趣味，手紙などの活動までを含めた拡大日常生活活動 extended ADL（EADL）の概念を提唱した．IADL が高齢者の生活を範囲として考えたものに対し，EADL は就労までも含むさらに広い概念である．

> **メモ** ADL の日本語訳
>
> ADL は従来,食事や排泄,移動などを動作として捉えてきたことから「日常生活動作」と訳されることが多かった.しかし,ADL はいくつかの動作により構成されていることや「activity」は本来,意思や文化が包含されるため「活動」と訳されることがよいとのことから「日常生活活動」と表現することが増えてきた.

2. ADL の評価法

　ADL の評価は,リハビリテーション分野で対象者の能力低下の把握やプログラム・ゴール設定,治療効果の判定などのために開発されてきた.日本においても諸外国から多くの ADL 評価法を導入し独自に開発してきたが,現在でも多用されている評価法は,Barthel index(BI)と機能的自立度評価法 Functional independence measure(FIM)である.ここではこの2つの評価法について説明する.

a. Barthel index(BI)

　10 項目の基本的 ADL を「できる ADL」の評価として使用することが多い代表的な指標である.

　BI とは 1955 年に Barthel によって開発され,1965 年に Mahoney によって Maryland State Medical Journal に報告された評価法である[3](**表1**).この評価法は基本的 ADL を中心に 10 項目の評価で構成されている.具体的には,食事,車いすとベッド間の移乗,整容(洗面,整髪,髭そり,歯磨き),トイレ動作(衣服の始末,拭き,水流しなどを含む),入浴,平地歩行(歩行不能の場合は車いす操作),階段昇降,更衣(靴ひも結び,留め具の使用を含む),排便コントロール,排尿コントロールの 10 項目である.各項目は「できる ADL」を自立,部分介助,全介助で評価する.そして,点数は動作にかかる時間や介助の難易度により重みづけがなされ,自立は 5 点,10 点,15 点,部分介助は 0 点,5 点,10 点,全介助は 0 点がつけられる.自立しているといっても整容や入浴は 5 点で,移乗や平地歩行は 15 点である.すべての項目が自立の場合,100 点となる.

表1　Barthel index(BI)

		介助	自立
1.	食事(食物を切ってもらう場合は介助とみなす)	5	10
2.	車いすからベッドへの移動およびその逆(ベッド上での起き上がりを含む)	5〜10	15
3.	整容(洗面,整髪,髭そり,歯磨き)	0	5
4.	トイレへの出入り(衣服の始末,拭き,水流しを含む)	5	10
5.	洗体	0	5
6.	平地歩行 (歩行不能の場合は車いす操作) ＊歩行不能の場合のみ採点	10 0＊	15 5＊
7.	階段昇降	5	10
8.	更衣(靴ひも結び,留め具の使用を含む)	5	10
9.	排便コントロール	5	10
10.	排尿コントロール	5	10

(Mahoney FI, Barthel DW:Functional evaluation;the Barthel Index. Md State Med J 14:61-65, 1965 より引用)

　BI は評価項目が 10 項目とそれほど多くなく,簡便に実施できるため,臨床で多用されている.また,検者間の信頼性も高いため研究に用いられることも多い.しかし,自立,部分介助,全介助の 2〜3 段階で評価されるため,ADL の小さな変化に対する感度が低いとか,軽度の機能損傷・不全(impairment)などではほとんど差がでないという欠点があり,用いる際には十分留意する必要がある.

b. Functional independence measure(FIM)

　BI を改良し,基本的 ADL に認知項目を加えた 18 項目を「している ADL」で評価する代表的な指標である.

　これまで疾患を問わずに各施設で共通に使用できる介護量を評価するスケールがなかったなか,妥当性と信頼性だけでなく,実用性や教育システム,双方向性といった条件を満たすことを目的に米国で 1983 年から開発が行われ,1987 年に FIM が作成された.日本においては 1991 年に慶應義塾大学医学部リハビリテーション科が中心となっ

表2 Functional independence measure (FIM)

レベル		介助者
	7. 完全自立（時間, 安全性） 6. 修正自立（補助具使用）	介助者なし
	部分介助 　5. 監視 　4. 最小介助（患者自身で75％以上） 　3. 中等度介助（50％以上） 完全介助 　2. 最大介助（25％以上） 　1. 全介助（25％未満）	介助者あり

		入院時	退院時	フォローアップ時
セルフケア				
A. 食事	箸／スプーンなど			
B. 整容				
C. 入浴				
D. 更衣（上半身）				
E. 更衣（下半身）				
F. トイレ動作				
排泄コントロール				
G. 排尿				
H. 排便				
移乗				
I. ベッド				
J. トイレ				
K. 風呂, シャワー	風呂／シャワー			
移動				
L. 歩行, 車いす	歩行／車いす			
M. 階段				
コミュニケーション				
N. 理解	聴覚／視覚			
O. 表出	音声／非音声			
社会的認知				
P. 社会的交流				
Q. 問題解決				
R. 記憶				
合計				

注意：空欄は残さないこと．リスクのために検査不能の場合はレベル1とする．

（Research Foundation of the State University of New York, 1990 より引用）

表3 老研式活動能力指標

毎日の生活についてうかがいます．以下の質問のそれぞれについて，「はい」「いいえ」のいずれかに○をつけて，お答え下さい．質問が多くなっていますが，ごめんどうでも全部の質問にお答えください．

(1) バスや電車を使って1人で外出できますか	1. はい	2. いいえ
(2) 日用品の買い物ができますか	1. はい	2. いいえ
(3) 自分で食事の用意ができますか	1. はい	2. いいえ
(4) 請求書の支払いができますか	1. はい	2. いいえ
(5) 銀行預金・郵便貯金の出し入れが自分でできますか	1. はい	2. いいえ
(6) 年金などの書類が書けますか	1. はい	2. いいえ
(7) 新聞を読んでいますか	1. はい	2. いいえ
(8) 本や雑誌を読んでいますか	1. はい	2. いいえ
(9) 健康についての記事や番組に関心がありますか	1. はい	2. いいえ
(10) 友だちの家を訪ねることがありますか	1. はい	2. いいえ
(11) 家族や友だちの相談にのることがありますか	1. はい	2. いいえ
(12) 病人を見舞うことができますか	1. はい	2. いいえ
(13) 若い人に自分から話しかけることがありますか	1. はい	2. いいえ

(古谷野亘，柴田博，中野克治ほか：地域老人における活動能力の測定—老研式活動能力指標の開発．日本公衆衛生雑誌 34：109-114，1987 より引用)

表4 障がい老人の日常生活自立度（寝たきり度）

生活自立	ランクJ	なんらかの障がいなどを有するが，日常生活はほぼ自立しており独力で外出する 1. 交通機関などを利用して外出する 2. 隣り近所へなら外出する
準寝たきり	ランクA	屋内での生活はおおむね自立しているが，介助なしには外出しない 1. 介助により外出し，日中はほとんどベッドから離れて生活する 2. 外出の頻度が少なく，日中も寝たり起きたりの生活をしている
寝たきり	ランクB	屋内での生活はなんらかの介助を要し，日中もベッド上での生活が主体であるが，座位を保つ 1. 車いすに移乗し，食事，排泄はベッドから離れて行う 2. 介助により車いすに移乗する
	ランクC	1日中ベッド上で過ごし，排泄，食事，着替えにおいて介助を要する 1. 自力で寝返りをうつ 2. 自力では寝返りもうたない

※判定にあたっては，補装具や自助具などの器具を使用した状態であっても差し支えない．
(遠藤英俊ほか：新・介護認定審査会委員ハンドブック．第2版，医歯薬出版，p60-61，2006 より引用)

てFIMを導入し普及を図っている．

FIMは介護量の測定を目的に，全18項目の「しているADL」を介護量に応じて7段階で評価する[4]（表2）．評価項目は運動ADL 13項目と認知ADL 5項目に分けられ，運動ADLはさらにセルフケア6項目，排泄コントロール2項目，移乗3項目，移動2項目に，認知ADLはさらにコミュニケーション2項目，社会的認知3項目に細分される．

FIMの採点は1〜7点の7段階で行われるが，採点の基本はまず介助者の有無で6点以上と5点以下に分けられる．完全自立は7点であるが，時間がかかりすぎたり，装具を使用したり，安全性の配慮が必要な場合は6点となる．介助者が必要な場合は監視や促しのみを5点とし，介助が必要な場合は最小介助を4点，中等度介助を3点，最大介助を2点，全介助を1点としている．18項目すべてが完全自立の場合は126点，すべてが全介助の場合は18点となる．

各項目の採点がBIと比べて細かいため，小さな変化なども把握しやすくなっているが，使用する際には評価尺度や配点基準などを十分理解しておくことが必要である．

> **メモ　その他のADL評価法**
> BIとほぼ同時期に報告されたKatz ADL indexやPULSES profile，Keny self care evaluationのほか，古谷野によって開発されたIADLなどを把握するための老研式活動能力指標[5]（表3），介護保険制度における要介護認定の基礎資料として使用されている障がい老人の日常生活自立度（寝たきり度）[6]（表4）や認知症高齢者の日常生活自立度[6]（表5）などがある．

表5 認知症高齢者の日常生活自立度判定基準

ランク	判断基準	みられる症状・行動の例	判断にあたっての留意事項および提供されるサービスの例
Ⅰ	何らかの認知症を有するか、日常生活は家庭内および社会的にほぼ自立している.		在宅生活が基本であり、1人暮らしも可能である. 相談、指導などを実施することにより、症状の改善や進行の阻止をはかる.
Ⅱ	日常生活に支障をきたすような症状、行動や意思疎通の困難さが多少みられても、誰かが注意していれば自立できる.		在宅生活が基本であるが、1人暮らしは困難な場合もあるので、日中の在宅サービスを利用することにより、在宅生活の支援と症状の改善および進行の阻止をはかる.
Ⅱa	家庭外で上記Ⅱの状態がみられる.	たびたび道に迷うとか、買物や事務、金銭管理などでそれまでできたことにミスが目立つ.	
Ⅱb	家庭内でも上記Ⅱの状態がみられる.	服薬管理ができない、電話の応対や訪問客との対応など1人で留守番ができないなど.	
Ⅲ	日常生活に支障をきたすような症状・行動や意思疎通の困難さがみられ、介護を必要とする.		日常生活に支障をきたすような行動や意思疎通の困難さがランクⅡより重度となり、介護が必要となる状態である. 「時々」とはどのくらいの頻度を指すかについては、症状・行動の種類などにより異なるので一概には決められないが、一時も目を離せない状態ではない.
Ⅲa	日中を中心として上記Ⅲの状態がみられる.	着替え、食事、排便、排尿が上手にできない、時間がかかる. やたらに物を口に入れる. 物を拾い集める、徘徊、失禁、大声、奇声をあげる. 火の不始末、不潔行為、性的異常行為など.	在宅生活が基本であるが、1人暮らしは困難であるので、夜間の利用も含めた在宅サービスを利用し、これらのサービスを組み合わせることによる在宅での対応をはかる.
Ⅲb	夜間を中心として上記Ⅲの状態がみられる.	ランクⅢaに同じ	
Ⅳ	日常生活に支障をきたすような症状・行動や意思疎通の困難さが顕著にみられ、常に介護を必要とする.	ランクⅢに同じ	常に目を離すことができない状態である. 症状・行動はランクⅢと同じであるが、頻度の違いにより区分される. 家族の介護力などの在宅基盤の強弱により、在宅サービスを利用しながら在宅生活を続けるか、または特別養護老人ホーム、老人保護施設などの施設サービスを利用するかを選択する. 施設サービスを選択する場合には、施設の特徴を踏まえた選択を行う.
Ⅴ	著しい精神症状や周辺症状あるいは重篤な身体疾患がみられ、専門医療を必要とする.	せん妄、妄想、興奮、自傷・他害などの症状や精神症状に起因する問題な行為が継続する状態など.	ランクⅠ～Ⅳと判定されていた高齢者が、精神病院や認知症専門棟を有する老人保健施設などでの治療が必要となったり、重篤な身体疾患がみられ老人病院などでの治療が必要となった状態である. 専門医療機関を受診するようすすめる必要がある.

(遠藤英俊ほか：新・介護認定審査会委員ハンドブック. 第2版, 医歯薬出版, p60-61, 2006より引用改変)

3. ICIDHとICFの基本理念と特徴

a. ICIDHについて

国際障害分類 International Classification of Impairments, Disabilities and Handicaps (ICIDH) は、社会参加制約者に生じる課題には3つの階層構造があることを明確にした点が画期的であった.

世界保健機関 (WHO) では全世界の人々が単に疾病や虚弱でないばかりでなく、身体的、社会的

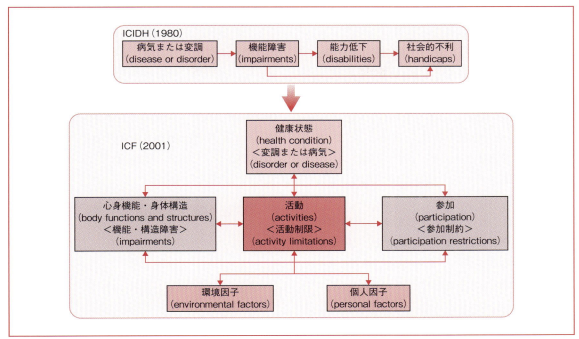

図1　国際障害分類（ICIDH）と国際生活機能分類（ICF）の概念モデル

に安寧な状態となるための活動の一環として，国際疾病分類 International Classification of Diseases, Injuries and Cause of Death（ICD）を提示し，その補助分類として ICIDH 試案を1980年に報告した（図1）．

このICIDHでは，病気，けがなどの疾患・変調によって起こる課題には，impairment（機能低下や変形など），disability（能力低下），handicap（社会的不利）の3つの階層構造があるということを明らかにした．その当時，社会参加制約者 persons with social participation restriction（PSPR）には impairment のみが課題だと考えられがちであったが，ICIDH により3つの階層から考えられるようになった点は非常に画期的であった．

しかし，ICIDH については報告直後からいろいろな批判や誤解を招いた．1つ目は対象者のマイナス面しかみていないという批判である．機能低下や能力低下，社会的不利などといったマイナス面を表す用語が多用されていることも対象者が健常者と比較して劣った存在というイメージを与えた．2つ目は「まずは病気の治療，それが終わってから impairment の治療，その回復が頭打ちになってから disability への対応（ADL練習），その後に handicap への対応（家庭復帰や復職）をする」という一方向的な考え方をするという誤解である．3つ目は環境的な因子が考慮されていないことである．杖歩行が自立している高齢者であったとしても独居ならば家庭復帰が難しいこともあるし，逆に寝たきり状態であったとしても三世代が同居し主介護者以外に副介護者が2人もいる人的環境ならば家庭復帰が可能なこともある．4つ目は ICIDH の作成過程に対象者や家族が参加せず，研究者だけで作成したため，対象者や家族の立場が考慮されにくいことである．

b. ICFについて

ICF は ICIDH の課題を改善し，「生活機能」というプラス面に着目しただけでなく，環境因子や個人因子，健康状態などの各要素が双方向性や多次

元の関係性をもつことに着目した．

WHOは2001年にICIDHの改定版として国際生活機能分類International Classification of Functioning, Disability and Health (ICF) を採択した（図1）．ICFでは「人が生きること」の全体を示す概念を「生活機能」としプラス面に注目した．「生活機能」は「心身機能・構造」「活動」「参加」の3つのレベルで構成されるが，この3つのレベルはマイナス面を表す用語ではなく，中立的な用語が用いられた．

「心身機能・構造」は生理学的・心理学的機能と四肢体幹などの身体部分の解剖学的状態と定義され，生物レベルともいわれる．「活動」は個人によって行われる課題または行為の遂行と定義され，生活レベルともいわれる．このレベルにはADLだけでなく，APDLまたはIADLなども含まれる．「参加」は生活状況への個人の関与と定義され，人生レベルともいわれる．

この3つのレベルはプラス面に注目しているが，マイナス面を無視したものではない．マイナス面はプラス面のなかに位置づけてみることになる．「心身機能・構造」のマイナス面は「機能低下」や「変形」，「活動」のマイナス面は「活動制限」，「参加」のマイナス面は「参加制約」と表現される．

また，ICIDHでは一方向的に考えるという誤解を招いたため，ICFではほとんどすべての要素が相互に影響を与え合う相互作用モデルを示したのも特徴的である．例えば，「活動」が向上すれば，「心身機能・構造」が向上するほか，「参加」も向上する可能性がある．逆に「参加」が向上すれば，それは「活動」の向上に直結する．

さらに，ICFの特徴として「生活機能」に影響を与える「背景因子」を導入したこともあげられる．この「背景因子」には「環境因子」と「個人因子」が含まれる．「環境因子」は非常に広い概念で，物的な環境因子や人的な環境因子，制度的な環境因子などが含まれる．もう1つの「個人因子」とは年齢，性別，民族，生活歴，価値観，ライフスタイルなど，その人固有の特徴である．

ICIDHでは作成過程に対象者や家族が参加しないという批判があったが，ICFにおいては自分の生活や人生は自分自身が最もよく知っていることから，積極的に対象者や家族に参加を促している．「健康状態」や「心身機能・構造」は医療分野の専門範囲であり，制度的な「環境因子」は福祉分野や行政の専門範囲であるが，「活動」や「参加」，「個人因子」，人的な「環境因子」については本人・家族の専門範囲である．

c. ICFとADLとの関係

ICFにより残存能力や潜在能力を活用したADL改善の重要性が再認識された．

ICIDHを用いた場合には，ADLの低下というマイナス面に着目してきたが，ICFを導入することにより，残存能力や潜在能力などのプラス面に着目し，その能力を用いてADLを改善する重要性が再認識された．例えば，右片麻痺のために食事が困難であったとしても，麻痺の影響を受けなかった左手で自助具などを用いれば食事が自立することもある．また，対麻痺のために歩行が困難であったとしても，車いすを用いれば自力で屋内や屋外を移動することができる．

そのため，ICFを用いる際にはADL評価においてもできないことばかりに着目するのではなく，できることやできる可能性があることに着目する必要がある．

> **メモ　活動制限とはどのようなものか**
> ICFの「活動」レベルにはADLのほか，APDLやIADLなどが含まれているため，ADLの低下やAPDLの低下は活動制限にあたる．ADLの低下が活動制限にあたるといっても，その原因となっている機能低下などを分析し，ADL低下によって起こる参加制約を考慮する．

4. ADLとQOL

ADLとQOLは必ずしも相関しない．大切なことはQOLの向上に必要なADLの向上を図ることである．

従来のリハビリテーション医学の最終目標は

ADLの向上であったが，1979年に米国リハビリテーション医学会では，ノーマライゼーションの思想や自立生活 independent living（IL）運動などの影響から，ADLから quality of life（QOL）へと視点の転換を図ることを提唱した．QOLは「生命の質」，「生活の質」，「人生の質」などと訳されるが，ADLとQOLが相関しない事実があることが社会的課題となっていたからである．

例えば，脊髄損傷を呈した人が装具や杖などで歩行能力を獲得したとしても，実生活のなかでは時間を要するとか，長い距離が歩けないなどの理由でほとんど歩かず，社会参加が大幅に制限されていることがある．また，片麻痺の人が自助具などを用いて更衣動作の自立が図れたとしても，通常の何倍も時間を要するとか，その動作だけで疲れきってしまい，その後何もできないこともある．仮にADLが向上したとしても，それと並行してQOLも向上するとは限らないことを認識しておく必要がある．

ただし，ADLの向上がQOLの向上に直結することが多いのも事実である．重要なことは，QOLの向上に必要となるADLの向上に努めることである．

なお，QOLについては客観的QOLと主観的QOLに分けて考えられることが多い．客観的QOLはさらに，①生物レベルのQOL（生命の質），②個人レベルのQOL（生活の質），③社会レベルのQOL（人生の質）に分けられ，主観的QOLは実存レベルのQOL（体験としての人生の質）とされている[7]（図2）．一般的に客観的QOLが高まれば主観的QOLも向上すると考えられるが，これについても必ずしもそうではなく，客観的QOLが高まっても主観的QOLが高まるとも限らないのである．

大切なことは，対象者や家族の主観的な価値観を尊重し，demands（要求，要望）を十分把握することである．

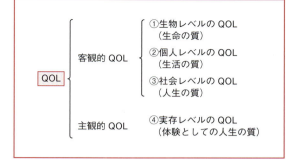

図2　QOLの構造
（上田　敏：ADLとQOL，その基本的な考え方．PTジャーナル 26：736-741，1992より引用）

5. ADLと動作分析

動作分析とは，対象者の動作や行為について観察を通して評価することである．いつでもどこでも，特殊な器具を用いることなく実施できるうえに，一度に多くの情報を入手できるなどの利点がある．しかし，明確な評価方法が定められておらず，動作を見たまま，ありのままに記録することになるため，検査者の主観が入りやすく再現性に乏しく，記録が困難なため他者に伝えにくいなどの欠点がある．

動作分析の要点としては，①運動パターンを観察する，②全体の運動と局所の運動に分けて考える，③正常からの逸脱や偏位を確認する，④時間的経過を見る，⑤運動学的視点をもつ，⑥運動力学的視点をもつ，⑦神経学的視点をもつなどがあげられる．

なお，記録する際には対象者の動作を全体的に観察した後，運動の起こる順序に従って，時系列に運動の推移がわかるように書く．さらに，動作を運動学的視点からいくつかのまとまった相にわけ，それぞれの相ごとに各肢節の動きなどを観察することも重要である．相については，支持基底面が変化するところや重心の移動方向が変化するところなどで分けることが多い．

以下にいくつかの基本動作の動作分析について記述する．

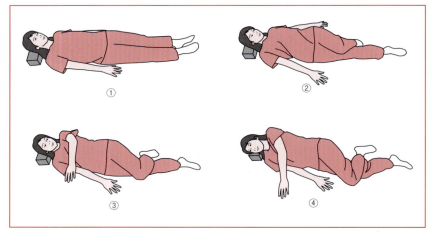

図3 一側下肢先行の寝返りパターン

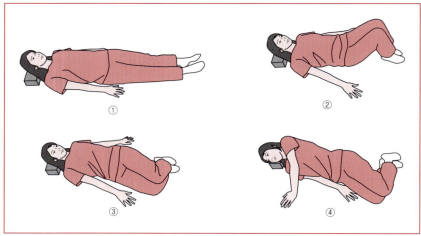

図4 両側下肢先行の寝返りパターン

> **メモ　基本動作とはどのようなものか**
>
> 基本動作とは，ADLを行ううえで基本となる姿勢を保持したり身体を移動させる動作であり，具体的には臥位，寝返り，起き上がり，座位，立ち上がり，四つ這い，膝立ち，立位，歩行などを指す．

a. 寝返り動作

　健常人でも数多くの寝返りパターンがある．例えば，上肢から先に動かし上部体幹の回旋から下部体幹の回旋を起こして寝返るパターンもあれば，下肢を先に動かし下部体幹の回旋から上部体幹の回旋を起こして寝返るパターンもある．この下肢先行の寝返りパターンにおいても一側下肢が先行するパターン（**図3**）もあれば，両側下肢が先行するパターン（**図4**）もある．しかし，どの寝返りパターンを到達目標にするかとの明確な基準はない．

　ここでは頭頸部より運動が開始され，肩甲帯，体幹，骨盤帯，下肢に広がっていくパターンを3相に分けて記述する．この寝返りパターンの第1相は頭頸部の屈曲・回旋から上側になった肩甲帯の前方突出とリーチ動作が起きるまでを（**図5a**），第2相は上部体幹（胸椎・腰椎）が回旋を始め，上側の肩が下側の肩に揃うまでを（**図5b**），第3相は下部体幹が回旋を始め，側臥位になるまでを（**図5c**）指す．

　片麻痺のため麻痺側の肩甲帯の前方突出が不十分な場合は，体幹や骨盤帯に回転運動を伝えるこ

とができないとか，残っている麻痺側上肢の重みで回転運動が妨げられる．その結果，麻痺側の下肢で床を押して回転運動を起こそうとする場面がみられることがある．そのような場合には全身の伸展パターンが生じやすく，頭頸部の屈曲・回旋が困難となり，さらに寝返りが妨げられる．また，体幹屈筋の筋活動が低下している場合には体幹の伸展・回旋による寝返りパターンがみられやすい．

b．起き上がり動作

起き上がりにおいても，まっすぐに起き上がるパターンだけでなく，半側臥位から起き上がるパターン，いったん側臥位となって起き上がるパターン，両足を振り下ろして起き上がるパターンなど，さまざまなパターンがあるが，体幹屈筋の活動が低下しているために起き上がりが困難な対象者にはいったん側臥位となって起き上がるパターン（図6）を指導することが多い．

このパターンについては4相に分けて検討する．第1相は背臥位から側臥位までであり，寝返り動作と同じである．第2相は側臥位から下側になった上肢が片肘立ち位になるまでを，第3相は片肘立ち位から手掌支持位になるまでを，第4相

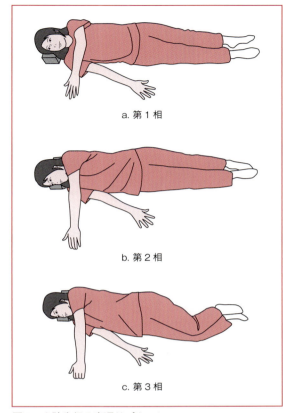

図5 上肢先行の寝返りパターン
a．第1相：背臥位から頭頸部の屈曲・回旋が起こり，上側になった肩甲骨の前方突出とリーチ動作が起こる．
b．第2相：上部体幹の回旋が起こり，上側の肩が下側の肩に揃う．
c．第3相：下部体幹が回旋を始め，側臥位となる．

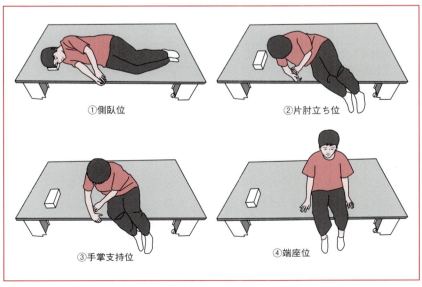

図6 いったん側臥位となる起き上がりパターン

①側臥位　②片肘立ち位　③手掌支持位　④端座位

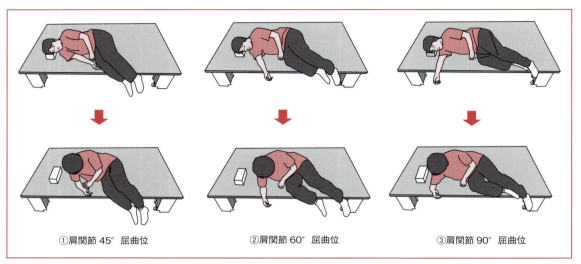

図7 片肘立ち位になる際の下側になった肩関節の屈曲角度の違い
体幹屈筋力が強い者は肩関節の屈曲角度が少なくても問題ないが,弱い者は片肘立ち位になりやすい角度を探る必要がある.屈曲60°程度がなりやすい者が多い.

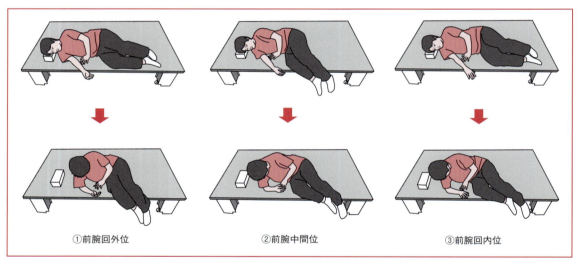

図8 片肘立ち位になる際の下側になった前腕の肢位の違い
手指を使わなければ,上腕二頭筋が働きやすい前腕回外位が片肘立ち位になりやすい者が多い.

は手掌支持位から座位になるまでを指す.

臨床的には第2相が困難な対象者をみることが多い.その理由としては下側になった上肢の肘関節を屈曲しながら肘頭を支持の支点として上部体幹を引き上げる際に多大な筋活動が要求されるからである.下側になった上肢の肩関節の屈曲角度をどの程度にするのか(**図7**),前腕は回内位とするのか(**図8**),手指は何かを握らせるのか(**図9**)

などの具体的な指導が必要なことがある.

また,第3相が困難であるという意見もある.第2相と比べて体幹と床が接触する支持基底面が少なくなるなか,さらに重心を前方に移動させるため,バランスを崩しやすくなり,下肢をベッド端から垂らすことによる回転モーメントを利用するために,協調性のある運動が必要となるからである.

4 日常生活活動学　145

図9　片肘立ち位になる際の下側になった手指の活用の違い
手指でベッドの縁や手すりなどを握らせたほうが片肘立ち位になりやすい.

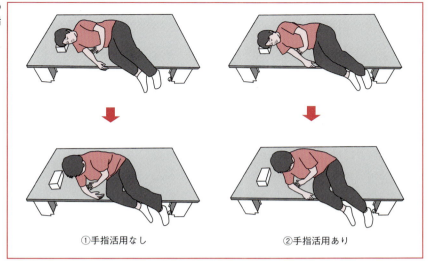
①手指活用なし　　②手指活用あり

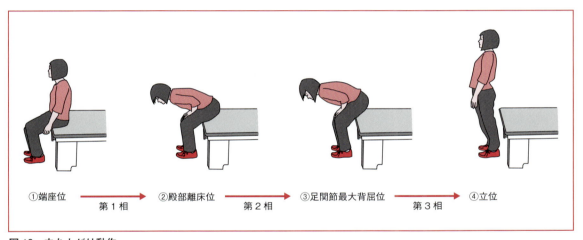
①端座位　→第1相→　②殿部離床位　→第2相→　③足関節最大背屈位　→第3相→　④立位

図10　立ち上がり動作

c. 立ち上がり動作

　立ち上がりも3相に分けて考えることが多い（図10）. 第1相は座位姿勢から殿部離床位までを, 第2相は殿部離床位から足関節最大背屈位までを, 第3相は足関節最大背屈位から立位までを指す.

　第1相では坐骨荷重の安静座位から股関節屈曲により頭部が足指よりやや前に出て重心が足部に移動する. この相では左右均等に下肢に荷重しているか, まっすぐ前方に重心移動ができているかなどを確認する.

　第2相では股関節屈曲が制動された後に膝関節の伸展が起こり, 殿部が離床する. このときに足関節の背屈角度が最大となる. この相では左右均等に下肢に荷重しているか, まっすぐ前方に重心移動ができているかなどのほかに, 下腿が前方に傾斜して膝が前に出ているか, 足底が全面接地しているかなどを確認する.

　第3相では身体重心の上方移動が始まり, 股関節の伸展の後, 膝関節が伸展する. この相が特に重要となる. それは第2相からさらに狭くなった支持基底面内で重心を上方に移動させる必要があるため, 自分自身の体重に見合った体幹・下肢の

筋力とバランス能力が必要となるからである．

6. ADL改善の基本的な方法

ADLを改善する方法には，①治療的アプローチ，②代償的アプローチ（残存能力の活用，自助具等の活用，環境調整）などがある．

ADL低下に対しては，原因となっている機能低下などを分析し，その機能低下の改善を図ることによって基本動作を向上させ，ADLを改善しようとする治療的アプローチがあるほか，「できない動作」ではなく「できる動作」に着目し「できる動作」を活用してADLの改善を図る代償的アプローチがある．代償的アプローチには残存能力の活用や自助具・補装具などの活用，人的・物理的環境の調整などがある．

活動制限は健康状態や背景因子（個人因子，環境因子），特に環境因子に大きな影響を受けるため，環境因子を調整することにより活動制限の改善を図る環境改善的アプローチがICFの導入後，より重視されることになった．ICFの概念が日本に導入されて以降，ADLと活動制限が不可分の関係であることが意識され，ADLの課題をICF構造から分析し，課題の整理とその対策が明確化できるようになったことは意義深い．

a. 治療的アプローチ

ADLは基本動作などの身体機能との相関が高い．例えば，起き上がりや座位保持が困難な場合は食事以外のADLはほとんど全介助となることが多い．食事についてもベッドの上半分を起こして介助者が食事の環境調整を行う必要があるため完全な自立とはいえない．起き上がりや座位保持が可能となれば更衣や整容が自立する可能性が高まるほか，立ち上がりや移乗が可能となれば簡易トイレの設置や車いすの使用により排泄が自立する可能性が高まる．歩行が可能となればさらに多くのADLが自立する可能性が高まる．

このように当たり前のことではあるが，身体機能の改善が可能と考えられる対象者については理学療法を実施し基本動作を高めることにより，ADLの改善を図ることが重要である．そして，基本動作を高めるためには，その低下の原因と考えられる機能損傷・不全（impairment）を改善するほか，動作分析を行った後，適切な動作パターンを指導し反復練習することが必要である．

b. 環境改善的アプローチ

対象者の身体機能の改善が困難であったとしても，福祉用具の活用や住宅改修などで物理的な環境を改善することによりADLの自立を図ることができる．これによって，即その場で改善をみることもある．

以下に，ベッドサイドでの物理的な環境改善的アプローチについて記述する．

1) ベッドの高さ

最近では電動で高さ調節ができるベッドが主流となっているため，目的（ベッド端座位を保つ，車いすに移乗するなど）に応じて随時高さを調節すればよいが，高さの調節ができないベッドの場合には十分な検討が必要である．ベッド端に座ったときに股関節と膝関節が90°屈曲し，足底全体が床につく高さが座位姿勢を保つためには理想であるが，体幹・下肢筋力が低下している対象者では，その高さだと低すぎて立ち上がりが困難となることも多く，筋力低下があるならば少し高めに設定するとよい．さらに，夜間や早朝も立ち上がることがある場合には，対象者が余分な努力をすることなく容易に動作ができる高さに設定しておく必要がある．

なお，ベッド端座位保持が困難な重度な対象者までベッドの高さを低くすると，介助者の身体的負担が増し，腰痛や肩こりなどの原因となるため，そのような場合には介助者が介助するうえで身体的負担が少ない高さに設定すればよい．

2) ベッドの配置（図11）

病院での病室や在宅の場合，ベッドを部屋の片隅に配置する必要性もある．その場合には対象者の疾患や残存能力，動作パターンなどを分析し，ベッドの配置を決めることが求められる．

筆者の経験では，退院時には杖で屋内歩行が自立していた左片麻痺の高齢者が家庭復帰後1ヵ月で起き上がることすらできなくなったので，運動指導の依頼を受けて保健師と在宅訪問を行ったことがある．部屋の片隅にベッドが配置されており，起き上がりを可能な範囲で行ってもらったところ，非麻痺側へ寝返ることはできるが，片肘立ち位までができなかった．そこで，対象者にいったん椅子に移ってもらい，保健師とベッドの配置を変えると起き上がり動作が可能となった．その理由は背臥位になったときに非麻痺側が壁に向いていたベッドの配置（ア）を麻痺側が壁に向いたベッドの配置（イ）に変えたことである．その結果，寝返った後に両下肢を屈曲してベッド端から垂らすことができたため，ハムストリングスの緊張が低下したほか，両下肢の重みを利用することにより，片肘立ち位となり起き上がりが可能となったのである．

3) 手すりの設置

片麻痺の高齢者だけでなく，体幹屈筋力が低下した高齢者は，背臥位からまっすぐ起き上がるのではなく，いったん側臥位となった後，片肘立ち位，手掌支持位となり起き上がることが多い．その起き上がりパターンのほうが動作を行いやすいだけでなく，腰痛や起立性低血圧防止になる利点もある．

その動作パターンの場合，側臥位となった後，片肘立ち位になる動作までが難しいことが多い．下になった側の肩関節の屈曲が少ないと片肘立ち位になるためには体幹屈筋力をより必要とする．体幹屈筋力が不十分な場合には，肩関節を60～90°程度屈曲したほうが片肘立ち位になりやすい．しかし，幅が狭い（90cm程度）ベッドでは，

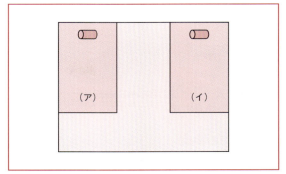

図11　ベッドの配置

肩関節を60～90°程度も屈曲すれば肘をつくスペースがないという課題が生じる．その際には幅が100cm以上のベッドを用いることやベッドの横に椅子を固定し椅子の座面を利用する方法（図12）で解決を図ることもある．

幅が狭いベッドで片肘立ち位となるためには，指で何かを握ってもらって行うようにしてもよい．指で何かを握ってもらうことによって上肢の屈筋群を活性化させ，動作が行いやすくする．ベッドの縁を握らせて行う場合には肩関節の屈曲角度が少なくなる場合があるので，肩関節の屈曲角度が少し大きくなるような位置に手すりを設置すればよい．

4) 簡易トイレの選択（図13）

人の自然な立ち上がり方は，両足を膝より後ろに引いた後，殿部にある重心を足部に移すために体を前傾する．そして，頭部が十分前に出ると足部に重心が移り，殿部が浮く．完全に足部に重心が移ると膝を伸ばしはじめて立ち上がれる．

安定性を高めるために床との接地面積が大きくなっている簡易トイレを用いた場合，両足を後ろに引けないために，体幹を十分に前傾することが困難で足部に重心を移すことができない．そのために立ち上がりが困難となることがある．簡易トイレを選択する際には，便座の下に空間があり，両足を後ろに引くことができるタイプを選ぶとよい．

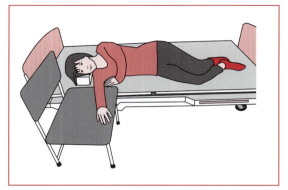

図12　狭いベッド幅の場合に起き上がり動作を行いやすくする工夫
ベッドの横に椅子などを取り付けて，下側の肩関節を60〜90°程度屈曲しても肘をつくことが可能にする．体幹屈筋力が低下し片肘立ち位になることが困難な者などが適応となる．

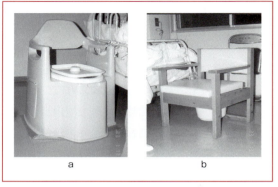

図13　立ち上がりにくい簡易トイレ，立ち上がりやすい簡易トイレ
a．手すりもあり，高さもあるが，両足を引くことができないため，立ち上がりにくい．
b．手すりもあり，高さもあり，両足を引くこともできるので立ち上がりやすい．

また，高さ調節可能なタイプが立ち上がりがより容易となり，安定した座位姿勢を保つためには，背もたれや肘当てのあるタイプが望ましい．

5) 簡易トイレの配置（図14）

簡易トイレは背臥位から寝返って起き上がる側に設置する．そして，頭側か足側のどちらに設置するかは左片麻痺で考えてみると，頭側に設置した場合，ベッドから簡易トイレの移乗は非麻痺側中心の動作となり安定するが，簡易トイレからベッドへの移乗は麻痺側中心の動作となり転倒のリスクが大きくなる．足側に設置した場合はその逆でベッドから簡易トイレは難しいが，そこからベッドへの移乗は安定する．つまり，どちらに設置しても安定する移乗方向と不安定となる移乗方向があるということになる．

ベッドと簡易トイレの高さに注目すれば，一般的にはベッドのほうが高いことが多い．高いベッドから低い簡易トイレへ移乗することよりも，低い簡易トイレから高いベッドへ移乗することが難しいので，簡易トイレは低い簡易トイレから高いベッドへの移乗が非麻痺側中心となる足側に設置したほうがよい．ただし，逆方向は麻痺側中心の動作となるため，移乗用バーや滑り止めマットなどを設置し転倒予防を図る必要がある（図15）．

なお，対象者に切迫性尿失禁などがある場合には，少しでも早く簡易トイレに移乗できるように頭側に設置することもある．

> **メモ　家具の整理・配置変え**
> 物理的な環境改善的アプローチの場合には福祉用具の活用や住宅改修などを行うことが多いが，在宅の場合には家具の整理や配置変えなどで対応することもある．例えば，玄関の上がり框の上り下りがやや不安定であるならば，下駄箱の縁を手すり代わりに使用できるようにする．靴の着脱が不安定であれば玄関に椅子を設置し，安定した座位姿勢で靴の着脱を行えるようにする．

7. ADLで活動性を高める

在宅においてはADLに勝るトレーニングはない．

ADLは自立しているからといってその活動レベルが最終ゴールとは限らない．食事がベッド端座位で自立していたとしても，対象者の了解が得られれば食堂で皆と一緒に食事をとるように働きかけることも必要である．それが実現すれば，食事のたびごとに食堂まで移動することになるからである．杖歩行であれ車いす駆動であれ，移動動作練習としてではなく生活行為として少なくとも，毎日居室から食堂までを3往復移動することになる．

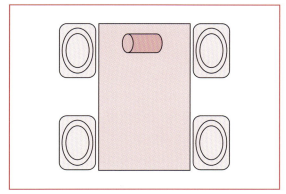

図14 簡易トイレの配置

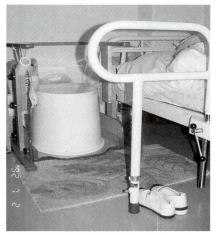

図15 簡易トイレ周囲の環境整備
簡易トイレフレームや移乗用バー，滑り止めマットの設置などを行い，麻痺側中心となる移乗方向での転倒を予防する．

　また，ベッドサイドの簡易トイレで排泄動作が自立していたとしても，対象者の了解が得られると介助者がいる日中はトイレで排泄するように働きかけることも必要である．それが実現すれば，日中は排泄のたびごとにトイレまで移動することになるからである．つまり，単に移動動作練習としてではなく生活行為として毎日数回トイレまで往復することになる．

　なお，環境が変われば，動作が不安定になって移動が困難となる対象者も比較的多い．家庭復帰や社会参加を考えるならば，いつも同じトイレや風呂場を使用してADLを行うのではなく，時には異なる場所にあるトイレでの排泄行為を体験してもらうとよい．さらに，別の病棟の風呂場で入浴することも環境に適応するためのトレーニングとして有効であると思われる．

8.「できるADL」と「しているADL」，「するADL」について

　「するADL」はQOLの高い生活を送る際に行うADLの具体的な目標となる．

　リハビリテーション室ではできるADLを病棟では異なる方法で行っている対象者がいることがある．例えば，理学療法時には杖歩行が安定しているのに病棟では車いすで移動しているとか，理学療法介入時には衣服の着脱が自立していても病棟では介護職の方々に手伝ってもらっているなどである．このような「できるADL」と「しているADL」の落差はよくみられることであり，その要因について考えることがリハビリテーションを進めていくうえで重要である．臨床的に多い要因としては，①実用的でない（時間がかかりすぎる，危険を伴う），②物理的な環境（リハビリテーション室と病棟，家庭では個々人の環境が異なり，整備が十分ではないなど），③人的な環境（生活行為を自分で行うことを介護者が十分に理解せず，過剰な介護をすることがある．逆に対象者にかかわる時間が少ないために適切な支援ができないこともある），④本人の意欲，⑤セラピストの能力（対象者の身体的能力や心理・精神的能力，行為の習熟度などの把握が不十分），⑥その他である．

　このような課題に対して，具体的な対策を立て，「できるADL」と「しているADL」の落差を埋めるためには，それぞれの要因を探り，専門職間で共有する必要がある．最も重要なことは，将来的に生活の場で行う「するADL」を高めることである．仮に「できるADL」と「しているADL」の落差を埋めたとしても「するADL」が達成できるとは限らない．「するADL」を高めるためには最初から対象者の生活の場を想定し，それに対する

具体的な手順や方法を計画する必要がある．それは生活機能だけでなく，一人ひとり異なる環境因子や個人因子を含めた計画であることが望ましいことはいうまでもない．

リハビリテーションの最終的な目標はADLの向上ではなく，QOLの向上であるといわれている．しかし，従来，専門職が病院や施設などで行ってきた基本動作や基本的ADLの改善だけではQOLの向上を図るためには困難なことが多い．それはQOLが画一的なものではなく，個別性が非常に高いからである．したがって，「するADL」自体の向上は，対象者がQOLの高い生活を送る際に行うADLの具体的な目標となるであろう．

9. 15回授業のオムニバスモデル

a. 学習目標

①日常生活活動の概念や範囲，評価を理解することができる．
②ICFの概念から活動制限を理解することができる．
③基本動作の動作分析を理解することができる．
④ADL低下に対する基本的な改善方法を理解することができる．
⑤「できるADL」と「しているADL」，「するADL」を理解することができる．

b. 授業計画

①日常生活活動の概念と範囲
②APDL，IADLの概念と評価
③日常生活活動の評価Ⅰ（BI，FIM）
④（確認テストⅠ）日常生活活動の評価Ⅱ（その他）
⑤ICIDHとICFの理解，ICFにおける活動制限
⑥ADLとQOL
⑦動作分析の基礎的知識
⑧（確認テストⅡ）起居動作（寝返り，起き上がり）の動作分析と指導法
⑨立ち上がり動作の動作分析と指導法
⑩移乗動作の動作分析と指導法
⑪移動動作の動作分析と指導法
⑫（確認テストⅢ）ADL改善の基本的な方法
⑬自助具，福祉用具，住宅改修
⑭ADLで活動性を高める
⑮「できるADL」と「しているADL」，「するADL」

c. 成績評価法

出席状況・授業態度（2割），小テスト成績（2割），筆記試験成績（6割）

結　語

理学療法の成果は対象者の生活に活かされてこそ意義がある．特に高齢者は機能低下に対する運動療法だけではADLを改善することが困難なことも多く，ADLに直接働きかけるアプローチが必要となる．適切な動作パターンを指導し，練習を繰り返し，物理的な環境整備によりADLの改善を図り，活動性を高めることが重要である．さらには，「するADL」の目標を個別にあげ，QOLの向上を目指す必要がある．

文　献

1) 上田　敏：日常生活を考える．理・作・療法9：170-172，1975
2) 日本リハビリテーション医学会：ADL評価について．リハ医学13：315，1976
3) Mahoney FI, Barthel DW：Functional evaluation；the Barthel Index. Md State Med J 14：61-65，1965
4) Research Foundation of the State University of New York，1990
5) 古谷野亘，柴田　博，中野克治ほか：地域老人における活動能力の測定—老研式活動能力指標の開発．日本公衆衛生雑誌34：109-114，1987
6) 遠藤英俊ほか：新・介護認定審査会委員ハンドブック．第2版，医歯薬出版，p60-61，2006
7) 上田　敏：リハビリテーション医学の世界．三輪書店，p111-190，1992

（鷲　春夫）

5 福祉用具学
（自助具・日常生活用具・補装具）

序説

人間（ヒト）は，「道具」を使う，作るという能力をもち，文明や文化を発展させてきた．何らかの行為をするために使う道具を「用具」とよんでいる．

ここでは，自助具・日常生活用具・補装具などを総称して「福祉用具」とよぶ．福祉用具は，日常生活活動 activities of daily living（ADL）能力の低下に対して補助・代償的アプローチの手段の1つとして ADL の自立を援助し，社会参加制約者の家庭（社会）生活での自立性を高めるために用いられる．また，家族や介護者の介護負担軽減に利用できる．さらには，社会参加制約者の基本的人権や尊厳の保持にも寄与するものである．

このような視点から保健・医療・福祉の分野で利用されている福祉用具としての自助具・日常生活用具・補装具の概要を述べる．

1. 国際生活機能分類（ICF）の概念において，福祉用具はどのような役割を果たすのか

国際生活機能分類 International Classification of Functioning, Disability and Health（ICF）の概念では，福祉用具の活用（選択）は，環境因子に属し，機能・構造，活動，参加の各要素に大きく関与（影響）する．

福祉用具は，ICF の概念では，「機能損傷・不全」「構造変形・配列変位」で失った（低下した）機能・構造を補完・代償し，「活動制限・参加制限」で失った（低下した）「活動」・「参加」を生活（社会）面で軽減化（活性化）する．

ここでの福祉用具の多くは，「環境因子」に属するもので，その活用（選択）による環境調整機能によって，機能・構造，活動，参加に対して大きく関与（影響）を及ぼす．

また，ICF は「できないこと」ではなく，「できること」に視点を置いている．すなわち，「マイナスではなくプラス」という立場に立っており，福祉用具の活用が生活機能に対して，効果的で有用な道具として活かされることを認識する必要性がある．

2. 福祉用具に関する法制度とは，どのように定義され，どのような役割があるのか

福祉用具には，主に福祉用具法，障害者総合支援法，介護保険法が関連している．

従来，福祉用具に関連する用具は，福祉機器，リハビリテーション機器，自助具，補装具，機能回復用機器，日常生活用具，テクニカルエイドなど，その用途や法的な解釈によって種々の呼称が用いられてきた．

福祉用具にかかわる法制度では，児童福祉法，身体障害者福祉法，老人福祉法，福祉用具法，障害者総合支援法，介護保険法などが関連しているが，各法制度によって給付の対象・条件・用具などが異なっており，各法制度の内容に留意する必要がある．

a. 福祉用具法

福祉用具という名称は，福祉用具法で定義された．また，従来の福祉用具のイメージを変換させた．

1993年に「福祉用具の研究開発及び普及の促進に関する法律」（福祉用具法）が制定され，「福祉用具」の名称が用いられるようになった．福祉用具法では，福祉用具を「心身の機能が低下し日常生活を営むのに支障がある老人又は心身障害者の日常生活上の便宜を図るための用具及びこれらの者の機能訓練のための用具並びに補装具をいう」と定義している[1]．

福祉用具法によって，従来の福祉機器がもっていた「機器的（複雑な構造，高度な技術）」イメー

ジから,「用具的（簡単な構造, 日常的で身近）」イメージへの捉え方の変換がなされた. また, 義肢・装具・杖・車いす・補聴器などの「補装具」が中心であったものが,「自助具・日常生活用具」が多く用いられるようになった.

b. 障害者総合支援法

障害者総合支援法では, 福祉用具は「補装具費支給制度」と「日常生活用具給付等事業」に含まれている.

2013年に施行された「障害者の日常生活及び社会生活を総合的に支援するための法律」（障害者総合支援法）によるサービスは,「自立支援給付」と「地域生活支援事業」で構成されている. 自立支援給付制度のなかに「補装具費支給制度」が, 地域生活支援事業のなかに「日常生活用具給付等事業」が含まれている.

> **メモ　障害者総合支援法**
> 身体障害者・知的障害者・精神障害者・難病患者などの障害種別の格差を解消しつつ, 介護などの日常生活支援や就労支援といった目的に応じたサービス体系に再編し, かつ利用者がサービス費用を応能負担することなどによって, 社会参加制約者の希望と必要性に応じて, どこでもサービスが受けられることを目的としている.

1) 補装具費支給制度での補装具

補装具費支給制度での補装具は, ①障害者の身体機能を補完し, または代替し, かつ, その身体への適合を図るように製作されたものである, ②障害者等の身体に装着することにより, その日常生活においてまたは就労もしくは就学のために, 同一の製品につき長期間にわたり継続して使用されるものである, ③医師などによる専門的な知識に基づく意見または診断に基づき使用されることが必要とされるものである, などとしている[2].

補装具は, 肢体不自由・視覚障害・聴覚障害など, 障害別で多くの種目があげられている（**表1**）.

2) 日常生活用具給付等事業での日常生活用具

日常生活用具給付等事業での日常生活用具の要件は, ①障害者等が安全かつ容易に使用できるもので, 実用性が認められるもの, ②障害者等の日常生活上の困難を改善し, 自立を支援し, かつ, 社会参加を促進すると認められるもの, ③用具の製作, 改良または開発に当たって障害に関する専門的な知識や技術を要するもので, 日常生活品として一般に普及していないもの, などである[3].

また, 日常生活用具の用途は, ①介護・訓練支援用具, ②自立生活支援用具, ③在宅療養等支援用具, ④情報・意思疎通支援用具, ⑤排泄管理支援用具, ⑥居宅生活動作補助用具（住宅改修費）などに分類されている.

日常生活用具は, これらの用具別で多くの種目があげられている（**表2**）.

c. 介護保険法

介護保険法では, 福祉用具の利用には「貸与」と「購入」の対象種目がある.

2000年に施行された介護保険法における福祉用具は,「心身の機能が低下し日常生活を営むのに支障がある要介護者等の日常生活上の便宜を図るための用具及び要介護者等の機能訓練のための用具であって, 要介護者等の日常生活の自立を助けるためのもの」と定義されている[4].

また, 貸与（レンタル）の対象種目として, ①車いす, ②車いす付属品, ③特殊寝台, ④特殊寝台付属品, ⑤床ずれ防止用具, ⑥体位変換器, ⑦手すり, ⑧スロープ, ⑨歩行器, ⑩歩行補助杖, ⑪認知症老人徘徊感知機器, ⑫移動用リフトなどがある. 購入の対象種目として, ①腰掛便座, ②特殊尿器, ③入浴補助用具, ④簡易浴槽, ⑤移動用リフトの吊り具の部分などがある.

> **メモ　介護保険法**
> 従来の老人保健, 老人福祉という2つの制度から介護と慢性期医療を独立・再編し, 社会全体で高齢者の介護サービス（介護支援）を支えていくための社会保険制度である. 要介護認定（要支援認定）を受けることで, 介護給付（予防給付）を受けることができる.

表 1 補装具（障害・種目・名称，障害者総合支援法）

障害	種目	名称
肢体不自由	義手	肩義手，上腕義手，肘義手，前腕義手，手義手，手部義手，手指義手
	義足	股義足，大腿義足，膝義足，下腿義足，サイム義足，足根中足義足，足指義足
	上肢装具	肩装具，肘装具，手背屈装具，長対立装具，短対立装具，把持装具，MP（屈曲および伸展）装具，指装具，BFO（PSB含む）
	下肢装具	長下肢装具，短下肢装具，靴型装具，足底装具，股装具，膝装具
	体幹装具	頸椎装具，胸椎装具，腰椎装具，仙腸装具，側彎矯正装具
	靴型装具	長靴，半長靴，チャッカ靴，短靴
	座位保持装具	平面形状型，モールド型，シート張り調節型，リクライニング機構，ティルト式リクライニング機構
	車いす	普通型，リクライニング式普通型，ティルト式普通型，リクライニング・ティルト式普通型，手動リフト式普通型，前方大車輪型，リクライニング式前方大車輪型，片手駆動型，リクライニング式片手駆動型，レバー駆動型，手押し型（A・B），リクライニング式手押し型，ティルト式手押し型，リクライニング・ティルト手押し型
	電動車いす	普通型（4.5km/時，6km/時），簡易型（切替式，アシスト式），リクライニング式普通型，電動リクライニング式普通型，電動リフト式普通型，電動ティルト式普通型，電動リクライニング・ティルト式普通型
	歩行器	六輪車，四輪車（肘掛付，肘掛なし），三輪車，二輪車，固定型，交互型
	歩行補助杖	松葉杖，カナディアン・クラッチ，ロフストランド・クラッチ，多点杖，プラットフォーム杖
	重度障害者用意思伝達装置	文字など走査入力方式，生体現象方式
視覚障害	盲人安全杖	普通用，携帯用，身体支持併用
	義眼	普通義眼，特殊義眼，コンタクト義眼
	眼鏡	矯正眼鏡，遮光眼鏡，コンタクトレンズ，弱視眼鏡（掛け眼鏡式，焦点調整式）
聴覚障害	補聴器	高度難聴用ポケット型，高度難聴用耳掛け型，重度難聴用ポケット型，重度難聴用耳掛け型，耳穴式（レディメイド，オーダーメイド），骨導式ポケット型，骨導式眼鏡型
児童のみ	座位保持椅子 起立保持具 頭部保持具 排便補助具	

3. 自助具の使用目的，ADLの各動作に使用される代表的な自助具・日常生活用具とは

自助具 self-help device とは，食事・整容・更衣・トイレ・入浴・家事・コミュニケーション，さらには余暇・仕事などを遂行するうえで失われた機能を補い，残存した機能を利用して，より容易にかつ自力で，あるいは最小限の介助で動作が行えるようにするための道具や工夫である．

a. 自助具の使用目的

自助具は，各機能に対する補助・代償を目的として，ADLの広い範囲で用いられる．

自助具の使用目的には，①筋力低下の補助・代償，②関節可動域低下の補助・代償，③両手動作（物の固定）の補助・代償，④感覚（知覚）低下の補助・代償，⑤巧緻性，協調性の補助，⑥体の欠損部分の代償，⑦コミュニケーションの補助・代償などがある．

このように自助具の使用目的は，広い範囲（機能）に及んでおり，ADLの多くの場面に用いられる．自助具は恒久的な機能低下に対する機能の代償として用いるだけでなく，機能低下の回復過程において保護・補助的なものとして一時的に用いられる場合もある．

b. 代表的な自助具・日常生活用具

食事動作・トイレ動作・入浴動作・起居動作・

表2 日常生活用具参考例（用途・種目・対象者，障害者総合支援法）

用途	種目	対象者
介護・訓練支援用具	特殊寝台，特殊マット，特殊尿器，入浴担架，体位変換器，移動用リフト，訓練椅子（児のみ），訓練用ベッド（児のみ）	下肢または体幹機能障害
自立生活支援用具	入浴補助用具，便器	下肢または体幹機能障害
	頭部保護帽，T字状・棒状の杖 歩行支援用具→移動・移乗支援用具（名称変更）	平衡機能または下肢もしくは体幹機能障害
	特殊便器	上肢障害
	火災警報器，自動消火器	障害種別にかかわらず火災発生の感知・避難が困難
	電磁調理器，歩行時間延長信号機用小型無線機	視覚障害
	聴覚障害者用屋内信号装置	聴覚障害
在宅療養等支援用具	透析液加温器	腎機能障害など
	ネブライザー（吸入器）	呼吸器機能障害など
	電気式たん吸引器	呼吸器機能障害など
	酸素ボンベ運搬車	在宅酸素療法者
	盲人用体温計（音声式），盲人用体温計	視覚障害
情報・意思疎通支援用具	携帯用会話補助装置	音声言語機能障害
	情報・通信支援用具*	上肢機能障害または視覚障害
	点字ディスプレイ	盲・聾，視覚障害
	点字器，点字タイプライター，視覚障害者用ポータブルレコーダー，視覚障害者用活字文書読上げ装置，視覚障害者用拡大読書器，盲人用時計	視覚障害
	聴覚障害者用通信装置，聴覚障害者用情報受信装置	聴覚障害
	人工咽頭	咽頭摘出者
	福祉電話（貸与）	聴覚障害者または外出困難
	ファックス（貸与）	聴覚または音声機能もしくは言語機能障害で，電話では意思疎通困難
	視覚障害者用ワードプロセッサー（共同利用），視覚障害者用図書	視覚障害
排泄管理支援用具	ストーマ装具（ストーマ用品，洗腸用具），紙おむつなど（紙おむつ，サラシ・ガーゼなど衛生用品），収尿器	ストーマ造設者，高度の排便機能障害者，脳原性運動機能障害かつ意思表示困難者，高度の排尿機能障害者
居宅生活動作補助用具	住宅改修費	下肢，体幹機能障害または乳幼児期非進行性脳病変

*情報・通信支援用具とは，障害者向けのパーソナルコンピュータ周辺機器や，アプリケーションソフトをいう．
（厚生労働省：日常生活用具給付等事業の概要　http://www.mhlw.go.jp/bunya/shougaihoken/yogu/seikatsu.html（2015年5月閲覧）より引用改変）

移乗動作などをとり上げ，代表的な使用例を紹介する．

　自助具・日常生活用具は，日常生活の多くの場面（動作）ごとに，種々のものが用いられる．ここでは，食事動作・トイレ動作・入浴動作・起居動作・移乗動作などに用いられる代表的な使用例を紹介する[5,6]．

1) 食事動作

　食事は日常生活のなかで，生命維持という役割だけでなく，「食」としての楽しみでもあり，自助具を使用して自分自身で食事がとれることには生活上での大きな意義がある．

　握れない場合には，太柄・曲がった柄，ホルダーに付けたスプーン・フォーク，握りやすい，つまみやすい箸などがある（図1）．取りにくい，飲みにくい場合には，すくいやすい皿，こぼれにくいコップ，こぼれにくい両手付きカップ，滑り止めマットなどがある（図2）．

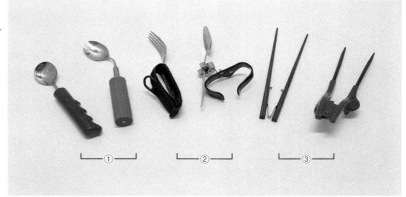

図1　スプーン，フォーク，箸
①太柄・曲がった柄付きスプーン
②ホルダーに付けたフォーク・スプーン
③握りやすい，つまみやすい箸

2) トイレ動作

　トイレ動作は，トイレまでの移動（移乗），更衣動作，排泄後の清拭など多機能的な動作を含んでおり，介護負担が大きい動作である．また，その行為には人としての尊厳が伴うため，できる限り最後まで自力で行えるように支援する．立位や歩行（車いすでの移動を含む）が可能であれば，積極的にトイレでの排泄を支援する．

　和式トイレの場合には，その上から簡易設置型洋式トイレを設置すると立ちしゃがみ動作が容易になる（図3）．

　下肢筋力低下や股・膝関節の可動域制限や疼痛などがあり，立ちしゃがみ動作が困難な場合には，補高便座，簡易昇降便座を用いると動作が容易になる（図4）．

　自立した移乗が困難でも，介助や自力によってベッドでの端座位が可能な場合や夜間には，簡易トイレを活用する（図5）．

3) 入浴動作

　入浴動作は，衣服を脱ぐ，浴室内での移動，浴槽への出入り，体を洗う（拭く），衣服を着るなど，トイレ動作以上に多機能な動作である．また，浴槽の設置構造まで関与してくる．このためにADLのなかでは，最も早く，最も大きな介護負担が生じる動作である．

　浴槽への出入りが困難な場合には，浴槽まわりでの，浴槽台・移乗用ボード・浴槽用シート・滑

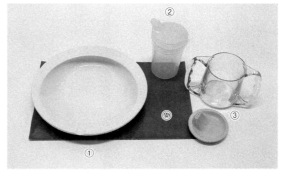

図2　皿，コップ，カップ，マット
①すくいやすい皿
②こぼれにくいコップ
③こぼれにくい両手付きカップ
④滑り止めマット

り止めマット・浴槽用手すり，などを設置する（図6）．

4) 起居動作

　病院・施設や在宅の場において，起居動作を支援するために最も多く導入されている日常生活用具に「ベッド」がある．

　介護の場でのベッド使用の利点は，①起き上がり動作や立ち上がり動作が容易である，②端座位がとりやすい，③椅子・車いす・簡易トイレなどへの移乗が容易である，④介護が容易である，などである．欠点は，①部屋が狭くなる，②転落の危険がある，③利用者の不安がある，④生活習慣が変わる，などである．

　ベッドへ取り付ける用具として，起き上がり動

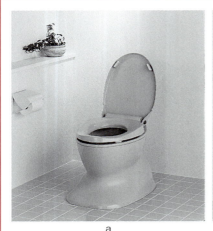
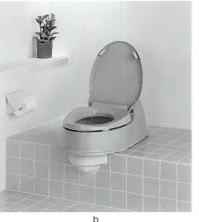

図3 簡易設置型洋式トイレ
和式トイレから洋式トイレへの変更
a．段差がない場合，b．段差がある場合

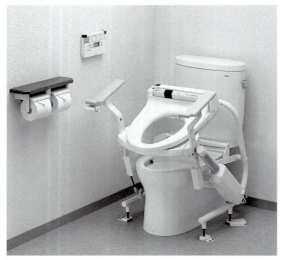

図4 簡易昇降便座
便座が電動で斜めに昇降する（垂直に昇降するタイプもある）．アームレストが便座と一緒に動くので昇降中，体幹が安定する．

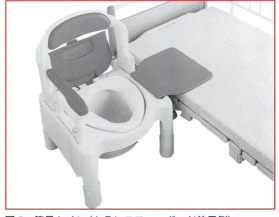

図5 簡易トイレ（トランスファーボード使用例）

作，端座位保持，立ち上がり動作，車いすや簡易トイレなどへの移乗などを容易にする介助バーがある（図7）．介護の場では積極的な離床を助けるための必需品である．

また，マットレスには，堅さ・通気性・清潔性などが求められる．特に褥瘡（床ずれ）防止のために，エアマットレス・ウォーターマットレス・ウレタンマットレスなどが用いられる．

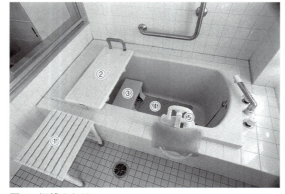

図6 浴槽まわり
①浴槽台，②移乗用ボード，③浴槽用シート，④滑り止めマット，⑤浴槽用手すり

⑤ 福祉用具学（自助具・日常生活用具・補装具）　157

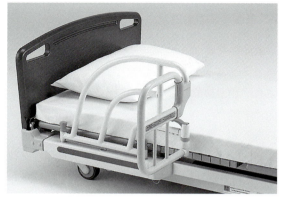

図7　ベッドに取り付ける介助バー
種々のタイプがあるが，図のタイプはグリップ部の角度を調整できる（0～150°，30°きざみで可能，図は90°）．また，起き上がり動作時にもつかみやすい形状になっている．

> **メモ　ベッドの種類**
> ギャッジ機能のないベッドとギャッジベッドに大別できる．ギャッジ機能には，背上げ・脚上げ・高さ調節などがある．背上げ・脚上げ機能には，独立・連動の各タイプがある．力源には，手動・電動・油圧・ガススプリングなどがある．

5）移乗動作

移乗動作とは，ベッドと車いす，車いすと便座，車いすと浴槽，車いすと床などへの乗り移り動作である．

身体機能が著しく低下した場合の移乗では，家族や介護者に大きな介護負担が生じ，転倒や転落の危険性を含んでいる．

> **メモ　移乗用具**
> 立位での移乗には，移乗用手すり，方向転換を容易にするターンテーブル（回転板），介助用ベルトなどがある．座位での移乗では，移乗の対象物との間に渡して使用する，摩擦の低い材質で作られた各種形状のトランスファーボード（スライディングシート）がある．

リフト（ホイスト）は，対象者を吊り上げて移乗させるもので，移乗に伴う介護負担の軽減や安全性確保のために用いられる．

リフトはその構造から，①床走行型（吊り上げたまま床上を車輪で走行），②天井走行型（天井に設置のレールに沿って移動），③設置型（移乗を必要とする場所に固定），④据え置き型（やぐらを組み，やぐらに固定されたレールに沿って移

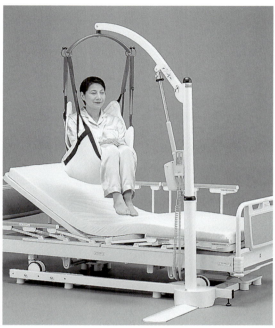

図8　リフト（ベッドでの移乗）
図は設置型リフト，吊り具はシート型．

動）などがある．また，吊り具には，①脚分離型，②ベルト型，③シート型などがあり，対象者の状況に合わせて選択する（図8）[7]．

4. 義肢の分類（種類），基本構造，下肢切断者のリハビリテーション過程，基本的理学療法とは

義肢 prosthesis は，「切断によって四肢の一部を欠損した場合に，もとの手足の形態または機能を復元するために装着，使用する人工の手足のこと」（JIS，日本工業規格）とされている．

> **メモ　切断の原因**
> 切断 amputation の主な原因として，①外傷（および後遺症），②末梢循環不全，③悪性腫瘍，④糖尿病（末梢神経損傷），⑤炎症・感染，⑥先天性奇形などがある．近年では，血行循環不全が増加しており，原因疾患の多くは閉塞性動脈硬化症や糖尿病で，切断時の年齢は60歳以上が多くなっている．

a. 義肢の分類（種類）

切断部位によって，下肢に用いる「義足」と上肢に用いる「義手」に大別される（表1）．

b. 義肢の基本構造

義肢の基本構造は，ソケット・支持部（支柱）・ターミナルデバイス（足部・手先部）などで構成され，切断部位によって継手が用いられる．

1）義　足

義足の基本構造は，ソケット・支柱部（支持部）・ターミナルデバイス（足部）などで構成される．また，各切断部位によって，継手（股・膝・足など）が用いられる（図9）．

ソケットは断端と義肢の接触面（インターフェイス）である．その役割・機能として，①断端の収納・保護，②義足の懸垂，③断端から義足への力の伝達，④体重の支持などがある．ソケットの適合性や機能性は，義足使用上での大きな要素であり，各種（形状）のソケットが用いられる（図10）．

継手は各関節に相当する部分である．歩行周期での各関節運動の制御，使用の方法・目的などで必要とされる機能に対する各種の継手が用いられる（図11）．

足部は地面と接触する支持基底面であり，①踵接地時の衝撃吸収，②立脚期への速やかな移行，③立脚時の安定性，④離踵期の体幹の前進などの機能が求められる．

2）義　手

義手の基本構造は，ソケット・支柱部（支持部）・ターミナルデバイス（手先部）などで構成される．また，切断部位によって，継手（肘・手など），ハーネス（懸垂装置）などが用いられる（図12）．

c. 下肢切断者のリハビリテーション過程と基本的理学療法

入院からフォローアップまでのリハビリテーション過程がある．その経過のなかで理学療法が実施される．

下肢切断者のリハビリテーション過程の概要は，①入院，②術前・術後の評価，③義足の処

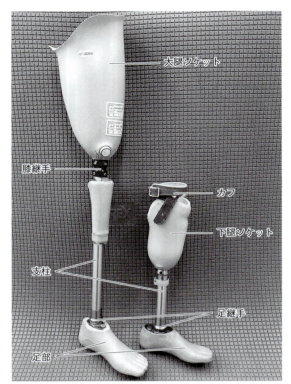

図9　代表的な義足（骨格構造義足）
左は大腿義足（四辺形ソケット），右は下腿義足（PTBソケット）．

1）義　足

義足は製作方法とその構造とによって，甲殻類のような形状で外側の殻で強度を図り，同時に外観を整える「殻構造義足」，人間の骨と同様に内部の支柱で強度を得ようとする「骨格構造義足」（モジュラー義足，外観はフォームラバーなどの材質）に分類される．最近では，製作時間の短縮，軽量化，完成後のアライメント調整が可能であるなどの特徴から，骨格構造義足が多く用いられている．

2）義　手

義手はその使用目的によって，①装飾用義手（外観の復元を重視），②作業用義手（各種作業に適する機能を重視），③能動義手（手先具，継手を随意的に操作できる），④電動義手（手先具，継手を力源として電動モーターを用いて制御する）などに分類される．

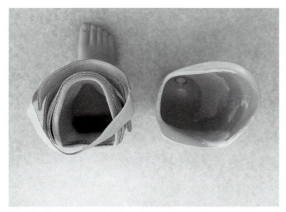

図10 代表的な義足ソケット
左は下腿義足PTBソケット，右は大腿義足四辺形ソケット．

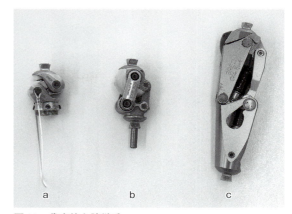

図11 代表的な膝継手
a．短軸継手，b．多軸継手(4軸)，c．多軸継手(バウンシング機構)．多軸継手は仮想回転中心が上後方へ移動することで膝の安定性が得られやすい．

方，④仮義足製作，⑤義足装着評価(適合判定)，⑥義足装着練習，⑦本義足製作，⑧再適合判定，⑨退院(社会復帰)，⑩フォローアップなどである．また，これらの経過のなかで理学療法が実施される．

> **メモ** 切断者に対する基本的理学療法
> 切断者に対する基本的理学療法として，①断端管理，②良肢位保持，③関節可動域運動，④筋力強化運動，⑤義足装着練習，⑥ADL練習，⑦全身調整運動などがある．

5. 装具の使用目的，分類(種類)，基本構造とは

装具 orthosis (brace) は，「四肢・体幹の機能損傷・不全の軽減を目的として使用する補助器具」(JIS，日本工業規格)とされ，疾患や身体機能低下により生じた，動作や生活上の不都合(不便)に対して用いられる．

a. 装具の使用目的

主な使用目的を分類する．

装具の主な使用目的は，①変形の予防，②変形の矯正，③組織の保護(炎症や機能損傷のある組織を安静・固定し，病勢の進行を止め，痛みを軽減し，治癒を促進)，④失われた機能の代償または補助(弱化した筋力や構築的に不安定な関節な

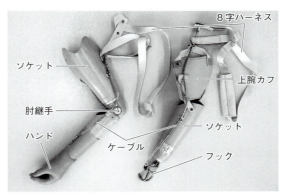

図12 代表的な義手(能動義手)
左は上腕義手(能動短軸肘ブロック継手)，右は前腕義手．

どに対して，それを代償または補助)などである．これらの使用目的は，適応によって重複して用いられることもある．

b. 装具の分類(種類)

装具は装着部位によって大別され，使用目的によって多種に分類される．

装具はその装着部位によって，①上肢装具，②下肢装具，③体幹装具，④靴型装具などに大別される(表1)．

その使用目的によって，①固定保持用装具，②矯正用装具，③免荷用装具，④牽引用装具，⑤夜間装具，⑥スポーツ用装具，⑦歩行用装具，⑧立位保持用装具などに分類される．

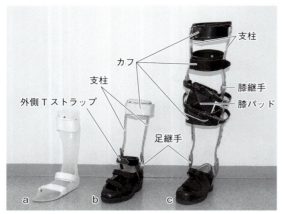

図13　代表的な下肢装具
a. プラスチック短下肢装具（シューホーン型），b. 金属支柱付き短下肢装具（クレンザック足継手，外側Tストラップ），c. 金属支柱付き長下肢装具（輪止め式膝継手，ダブルクレンザック足継手，膝パッド）

また，支給制度上では，治療用装具（医学的治療に使用），更正用装具（医学的治療が終了し，変形や機能低下が固定した後にADLなどの向上のために使用）に分類される．

c. 装具の基本構造

装具の基本構造は，支持部・継手・足部（手先部）・付属品などで構成される．

1）下肢装具

下肢装具の支持部には，支柱（両側や全体での支持，金属製・プラスチック製など）と半月（支柱と支柱を連結，生体と装具のインターフェース）がある．

継手には，股継手・膝継手・足継手があり，各種機構で各関節の動きを制動する．

付属品には，ストラップ（運動の制限，変形の矯正），膝パッド（動きの制限），ロック機構（継手の可動制限）などがある（図13）．

2）上肢装具

上肢装具で最も多く用いられる手の装具にスプリントsplintがある．力学的特徴によって，①静的装具（関節の固定・保持，変形矯正を図る），②動的装具（スプリング，ゴム，バネなどで関節を他動的に動かす），③機能的装具（残存機能の利用によって日常生活機能向上を図る）などがある（図14）．

腕保持装具は，腕を保持して残されたわずかな筋力や頭部・体幹のバランスなどを利用して動作を行うものである．バランス式前腕装具 balanced forearm orthosis（BFO）（図15），ポータブルスプリングバランサー portable spring balancer（PSB）（図16）などがあり，食事動作・整容動作・書字・キーボード操作などに用いられる[6]．

6. 歩行補助杖の使用目的，分類（種類）とは

歩行補助杖は，杖と松葉杖に大別され，移動動作（歩行能力）の補助・代償に使用される．使用者の機能によって多く形状のものがある（表1）．

移動動作（歩行能力）の補助・代償を目的として使用される杖 cane，松葉杖 crutch を総称して「歩行補助杖」という．具体的には，①患脚の免荷，②歩行（バランス・パターン・スピード・持久性）の改善などに使用される．

杖はT字型を基本として，握り手の形状の違うL字型，オフセット（offset）型などがある．また，より安定性がある多脚杖として三脚杖，四脚杖などがある（図17）．

前腕固定型杖（ロフストランド杖，Lofstrand）は，握り手と前腕カフによって安定性が増加する．前腕支持型杖（プラットフォーム杖，platform）は，肘・手関節や手指の可動域制限・疼痛・変形などがあるときに用いられる．松葉杖には，標準型・短支柱型（オフセット型）がある（図18）[5]．

7. 歩行器・歩行車の使用目的，分類（種類）とは

歩行器 walker（walking frame）は，「歩行補助具」ともよばれ，多くの種類がある（表1）．

図14 代表的な上肢装具（スプリント）
a. 長対立装具（ベネット型）：正中神経麻痺に適応．b. トーマス型懸垂装具：橈骨神経麻痺に適応．c. MP屈曲補助装具（ナックルベンダー）：尺骨神経麻痺に適応．d. 把持装具（手関節駆動型，エンゲン型）：頸髄損傷C_6に適応．

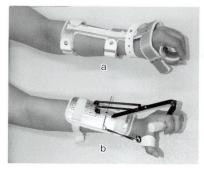
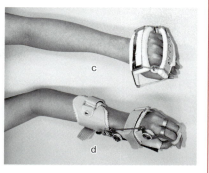

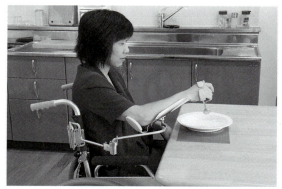

図15 バランス式前腕装具（BFO）
基本的には水平方向と垂直方向の動きがあり，腕のわずかな筋力と重さ，頭部や体幹の重心移動を利用する．

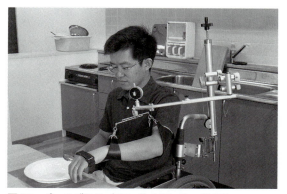

図16 ポータブルスプリングバランサー（PSB）
腕の挙上と水平方向の運動を助ける．腕の挙上は支柱に内蔵のスプリングの力を使い，水平方向はアームをつなぐ接合部に内蔵のベアリングにより摩擦抵抗をなくし，わずかな腕の筋力を利用する．

図17 杖
①T字型杖，②L字型杖，③オフセット型杖，④三脚杖，⑤四脚杖

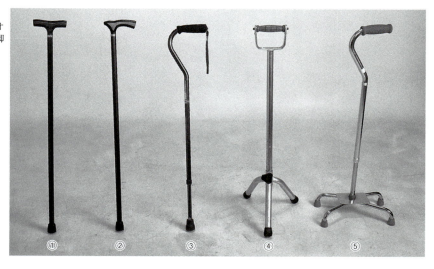

　従来は病院・施設内での歩行練習に使用されることが多かったが，最近では住環境の整備とともに種々の改良・工夫がなされ，家庭用（外出用）としての使用も多くなっている．

　歩行器には，固定型四脚歩行器（前脚をキャスターに取り替えると四脚二輪付き歩行器にな

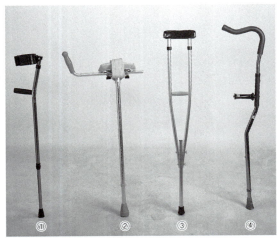

図18 杖・松葉杖
①前腕固定型杖（ロフストランド杖），②前腕支持型杖（プラットフォーム杖），③標準型松葉杖，④単支柱型松葉杖（オフセット型）

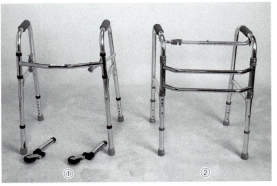

図19 歩行器
①固定型四脚（二輪付き）歩行器，②交互型四脚歩行器

補助するリフト式歩行器が考案されている（図20）．

屋外用の歩行車（rollator）には，日本独自のシルバーカー，北欧で広く使用され，わが国でも普及が期待されている四輪付き歩行車（背もたれベルト，シート付き）などがある（図21）[5]．

8. 車いすの使用目的，種類，構造とは

車いす wheelchair は，歩行困難や安静を必要とする場合に，座位での移動手段として用いられる．歩行補助具と比べて安定性や機動性が高く，屋内・屋外の移動機器として幅広く使用されている．

a. 車いすの種類

多くのタイプがあり，用途（目的）に適した選択が求められる．製作ではオーダーメイドが望ましい．

車いすには多くの型（タイプ），部品（パーツ）があり，それぞれの用途・目的に適した選択が求められる（表1）．

決まった規格で作られた既製品（レディメイド）よりも，使用目的を検討し，採寸によって使用者の体型に合わせて作られたもの（オーダーメイド）が望ましい．また，近年ではモジュラー式車いすの導入も進んでいる．交換可能なパーツの選択，組み合わせ，調整によって製作するもので，短時

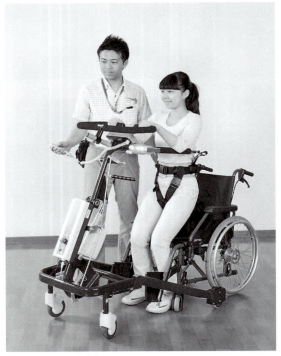

図20 リフト式歩行器
専用ハーネス（腰部・骨盤～大腿部を保持）を装着し，サスペンション（アーム）でリフトする．

る），左右のフレームが交互に平行に動く交互型四脚歩行器などがある（図19）．

最近では，体をサスペンションでリフトした状態で，車いすからの立ち上がり動作，歩行（免荷）を

間でオーダーメイドに近い製作が可能で，再調整も比較的容易である．

b. 車いすの基本構造

車いすは基本構造（各部）で構成されている．使用者の機能や使用目的によって，電動車いすや特殊な車いすがある．

車いすの基本構造は，全体の枠組みとしてのフレーム，身体を支持するシート（座面），バックサポート（背もたれ），アームサポート，フット（レッグ）サポート，駆動輪，キャスター，ブレーキなどで構成されている（図22）．

駆動方法によって，手動式車いす，電動式車いすに分類される．手動式車いす駆動が困難な場合には，電動式車いすが適応となる．

> **メモ　電動式車いす**
> 駆動能力が著しく低い場合に利用される．推進力源は，バッテリーを電源とする電動機（モーター）である．通常の車いすの構造に加えて制御レバー（ジョイスティックを含む），充電器，バッテリー，クラッチなどを含んでいる．リクライニング式，ティルト式，リフト式などがある．

特殊なタイプとして，座位バランスの低下，体幹筋力の低下，全身状態（機能）の低下などにより，長時間の座位保持が困難な場合には，背もたれ角度が調整できるリクライニング・ティルト型が利用される．また，各種スポーツ（競技）の特性に合わせた特別な構造をもったタイプがある（図23）．

9. 新しいコンセプトから考えられた医療・福祉ロボット

要介護者の日常生活の自立には，生活支援機器としての観点からだけではなく，自らの身体機能を改善するという観点からのアプローチも重要である．人・ロボット・情報系が融合・複合したサイバニクス（Cybernics：脳・神経科学，行動科学，ロボット工学，IT，システム統合技術，生理学，心理学，哲学，倫理，法学などを融合・複

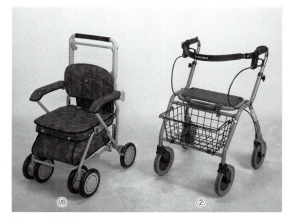

図21　歩行車
①シルバーカー．②四輪付き歩行車 four-wheeled rollator.

合した新領域）を駆使した医療・福祉ロボットが誕生し，世界展開が始まっている．

「ロボットスーツ HAL®」（筑波大学発ベンチャー CYBERDYNE 社製）は，身に付けることで，疾病や加齢によって低下した身体機能を改善・補助・拡張・再生する世界初のサイボーグ型ロボットである．脳・神経・筋系の疾患患者の機能改善に用いられる医療用 HAL（図24）や介護者の腰部負荷を低減しながら移乗介助支援を行う介護支援用 HAL などがある．

HAL には，脳・神経系から筋に伝達される微弱な生体電位信号を皮膚表面で捉え，人の意思に従って機能する「サイバニック随意制御」，ロボットのように動作パターンを生成する「サイバニック自律制御」，両者が混在して機能する「サイバニックハイブリッド制御」が組み込まれている．

脳・神経・筋系の疾患患者の機能改善を促進する世界初のロボット治療機器として，欧州全域で医療機器認証を取得済みであり，ドイツでは脊髄損傷患者に対する機能改善治療に公的労災保険が適用されている．日本では，障害者総合支援法や難治性疾患克服事業を背景として，難治性神経筋疾患を対象とした治験が終了し，厚労省が優先審査を指定したこともあり，2015年度にはわが国でも医療機器となる見通しである．

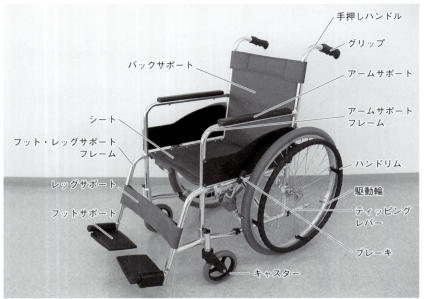

図22 車いすの基本構造と各部の名称

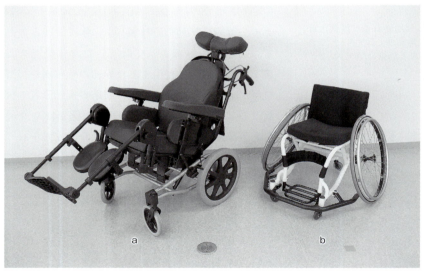

図23 特殊な車いす
a. リクライニング・ティルト型：3点保持ヘッドサポート，舟型アームサポート（可動，高さ調整可），エレベーティングフット・レッグサポート．
b. スポーツ（バスケットボール）用．

10. バリアフリーデザイン，ユニバーサルデザインから捉えた福祉用具

　ユニバーサルデザインでは，できる限り最大限にすべての人に利用可能であるようにデザインされている．そのための原理・原則が提示されている．

　バリアフリーデザイン barrier free design は，1970年代に入り，「社会参加制約者のための物理的障壁を取り除くデザイン」を目的として大きくとりあげられた．物的障壁とは，使いにくい道具・器具，住宅，建築，道路，鉄道，バスなどの環境などで，対象者は社会参加制約者や高齢者であった．

　1990年代に入り，バリアフリーデザインの考え方を普遍化，発展化したのがユニバーサルデザイン universal design の考え方である．その考え方は，「年齢，国籍，性別，個人の能力を問わず，可能な限り誰もが利用しやすいデザイン」を目指している．

ユニバーサルデザインの提唱者である Ronald L. Mace は，「改善または特殊化された設計なしで，能力あるいは機能低下のレベルにかかわらず，できる限り最大限にすべての人に利用可能であるように，製品，建築，環境（空間）をデザインすること」と定義している．

> **メモ　ユニバーサルデザインの原理・原則**
>
> 原理・原則として7項目が提示されている．①誰にでも公平に使用できる（公平性），②使ううえでの自由度が高い（柔軟性），③簡単で直感的にわかる使用方法（単純性），④必要な情報がすぐに理解できる（認知性），⑤エラーや危険につながらない（安全性），⑥最小の操作や力で楽に使える（効率性），⑦接近して使えるような寸法・空間（空間性）．

今後の福祉用具の開発・製作にあたっては，このようなユニバーサルデザインの考え方（原理・原則）を含めた「道具作り」が求められてくる．

結　語

自助具や日常生活用具は，既製品の開発も進んでおり，展示会，常設展示・販売（福祉センター，デイサービスセンター，介護支援センター，デパート，福祉機器販売店）などで身近に接する機会が増えており，その選択もかなり容易になっている．

補装具（特に義肢・装具）は，バイオメカニクス（理論・技術）の発展とともに，多くの新しい構造（機能）を備えたものが登場してきている．また，特に近年では，種々の自立（歩行）支援ロボットや介護支援ロボットが開発され，その導入が始まっており，福祉用具としての今後の活用が期待されている．

理学療法士には，福祉用具の処方（選定），作成およびフォローアップを通して，医師，看護師，作業療法士，義肢装具士，医療ソーシャルワーカー，保健師，介護福祉士など関連する職種間との連携・協力が不可欠である．また，福祉用具に関する新しい情報収集に努めるとともに，利用者や家族に有益な情報提供を行い，利用者や家族を主体的に捉えたうえで，新しい工夫・改良を

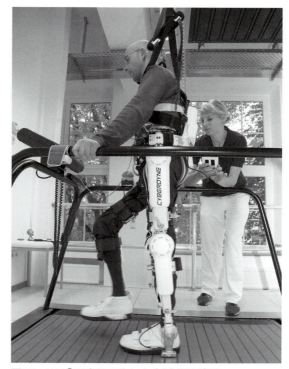

図24　HAL®医療用下肢タイプ（欧州モデル）
（Prof. Sankai University of Tsukuba/CYBERDYNE Inc.）

加えていくことも，理学療法士に与えられた重要な役割である．

文　献

1) 福祉用具の研究開発及び普及の促進に関する法律　http://law.e-gov.go.jp/htmldata/H05/H05HO038.html
2) 公益財団法人テクノエイド協会：平成25年度障害者総合福祉推進事業，補装具費支給制度の適切な理解と運用に向けた研修のあり方等に関する調査．補装具費支給事務ガイドブック，2014
3) 日常生活用具給付等事業の概要　http://www.mhlw.go.jp/stf/seisakunitsuite/bunya/hukushi.
4) 介護保険法　http://law.e-gov.go.jp/htmldata/H09/H09HO123.html
5) 小嶋　裕：ADLを支援する機器(1)—自助具・補装具．日常生活活動学・生活環境学，鶴見隆正（編），医学書院，p82-89，2001
6) 小嶋　裕：ADLを支援する機器(1)—自助具・日常生活用具．日常生活活動学・生活環境学（第4版），鶴見隆正（編），医学書院，p80-89，2012
7) 関川伸哉，小峯敏文（編著）：入門義肢装具，日本義肢装具士協会（監修），医歯薬出版，p178-180，2008

（小嶋　裕）

6 地域理学療法学

序　説

　地域理学療法は，1人の対象者のその場の対応に終わらず，その先にある生活を見据え，家族や社会を捉え，その先に担当する専門職にもしっかりとつなげることが重要である．「その先」という未来を見通せる期間は長いほど良く，正確であるほど良い．つまり，理学療法士はずっと先を予測する力を磨きあげることが重要となる．
　この項では，地域理学療法の概要と地域社会のなかで理学療法を展開するために必要な知識そして方法論などについて解説する．

1. 地域理学療法の概要

a. 地域理学療法とは何か

　地域理学療法ということばの意味と地域リハビリテーションとの関係が見えてくる．

　地域リハビリテーション community based rehabilitation（CBR）は，国土が広く医療施設と保健・医療・福祉領域サービスが充実していないインドネシアやアフリカなどで始まり，先進国，発展途上国を問わず世界各地で発展し広く認知されるようになってきた．世界保健機関（WHO）では，その定義を「地域におけるリハビリテーションの発展，機能不全のあるすべての人々の機会均等，社会的統合を目指した戦略である．地域リハビリテーションは機能不全のある人々自身，その家族，そして地域住民，さらに個々の保健医療，教育，職業，社会サービスが一体となって努力するなかで履行されていく」としている．急速な高齢社会を迎えた日本においても地域リハビリテーション活動が推進され，理学療法士や作業療法士などのリハビリテーション専門職種の活動場面は大きく広がった．日本リハビリテーション病院・施設協会では「地域リハビリテーションとは，機能不全や生活機能低下のある人々や高齢者およびその家族が，住み慣れたところでそこに住む人々と共に，一生安全にいきいきとした生活が送れるよう，医療や保健・福祉及び生活に関わるあらゆる人々や機関・組織がリハビリテーションの立場から協力しあって行う活動のすべてを言う」[1]としており，その一環として理学療法士の役割を明確化したものを地域理学療法と捉えることができる．現に1989年の「地域理学療法マニュアル」（日本理学療法士協会）によると，「地域理学療法という語は，地域リハビリテーション活動体系の中の一翼を担うものとして位置づけられる（地域を基盤として行われる理学療法士による専門的援助）を意味して用いることにする．」と記述されている．しかし現在，入院期間の短縮により急性期に理学療法士がかかわる時間が限られてきていること，圧倒的に多い地域在住高齢者は入退院を何度も繰り返すことなどから，地域理学療法の位置づけが微妙に変化している．一言でいえば，急性期でも回復期でも「地域」を常に強く意識しなければならない状況…，そのような時代になっている．

b. 地域理学療法の背景

　地域理学療法は社会背景，制度，地域事情によりさまざまに変化する．

　理学療法は，急性期，回復期，維持期（適応期，生活期）など発症してからの経過で区切られることがあるが，実際には短期間で退院する患者が増えているため，急性期，回復期，維持期，すべての理学療法を認識しておく必要がある．地域に赴く訪問理学療法などでは，急性期のような対応を迫られることが多々あるし，長期間在宅で療養していた対象者が何らかの理由で再入院することもあるからである．家庭生活に馴染むまでかかわるという意味で生活適応期ということばもあり，地域理学療法に類似することばはたくさんあるが，社会背景，制度，地域事情を熟知し，「どのよう

な方々を対象にいかにかかわるか」が重要である．

日本の医療における疾病構造の推移をみると，戦後の食糧難で課題となった飢餓疾病が中心だった時代，結核などの伝染病が蔓延した感染症の時代，高度経済成長とともに広がった慢性疾患（がん，心臓病，脳卒中），そして現在の老人退行性疾患の時代へと推移してきた．高齢者の著しい増加に伴い，要介護高齢者も増加し，日本の社会保障はその既存施策の見直しにとどまらず，国民経済を含め，新たに生じる課題に対処するためのものでなければならなくなった．2000年4月に施行された介護保険制度は，これら社会保障構造改革の重要な第一歩となったことはいうまでもない．そして理学療法も例外ではなく，介護保険法の基本方針のもと，重度化を防ぐための維持期を主体とした地域理学療法に力を注ぐ必要性がさらに高まったのである．高齢者が増えたことで，理学療法，作業療法，言語聴覚療法の役割が不明瞭になったばかりでなく，高齢者のもつ複数の疾患や複雑な家族関係などにより，以下に述べるような新たな理学療法の視点が必要となってきた．

①予防（介護予防，重度化予防）の重視
②複雑な疾患や症状，急変時に対応できる幅広い知識・技術
③必ずしも改善しない退行性疾患，終末期などへの対応力
④保健・医療・福祉あるいは急性期，回復期，維持期の連携強化

c．連携の重要性と地域包括ケアシステム

地域理学療法で最も重要なのは多職種の連携である．理学療法士はサービス担当者会議だけでなく，地域全体を捉え，地域ケア会議にも積極的に参加し協力する必要がある．

1）連携について

現在，保健・医療・福祉の方向性は入院期間の短縮と在宅ケアの推進へ，そして中央機関から地方機関へと流れを変え，地域理学療法は理学療法士数の増加を踏まえると，前述のような社会変化とともに，その役割も変化している．地域理学療法は医療施設で一時的に提供される機能回復とは異なり，長期的な経過のなかで提供される機能回復，機能維持，機能低下への適切な対応と捉えることができる．そして，その目的は対象者の生活全体を支援し，（本人の望む）社会参加や社会活動を促すことにあり，つまり，それは保健・医療・福祉のみならず，教育，雇用，都市計画などを包括するノーマライゼーションを目的とする考え方に到達する．地域理学療法の対象者はそれぞれ個別のニーズをもっており，それは決して一時的なものではなく，成長し，将来への希望をもち，就業を望み，病気にもなり，加齢もする．地域の各機関がバラバラに対応していたのでは本質的なノーマライゼーションの実践は困難である．たとえ理学療法という専門的技術を提供する職種であっても，地域の関連機関・組織を正確に捉え，密接に連携していくことが重要となる．

2）地域包括ケアシステムの考え方

厚生労働省[2]によれば，地域包括ケアシステムの実現にむけて「団塊の世代（約800万人）が75歳以上となる2025年以降の医療や介護の需要増加を見込んで，高齢者の尊厳の保持と自立生活の支援の目的のもと，可能な限り住み慣れた地域で，自分らしい暮らしを人生の最期まで続けることができるよう，地域の包括的な支援・サービス提供体制の構築を推進する．」としている．しかし，私たちは，地域包括ケアシステムという概念的なことばにとらわれすぎてはならない．地域包括ケアシステムの構築は長年かけて取り組んだ地方自治の活性化と保健・医療・福祉分野の（中央から地方への）権限委譲の総まとめといえるであろう．「地域包括ケアシステム」とは，地域住民が要介護状態となっても，必要なサービスを必要な分だけ受けることができ，地域に住み続けることができるよう，保健サービス，医療サービスおよび在宅福祉サービス等の福祉サービスが十分に整

えられ，それらが連携し，一体的，体系的に提供される仕組みである．医療計画は見直しが繰り返され，一次医療，二次医療，三次医療などの階層型医療連携からかかりつけ医機能を中心とするネットワーク型医療連携に転換された．さらに，地域包括ケアを支える中核機関として地域包括支援センターが創設されたのは誰もが知るところで，地域包括支援センターの機能（総合相談・支援，虐待防止・早期発見および権利擁護，包括的・継続的ケアマネジメント支援，介護予防ケアマネジメントなど）を明確にし，さまざまな課題解決だけでなく地域のネットワーク構築などもセンターの重要な役割と位置づけている．つまり，従来ある提供体制のなかに医療と介護の両制度の改革で仕掛けをたくさん作り，地域包括ケアシステムが速やかに動き出す準備は整っているのである．地域包括ケアシステムの構築のためには，対象者に対する支援の充実と，それを支える社会基盤の整備とを同時にすすめることが重要で，これを実現する手法として「地域ケア会議」を位置づけている．理学療法士が地域ケア会議に積極的に参加し活躍できるよう，以下に地域システムの形成について述べていく．

3）地域システムの形成について

地域のネットワーク作り（連携）は，実際のケースを通して形成されるものである．その手段として電話や文書，最近ではIT技術を活用することも増えているが，実際に施設や機関を訪問して，直接相手と話をすることが最も効果的である．通常はサービス担当者会議で介護支援専門員が中心となりサービス提供機関の各担当者による話し合いが開催され，それぞれの提供機関の機能が最大限に発揮されることになる．これに対し，行政などが中心となり地域全体の関係機関や施設などの代表者で実施する「地域ケア会議」は地域計画の立案にも役立つ会議となるため，地域事情に合わせた定期的な実施と各担当者の積極的参加が求められる．これらの会議の目的は単に支援サービスを円滑に実行していくだけのものではない．サービス担当者会議では，個々の対象者に代わって社会資源等の修正を他の構成員に求めるケースアドボケートの役割を担う．これに対し，各機関，施設の代表者による地域ケア会議では，蓄積された事例をもとに地域全体のサービスの質的，量的確保を図るよう対応していくクラスアドボケートの役割を担う．

2. 地域理学療法の実際

a. 地域理学療法の考え方

地域理学療法を実施していくうえで基本となる考え方は能力だけでなく活動を捉え，生活全体をマネジメントすることである．

地域理学療法では，日々生活する対象者を多角的に捉え，単に機能を改善するだけでなく，将来にわたり健康を維持することが重要である．地域理学療法の対象者は，心身状態に何らかの機能損傷，機能不全，生活機能低下，社会参加制約などのために，生活範囲の狭小を余儀なくされ，活動量が低下し，結果としてさらなる心身機能の低下をもたらし，時には廃用症候群に陥る．そのため，理学療法は心身機能や日常生活活動・動作activities of daily living（ADL）そのものの能力を高める介入計画と併せて，利用している介護サービスなどの活動を把握したうえで，「どのように過ごすか」といった生活指導のマネジメント的な計画立案が欠かせない．この部分を含んでこそ「リハビリテーションマネジメント」といえるのである．しかし，実はこの部分については，現在のところ具体的な指標も指導も少なく，研究も少なく，経験則に頼ることが多い．

従来から，理学療法士は心身機能が低下した者の機能向上のために一定期間（主に入院中）の理学療法を提供してきたが，地域理学療法は，医療機関を退院した時点から終末期までの長い過程のなかで，機能向上ばかりでなく，時にはその機能を維持するために，時には低下する機能に合わせ

て，そして苦痛を軽減するために，心理面への働きかけを含めたさまざまな理学療法を提供する必要性に迫られる．このような幅広い期間と対象者に十分な理学療法を提供する際に重要なのは，対象となる高齢者の生活に関連する予防の知識である．

近年，「生活」ということばが，まるで地域における理学療法を代表するように使用されているが，地域理学療法だからといって理学療法の基本が大きく変わるものではない．

b. 動作能力別理学療法の実際

地域生活のなかで提供する理学療法では対象者のもつ能力を見極めて，すぐさま生活あるいは介護と結びつけ，生活を変化させる取り組みが重要である．

地域で働く理学療法士の役割は，生活場面が良く見える場所にいるため，急性期に十分に確認できなかった部分を補い，機能と能力をうまく適合させることであろう．以下に基本動作能力を4つに分類し，動作能力ごとの理学療法士のかかわりの一部について述べていく[3]．

1) 起き上がり動作ができない場合

起き上がり動作ができない場合は，寝返りができるか否かで検討内容が異なる．寝返り不可能な場合，褥瘡への配慮が必要で，それを予防するための関節可動域拡大や車いす乗車などが必要となる．褥瘡発生の可能性が高いケースではエアーマットなどが必要となる．主に介護中心の生活となるため，食事，排泄の際の介護負担を軽減するために高さを調整できる電動ベッドなど，介護力に合わせた福祉用具の提供が必要となる．寝返り動作ができる場合は，麻痺等を配慮し，ベッド上で容易に寝返り動作ができるような柵の工夫，健側の手が届く範囲を考慮した物の配置，テレビの位置の工夫などが検討される．

入浴は介護負担が大きいため通所サービスや訪問入浴を利用することが多いが，排泄はオムツを使用することが多いが，本人の希望で自宅入浴，トイレ（またはポータブルトイレ）排泄，特殊尿器の使用もありうるため，この領域では「介護」に着目して，本人の意思，介護者の力量，介護サービスの有効利用など，総合的に捉えた環境整備が必要となる．また，車いすに乗車させる場合，適切な車いすの提供と介護者の能力に合った移乗の工夫（ボードやリフトなど）が必要である．車いす利用頻度が多いときは屋内の段差解消が必要で，通所サービスを利用するときは（車いすで）玄関から送迎車まで移動する際の経路を確保する必要がある（スロープ，段差昇降機など）．このほか，臥床による弊害（廃用症候群）を加味した生活指導，運動指導，あるいは介護サービスの利用が必要となる．

2) 起き上がりができる事例

起き上がりができる事例では，多くは座位保持が可能となる可能性が高い．安定した座位保持のためには足底接地ができる高さと適度な硬さのあるベッド，移乗用手すり，麻痺側を考慮した適切な配置などが重要となる．座位が安定していれば，ベッド周囲を中心とした生活環境を整備することが必要となり，食事や更衣や整容が自立する可能性が高い．上肢の筋力が十分で車いすの高さを合わせれば移乗が可能となり，ベッドから車いすに乗車して活動性を高める支援をすることが必要である．

この領域では，「できること」を実生活で実施することでその能力を高めることができるが，反面，自力で臥床することもできるため体力低下を防ぐための工夫が必要である．日中，どこでどのように過ごすかを本人・介護者と話し合うことが必要となる．

3) 立ち上がれるが歩けない事例

立ち上がりができる事例では，移乗可能・車いす操作可能となることが多く，車いす中心の比較的活動的な生活が可能となる．麻痺側を考慮した適切なベッドの配置，移動用手すり，車いすでの屋内移動を容易にするための段差解消，床面への

配慮，トイレの改修（スペース確保，手すり設置など）などの検討が必要となる．排泄においてもトイレが自立・軽介助となる可能性が高く，夜間の使用の際に危険性が高まる事例では，ポータブルトイレを利用するなどの夜の配慮が必要となる．

自宅で入浴する際は，シャワーチェアー，浴槽へ入る際の座り位置の確保，手すりなどの設置が必要となる．この場合も通所サービス利用・屋外活動の際は，屋外への段差を解消するなどの整備（スロープ，昇降機など）が必要となるが，その際，介助が必要な範囲，自走可能な範囲を明確にしておくとよい．

立ち上がりができる事例には，認知症などが認められない限り，車いすまたはベッド周辺の身辺動作が自立できる可能性が高い．そのため，可能な動作はなるべく実行するように本人・家族への説明と指導，さらには活動的で快適な生活が送れる環境（テレビの配置，家族と過ごす場所，知人との交流など）への配慮が必要である．

4）歩ける事例

歩ける事例では，体力低下，認知症，疼痛などが認められない限りADLは自立するが，転倒のリスクへの配慮が必要である．段差解消や手すりの設置はこのような意味で必要となる．また，要介護高齢者ではADLを繰り返すだけでは体力を維持することができないこともあり，そのための生活指導や活動性を高める目的の通所サービスの利用により生活範囲を拡大（屋外活動）することが重要である．

c. 体力と生活

生活のあらゆる場面に仕掛けを作り，体力を維持し，健康をも維持することが重要である．

廃用症候群という疾患ではないものにリハビリテーションの診療報酬がついたのはごく最近のことである．廃用は使用しないことが原因で結果的に能力低下やさまざまな支障をきたすものである．つまり，廃用が起こりうる状況にあっては，能力を高めることと同時に廃用症候群を予防する必要があり，廃用を起こす原因はまさにその生活のなかに存在するために，この部分の理学療法を欠かしてはならない．例えば，右上下肢不全麻痺の患者に週1回の訪問理学療法を実施したとして，他の週6日の間何もしなければその肢は機能低下を起こし，臥床状態で過ごせば全身の体力が低下し，結果的に改善することはない．そのリスクを回避しない限り，理学療法効果は得られないのである．

長期の臥床による廃用症候群は，無重力下の宇宙飛行士を含めてさまざまな研究で立証されている．しかし，臥床による重度の機能低下を呈する人が，どのような生活を送れば回復するのかの具体的研究は少ないのが現状である．理学療法以外の生活を考えても，当然，座位や立位で過ごすことが重要であるが，一体，いかにどの程度実施すればよいのであろうか．繰り返しになるが，地域での理学療法は，心身機能やADLそのものの能力的側面への介入計画と併せて，利用している介護サービスを把握したうえで,「いかに過ごすのか」といった体力的側面を踏まえた生活指導などのマネジメント的な計画立案をすることは欠かせない．しかし，実はこの部分については，現在のところ具体的な指標も指導指針も少なく，研究も少なく，経験則に頼らざるをえないのが実情である．図1に退院後生活の生活指導の考え方について述べてみた．

d. できる・している評価

「できる・している」の評価においては，双方の要因を見極めて，それらの原因を掌握したうえで対応することである．

「できる・しているADL」という表現があるが，この意味はそう単純ではない．厳密には本人が「できる」と認識していても「やらない」というものも含まれる．よって,「能力がある」のにそれを遂行できないこととは異なる．できるのにやらないADLの理由を解き明かしてみると，ほとんどが「やりたくない」,「面倒である」,「習慣」,「過

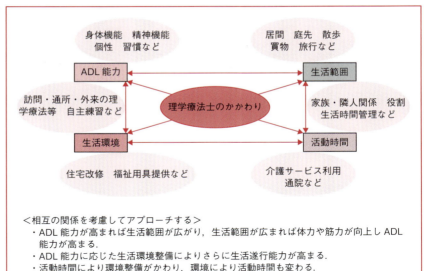

図1　生活指導の考え方

剰介護」などであり，これは理学療法士の役割というよりもチームの豊富な経験を結集して対応・解決する課題であると考える．しかし，能力があるのに遂行できない事例の理由は，「その方法・手順を知らない」，「自分の能力を認識していない」，「認知症でうまくできない」，「体力がない」などであることが多く，一定の技術をもてば指導可能であり，理学療法士が核となってかかわる部分であろう．ことばの解釈はともかくとして，これらの（高齢者に多い）微妙な要因の評価と分析を明確にできなければ適切な指導は困難となる．この側面については，対象者の「能力水準」を掌握可能な理学療法士の知と技を発揮する場面であり，このことが，対象者の長期にわたる在宅生活を実現するための重要な課題となる．

3. 生活環境へのかかわり

a. 日本の家屋事情と支援

生活環境への支援では心身機能を十分に知る理学療法士の役割は非常に大きなものとなる．

　日本の家屋構造や生活様式は，上がり框の段差昇降，玄関での靴の着脱，和式トイレでのしゃがみ姿勢，敷居の段差などの上下移動を要し介護を要する対象者に適していないことが多い．健常な時期にはさほど課題がなくとも，体力・筋力の低下や転倒を契機に使用できなくなることもある．日本の生活環境も年々変化し，最近はバリアフリー住宅が多くなっている．一方，長寿世界一のこの国の生活環境が必ずしも「悪い」とはいいきれないのも事実である．介護保険制度の導入直後に要支援者に電動車いすが貸与されるなどの「不適切な利用」との事態が生じ，このような不適切なサービスの利用は，その時期の生活の質を高めても，長期的には自立を妨げ，さらには運動器疾患（悪化）などの皮肉な結果をもたらすこともあり，福祉用具，住宅改修などのサービスは長期的視点で「適切」に提供されることが必至となる．

　在宅での住宅改修や福祉用具が十分に提供されない理由として，住宅改修や福祉用具に関するケアマネージャーの知識・技術不足，理学療法士な

表1 介護保険における住宅改修

支給要件	居宅要介護（支援）被保険者が，厚生労働大臣が定める住宅改修を現に居住する住宅について行い，市町村がその居宅要介護（支援）被保険者の心身の状況，住宅の状況等を勘案して必要と認める場合
支給額等	支給限度基準額は20万円（転居，介護度が3段階以上高くなった場合は，1回に限り，再度支給を受けることができる）改修費用の9割が給付される．支給方式は償還払いとなる．
改修の種類	①手すりの取付け ②段差の解消 ③滑りの防止および移動の円滑化等のための床または通路面の材料の変更 ④引き戸等への扉の取替え ⑤洋式便所等への便器の取替え ⑥その他①から⑤の住宅改修に付帯して必要となる住宅改修

＊住宅改修の具体的な手順
ケアマネージャー，本人・家族や専門職の意見を総合して工事内容を決定する．
①事前相談；ケアマネージャーに相談
②見積書の作成；工事施工者に見積書を依頼
③工事着工；改修工事前の写真撮影
④工事完了；改修完成後の写真撮影，支払いの受領書受け取り
⑤改修費支給申請；自治体へ改修費支給申請提出
⑥支給審査決定；自治体審査後支給決定

表2 介護保険における福祉用具購入

支給要件	居宅要介護（支援）被保険者が特定福祉用具を購入し，市町村がその特定福祉用具について日常生活の自立を助けるために必要と認める場合
支給額等	支給限度額管理期間（毎年4月1日から12ヵ月間）において10万円（市町村は独自に支給限度基準額を定めることができる）福祉用具購入の支給は，支給限度額管理期間においては，同一種目につき1回に限られ，支給方式は償還払いとなる．
対象種目	①腰掛便座 ②特殊尿器 ③入浴補助用具 ④簡易浴槽 ⑤移動用リフトのつり具の部分

表3 介護保険における福祉用具貸与

貸与の概要	福祉用具貸与は心身の機能が低下し，日常生活を営むのに支障のある要介護者等の日常生活の便宜を図るための福祉用具や機能運動・練習のための福祉用具の貸し出しを行うもの．
貸与費	福祉用具貸与事業所において，指定福祉用具貸与を行った場合に，現に要した費用の額を所在地に適用される1単位の単価で除した単位数とする．
貸与品目	・要支援1・2〜要介護1以上 　手すり　スロープ　歩行器　歩行補助つえ ・要介護2〜5以上 　車いす（自走用，電動車，介助用）　車いす付属品　特殊寝台　特殊寝台付属品　床ずれ防止用具　体位変換器　認知症高齢者徘徊感知機器　移動用リフト ・要介護4〜5以上 　自動排泄処理装置

ど，建築士など専門職の支援がないまま家族と住宅改修施行者との間で計画立案されていることが少なくないこと，住宅改修施行者や福祉用具販売業者の知識不足・経験不足や「商売」意識の介在があること，住宅に手を加えたくないと思っている家族や本人の意識の低さ，予想している以上に費用がかかることなどがあげられる．住宅改修，福祉用具提供，いずれの場合も本人の能力，家屋構造，家族関係，経済状態を総合的に把握したうえで，本人と家族から納得が得られる支援が重要である．その場合，心身機能を十分に知る理学療法士の役割は非常に大きなものとなる．介護保険制度施行後，介護保険対象者の住宅改修，福祉用具貸与・購入が急速に拡大したため，これらを有効活用できるよう，住宅改修，福祉用具の提供についての概要と介入の流れを別表に述べておく（表1〜4）．

b．生活環境調整の具体的展開

　生活環境調整にかかわる際は，生活環境評価表を使用し，本人・家族の理解のもと適切に展開する．

1）生活環境評価

　在宅生活のイメージ作りは，発症後理学療法士が介入したときから始まっている．「医療から介護へ」という国の方針により，入院期間短縮がいっそう進み，早期に退院する流れが定着しつつある．その一環として入院中の退院前訪問指導が重視されている．理学療法を実施しながら在宅の状況，家族関係，活動状況などを把握し，退院の

表4 介入の流れ

①情報を把握する	本人・家族（当事者）の生活行為で困る具体的な訴えを聞き取り，日常生活活動（ADL）が住環境からどのような影響を受けているか整理する
②課題点を分析する	本人・家族は課題点を「～ができない」というように訴える．現場で評価すると，実際は他の原因による課題（例えば不適切な介助方法）ということに時々遭遇する．「～できない」原因を分析し，課題の本質は何か本人・家族に提示する
③改善目的を明確にする	住宅改修や福祉用具利用によってどのような効果が期待できるか，当事者と家族と十分に意見を交換する．住宅改修や福祉用具利用によって動作が自立できるものと安易に誤解していることもあるため，事前に住宅改修や福祉用具利用によって期待できることと期待できないことを説明しておく
④案の提示	改修について本人・家族，建築士，ケアマネージャーとよく意見交換して，改修目的に合致した最も望ましい案と，種々の状況（建築構造，経済，家族との共用など）を考慮したより望ましい案というように複数を提示する．複数案の相違点を説明し，本人・家族が選択できるようにする．住宅改修の場合，指導したことが正確に伝わるように必ず本人・家族宛に「家屋改修指導案」を書面で渡すことが必要である．
⑤改修・提供の実施	ケアマネージャーが中心となって実施するが，必要があれば理学療法士が直接訪問するとよい．実際の改修場面では，本人・家族と建築士やケアマネージャー等の話し合いで案が変更されることがある．案が変更される場合には，変更する方法で目的が達せられるか，再度検討することが必要である．
⑥実施後の確認と指導	住宅改修や福祉用具提供案がどのように実施されたか確認し，その箇所が目的に合った使われ方をしているか確認する．そして本人・家族に新しい環境でのADLや介助方法を指導し，それらが実際の生活場面で使われるように生活指導する．
⑦フォローアップ	改修箇所や提供した用具を生活場面で使用しているか，どのように使用しているか，使用して不便な点はないかなどを確認し，必要によっては微調整・再指導する．環境整備の効果は，フォローアップによって改修目的が達せられているか，否かによって確認できる．

（金谷さとみ：脳卒中に対する標準的理学療法介入―「退院後はこうして暮らしやすくしよう」バリアフリーの対応．文光堂，2006より引用）

方針が決定したら退院前訪問指導を実施し，可能であれば外出・外泊を行う．そうすれば，本人が獲得できる能力がある程度定まった時点で，あるいは予測できた時点で課題点を整理し，具体的な家屋改修，福祉用具の準備，あるいは具体的な理学療法内容を再検討することができる．

生活環境の評価は，在宅生活を送る患者の環境整備をより効果的にするために実施され，理学療法評価，対象者の疾患に対する治療，そしてケアマネジメントを加味した総合的な評価で，退院前訪問指導などに使用すると良い．筆者が作成した生活環境評価表（図2）の詳細について以下に述べる．

[生活環境評価表の記載について]
- 家族親族状況～家族数，別居していてもかかわっている親族について記載する．また，経済的な課題があるか否かについて選択する．
- 要介護度または機能低下支援区分などを記入し，担当するケアマネージャーなどを記載する．
- 主治医，服薬・他科受診等；健康管理のために把握する．特に通院は外出の絶好の機会となるため重要である．
- 日常生活動作，基本動作；日常生活動作（食事，排泄，整容，行為，入浴）と基本動作（寝返り，起き上がり，座位，立ち上がり，立位）の中で自立している項目を記載する．すべて介助なら全介助と記載する．
- 手段的日常生活動作；自立している項目を○で囲む．
- 住宅環境，家屋状況；該当する部分を○で囲む．他は特記する．
- 住宅改修；必要がある場合，場所と種類について記載する．
- 福祉用具；必要がある場合，購入項目と貸与項目について記載する．
- 見取り図；家屋のスケッチ，対象者の動線把握に利用する．改修部分や福祉用具の配置などに

生活環境評価表（訪問指導用）

訪問日　　年　　月　　日

氏名	年齢　　　　疾患名
家族・親族状況	経済的問題　　有　　無
要介護度・区分	なし　あり：　　　　　　　　　　　担当ケアマネ：
主治医	定期通院　往診　（頻度　　　　　　）
服薬・他科受診等	
介護サービス	検討中　利用なし　あり　内容：
本人・家族の希望	
日常生活動作	自立の項目：
手段的日常生活動作	電話　服薬管理　買い物　食事の支度　掃除　洗濯　公共輸送機関　金銭管理
基本動作	自立の項目：
移動手段	屋内：　　　　　　　　　　　屋外：
住宅環境	市街地　農村地　他：　　　　　　持ち家　賃貸　他：
家屋状況	一戸建て　平屋　2階建て　他：　　ビル（　）階　部屋数〜（　）部屋　　高齢者住宅　老人ホーム
住宅改修	必要なし　必要あり
＜場所＞	玄関　廊下　居間　寝室　トイレ　浴室　他：
＜種類＞	手すり　スロープ　床面　扉　便器　他：
福祉用具	必要なし　必要あり
＜購入＞	腰掛便座　入浴補助用具　リフトつり具　他：
＜貸与＞	車椅子　特殊寝台　歩行器　他：
見取り図	
想定される生活圏	ベッド上　部屋内　屋内　家周辺　近隣　町内　他：
総臥位時間	現在：　　／24時間　　　退院後の目標：　　／24時間
役割・余暇活動・趣味	
対人交流	外出頻度：　　回／週
生活指導内容	生活スケジュールの指導　自主トレ指導　ADL指導　介助指導　他：
備考	
	担当者：

図2　生活環境評価表（訪問指導用）

ついて述べる．
- 想定される生活圏；該当する部分を○で囲む．旅行などは特記する
- 総臥位時間；24時間のうち体を横にしている時間を記載し，退院後の目標となる時間も記載する．

- 役割・余暇活動・趣味；活動量を把握できるので詳細に記載する．
- 対人交流；親族や近隣住民などとの交友関係などについて詳細に記載する．外出頻度も週何回かを記載する．
- 生活指導内容；生活スケジュールへのアドバイス，自主トレーニング，ADL指導，介助指導など，実施した指導項目を選び内容を記載する．

このほか，栄養は十分に摂れているか，衛生面の問題はないか，日中どのように過ごすか，性格や習慣などを把握することも重要である．また，介護者の評価も実施し，起居移動の介助がどこまで安全にできるかを確認する．介護者自身の健康（腰痛や膝の痛みや持病など）に変調はないかも把握しておく．

c．生活環境整備の留意点

環境づくりはあらゆることを想定し，念入りに検討する．

1）本人の能力を最大限に発揮できるか

環境整備は本人の運動機能や生活能力を最大限に維持・改善できる生活方法を選択する．例えば，ベッドの導入によって自力で起きて座れるようになれば，徐々に座位が安定し，食事も座ってできるようになる．さらに車いすでの生活空間が拡大し，屋外散歩などへと可能性が広がる．また，トイレを改修し使用できるようになれば，ポータブルトイレを使用しているときより歩行量が増え，活動的になる．このように，生活のなかの行為そのものが適切な活動量となり，運動機能の維持・改善に有益となる支援こそが，他の職種にはない理学療法士の重要な役割である．

2）将来を見通しているか

病状の進行や機能低下が予測される場合は，現状に適した環境整備と同時に将来の機能低下を想定した改修を検討する．例えば，将来的に車いすが必要なら，車いす導入を想定した改修，体調変化で一時的にポータブルトイレを使用することも十分に考えられる．反対に，改善することが予測される場合は，取り外しが柔軟にできるタイプのものを選択するとよい．

3）おしつけになっていないか

環境整備は，対象者のADL，家族関係，家屋構造，経済といった要素を考慮しなければならず，経験が豊かな専門職の協力が必要である．医療機関の医師，看護師のほか，ケアマネージャー，サービス事業所の担当者，保健師，時には建築士など，あらゆる職種が連携し，意見交換し，対象者にとって最も良い結果を見出すことが重要である．身体機能を十分に把握しうる理学療法士だからといって，自分の意見を一方的に押しつけるのは好ましいことではなく，あらゆる意見を聞き，経験豊富な他者から多くのことを学ぶ姿勢が必要である．身体機能を見極めることができる理学療法士に対して，意見を述べ難い状況があれば，それは結果的に利用者の不利益になるため，留意したい点である．

4）本当にそれでよいのか

理学療法士の専門的な評価は，限られた時間内で行うことが多く，本人や家族が長年守っている生活様式や習慣，価値観，家族関係，近隣の付き合い，経済面などを十分に理解していないことが十分にありうる．もし，経費に制限がなければ理想的なことができるが，現実は家族にとっても有益で，妥当な経費の中での効果的な改修が最良なのである．理想的な改修を求めすぎて家族が生活費に苦慮することがないように注意する必要がある．日本の住宅事情は，老朽化した住宅，安全ではない構造などが特徴で，改修や福祉用具などの価格は高いといえる．しかし，近年は新築の家屋の多くがバリアフリーであることなどから事情は年々是正されている．

> **メモ** バリアフリーとユニバーサルデザイン
>
> 従来，社会参加制約者が街や職場や家庭で暮らしやすくするために「バリアフリー」ということばが使われていた．しかし，バリアフリーとは障壁をなくすということであり，バリアということばには，健常者には普通の環境でも社会参加制約者にとってはバリア（障壁）であるというように，「健常者」と「社会参加制約者」といった対峙関係が含まれている．最近は，それにかわって「ユニバーサルデザイン」ということばが使用されるようになった．ユニバーサルとは「万人向き」という意味であり，健常者，社会参加制約者，高齢者，子ども，さらには外国人にも配慮して，すべての人を包含したデザインを目指すものである[4]．

4. 求められるマネジメント能力

　地域理学療法の対象者の状態は，複雑かつ多様であり，その複雑さへの対応が理学療法であるとすれば，その機能を最大限に発揮させるために，組織（あるいはチーム）および個人，双方への働きかけが必要となる．組織では各専門職の知識・技術を十分に発揮する分業と，連携に基づく協働体制を確立していくために，組織を構成する専門職の役割を明確にすることが必要である．また，個人の能力は各々の単位としての総和に比べ，組織の中で自己を昇華させるほうがより大きな付加価値を見出すことができるとされている．そのため，理学療法士にもマネジメントする能力を修得することが求められる．

a. 組織と個人

　組織トップの掲げる理念と個人の求める理念は一致してこそ効果的になる．

　組織が「収益をあげる」という目標を掲げることは確かに重要なことであるが，収益をあげることが職員個人の求めるものと合致するとは限らない．地域で医療・介護に従事する個人の最大の喜びは，ほとんどが要介護者の幸福な笑顔を見ることであり，自分自身が納得できる心のこもった質の高いケアを提供することである．そのため，「よりよいサービスを提供する」という内容の目標を掲げたほうが効果的かもしれない．組織の力を発揮するには，組織トップの掲げる理念と個人の求める理念が一致することが必要である．

　地域では要介護高齢者の複雑な病態像や種々の背景に対応するために，チームで取り組むことが多くなる．ケア計画やアセスメントだけでなく，対策を導くときも，それを実行して検証するまでチームとして機能する必要がある．チームワークの機能を表現すると以下のようになる．

- アセスメント（認識機能）
- 改善度，悪化の予測（予測機能）
- 計画の決定・分担（計画機能）
- 計画の遂行（実行機能）
- 計画の検証（反省的認識機能）

b. 組織機能の定着

　組織機能を理解してケアの質を高めよう．

　組織としての機能を定着させるためには，連携の工夫，組織化，相互理解などの取り組みが並行して行われなければ，長続きしないという事態が生じる．在宅においてはサービス担当者会議などに積極的に参加し，電話や書式だけでなく顔の見える連携に努めることが重要である．一方，施設においては，日々のケア業務は交替制であり1つの対策がなかなか全体に浸透しないという事態が生じるため，連絡ノートの作成，掲示板の使用など実情に合わせたさまざまな創意工夫と「連携の形態」を作りあげる必要がある．

　組織は同じ専門職からなる縦の組織（専門職チーム）のほか，同じ目的をもった多職種からなる横の組織（特別編成チーム）が，縦の行列と横の行列で網の目のように機能することで情報伝達がスムーズになるといわれる．よって，通常業務のほかにさまざまな対策チームを構成し，そのなかに理学療法士の考え方を浸透させ，ケアの質を高めることが容易になる．さらに，組織では互いの専門職の役割を明確にすることが必要で，共通する認識を持つために研修会などを積極的に開催することが重要である．

c. リーダーシップとマネジメント

　チームの効果を最大限に高めるためのリーダー

シップとマネジメントを知ろう.

多様性・相互依存性が高い取り組みは，多くの情報を交わし最小限の対立で好ましい効果をだす必要がある．このときに大切なのが高いレベルの意思決定のできるリーダーの存在である．また，同時に重要なのは，チームの複雑さに対応し，方向性を踏み外さず，秩序だった仕組みを作り，運営するためのマネジメントである．例えば，施設全体の決定事項を実行するとき，はじめはリーダーが組織を率いるリーダーシップが重要であり，その取り組みが浸透したら，むしろリーダーシップよりはマネジメント機能が重要となり，取り組みを継続することができるような組織形態を作り上げていけばよい．理学療法士にはリーダーシップとマネジメントの双方の高い能力が必要とされる．チームでは，たとえ上司や医師であれ疑問があれば相互に率直な意見を交換する雰囲気を作り出し，チームの効果を最大限に高める必要がある．そして，この役割はリーダー的存在の人こそが率先して取り組むことが望ましいであろう．

d. あらゆるマネジメント

理学療法だけでなくさまざまなマネジメントを学ぼう.

介護保険サービスを利用する場合，必ず担当する介護支援専門員が存在し，障害者総合支援法においても同様のマネジメントが存在する．そして，理学療法士が働く現場でも，効果的なケアのためのマネジメント，リスクマネジメントがあり，それらを作り出す職員のマネジメント，そして，安定した経営を継続するための経営マネジメントがある．地域理学療法では，医療保険に比べて収益性の低い事業といえるであろう．それに比して，質を確保するための厳しい管理が要求され，そのなかで経営的な視点を抜きにして理学療法を展開することはできないはずである．施設，介護サービス事業所の質を高め，利用者を獲得し，収益も考慮し，効果的で効率のよい運営を維持するための努力を怠ってはならない．

5. 後退する機能への理学療法

a. 終末期を理解する

終末期（人生の最終段階）の考え方と歴史について知ろう．

回復や改善に重きを置いてきた理学療法士は，例えば，キューブラー・ロスの死の受容過程,「告知」などについて十分に学んでいるとはいえない．しかし，地域理学療法の対象者の多くは，共に暮らす家族も，口にこそ出さないが「終末期・死」について意識していると思われる．そこで，ここでは終末期についての理解を深めることとする．終末期ケア end-of-life care とは，1990 年代からアメリカやカナダで高齢者医療と緩和ケアを統合する考え方として提唱され，がん疾患のみならず認知症や脳血管損傷など広く高齢者の疾患を対象とした非がん疾患のケアも対象とするという考え方である．

日本では，厚生労働省は，2009 年に終末期医療の決定プロセスに関するガイドラインを作成したが，2015 年には終末期医療を「人生の最終段階における医療」に変更して周知している（ここでは従来どおり終末期と表現する）．従来，日本ではホスピスケア，緩和ケアは，常に末期がんをモデルに議論されてきた経緯があり，制度上でも緩和ケアの受け入れを目的とした施設は，末期の悪性腫瘍患者または後天性免疫不全症候群に罹患している者が対象となる「緩和ケア施設」のみしかなく，非がん疾患患者が緩和ケア施設の恩恵を受けることはなかった．では，後期高齢者が8～9割を占めている介護保険に関連した施設ではどうであろう．介護老人保健施設はもともと中間施設として始まったためか，終末期にかかる経済的担保がついたのはごく最近であり，その体制は十分でないこともあり，実際に介護老人保健施設で終末期を迎える者は非常に少ない．むしろ，介護老人福祉施設のほうが終末期に対する認識は高く，医療機関と連携している施設で終末を迎える体制ができている．このような状況から，日本における終末期医療は医療機関

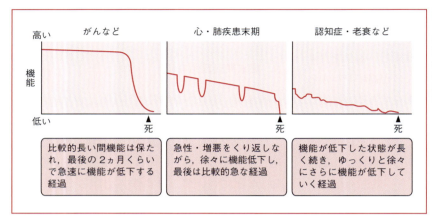

図3 疾患群別予後予測モデル
(Lynn J(篠田知子訳):Perspectives on care at the close of life. Serving patients who may die soon and their families:the role of hospice and other services. JAMA 285(7):925-932, 2001より引用)

や施設でさえ十分でない状況にあることがわかる.

b. 終末期の軌道

地域理学療法の対象者の多くが終末期であり,終末期はがん疾患と非がん疾患に2分して考え方を整理しておくとよい.

Lynn Jら[5]は,疾患別の終末期の軌道を3つに分類し,がん,心・肺疾患の臓器,認知症・老衰などの軌道を図3のように示している.これを参考に,理学療法士がかかわる対象者の死を経過的に捉えて分類した場合,①突然死,②症状の悪化または事故などによる死,③がんなどで余命がある程度予測できる死,④老化による自然死の4つに大別できる.①と②の事例では,そのときまでは通常の理学療法を実施しているであろう.③に関しては,近年になり病気による段階的なリハビリテーション(予防的,回復的,維持的,緩和的)に分類され,最近は理学療法士も活躍するようになった.④に関しては,通常の理学療法と状況によっては緩和的なかかわりも実施している.しかし,いずれの事例でも理学療法士は,死と隣り合わせの状況でかかわっていることを認識したうえで地域理学療法に臨む必要がある.

1)がん疾患の理学療法

現在,がん疾患の理学療法は医療機関でも確立され,疼痛緩和,呼吸機能改善,筋力・体力の回復などに貢献している.しかし,地域理学療法で課題となるのは,高い割合で告知される対象者に対し,何を実施し,何を語るのかが難しくなってくることである.医師や看護師は,本人や家族が認知している死に向かって,その心に配慮しながら,最も馴染みのある自宅で,より充実した人生観のなかで最期を迎えるために最善を尽くす.理学療法士は医師や看護師との密接な情報交換により理学療法士にできることを模索することになる.人は体body,心mind,精神spiritから成るといわれている.理学療法士は,終末期にある患者に対して,理学療法の提供過程のなかで,信頼される人間関係を保ち,時には,能力を引き出し,時にはスピリチュアルなものを引き出し,時には黙って寄り添うことも必要となる.

2)非がん疾患の理学療法

非がん疾患はがん疾患とは異なり予測不可能である.しかし,理学療法の対象となる疾患が多く,平原[6]によれば在宅で看取った242例の基礎疾患のうち,脳血管疾患23%,認知症19%,神経難病12%,老衰11%,呼吸器疾患10%,慢性心不全6%,慢性腎不全5%,整形疾患3%,その他が3%となっており,理学療法士が対象とする疾患がほとんどである.さらに,同医師が終末期に最も緩和的対応を行うと考えた症状として,呼吸困難,食思不振,嚥下機能不全,喀痰,疼

痛，褥瘡などをあげており，いずれも理学療法士が関与すべき症状である．

c．在宅終末期理学療法の基本姿勢

在宅における終末期理学療法では，理学療法士は対象者の死に直面することはないが，その過程を熟知し適切に対応する必要がある．

マズローの欲求段階説を基に終末期を考えるとき，最も基本となるのは，身体・疾患の呼吸苦，疼痛などの症状を呈する患者に対して，それらを緩和することなしに，心理的や倫理的にアプローチしても効果はなく，身体的苦痛の軽減が必要となる．次に，在宅における基本的な生活の安全と安定，家族関係や感情などの要素，自尊心や尊厳，そして最も高い段階に文化などの自己実現がある．終末期を考えるとき，この基本的思考を原点とすれば，優先してアプローチする事項を推定できる．

重度認知症や遷延性意識低下などの患者では非常に難しくなるが，それらを判断する起点は，長期にわたる在宅生活にかかわった家族と医師をはじめとするチームによって提供されてきた療養過程の中に応えを見出すことができる．

1）死を知る

理学療法士は実際に臨終の場面に直面することはほとんどない．しかし，がんリハビリテーションの普及や終末期医療の見直し（在宅死の割合を増やす政策）などから，「死」について積極的に考え，行動することは大切なことである．死について，一人称の死（本人），二人称の死（家族），三人称の死（医療従事者など）と表現することがある．本人への「告知」は，本人にとっては家族とともに苦しみを分かち合うために重要なことである．理学療法士は三人称の立場から対象者の死を受容することができるが，本人や親密な家族は容易に死を受容することはできないと思える．受容できないからこそ家族は寄り添い続けることができ，本人も最期まで生き続けるのかもしれない．そして，私たちは決して一人称や二人称にはなりえないという限界を知っておく必要があろう[7]．

2）連携の重要性

近年，余命を在宅で過ごしたいと希望する患者が増え，「告知」をはじめとして，医療チームの連携が非常に重要となり，在宅に移行する際の連携，そして在宅終末期にかかわる医師，ケアマネージャー，訪問看護師，理学療法士，ヘルパーなどの連携は，病状が不安定であるがゆえに非常に重要となる．また，在宅終末期に最も重要となるのは医師同士の連携である．終末期において一人の医師の負担が大きくなることを避けるために，地域ごとの医師の連携，訪問看護師とのネットワーク作りが重要である．質の高い活動を担保するための要件を述べると以下のようになっている．理学療法士も地域ネットワークの一人として，積極的に連携していく必要がある．

①志を同じくする専門家によるケアの提供がなされること
②共有するフィロソフィーに基づくケアを提供すること
③さまざまな専門職の協同によるケアの提供がなされること
④それぞれの専門職がホスピス・緩和ケアと地域ケアに精通していること
⑤共有する情報に基づいたケアが提供されること
⑥定期的な学びに支えられたケアを提供すること
⑦コーディネーターがチームをまとめ，ケアを提供すること

6．軽度者への理学療法士のかかわり

軽度者にも積極的にかかわり，数ヵ月後，数年後を加味した予防的なかかわりが必要である．

介護保険制度施行後，要介護高齢者のうち要支援1・2，要介護1などの軽度者が増え，介護予防が重視され，在宅サービスのあり方も問われている．この要因は，要介護認定基準の焦点が不明瞭であること，本人・家族が悪化を懸念してサー

ビスに依存し，そのサービスに指導的内容が不足していること，自立度が高いため「悪化」の予測ができていないこと，活動範囲が狭くなり体力・意欲が著しく低下する時期にあることなどの理由から起きているものと考えられる．

現在，理学療法士がかかわる介護サービスの対象者は，中重度者（要介護2以上）が多くを占めるが，今後は軽度者へのかかわりも重視していく必要がある．具体的には，ADL能力の変化が見込めなくても将来悪化することのないような在宅生活全般を捉えた生活指導の実施，退院後の自主的な身体機能管理の指導，そして退院後の生活をいかにフォローするかを検討することである．退院時には歩行可能だった事例でも，数ヵ月後に歩行不可能となることがある．在宅で長期にわたり安定した生活を送るためには，「歩ければよい」という発想では事足りず，数ヵ月後，数年後を加味した予防的な視点を欠かしてはならない．軽度者では日常生活のすべてが自立していることも多く，介助を受けている要介護者は入浴の頻度とニーズが圧倒的に多い．そのため，一定の筋力や体力を有する入浴動作に着目し，その能力を維持することも重要である．

結語

医療のなかで救急救命医療がその最前線であるとするならば，社会参加を大前提としたリハビリテーションの最前線は在宅や職場であろう．しかし，当然のことではあるが，急性期医療施設の医師や専門職も，人々が生活する場面（在宅，施設など）を見据えたうえで医療に従事していることに疑いの余地はない．急性期医療施設に所属する理学療法士に期待されることは，地域事情や対象者の生活場面を十分に想定したうえで理学療法を提供することであると考える．

つまり，地域理学療法の目標とは，そもそも対象者の誰もが，再び住み慣れた地域で安心して暮らせることを願う存在であることを十分に認知しておくことが重要であることはいうまでもない．だが，その事実を理解していても，特に，急性期，回復期で仕事を続けていると，それぞれの業務に追われ，対象者の終極的な社会生活・社会参加までを念頭に置いて，リレーや駅伝競走者として，対象者（比喩的にはバトン・タスキ）をつなぎつづけることへの意識が希薄になることは一般的傾向であることはわかる．さらに，これまでの地域理学療法・リハビリテーションの概念は，医療施設以外で実施される活動であるとの観方が定着していたことも事実である．地域医療の概念は，医療施設のすべてが地域住民の保健・医療・福祉への貢献であると認識されているが，地域理学療法・リハビリテーションも同じような概念で捉える必要があると考える．そのような観点から，今後，「地域包括ケアシステム」によって，地域，コミュニティー自体の課題は，行政のみならず地域住民，さまざまな業者，教育施設などのあらゆる社会資源を包括的に活用して是正するための啓発を格段と推進する必要性がある．

文　献

1) 澤村誠志（監修）：地域リハビリテーション白書2．三輪書店，1998
2) 厚生労働省ホームページ　http://www.mhlw.go.jp/seisakunitsuite/bunya/hukushi_kaigo/kaigo_koureisha/chiiki-houkatsu/
3) 金谷さとみ：「運動器の10年」世界運動―屋内生活環境と理学療法戦略．理学療法 21（9）：1166-1169, 2004
4) 金谷さとみ：脳卒中に対する標準的理学療法介入―「退院後はこうして暮らしやすくしよう」バリアフリーの対応．文光堂，2006
5) Lynn J：Perspectives on care at the close of life. Serving patients who may die soon and their families the role of hospice and other services. JAMA 285（7）：925-932, 2001
6) 平原佐斗司ほか：非がん疾患の在宅ホスピスケアの方法の確立のための研究（後期在宅医療助成・勇美記念財団助成）．2006
7) 林　泰史，黒岩貞夫，野中　博，三上裕司（監修）：在宅医療―午後から地域へ―．日本医師会，医学書院，2010

（金谷さとみ）

Ⅲ. 疾患別の理学療法の基本と実際

1 運動器疾患の理学療法

序 説

　運動器とは，骨，関節，筋，靱帯，神経といった人間の身体の動きに関与する組織・器官のことであり，これらの運動器に何らかの変調・異常（変形，骨折，配列変位，欠損など）が起こるのが運動器疾患である．

　日本では，平均寿命が男性80歳，女性87歳と世界有数の長寿国であるが，健康で社会参加制約のない期間（支援や介護を要さない期間）を示す健康寿命は，男性71歳，女性74歳と平均寿命よりも10歳ほど若くなっている．この平均寿命と健康寿命の乖離には，運動器疾患の増加も関与していると思われる．実際に，人工関節手術や大腿骨頸部/転子部骨折の頻度は，この10数年で2倍近くに増え，要支援・要介護に至る起因としても，関節疾患や骨折・転倒など，運動器疾患が多く含まれている．このような現状から，運動器疾患は社会経済に大きな影響を与えていることがわかり，運動器疾患に対する理学療法は，社会的にも重要な役割を果たす介入手段の1つといえる．しかし，実際に対象者と向き合っている臨床現場からの介入効果に関する報告が少なく，いまだ理学療法士が担える役割を世の中へ十分に発信できていないのも現状である．

　そこで，この項では，まず運動器疾患の分類をあげ，その概要と理学療法評価・プログラムについて述べる．そして，1症例を供覧し，運動器疾患に対して理学療法士が担える役割について記述したい．

1. 運動器疾患はどう分類されるのか

　理学療法は医師の診断の基に行われる．そのため，まずは運動器疾患を診断名ごとに分類し，理学療法を進めていくことが必要となる．しかし，運動器疾患の理学療法は罹患関節のみを対象とするのではなく，他関節，特に隣接関節も考慮した介入が重要となる．

a. 頸椎疾患

　頸部（体幹）のみならず，四肢にも多彩な症状を呈する疾患である．

1）理学療法の対象となる疾患

a）頸椎症（頸部脊椎症，頸部椎間板症など）

　頸椎椎間板，Luschka関節，椎間関節などの加齢変化により，骨棘形成，靱帯肥厚，椎間板膨隆などが起こり，脊柱管や椎間孔の狭窄をきたして症状を発現する疾患である．

b）頸椎症性神経根症 cervical spondylotic radiculopathy（CSR）

　頸椎症により，神経根症状が発現した疾患である．頸部，肩甲帯，上肢にかけて，主に一側性に痛みやしびれが出現する．

c）頸椎症性脊髄症 cervical spondylotic myelopathy（CSM）

　頸椎症により，脊髄症状が発現した疾患である．頸肩腕痛，手指のしびれ，深部腱反射の異常，Hoffmann徴候，Babinski徴候などの病的反射の出現，四肢の筋力低下，手指の巧緻性低下，myelopathy hand，顔面を除く四肢の感覚鈍麻および過敏，Romberg徴候，痙性歩行，膀胱直腸機能不全など多種多様な症状を呈する．これらは，50歳代の男性に多く，好発部位はC3/4，C4/5である．手術療法としては，頸椎椎弓形成術などが行われる．

> **メモ** myelopathy hand（ミエロパチーハンド）
> 手指の痙性麻痺である．手指の病的反射，深部腱反射亢進によって，ボタンのはめ⇔はずし，箸の扱い，書字などの際の手指の巧緻性が低下し，感覚鈍麻，手内在筋の萎縮も呈する場合がある．頸椎症性脊髄症患者の90％にみられる[1]．

d) 頸椎椎間板ヘルニア cervical disk herniation（CDH）

頸椎椎間板の髄核物質が後方の線維輪を部分的あるいは完全に穿破し，椎間板組織が脊柱管内に突出あるいは脱出して，脊髄や神経根を圧迫し，症状を出現させる疾患である．後方正中ヘルニアでは脊髄を圧迫するため脊髄圧迫症状 myelopathy が生じ，後側方ヘルニアでは神経根を圧迫するため神経根圧迫症状 radiculopathy が一側上肢にみられる．男性に多く好発年齢は 30〜50 歳代，好発部位は C5/6，C6/7，C4/5 の順である．手術療法としては，頸椎椎弓形成術や頸椎前方除圧固定術などが行われる．

2) 基本的な理学療法評価

対象者の主訴を把握し，それらの症状の原因は神経根症状，脊髄症状，または神経症状以外のものに起因しているのかを可能な限り特定する．

評価項目は，問診，視診，触診，痛みの評価に加えて，関節可動域測定 range of joint motion measurement（ROMM），徒手筋力テスト manual muscle testing（MMT），感覚，反射（深部腱反射，病的反射），バランス，巧緻動作，姿勢，歩行，日常生活活動 activities of daily living（ADL）・生活関連動作 activities parallel to daily living（APDL）などの評価を行う．

ROMM では，頸部に加えて胸腰部や四肢も測定する．MMT や感覚，反射は，罹患部位の神経支配領域を中心に全身の検査を行う．バランスは，片脚立位時間測定や Romberg test などを行う．巧緻動作は，箸の使用やボタンのはめ⇔はずし，書字の可否を確認する．myelopathy hand は，小指離れ徴候 finger escape sign や 10 秒テスト 10-second grip and release test などを用いる．姿勢は，頭部位置や頸椎彎曲の程度，肩甲骨や胸椎の配列（アライメント）などを観察する．歩行は，痙性歩行の有無を確認する．痙性歩行は，狭い歩幅や歩行速度の低下，立脚期の膝関節伸展増加と遊脚期の屈曲減少，足関節背屈減少が特徴的である．ADL・APDL は，日常生活で遂行困難な動作を確認する．

3) 理学療法プログラムの実際

a) 保存的理学療法

頸椎疾患例は頸椎アライメントの不良に伴い，肩甲骨や胸椎のアライメントも偏位していることが多い．そのため，初回介入時は姿勢・動作指導を中心に介入する．可能な限り頸部を良肢位（頸椎前彎位）に保持することを提案するが，症状悪化が危惧されるケースは，疼痛を助長しない肢位を指導する．症状の経過に合わせて，頸部や肩甲帯の関節可動域運動や筋力強化運動も指導する（図1）．疼痛が強いケースは，症状部位やその周囲に物理療法（温熱，寒冷，超音波，電気療法など）を行う．装具療法では，安静保持を目的に頸椎装具（カラーなど）を使用するが，廃用症候群を予防するために可能な限り短期間の使用を勧める．装具除去時期は，急性疼痛の軽減が1つの目安であるが，対象者の ADL・APDL での負担に合わせて調整する必要がある．一側上肢のしびれや放散痛などの神経根症状に対しては，牽引療法も行われる．脊髄症状があるケースは，手指の巧緻動作練習や歩行練習も行い，痙性により筋緊張が亢進している筋に対しては緩やかなストレッチングも実施する．

> **メモ　胸郭出口症候群**
> 頸肋症候群，肋鎖症候群，過外転症候群，斜角筋症候群などを含めた概念として提唱された症候群である．先天的な素因があるところへ不適切な姿勢や動作が加わることによって発症することが多い．理学療法では，胸椎後彎，肩甲骨外転位などの不良姿勢の改善や斜角筋，小胸筋，肩甲挙筋の緩やかなストレッチングや僧帽筋の筋力強化運動などを行う．

b) 手術療法後の理学療法

軸性疼痛や術後 C5 麻痺の有無などの合併症を把握し，廃用症候群の予防，手術部位に負荷をかけない姿勢・動作指導を中心に介入する．運動療法では，疼痛に合わせた関節可動域運動，筋力強化運動，持久性向上運動も行う．術式が後方進入法の場合は軸性疼痛が出現しやすいため，除圧術

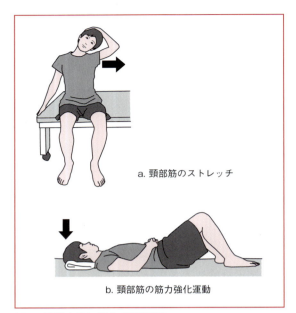

図1 頸椎疾患に対する運動療法
a. 一側上肢を固定し，対側上肢で頸部を側屈させ，胸鎖乳突筋，斜角筋などの伸張感がある角度で20〜30秒間×5セット程度行う．
b. 背臥位で頸部を良肢位に保ち，バスタオルを押すようにして頭最長筋，頸最長筋などの頸部深層筋群の収縮を促し，5秒間×20〜30回程度行う．

（頸椎椎弓形成術など）後は頸椎装具を可能な限り早期に除去し，頸部・肩甲帯の関節可動域運動や頸部の筋力強化運動（等尺性収縮運動から開始）を行う．固定術（頸椎前方除圧椎体固定術など）後は，骨癒合までの期間は，頸部の不動を第一に考え，頸椎装具を装着する．そのため，術後は分節的な頸椎の支持性向上を目的とした頸部の筋力強化運動を中心に介入する．

> **メモ　軸性疼痛**
> 脊椎由来の頸部から肩関節周囲にわたる疼痛である．頸部後方から肩甲帯を中心に疼痛を自覚し，軽い触診でも激しい疼痛が誘発される．疼痛は両側性で立位，歩行で出現することが多い．臥床，背もたれの座位で軽減することがあり，頸椎椎弓形成術後の10〜20%に発症する[2]．

> **メモ　C5麻痺**
> 頸椎手術後に第5頸髄支配領域の三角筋や上腕二頭筋の筋力低下および知覚低下もしくは異常を主症状として発生する合併症である．発生率は約5%，発生メカニズムは神経根に起因する説と脊髄に起因する説があるが結論は出ていない．

b. 腰椎疾患

"腰痛体操"と総称して捉えるのではなく，個々人の病態に合わせた理学療法を行う．

1）理学療法の対象となる疾患

a）腰椎症（腰部脊椎症，腰部椎間板症など）

腰椎の退行変性に基づく疾患である．X線像では，椎間板腔の狭小化，椎体辺縁の骨硬化，骨棘形成，椎間関節の狭小化・反応性骨増殖などの所見がみられる．

b）腰椎椎間板ヘルニア lumbar disk herniation（LDH）

腰椎椎間板の髄核物質が，後方の線維輪を部分的あるいは完全に穿破し椎間板組織が脊柱管内に突出あるいは脱出して，脊髄や神経根を圧迫し，症状を出現させる疾患である．男女比は2〜3：1で男性に多く，好発年齢は20〜40歳代，好発部位はL4/5，L5/S1である．手術療法としては，ヘルニア摘出術などが行われる．

c）腰部脊柱管狭窄症 lumbar spinal canal stenosis（LCS，LSCS）

脊柱管を構成する骨性要素や椎間板，靱帯性要素などにより腰部の脊柱管や椎間孔が狭小化し，馬尾あるいは神経根の絞扼に起因する症状が出現する疾患である．間欠性跛行が特徴的な所見である．臨床症状により，①神経根型（下肢痛を主とする単根性），②馬尾型（下肢，殿部，会陰部の異常感覚，膀胱直腸機能不全を有する多根性），③混合型に分けられる．神経根型は予後良好であるが，その他の型は予後不良が多い．男女比は2：1で男性に多く，好発年齢は60歳以上，好発部位はL4/5，L3/4，L5/S1である．手術療法としては，腰椎後方除圧術や腰椎椎体間固定術などが行われる．

> **メモ** (神経性)間欠性跛行
>
> 馬尾や神経根の圧迫により，神経症状が出現して歩行困難となる症状である．下肢の疼痛，しびれ，知覚異常，脱力が歩行，起立などにより発生・増悪し，体位変換や体幹前屈位で急速に寛解する．10分以上の動作が可能な場合もあれば，わずかな運動で症状が増悪することもある．

2) 基本的な理学療法評価

対象者の主訴を把握し，動作時痛や姿勢に注目した評価を行う．腰椎椎間板ヘルニアのケースでは，体幹前屈時，座位時に症状が増悪し，腰椎が平坦化している平背姿勢 flat back posture を呈していることが多く，腰部脊柱管狭窄症のケースでは，体幹後屈時や立位，歩行時に症状が増悪し，骨盤後傾・前方偏位が著しい姿勢 sway back posture を呈していることが多い．

評価項目は，問診，視診，触診，痛みの評価に加えて，ROMM，MMT，感覚，反射，体幹柔軟性，姿勢，ADL・APDL などの評価を行う．

一般的な痛みの評価に加えて，実際に体幹を屈曲，伸展，側屈，回旋させ，どのような症状が出現するのかを確認する．ROMM では，胸腰部や股関節の測定を行う．MMT，感覚，反射は，体幹および下肢を検査する．体幹柔軟性は，finger floor distance (FFD) や Schober test などを用いる．姿勢は，正常，前後彎型 kyphosis-lordosis posture，動揺型 sway back posture，平背型 flat back posture などに分類する[3]．ADL・APDL は，起き上がりや立ち上がり時，家事動作などで過度に腰部へ負荷を掛けていないかを確認する．

3) 理学療法プログラムの実際
a) 保存的理学療法

腰椎疾患の対象者は，日常的に不良姿勢をとっていることが多い印象にある．そのため，腰椎椎間板ヘルニアのケースでは，椎間板内圧を高めない姿勢・動作指導（体幹前屈，座位を避ける，重量物挙上動作姿勢などの改善）が重要となる．運動療法は，体幹・下肢の関節可動域運動や筋力強化運動を行い，腰椎伸展運動[4,5]などを指導する（図2）．下肢のしびれなどの神経根症状がある場合は，牽引療法も行われる．腰部脊柱管狭窄症のケースでは，硬膜外圧を高めない姿勢・動作指導（腹臥位および立位・歩行時の体幹後屈を避けるなど）が重要となる．運動療法では，体幹・下肢筋の関節可動域運動や筋力強化運動を行い，胸椎伸展運動，脊柱安定化運動などを指導する（図3）．疼痛が強い場合は，症状部位やその周囲に物理療法（温熱，超音波，電気療法など）を併用する．装具療法は，安静保持を目的に腰椎装具（コルセットなど）を使用するが，長期間の使用は体幹機能低下を招く可能性があるため，装着期間は短期間が望ましい．装具除去時期は，急性疼痛の軽減が1つの目安であるが，対象者のADL・APDL での負担に合わせて調整する必要がある．また，脊柱安定化運動で不安定性がみられるケースは，除去時期を遅らせることもある．

b) 手術療法後の理学療法

遺残症状や血腫の有無などの合併症を把握し，廃用症候群の予防，手術部位に負荷をかけない姿勢・動作指導を中心に介入する．遺残症状に対しては，術後早期から物理療法（電気，超音波療法）を行うことで症状改善が得られたとの報告がある[6~8]．手術創部の治癒に合わせて，段階的に関節可動域運動，筋力強化運動，持久性向上運動を行う．除圧術（ヘルニア摘出術など）後は不良姿勢や過度な腰椎運動を避け，運動療法では，下肢の関節可動域運動や体幹筋の筋力強化運動（等尺性収縮運動から開始）を行う．ヘルニア摘出後に腰椎伸展運動を行った症例群は，行わなかった症例群と比較して，術後1ヵ月時の腰・下肢痛の軽減および腰仙椎アライメントの改善が得られたとの報告[9]があり，医師と相談のうえでヘルニア摘出術後に腰椎伸展運動を試みるのも良い．固定術後（腰椎椎体間固定術など）は，骨癒合を阻害しないように腰部の不動を第一に考え，術後3～6ヵ月間は腰椎装具を装着する．この間は，分節的な腰椎の支持性向上を目的とした体幹筋力強化運動を中心に介入する．

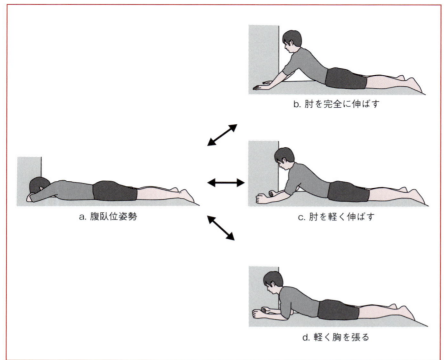

図2 腰椎伸展運動
背部に力を入れず，上肢のみでゆっくりと上体を持ち上げる．下部腰椎を伸展させるために，臍部をベッドにつけることを意識して10回×1〜2セット程度行う．aの姿勢から開始し，bの姿勢をとり，aの姿勢へ戻る．疼痛が強い場合は，cの姿勢やdの姿勢までとする．

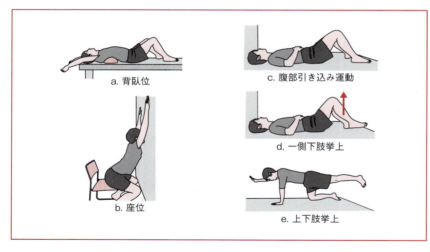

図3 胸椎伸展運動と脊柱安定化運動
a, b. 胸椎が伸展するようにバンザイ運動を行う．10秒間×10回程度行う．
c, d, e. 腹部引き込み運動を行いながら，腰部深層筋群の収縮を促す．5秒間×20〜30回程度行う．

c. 膝関節疾患

荷重・動作時の膝関節への力学的負荷を考えた介入が重要となる．

1) 理学療法の対象となる疾患
a) 変形性膝関節症 osteoarthritis of the knee

関節軟骨の変性や磨耗による荒廃と，それに伴う軟骨および骨の新生，増殖による慢性，進行性の疾患である．明らかな原因のない一次性膝関節症と，けがや炎症などの後に生じる二次性膝関節症に分けられる．男女比は1：2〜4で女性に多く，50歳代で発症し65歳以上で急増する．手術療法としては，高位脛骨骨切り術 high tibial osteotomy（HTO），人工膝関節全置換術 total knee arthroplasty（TKA），人工膝関節単顆置換 unicompartmental knee arthroplasty（UKA）などが行われる．

b）靱帯損傷

（1）内側側副靱帯 medial collateral ligament（MCL）損傷

膝関節に対する外反ストレスが原因で生じる疾患である．膝の靱帯損傷のなかで最も頻度が高い．手術療法は，内側側副靱帯再建術などが行われる．

（2）前十字靱帯 anterior cruciate ligament（ACL）損傷

スポーツ活動による発生要因が多く，着地や踏み切り動作で生じやすい疾患である．膝関節への外反ストレスに大腿四頭筋の筋力が加わり，脛骨の回旋と前方移動が同時に起きたときに生じることが多い．放置すると，半月板や関節軟骨の二次的損傷を起こす．手術療法としては，前十字靱帯再建術などが行われる．

2）基本的な理学療法評価

対象者の主訴を把握し，特に荷重時痛と圧痛部位，質，程度を慎重に評価する．変形性膝関節症のケースは荷重時に疼痛を訴え，靱帯損傷のケースは膝関節の整形外科的徒手検査法（スペシャルテスト）で陽性となることが多い．診断名が変形性膝関節症であっても靱帯損傷を合併していること，また，その逆もありえることを考慮して評価を行う．

評価項目は，問診，視診，触診，痛みの評価に加えて，ROMM，MMT，形態測定，スペシャルテストとしては，膝関節の前方動揺性の検査はLachman's test，前方引き出しテスト，後方動揺性は後方押し込みテスト，側方動揺性は内・外反ストレステストなどを用い，半月板損傷の有無はMcMurray test，Appley's test，膝蓋骨の不安定性は Fairbank apprehension test などを用いる．また，姿勢，歩行，ADL・APDL などの評価も行う．

ROMM，MMT は膝関節を中心に隣接関節についても検査を行う．形態測定では，腫脹や筋萎縮の程度，脚長差を把握する．スペシャルテストは，簡便に実施可能であるが疼痛を誘発するため慎重に行う．姿勢は，下肢アライメントや Q-angle などを評価する．内反膝では両側大腿骨内顆間距離，外反膝では両側足関節内果間距離を計測する．歩行は，膝の側方動揺 lateral thrust の有無を確認する．ADL・APDL は，階段昇降や立ち上がりなど関節への負荷量の大きい動作を中心に評価する．

> **メモ　lateral thrust**
>
> 主に変形性膝関節症例で観察される歩行立脚期に膝関節が外方へ動揺する現象である．この原因として，下肢アライメント異常，膝伸展筋力低下，外側側副靱帯損傷などがあげられる．近年では，腰椎後彎姿勢からの下行性運動連鎖や距骨下関節の回外位からの上行性運動連鎖による膝関節内反モーメント増大も考えられており，多関節連鎖を意識した介入も重要となる．

3）理学療法プログラムの実際

a）保存的理学療法

（1）変形性膝関節症

発症と進行には力学的負荷が大きく関与するため，個々の症例に観察される姿勢と動作の特徴から膝関節に生じる力学的課題に対する介入を行う．明らかに関節面の力学的負荷により疼痛が発生している場合は，その負荷を軽減する方法を指導する．例えば，日常的に階段昇降を行う症例が膝関節屈曲拘縮を呈していたケースは，階段昇降に代わる移動手段の提案と膝関節，隣接関節の関節可動域運動および膝関節伸展筋の筋力強化運動を指導する（図4）．lateral thrust の出現などにより，疼痛が生じているときには，多関節連鎖を考慮した荷重位での良肢位獲得を目指す．痛みの原因が下腿三頭筋や膝窩筋の筋硬結などであるときには，筋へのダイレクトマッサージやストレッチングと同時に足底板や膝装具などの装具療法も行う．

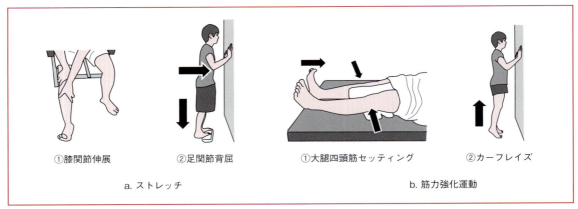

図4 変形性膝関節症に対する運動療法
a. ①は端座位にて両上肢で膝を押し付け，20～30秒間×5セット程度行う．②は前足部に丸めたバスタオルを入れて，壁にもたれかかるように20～30秒間×5セット程度行う．
b. ①は両膝の内側のバスタオルを挟みながら，足関節を背屈させ，膝下のバスタオルを下に押し付け，5秒間×20～30回程度行う．②は両膝の内側のバスタオルを挟みながら，つま先立ちを行い，体幹筋群，殿筋群の収縮も意識しながら，5秒間×20～30回程度行う．

> **メモ　高位脛骨骨切り術 high tibial osteotomy（HTO）**
> HTOは，主に変形性膝関節症に対して，大腿脛骨角 femoro-tibial angle（FTA）が約170°となるように脛骨を外反骨切りし，内側大腿脛骨関節に偏移している荷重線を膝関節面の外側1/3へ移すことで，内側大腿脛骨関節への負担を減らす関節温存手術である．

（2）靱帯損傷

急性期は安静度を主治医に確認のうえ，炎症症状と関節可動域制限の程度を把握し，主に寒冷療法と他部位の廃用症候群の予防を中心に介入する．損傷部位により治癒能力が異なるため（前十字靱帯は治癒能力が低い），保存的理学療法によって目指すゴール設定を患者・主治医との相談のうえで決める．亜急性期は，受傷機転となった動作から課題点を明確にし，その改善を目指す．運動療法は，損傷部位に負担をかけない肢位や動作から指導する．

b）手術療法後の理学療法

（1）人工関節後

貧血や感染，肺血栓塞栓症などの合併症に注意しながら，運動療法と姿勢・動作指導を行い，早期退院を目指す．TKA後は，下肢アライメントが変わるため，隣接関節も考慮した介入が重要となる．手術後の膝関節可動域の目標は，施設の術式や方針により異なるため，医師と相談したうえであらかじめ決めておくとよい．また，非術側にも膝関節疾患があることが多いため，非術側への保存的理学療法も重要となる

（2）靱帯再建術後

再建した軟部組織の成熟と膝機能の回復に合わせて段階的に運動療法，姿勢・動作指導（特にスポーツの活動量と動作分析），物理療法，装具療法を行う．運動療法では，主に膝関節可動域と膝関節周囲筋の機能回復に注目する．この回復が遅延すると，より高次なプログラムを行う際に支障をきたすばかりではなく，長期間にわたる膝機能不全が残存する可能性があるため注意を要する．靱帯再建術を受ける患者は，スポーツへの復帰を期待し，目標とすることが多く，復帰までに時間的制約があるケースでは術後早期のすみやかな膝機能の回復が望まれる．

d. 肩関節疾患

骨よりも軟部組織の支持が多い関節であることを意識した介入が重要である．

1）理学療法の対象となる疾患

a）肩関節周囲炎 scapulohumeral periarthritis

肩峰下滑液包炎，腱板炎，上腕二頭筋長頭腱

炎，石灰性腱板炎，いわゆる五十肩などを含んだ症候群のことである．病期は，急性炎症期，移行期，拘縮期（凍結期），終息期（解凍期）に分けられる．手術療法としては，観血的関節受動術，関節包切離術，癒着剥離術などが行われる．

b) 上腕二頭筋長頭腱炎 bicipital tendinitis

結節間溝部で機械的刺激によって腱炎が生じる疾患である．肘関節屈曲時，上肢下垂位での肩関節外旋で肩関節痛が生じやすい．

c) 腱板断裂 rotator cuff tear

上腕骨頭に付着する棘上筋，棘下筋，肩甲下筋，小円筋が断裂することにより関節可動域制限や筋力低下，疼痛が生じる疾患である．断裂は，完全断裂と不全断裂（滑液包面断裂，腱内断裂，関節包面断裂）に分類される．男女比は3：2で男性に多く，40歳以上に好発する．手術療法としては，関節鏡視下または直視下による腱板縫合術などが行われる．

2) 基本的な理学療法評価

対象者の主訴を把握し，特に肩関節可動域制限に注目する．受傷機転が非外傷性である場合は，なぜ損傷が起きたのかを姿勢や動作などを観察して推論しながら評価を行う．

評価項目は，問診，視診，触診，痛みの評価に加えて，ROMM，MMT，スペシャルテストとしては，肩関節不安定性の検査 anterior apprehension test, posterior apprehension test, Sulcus sign などを確認する．肩峰下インピンジメントの検査は，painful arc sign, impingement sign (Neer), drop arm sign などを観察し，上腕二頭筋長頭腱の検査 Yergason test, speed test なども行う．また，姿勢，ADL・APDLなどの評価も行う．

ROMMでは，制限因子が疼痛による逃避なのか，筋（大・小胸筋，大円筋，広背筋，上腕三頭筋など）なのか，その他（関節包・臼蓋上腕靭帯，烏口上腕靭帯，腱板疎部，肩峰下・烏口下・三角筋下滑液包など）なのかを見極めながら測定を行う．MMTでは，腱板機能や肩甲骨周囲筋，上腕二頭筋の筋力低下の有無を調べる．スペシャルテストは，疼痛を誘発するため慎重に行う．姿勢は，頭部や肩甲骨の位置に注目する．ADL・APDLは，更衣や結帯，洗髪，家事動作などを評価する．

3) 理学療法プログラムの実際

a) 保存的理学療法

急性炎症期・移行期は，炎症症状の管理と関節可動域の維持・拡大を目指し，愛護的に介入する．この時期には，大胸筋・大円筋などの短縮により，上腕骨頭の下方への滑り運動が制限され，第2肩関節での通過損傷を起こしやすいので注意が必要である．理学療法は，疼痛を助長しない安静良肢位の指導や物理療法（温熱，寒冷療法など），運動療法を行う．運動療法は，短縮筋に対するダイレクトマッサージやストレッチング，Codman の振り子運動（五十肩体操）や肩甲骨周囲筋力強化運動など軽い運動刺激のものを選択する．拘縮期は痛みの訴えが複雑化してくるため，主訴と痛みの評価の解釈を怠らないようにする．肩関節拘縮に対しては，筋の短縮改善に加えて，関節包や靱帯組織の短縮改善も考慮した積極的なストレッチングを行う（図5）．

b) 手術療法後の理学療法

手術創部位へ負担をかけないことに注意し，肩関節機能の回復と早期社会復帰を目指して介入する．術後に動作制限があるケースには，長期的な肩関節機能の維持を図ることを意識する．腱板縫合術後のケースには，腱と骨が癒合する期間が6～12週間を要する[10〜12]ことから，積極的な肩関節可動域運動や筋力強化運動はそれ以降に行う．また，大断裂および広範囲断裂例は，再断裂を予防するためにさらにプログラムを遅らせる．術後3ヵ月から軽作業，術後6ヵ月から重労働やスポーツが許可となる場合が多い．

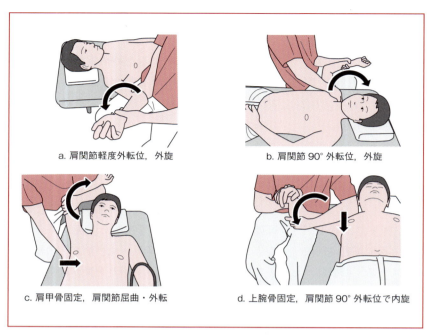

図5　肩関節疾患に対する関節可動域運動
筋のストレッチ後，肩甲骨面を意識して関節包や靭帯組織への介入を行う．aは前方関節包，烏口上腕靭帯，bは下方関節包，烏口上腕靭帯大結節部，腱板疎部，cは下方関節包，dは下方関節包，烏口上腕靭帯小結節部の伸張をねらう．20～30秒間×5セット程度行う．

e．股関節疾患

各々の骨形態に合わせた代償姿勢・動作指導が重要である．

1）理学療法の対象となる疾患

a）臼蓋形成不全 acetabular dysplasia

寛骨臼蓋が浅く，十分に大腿骨頭を覆えていない状態を示す疾患である．幼小児では，臼蓋角（α角）は正常30°以下であり，これを満たさないケースでは臼蓋形成不全の可能性があるとされており，加齢とともに変形性股関節症へ変性することがある．手術療法としては，寛骨臼骨切り術などが行われる．

b）変形性股関節症 osteoarthritis of the hip

関節軟骨の変性，摩耗により関節破壊が生じ，これに対する反応性の骨増殖を特徴とする疾患である．特別な原因なく加齢によって生じる一次性股関節症と，先天性股関節脱臼や臼蓋形成不全，外傷などによって生じる二次性股関節症がある．海外では一次性が多く，日本では発育性股関節形成不全 developmental dysplasia of the hip（DDH）による二次性股関節症が多い．手術療法は，骨切り術や人工股関節全置換術 total hip arthroplasty（THA）などが行われる．

c）大腿臼蓋インピンジメント femoroacetabular impingement（FAI）

2003年にGanzら[13]が提唱した，股関節の臼蓋側と大腿骨側が過度に接触し合うことで，股関節唇が挟み込まれて股関節唇が損傷する病態である．大腿骨側の形態異常である cam type と，臼蓋側の形態異常である pincer type，また両者を併せもつ combined type に分類される．これらの病態には保存的理学療法として，拘縮改善，姿勢・動作指導による介入効果も期待できる．手術療法としては，股関節鏡視下手術による関節唇縫合術などが行われる．

2）基本的な理学療法評価

対象者の主訴を把握し，特に荷重下での代償姿勢・動作に注目する．臼蓋の被覆度は骨盤後傾位で減少するなど骨形態を考えながら評価を行う．

評価項目は，問診，視診，触診，痛みの評価に加えて，ROMM，MMT，形態測定，スペシャル

テストとしては，Faber Patrick test，impingement test，Thomas test，Ober testなどを行う．また，姿勢，歩行，ADL・APDLなどの評価も行う．

ROMMは，股関節に加えて膝関節や足関節も測定する．特に，脚長差のあるケースは長下肢側の膝関節屈曲拘縮や短下肢側の足関節背屈制限を呈していることが多い．MMTは，股関節や体幹筋の検査を行う．形態測定としては，腫脹や筋萎縮の程度，脚長差を掌握する．スペシャルテストは，過度な疼痛の誘発と骨盤の代償に注意しながら行う．姿勢は，骨盤の代償（前・後傾，回旋，側方傾斜）や股関節中心位置に注目した評価を行う．歩行は，デュシェンヌ徴候Duchenne's signやトレンデレンブルク徴候Trendelenburg's signの有無に注目する．ADL・APDLは，階段昇降などの関節への負荷量の大きな動作や靴下の着脱などの股関節可動域範囲が広い動作を中心に評価する．

3) 理学療法プログラムの実際
a) 保存的理学療法

対象者の主訴である症状が骨形態異常によるものか，代償によるものかを骨形態と姿勢・動作の評価から見極める．骨形態異常が原因で疼痛を呈しているケースでは，骨の負担を軽減する代償姿勢を指導する．例えば，臼蓋形成不全，頸体角・前捻角増加のあるケースでは，被覆度を増加させる姿勢（骨盤前傾，股関節外転・内旋位）を指導する．FAIの病態がみられたケースでは，逆に骨盤後傾位を促す．しかし，これらの姿勢は他関節への負担を増加させるため，それに耐える筋力や関節可動域を確保するための運動療法（関節可動域運動，筋力強化運動）や，体重管理などの生活指導が重要となる．物理療法では，超音波療法の効果が報告されている[14]．骨形態異常がなく，代償姿勢による過負荷が疼痛の原因であるケースでは，動作の評価からその原因を探る．股関節機能のみではなく，体幹（胸郭，肩甲帯など）・膝関節・足部にも注目した評価・介入が必要となる．

b) 手術療法後の理学療法

貧血や感染，肺血栓塞栓症などの合併症に注意しながら，主に運動療法と姿勢・動作指導，装具療法を行い，早期退院を目指す．骨切り術後には，骨癒合が確認されるまでの期間を設けるため，筋力や股関節機能の回復には数ヵ月を要する．そのため，理学療法は骨癒合を阻害しない運動や荷重制限があるなかでの動作指導が重要となる．一方，THA後は，骨頭中心位置やオフセット長（骨頭中心と大腿骨軸との距離）が変わるため，術前拘縮や変化した股関節周囲軟部組織に対する介入が重要となる．THA後の動作指導では，合併症である脱臼を予防するため対象者の家屋状況や生活様式にあわせた練習が必須である．脚長差があるケースには，補高の作成なども行う．また，非術側にも股関節疾患があることが多いため，非術側への保存的理学療法も重要となる．

2. 症例紹介

近年，手術件数が増加しているTHAのケースを1例紹介する．THA後の対応として，早期退院を推し進めるあまり，現在でも十分な理学療法介入が行われない施設もあり，今後は，理学療法が必要な症例とそうではない症例に分けられる時代がくると思われる．しかし，そのような経緯があるとしても，術前の機能不全が著しい股関節に対するTHAは，罹患関節のみでなく隣接関節への影響[15]なども危惧されることから，筆者らは，術後の理学療法介入が必要な例の1つと考えている．

症例は，50歳代女性，主婦，BMIは18.3kg/m^2，理学療法・リハビリテーションに対して意欲的な方である．診断名は，左側の脱臼性股関節症であり，10歳代に左股関節の脱臼位に対して大腿骨外反骨切り術が行われた．術後の経過は良好であったが約1年前より歩行時痛が増強し，我汝会えにわ病院整形外科（本院）を受診した．両股関節ともに疼痛を認めたが，痛みの強い左側から

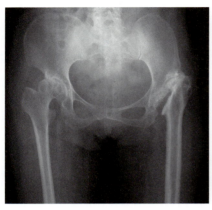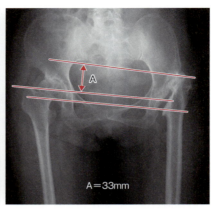

図6 手術前の正面X線像
A：左右涙痕下端を結ぶ線から大転子上端までの距離の左右差

THAを計画し，本院に入院となった．

a. 術前評価

X線像上，両側とも末期の変形性股関節症を呈し，33mmの脚長差（左＜右）を認めた．左側はCrowe分類[16] group Ⅲの脱臼性股関節症であった（図6）．

> **メモ　脚長差の計測方法**
> Woolsonら[18]は，正面X線像の左右涙痕下端を結ぶ線から小転子最長頂部までの距離の左右差を脚長差としている．本症例のように小転子が確認しづらい場合は，Oeら[19]の方法を参考に，大転子上端までの距離で代用することもある．しかし，この両者の脚長差は骨変形や膝関節拘縮などは加味しておらず，あくまでも骨盤と大腿骨の位置関係で示す脚長差である．正確な脚長差を把握するためには，SMDなど全下肢長で計測した脚長差と比較して解釈する必要がある．

> **メモ　Crowe分類**
> Crowe分類とは，脱臼性股関節症における股関節の脱臼度を表す指標である．左右涙痕下端を結ぶ線と骨頭頸部境界部の距離を骨頭径との比で表し，group Ⅰ～Ⅳの4群に分類するものである．THAのケースのリハビリテーションを考えるうえでは，術前に脱臼度を把握し，股関節中心位置の移動距離から術後の股関節周囲軟部組織の変化を予測することも重要となる．

対象者の主訴は，歩行時の両股関節痛（左＞右）であり，趣味である犬の散歩を痛みなく行えるようになることを望んでいた．股関節可動域は，左右ともに制限を呈し，特に左側は屈曲と内旋に著しい制限が認められた．股関節以外の関節に明らかな拘縮は認められなかった．股関節周囲筋力は，左側がMMTで2～3レベルと低下していた．徒手筋力測定器 hand held dynamometer（HHD）を用いて測定した股関節外転筋力値[17]は，24.2N（ベルト固定法）であった．脚長差は，棘果長 spina malleolar distance（SMD）で30mm（左＜右），自覚的には50mm（左＜右）と右下肢を長く感じていた．立位姿勢は，骨盤前傾・左下制，左股関節外旋位，右股・膝関節屈曲位であった．歩行は独歩で，最大歩行速度は123.5cm/sec，歩幅は47.6cmであった（表1）．歩容は，左立脚時にTrendelenburg's signがみられたが，ADL・APDLともにすべて自立しており（Barthel index 100点），家事や休息時に床へ移動する機会が多くあり，靴下の着脱・足の爪切り動作を左股関節屈曲・内旋位で行っていた．家屋状況は，屋内外に段差・階段があり，浴槽の深さは55cm，居間には座面の低いソファーが置かれていた（表2）．

> **メモ　自覚的な脚長差を評価する方法**
> Moseleyら[20]のblock testを参考に，自然立位で短く感じている下肢の足底に5mmの板を挿入して，症例が脚長差を感じなくなる板の高さを自覚的な脚長差として計測する方法がある．自覚的な脚長差は，THA直後はX線像で測定した脚長差よりも高値を示すが，術後2週程度で同等となることが多い[21]．

これらの評価より，症例は術前から股関節拘縮を呈し，筋力が弱く，ADL・APDLでは術後の脱臼肢位となる動作がみられることがわかった．また，自宅退院には，段差・階段昇降と浴槽をまたぐ動作の獲得が必要であった．

表1 理学療法評価

時期			入院時 手術2日前		RH室再開時 第5病日		退院時 第42病日	
			左	右	左	右	左	右
疼痛 (VAS)	股関節	安静時 (mm)	0	0	35	0	0	0
		荷重時 (mm)	44	43	—	—	0	21
	膝関節	安静時 (mm)	0	0	31	0	7	0
		荷重時 (mm)	0	0	—	—	10	0
形態測定	下肢長	SMD (cm)	69.0	72.0	70.0*	71.0*	71.0	72.0
		TMD (cm)	64.0	64.0	61.5*	63.0*	62.5	64.0
	脚長差	X線学的脚長差 (mm)	33 (左<右)		10[†] (左<右)		10[†] (左<右)	
		自覚的脚長差 (mm)	50 (左<右)		左>右		0	
ROM	股関節	屈曲 (°)	45	95	55	—	70	95
		伸展 (°)	0	15	−20	—	0	15
		外転 (°)	5	15	20[‡]	—	15	15
		内転 (°)	5	20	−10[‡]	—	5	20
		外旋 (°)	30[§]	25	−10[§]	—	0[§]	25
		内旋 (°)	−10[§]	25	—	—	—	25
筋力	MMT	屈曲	2	5	1	—	3	5
		伸展	3	5	2	—	3	5
		内転	2	5	1	—	3	5
		外転	2	4	1	—	2	4
	HHD	股外転 (N)	24.2		—		44.0	
歩行能力	10m歩行	速度 (cm/sec)	123.5		—		89.3	
		歩幅 (cm)	47.6		—		41.7	
		歩行手段	独歩		車いす		T字杖	

VAS：視覚的評価スケール visual analog scale, SMD：棘果長 spina malleolar distance, TMD：転子果長 trochanto-malleolus distance, ROM：関節可動域 range of motion, MMT：徒手筋力検査 manual muscle testing, HHD：徒手筋力測定器 hand held dynamometer, RH室再開時：リハビリテーション室で理学療法を行った日, 10m歩行：10m最大歩行テスト, *：両側股関節屈曲20°, 外転10°位で計測, [†]：単純X線像で計測した脚長差から骨切り15mmを引いた値, [‡]：股関節屈曲20°位で計測, [§]：股関節最大屈曲位で計測

表2 特に注目した手術前のADL・APDLと家屋状況

ADL・APDL状況

入浴：頻度は週5回, 足はタオルで洗い, 洗体は正座で行う. 浴槽のまたぎは手すりを使用して左下肢から行う.
足の爪切り：床に座り, 股関節屈曲・内旋位で行う.
靴の着脱：靴べらを使用せず立位で行う.
靴下の着脱：椅子に座り, 股関節屈曲・内旋位で行う.
階段昇降：2足1段で手すりを使用して行う.
床への移動：台の使用なしで頻繁に行う.
床の物を拾う：両膝を床について行う.
家事：家事全般, 特に床拭きを頻繁に行う.
重い物の持ち運び：買い物程度行う.
運転：普通乗用車を運転する.

家屋状況

建物：2階建て一軒家.
階段：高さ18cm, 踏み面30cmの段差が12段あり, 手すりあり.
玄関：玄関前に高さ25cm, 踏み面30cmの段差が3段あり, 玄関には高さ15cmの上がり框あり. 手すりなし.
居間：座面の低いソファーあり, 食事は食卓で行う.
寝室：2階, ベッドあり.
トイレ：洋式, 便座の高さ40cm, 手すりなし.
浴槽：洗い場から浴槽の縁までの高さ40cm, 奥行き70cm, 深さ55cm. 手すりあり.

表3 手術記録より一部抜粋

＜侵入＞

後側方侵入法. 大腿筋膜張筋近位部を切開し, 大殿筋を鈍的に分け展開. 梨状筋より, 大腿方形筋近位部まで切離, 関節包と骨頭の癒着を認めたため, 後方関節包を切除. 大腿骨頸部を小転子より1cm高位で骨切りし, 骨頭を除去.

＜臼蓋側＞

全周性に肥厚していた関節唇を切除. 臼蓋前方, 上方に骨欠損を認めたため, 骨頭から作成した塊状骨移植を行い, スクリュー3本で固定. Trident cup 44mmをpress fit (外方開角45°, 前捻10°を意図) させ, スクリュー2本で固定.

＜大腿骨側＞

大腿骨を引き下げても骨短縮なしでは整復困難であったため, 骨軸垂直に約15mmの骨切除を行った. ステムの前捻角は"ナリ"の40°とした. 股関節屈曲90°・内旋80°, 伸展0°・外旋20°で脱臼なし. 28mm骨頭使用.

＜縫合＞

大殿筋筋膜を大腿外側広筋後方筋膜に縫着. 関節包, 外旋筋群を修復. 関節内にCBC drain1本留置し, 筋膜, 皮下を縫合.

＜備考＞

出血量 350cc

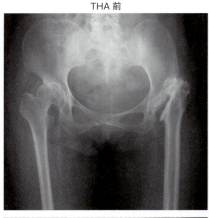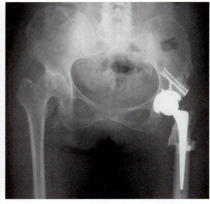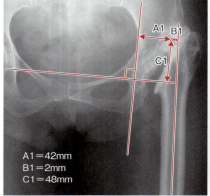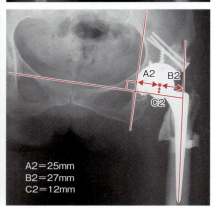

図7 THA前後の股関節中心位置の変化
A1, A2：左右涙痕下端を結ぶ線から涙痕を通る垂線と骨頭中心までの距離，B1, B2：大腿骨軸から骨頭中心までの距離，C1, C2：左右涙痕下端を結ぶ線と骨頭中心までの距離

| メモ | THA後の脱臼 |

THA後は，端座位での過度な体幹屈曲やしゃがみ込み動作などにより，股関節の過屈曲または屈曲・内転・内旋の複合運動が起こり，インプラント同士の過度な摩擦などにより後方脱臼が生じる．一方，棚の上の物を取る動作や大股での歩行などによって，股関節の伸展・外旋の複合運動が引き起こされ，前方脱臼が生じる．ADL・APDL指導では，このような脱臼肢位を回避する動作指導も重要となる．

b．手術療法

左THA（左大腿骨の骨切り併用）は，カップ側はセメントレス，ステム側はセメントのハイブリッド方式で行われた（表3）．股関節中心位置は，術後に下方へ36mm（48－12mm），内方へ17mm（42－25mm）移動した（図7）．全下肢に対する脚延長量は，引き下げ36mmに対し，大腿骨の骨切りを15mm行ったため21mmとなった．この調整に伴い，股関節周囲軟部組織は内・下方へ伸張され，骨切りによる脚短縮の影響を受けにくい中・小殿筋は特に大きく伸張された（図8）．THA前後の前捻角には大きな変化はみられなかった（図9）．

c．術後再評価

大腿骨短縮骨切り術を併用したため，理学療法では荷重制限期間（非荷重期間；2週間，部分荷重期間；2週間）を設け，術後入院期間は6週間となった．また，骨切り部の負担を考慮し，術後早期の股関節回旋運動は禁忌となった．主治医からは，脱臼リスクは低いが前・後方脱臼に注意するようにとの教示があった．

理学療法・リハビリテーション介入は，第2病日からベッドサイドで始めた．座位でのバイタルサインに明らかな異常はなく，呼吸苦や胸痛，意識消失もみられなかった．下肢の腫脹や疼痛，発赤は軽度みられたがHomans徴候は陰性であり，

深部静脈血栓症の疑いは低かった．下肢の運動，感覚は正常であり，術後神経麻痺は認められなかった．血液所見より，血色素量 6.9（正常；女性 11.5〜14.5）g/dl と術後貧血が認められたが，自覚症状はなかった（表4）．ベッドサイドでは，術後早期のリスク管理に注意し，病棟内 ADL の向上を目指して介入した．

　術後再開時評価は，リハビリテーション室で介入を開始した第5病日に行った．主訴は，左膝関節が捻じれている感じがするであった．リハビリテーション室には車いすで来室された．疼痛は，左股関節術創部の安静時痛と術前にはなかった左膝関節全体の安静時痛が認められた．左股関節可動域は，伸展 −20°，内転 −10° と術後の股関節屈曲・外転拘縮がみられた．左股関節周囲筋の筋力は MMT で 1〜2 レベルと疼痛のために低下して

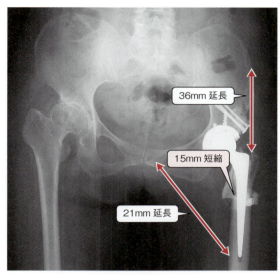

図8　脚延長による軟部組織の変化
中・小殿筋は 36mm の脚延長の影響を受けるが内転筋群などは，起始・停止部が骨切り部を介するため，その影響は 21mm となる．しかし，手術前拘縮や筋線維方向により，必ずしも脚延長の影響が大きい軟部組織が術後拘縮の問題になるとは限らない．

図9　THA 前後の前捻角変化
大腿骨（ステム）前捻角：大腿骨両顆部後縁を結ぶ線と大腿骨頸部軸（骨頭中心とステムのショルダー中心を結ぶ線）のなす角度，臼蓋（カップ）前捻角：両坐骨後縁を結ぶ線の垂線と臼蓋（カップ）の前後縁を結ぶ線のなす角度

THA 前

THA 後

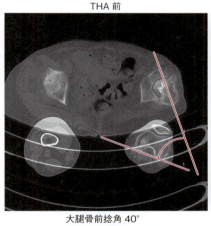

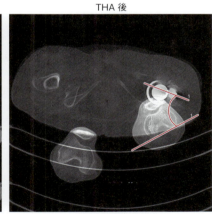

大腿骨前捻角 40°　　　　　　　ステム前捻角 40°

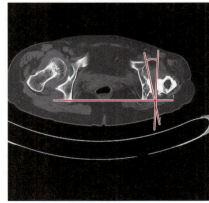

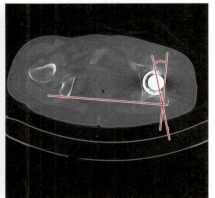

臼蓋前捻角 12°　　　　　　　　カップ前捻角 16°

いた．脚長差は SMD で 10 mm（左＜右）の差を認めたが，術前よりも改善していた．TMD は骨切りの影響で 15 mm（左＜右）の差が生じていたが（表1），自覚的には右下肢よりも左下肢を長く感じていた．病棟内 ADL は，Barthel index 70 点（減点項目：入浴，移動，階段昇降，更衣）であった．

表4 バイタルサインと血液所見

	手術前日	第2病日
バイタルサイン		
体温（度）	36.8	37.1
脈拍（回/分）	78	75
血圧：収縮期（mmHg）	104	110
拡張期（mmHg）	73	72
血液所見		
血色素量（g/dl）	13.1	6.9
白血球数（10³/μl）	5.2	11.2
CRP（mg/dl）	0.10	1.16

CRP：C 反応性蛋白（C-reactive protein）

ここで，本症例の課題点を国際生活機能分類 International Classification of Functioning, Disability and Health（ICF）の概念モデルを参考にして考えた（表5）．心身機能・構造では，術後早期の機能不全として 1〜3，今後改善が期待できる機能不全として 4〜9，術後も残存する可能性がある機能不全として 10 と 11 をあげた．

この表と術後荷重制限がある症例を対象とした本院のプロトコール（表6）を基に理学療法プログラムを策定した（表7）．

d．理学療法経過

第7病日：炎症症状が軽減してきたため，物理療法を寒冷療法から温熱療法へ変更した．この時期は，左股関節外転運動時には体幹左側屈・骨盤左挙上・大腿筋膜張筋の過剰収縮がみられ，股関節屈曲時には過度な腰椎後彎・大腿直筋の収縮，

表5 本症例の課題点

健康状態 health conditions	
・左脱臼性股関節症（病期分類：末期，Crowe 分類：Ⅲ）に対し，人工股関節全置換術（骨切り併用）を行った ・右変形性股関節症（病期分類：末期，Crowe 分類：Ⅰ）	
心身機能・構造 body functions, body structures	参加 participation
1. 手術創部の炎症 2. 荷重制限（非荷重） 3. 術後貧血 4. 左膝関節痛 5. 自覚的な脚長差（左＞右） 6. 左股関節周囲軟部組織の伸張 7. 左股関節可動域制限 8. 両股関節周囲筋力低下 9. 右股関節荷重時痛 10. 実際の脚長差（左＜右） 11. 左股関節運動制限（脱臼リスク）	・参加制約 　外出制限 **環境因子 enviromental factors** 一軒家 一人暮らし（夫は単身赴任中） 犬を飼っている 階段　：高さ 18 cm，踏み面 30 cm の段差が 12 段あり，手すりあり 居間　：座面の低いソファーあり，食事は食卓で行う 浴槽　：洗い場から浴槽の縁までの高さ 40 cm，奥行き 70 cm，深さ 55 cm．手すりあり
活動 activity	個人因子 personal factors
・手術前の活動状況 　整容　：自立（足の爪切りは股関節屈曲・内旋位） 　入浴　：自立（またぎ動作困難） 　移動　：独歩 　階段昇降：自立（2 足 1 段で手すり使用） 　更衣　：自立（靴下の着脱は股関節屈曲・内旋位） ・THA 後早期の活動状況 　整容　：足の爪切り全介助 　入浴　：未実施 　移動　：車いす自立 　階段昇降：未実施 　更衣　：靴下の着脱全介助	50 歳代 女性 主婦 BMI 18.3 kg/m² リハビリテーションに対して意欲的 趣味　：犬の散歩 need　：主婦業への復帰 demand：痛みなく歩いて帰りたい

表6 THA 後に荷重制限がある症例のプロトコール

時期	安静度・移動	運動指導	ADL・APDL 指導
術前	痛みに応じて	①大腿四頭筋セッティング ②足関節底背屈運動	術後危険肢位の説明
術後1・2日目 （非荷重期）	車いす	①②の確認 ③術側下肢リラクセーション ※疼痛増悪，貧血症状に注意	ⅰ）起居動作（ベッド上動作も含む） ⅱ）移乗動作 ⅲ）更衣動作（下衣，靴，靴下） ⅳ）トイレ動作
術後3日目 以降の非荷重期	車いす	①～③に加えて ④股関節可動域運動 ⑤股関節周囲筋再教育運動 ⑥足指運動 ⑦体幹筋力強化運動 ⑧非術側下肢筋力強化運動 ⑨物理療法（寒冷・温熱） ※物理療法は炎症症状に応じて変更	ⅰ）～ⅳ）の継続
荷重期 （1/3～1/2PWB）	状態に応じて 歩行器 or 両松葉杖	①～⑨に加えて ⑩起立練習（荷重練習も含む） ⑪歩行練習	ⅰ）～ⅳ）に加えて ⅴ）入浴動作
荷重期 （WBAT）	状態に応じて 片松葉杖 or T字杖	①～⑪に加えて ⑫自転車エルゴメータ ⑬階段昇降	ⅵ）正座・床上動作 ⅶ）家事動作 ⅷ）整容動作（爪切りなど） ⅸ）仕事・趣味動作

PWB：部分荷重 partial weight bearing，WBAT：痛みに応じた荷重 weight-bearing as tolerated
（H27.3.1. 我汝会えにわ病院リハビリテーション科）

伸展時には過度な腰椎前彎・背筋群の収縮がみられるなど，股関節単関節運動時の代償動作が著明であった．

第14病日：1/3部分荷重 partial weight bearing（PWB）にて歩行開始となった．左股関節の疼痛はほぼ消失したが，左膝関節痛は残存していた．左股関節可動域は伸展0°，内転－5°と改善がみられた．自覚的脚長差は15mm（左＞右）とX線像上では短い左下肢を長く感じていた．歩行練習は，平行棒内で行い，歩行量は右股関節の荷重時痛に合わせて調整した．

第22病日：骨癒合の経過が良好であったため，主治医の指示で1/2PWBの期間を設けずに痛みに応じた荷重 weight-bearing as tolerated にて歩行開始となった．左膝関節痛は軽減傾向にあり，自覚的脚長差は5mm（左＞右）と改善がみられた．この時期から徐々に股関節外転筋のストレッチング方法を背臥位から立位での方法へと変更し（図10），歩行練習は，両松葉杖歩行から始めた．また，股関節単関節運動時の代償動作は軽減していた．

e. 退院時評価（第42病日）

対象者の主訴は，歩行時の右股関節痛であった．疼痛は，右股関節と左膝関節に軽度認められたが，左側の股関節可動域は，術前と比べて大幅に改善した．左股関節周囲筋力も改善はみられたが，筋力低下は残存したままの状態で，自覚的脚長差は0mmであった．立位姿勢は，軽度骨盤左下制，左股関節内旋位で，右股・膝関節屈曲位は改善していた．歩行は，T字杖となり，歩行速度も術前より短縮されていた．歩容では，Trendelenburg's sign がほぼ消失し，ADL・APDL は，床への移動は台，靴下の着脱動作はソックスエイド，足の爪切り動作は柄の長い爪切りを使用して自立した．また，段差・階段昇降や浴槽をまたぐ動作も自立し，自宅に退院可能な状態であった（Barthel index 100点）．主婦業や犬の散歩など

表7　本症例の理学療法プログラム

①物理療法（寒冷, 温熱）
　→ 術創部の炎症に対する寒冷療法と股関節周囲軟部組織の伸張性増加を目的とした温熱療法
②左股関節可動域運動
　→ 股関節周囲軟部組織の変化を考慮した筋へのダイレクトマッサージとストレッチング
③左股関節周囲筋再教育運動
　→ 股関節単関節運動の練習, 荷重下での筋力発揮練習
④右変形性股関節症に対する指導
　→ 両股関節周囲筋・体幹・足部の筋力強化運動, 関節負荷を考慮した生活指導
⑤歩行練習
　→ 荷重制限に合わせた荷重練習, 歩行手段の検討, 多関節連鎖を考慮した歩容指導
⑥ADL・APDL練習
　→ 段差昇降練習, 手術前ADL・APDL・自宅内環境を考慮した脱臼予防動作指導
⑦自主トレーニング指導
　→ ②, ③より, 荷重制限に合わせて病室内で実施可能なものを指導

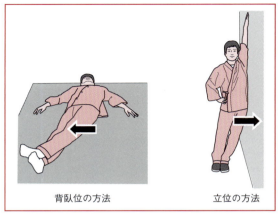

背臥位の方法　　　立位の方法

図10　股関節外転筋のストレッチ方法
体幹側屈・骨盤側方傾斜の代償に注意し, 左股関節を内転方向に動かす. 20秒5回を1セットとし, 創部の状態に合わせてセット数を調整する.

は, 本人の能力に応じて, 生活活動を調整することで可能であった. しかし, 居間にある座面の低いソファーは脱臼予防のために使用せず, 食卓イスを代わりに用いることを提案した.

f. 考　察

本症例は, 左脱臼性股関節症に対して実施されたTHAの一例である. 理学療法では, 左膝関節痛・自覚的な脚長差の改善による歩行の安定化と術後の脱臼予防動作獲得を目的として, 主に左股関節拘縮と右股関節荷重時痛, ADL・APDLに介入した.

日本におけるTHAは, 臼蓋形成不全などの発育性股関節形成不全 developmental displasia of hip（DDH）に対して行われることが多く, 手術方法が原臼位設置を目的としていれば, 股関節中心位置は術前後で変化する. その際, 術後に股関節の隣接関節（腰部・膝関節）に疼痛を訴える症例を経験することがあり, この疼痛に対する理学療法介入はその後のリハビリテーションを進めていくうえで重要な鍵となる. この隣接関節の疼痛は, 術前からの軟部組織の短縮や歩容などが影響している印象を受けるため, 仮に術前からこれら

の改善を図ることが可能であれば, その予防自体にもつながると考える.

また, 本症例のように非術側股関節にも疾患を有していることも多く, 非術側股関節疾患の有無は, THA後の健康関連生活の質 health-related quality of life の改善を妨げる原因の1つにあげられている[22]. そのため, 非術側股関節疾患そのものを保存療法により改善することは難しいが, 関節負荷の少ない生活を提案する[23]ことや隣接関節の機能向上を促すかかわりは理学療法介入によっても可能であり, THAの症例を担当する際に意識しておく重要な点となる.

さらに, 術後のADL・APDL指導は, パンフレットなどを用いた脱臼肢位指導[23]のみでは実際の生活を想起しづらく, 現実的な生活に合わせた動作指導や環境調整を行うことも大切である.

結　語

「運動器疾患の理学療法」について論じてきた. 運動器疾患に対し, 理学療法を介して実践可能なことは, 主として拘縮改善, 疼痛緩和, 筋力強化, 生活機能向上のための基本・応用動作や自己管理指導であるが, すべての運動器疾患に対し, 諸々の病態を改善することは難しい. そのような

課題のあるなかで理学療法を展開していくためには，理学療法の適応もしくは対象疾患となる症例のデータなどに基づいてさらに検証していき，現在，十分に対応できていないケースに対しても可能性を探究することが求められる．そのためには，他部門はもとより，他の病院などとの情報交換・共有が必須であることは言うまでもない．

　日本に正規の理学療法士が誕生して50年の歴史がある過程で，理学療法（士）に関連した総体的水準は顕著に進歩してきたことは，国民をはじめ関係者の認める事実であると思える．そのなかで，日本理学療法学術大会と連合した形態で12の分科学会でもスタートラインから発走する時代に至っている．このことで，それぞれの分科学会において，国内外との連携や学術・教育面における「科学としての理学療法」[24]の水準を高めることができると期待でき，それらの成果を確実に「臨床現場」へ反映することが，プロフェッションとしての理学療法士の使命であろう．

文献

1) Ono K, Ebara S et al：Myelopathy hand. New clinical signs of cervical sord damage. J Bone Joint Surg Br 69(2)：215-219, 1987
2) 植松義直, 今田正人ほか：椎弓形成術と術後軸性疼痛. 関節外科 32(5)：34-44, 2013
3) Kendall FP：Muscles Testing and Function 4th ed. Lippincott Williams & Wilikins, Philadelphia, p16-118, 1993
4) 石田和宏：腰椎椎間板障害に対する腰椎伸展運動—治療効果および効果が認められた症例の特徴について—. 北海道理学療法 24：73-76, 2007
5) 石田和宏, 対馬栄輝ほか：腰椎椎間板障害に対する腰椎伸展運動—即時効果が認められる症例の特徴. 総合リハ 41(4)：367-372, 2013
6) 宮城島一史, 対馬栄輝ほか：腰椎後方手術の術後にみられる遺残下肢症状に対する初回電気療法の即時効果. Journal of Spine Research 4(6)：1019-1023, 2013
7) 宮城島一史, 対馬栄輝ほか：腰椎後方手術後の遺残下肢症状に対する初回電気療法の即時効果に影響する因子. Journal of Spine Research 5(6)：956-961, 2014
8) 石田和宏, 吉本尚ほか：腰椎後方手術後の遺残症状に対する超音波療法の効果—無作為単盲検プラセボ対照比較試験—. 理学療法学 34：226-231, 2007
9) 石田和宏, 対馬栄輝ほか：腰椎椎間板ヘルニア摘出術後の早期理学療法. PTジャーナル 48(8)：780-789, 2013
10) Liu SH, Panossian V et al：Morphology and matrix composition during early tendon to bone healing. Clinical Orthopaedics and Related Research 339：253-260, 1997
11) Rodeo SA, Arnoczky SP et al：Tendon-healing in a bone tunnel. A biomechanical and histological study in the dog. The Journal of Bone and Joint Surgery American volume 75(12)：1795-1803, 1993
12) St Pierre P, Olson EJ et al：Tendon-healing to cortical bone compared with healing to a cancellous trough. A biomechanical and histological evaluation in goats. The Journal of Bone and Joint Surgery American volume 77(12)：1858-1876, 1995
13) Ganz R, Parvizi J et al：Femoroacetabular impingement：a cause for osteoarthritis of the hip. Clin Orthop Relat Res 417：112-120, 2003
14) Koybasi M, Borman P et al：The effect of additional therapeutic ultrasound in patients with primary hip osteoarthritis：a randomized placebo-controlled study. Clinical Rheumatology 29(12)：1387-1394, 2010
15) Kilicarslan K, Yalcin N et al：What happens at the adjacent knee joint after total hip arthroplasty of Crowe type III and IV dysplastic hips？ The Journal of Arthroplasty 27(2)：266-270, 2012
16) Crowe JF, Mani VJ et al：Total hip replacement in congenital dislocation and dysplasia of the hip. The Journal of Bone and Joint Surgery American volume 61(1)：15-23, 1979
17) Ieiri A, Tushima E et al：Reliability of measurements of hip abduction strength obtained with a hand-held dynamometer. Physiotherapy Theory and Practice 31(2)：146-152, 2015
18) Woolson ST, Harris WH：A method of intraoperative limb length measurement in total hip arthroplasty. Clinical Orthopaedics and Related Research 194：207-210, 1985
19) Oe K, Iida H et al：Subtrochanteric shortening osteotomy combined with cemented total hip arthroplasty for Crowe group IV hips. Archives of Orthopaedic and Trauma Surgery 133(12)：1763-1770, 2013
20) Moseley CF：Leg length discrepancy In：Morrissy RT, Weinstein SL, eds. Lovell and Winter's Pediatric Orthopedics. Philadelphia, PALippincott Williams & Wilkins, p1213-1256, 2006
21) 西島紘平, 家入章ほか：人工股関節全置換術後の実用的脚長差の変化—術後2週時までの検討—. 北海道理学療法士会誌 29：8-13, 2012
22) Ieiri A, Tushima E et al：What predicts 36-item health survey version 2 after total hip arthroplasty. Arch Phys Med Rehabil 94(5)：902-909, 2013
23) 家入章：筋骨格系理学療法を見直す—はじめに技術ありきの現状からどう新展開するか—, 生活指導について（対馬栄輝編）. 文光堂, p290-305, 2011
24) 奈良勲：科学としての理学療法学の立場. PTジャーナル 23(1)：65-70, 1989

（家入　章，宮城島一史）

2 中枢神経疾患の理学療法

序説

　中枢神経疾患は理学療法の対象疾患として最も重要な疾患の1つといっても過言ではない．なぜならば罹患数が多いことはもちろんだが，残存する後遺症もさまざまで，その重症度も高くなることが多いうえ，完治することが少なく長期的な理学療法介入が必要となるためである．

　中枢神経疾患には主に成人に起こる後天性疾患，小児に起こる先天性疾患に分けられる．この双方は，発症の機序，理学療法の評価の視点，実際の介入方法も異なる．そこで本稿では，成人の中枢神経疾患を中心に論述しながら，稿の後半に小児の中枢神経疾患に触れていくこととする．

1. 成人中枢神経疾患はどう分類されるか

a. 中枢神経系の構成

　中枢神経系とは大脳（終脳），間脳，中脳，小脳，橋，延髄で構成される脳と脊髄からなる．一方，これに対し末梢神経とは脳，脊髄から伸びる神経で，脳神経（12対），脊髄神経（31対）からなり，それぞれ頭蓋底の各孔および椎間孔からでてくる．

1) 脳の役割（機能局在）

　中枢神経の主たる臓器である脳にはさまざまな役割がある．すなわち，情動，感情，言語，コミュニケーション，感覚，運動，注意，認知などの役割である．

　大脳皮質はブロードマンにより，機能領野に分けられている．各領野は連合したり，連合線維を介して領野をまたがったりしながら，言語や運動，感覚などの特異性をもって役割を果たす．このように，大脳皮質は決まった領域で，決まった役割を果たす機能の局在性があることが知られている（機能局在；図1）.

> **メモ　コルビニアン・ブロードマン（1868～1918）**
> ドイツの神経学者．顕微解剖的に大脳皮質を詳細に観察し，構造や機能が違う領域を判定し，それぞれに番号をつけた．機能領野を最初に示したブロードマンの名前をつけて「ブロードマンの脳地図」とよばれている．

　理学療法に深くかかわりのある随意運動は，中心溝のすぐ前にある一次運動野（4野）と補足運動野（6野）と運動前野（6野）であり，いずれも前頭葉に存在する．体性感覚に関する領野である体性感覚野（3, 1, 2野）は，中心溝のすぐ後ろにある．後頭葉にある視覚野（17, 18, 19野）は視野・視覚に関する領野である．体性感覚野（3, 1, 2野）の後ろ，かつ視覚野（17, 18, 19野）の前にある頭頂連合野（5, 7, 40, 39野）では，感覚情報を統合して空間の認知や物の識別などを行っている．

2) 伝導路としての脳と脊髄の役割

　中枢神経系には，脳からの信号を脊髄まで伝える下行性と，逆に末梢神経を介して，信号を脊髄から脳へ伝える上行性の伝導路としての役割もある．

　脳から脊髄まで伝える方向を下行路といい，脊髄から脳へ伝える方向を上行路という．下行路の代表的なものには，皮質脊髄路，皮質延髄路があり，これは古くから錐体路ともよばれ，随意運動に関する重要な役割を担っている．錐体路以外の下行路は錐体外路とよばれ赤核脊髄路，視蓋脊髄路，網様体脊髄路，前庭脊髄路などがあり，反射の調節や姿勢の制御，運動の円滑化などの役割を担っている．

> **メモ　錐体路**
> 大脳皮質の運動野から起こり，内包を通り，延髄の錐体で大部分が交差し，脊髄を下降する随意運動を支配する経路．

　上行路の代表的なものには，固有感覚や識別性の触覚を伝える後索-内側毛帯路や，表在感覚（温度覚，痛覚，触覚の一部）を伝える脊髄視床路などがある．

b. 中枢神経系の疾患とその原因

大脳皮質を中心とする脳の各部位やその刺激の伝導経路である下・上行路がいずれかの箇所で損傷すれば，その領野や経路が担っている機能の欠損・不全が起こる．

中枢神経疾患では脳から脊髄のいずれかの箇所で，細胞の壊死，経路の圧迫，物理的損傷，神経の脱髄などにより，正常にその機能が果たせなくなる．生命活動に影響を及ぼす場合もあるが，その領野や経路が担っている機能の欠損・不全として現れる場合も多い．また，中枢神経疾患の本質的課題は，その回復は不可逆的な場合が多い点である．

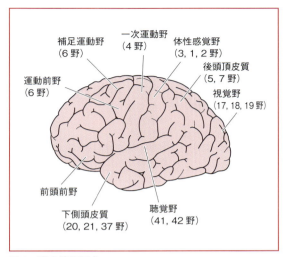

図1 脳の機能局在
大脳皮質には運動野，感覚野，皮質連合野があり，各々のエリアが各々の役割を担っている．

1) 代表的な中枢神経疾患

脳・脊髄の中枢神経系に起こる疾患は，血管の損傷によるもの，外傷によるもの，腫瘍によるもの，神経の変性・脱髄によるもの，感染によるもの，などに大別できる．

中枢神経疾患はさまざまな部位，さまざまな原因で発症するため，一律に分類することは難しい．ここでは疾患が起こる原因を血管の損傷によるもの，外傷によるもの，腫瘍によるもの，神経の変性・脱髄によるものに大別することで，中枢神経疾患を整理してみたい．**表1**に，脳と脊髄に起こる代表的な中枢神経疾患を原因別に列記した．しかし，このほかにも多数の中枢神経疾患が存在する．また，成人の中枢神経疾患のみを扱ったが，小児に特有な先天性の中枢神経疾患も多数存在する（小児疾患については本項後半に別途記載する）．

このように中枢神経疾患は数多くあげられ，紙面に限りのある本項ではすべてについて書き記すことは難しい．そこで，ここでは理学療法上で重要かつ最も頻度が高いと思われるうえに，多くの中枢神経疾患を代表する症状を有する脳血管疾患そのなかでも脳卒中を例に稿を進めていくこととする．

a) 脳血管疾患の分類—脳卒中の位置づけ—

脳卒中は脳血管疾患のなかに含まれる疾患の1つである．

脳血管疾患はその発症様式，機序，病態がさまざまな組み合わせで生じるため，分類が困難であった．1990年に米国のNINDS（National Institute of Neurological Disorders and Stroke）が発表したNINDS-Ⅲが今日ではよく知られている（**表2**）．特に脳梗塞を機序や臨床病型，部位による症候などに分けて分類することができ，整理がつきやすい．

脳血管疾患のなかでも，脳卒中は発症率，死亡率ともに最も高い疾患である．近年では発症後の死亡率は肺炎を下回り4位となっているものの，発症数，罹患率は増加傾向にある．また，社会的にみて脳卒中という疾患の最大の課題は，要介護状態となる原因疾患として高い割合を占めているという点であり，しかも要介護状態の重症度が高いほど，その割合が増していくという点である．

b) 脳卒中の病態

脳卒中は大きく分けると2つに大別できる．1つは出血性疾患，もう1つは虚血性疾患である．

出血性疾患には脳の実質内の出血である脳出血

表1　中枢神経疾患の原因と代表的疾患

部位	原因	代表的疾患
脳	脳血管の損傷 新生物 物理的な外傷 脱髄・変性	脳梗塞，脳出血，くも膜下出血 神経膠腫（グリオーマ） 頭部外傷 パーキンソン病，多発性硬化症
脊髄	血管の損傷 新生物 物理的な外傷 脱髄・変性	脊髄梗塞 脊髄腫瘍 脊髄損傷 脊髄小脳変性症（小脳，脳幹にも病変あり）

表2　脳血管疾患の分類（NINDS-Ⅲ）

A. 無症候性
B. 局所性脳機能損傷
　1. 一過性脳虚血発作（TIA）
　　a. 頸動脈系
　　b. 椎骨脳底動脈系
　　c. 両者
　　d. 部位不明
　　e. 一過性脳虚血発作疑い
　2. 脳卒中
　　a. 時間的経過
　　　1）改善
　　　2）増悪
　　　3）不変
　　b. 脳卒中の病型
　　　1）脳内出血
　　　2）クモ膜下出血
　　　3）脳動静脈奇形に伴う頭蓋内出血
　　　4）脳梗塞
　　　　a）機序
　　　　　（1）血栓性，（2）塞栓性，（3）血行力学性
　　　　b）臨床病型
　　　　　（1）アテローム血栓性脳梗塞，（2）心原性脳塞栓症，（3）ラクナ梗塞，（4）その他
　　　　c）部位による症候
　　　　　（1）内頸動脈，（2）中大脳動脈，（3）前大脳動脈，（4）椎骨脳底動脈系
C. 血管性認知症
D. 高血圧性脳症

と，くも膜下腔で起こるくも膜下出血がある．虚血性疾患にはアテローム血栓性脳梗塞，心原性脳塞栓症，ラクナ梗塞などがあげられる．詳細を以下に示す．

（1）脳出血

脳の血管が破綻して脳の実質内に出血が生じる．

出血によって生じる血腫が，周辺組織を圧迫すると局所神経症状をきたす．出血部位では被殻出血（約50％），視床出血（約30％）で全体の約80％が発症する．その他，皮質下出血で約10％，橋出血で5％，小脳出血で約5％である．

（2）くも膜下出血

くも膜下出血はくも膜下腔を走行する主幹脳動脈の破裂で発症することがほとんどである．

くも膜下出血の主な原因は脳動脈瘤の破裂が75～80％，脳動静脈奇形による異常血管の破裂が約10％と，この2つで大部分を占める．くも膜下腔に広がった出血は髄膜を刺激するため，激しい頭痛を伴って発症するケースが多い．また，意識レベルの低下を伴うことも少なくなく，死亡率も他の脳血管疾患と比べても高いとされる．

しかし，発症の時点で運動麻痺や高次脳機能不全が現れるケースは少ない．脳の局所症状の原因は，多くは発症およそ3日後から2週間以内に発症する脳血管攣縮による遅発性の虚血症状によるもので，脳梗塞を発症することもある．また，正常圧水頭症を併発することも多い．

メモ　正常圧水頭症

脳脊髄液の循環不全による水頭症の一種で，明らかな脳圧の亢進は認められない．三大症状として認知症，歩行能力低下，尿失禁があり，その他，多彩な神経症状が出現することも多い．

（3）アテローム血栓性脳梗塞

血管内に形成される異常な蓄積物であるアテローム（アテローム硬化）により，血管内腔の閉塞がおこり，脳梗塞に至る．

好発部位には中大脳動脈，内頸動脈起始部・サイフォン部，椎骨動脈起始部，頭蓋内椎骨動脈，脳底動脈起始部・終末部などがある．典型例では血栓が大きくなるのに時間がかかるため，緩徐に進行する．その間，血管の側副路が形成され，血流の悪い血管を補助することがあるため突発的な心原性塞栓症に比べ梗塞領域が小さくなる傾向にある．また，前駆症状として一過性脳虚血発作 transient ischemic attack（TIA）が認められることが心原性脳塞栓症に比べて多い．

(4) 心原性脳塞栓症

心疾患によって心臓内に形成された血栓が，遊離して脳血管内に詰まることによって発症する．

突発的に閉塞するため，血管の側副路も形成されず梗塞巣が広範囲に及ぶ傾向がある．原因となる心疾患には不整脈や洞不全症候群，人工弁置換術後などがある．また，一過性脳虚血発作（TIA）が先行するケースは少ない．

(5) ラクナ梗塞

脳内主幹動脈から分岐した穿通枝動脈の閉塞で起こる梗塞で，梗塞巣15mm以下の小梗塞をさす．

好発部位は前大脳動脈の前内側中心枝，中大脳動脈の外側中心枝，後大脳動脈の後内側中心枝などがある．症状としては無症候のケースも多いが，発症部位に応じて軽度の片麻痺や構音機能不全などもみられる．ラクナが多発する場合（多発性脳梗塞）は，脳血管性認知症，パーキンソン症候群がみられる場合もある．

メモ　パーキンソン症候群
安静時振戦，固縮，無動，姿勢反射調節機能の低下などが出現する疾患の総称．脳血管性，腫瘍性，薬剤性などがある．

表3　共同運動パターン

	屈曲パターン	伸展パターン
上肢		
肩甲帯	挙上・後退	前方突出
肩関節	屈曲・外転・外旋	伸展・内転・内旋
肘関節	屈曲	伸展
前腕	回外	回内
手関節	掌屈	背屈
手指	屈曲	伸展
下肢		
股関節	屈曲・外転・外旋	伸展・内転・内旋
膝関節	屈曲	伸展
足関節	背屈・内反	底屈・内反

2. 代表的な中枢神経疾患である脳卒中で起こる機能低下とその基本的な評価

a. 運動麻痺

1) 脳卒中による運動麻痺の主な病態

脳卒中患者では，一側上下肢の運動麻痺に対し，反対側は上下肢および体幹は機能が残存するという片麻痺を呈することが多い．

運動麻痺は，脳の運動野や放線冠，内包に隣接する部位で起こる脳卒中を代表する機能低下である．脳卒中では延髄の錐体で交差する外側皮質脊髄路の経路に従い，脳損傷側とは対側上下肢の片麻痺を呈する場合が多い．

一方で，非脳損傷側の外側皮質脊髄路がほぼ損傷せずに残存するため，非脳損傷側の対側の上下肢は非麻痺側（健常側）として残存する．また，非脳損傷側の前皮質脊髄路が錐体交差せずに同側を下行し，網様体脊髄路などとともに両側性に体幹，頭・頸部の運動に関与しているため，体幹，頭・頸部の大部分の機能も残存する．

これにより，脳卒中では，片側上下肢の運動は麻痺するものの（片麻痺），反対側上下肢および体幹機能の大部分は運動機能が残存するという脳卒中患者で最も典型的な機能低下像を呈することになる．

2) 脳卒中による運動麻痺の特徴

脳卒中による運動麻痺の特徴は，共同運動と連合反応の出現といえよう．

脳卒中片麻痺患者の運動麻痺にみられる大きな特徴の1つは共同運動の出現があげられる．これは患者が随意的に選択した筋群や関節を個別に動かすことができずに，特有の運動パターン（**表3**）でのみしか筋や関節の運動を発動させることができなくなってしまう状態である（**図2**）．

もう1つの特徴に連合反応があげられる．連合反応とは，脳卒中片麻痺患者の麻痺側上下肢に現れる不随意的な筋や関節の運動である．多くの場合，不安定感のある歩行や立位，非麻痺側の努力性の筋活動，あくびやくしゃみなどで誘発される（**図3**）．

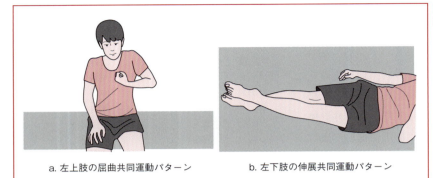

図2 脳卒中片麻痺患者の共同運動パターンの実際
a. 左上肢の屈曲共同運動パターン
b. 左下肢の伸展共同運動パターン

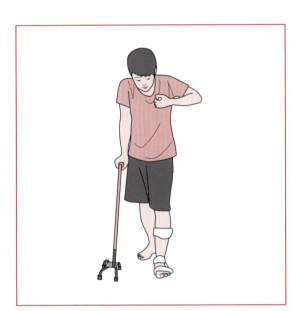

図3 脳卒中片麻痺患者の連合反応の実際
歩行による過度な努力や不安が，左上肢の不随意な連合反応を引き起こしている．

3) 脳卒中による運動麻痺の評価

わが国で最も普及している脳卒中による運動麻痺の評価にはブルンストロームステージがある．

ブルンストロームステージでは脳卒中片麻痺患者の運動麻痺を，上肢，下肢，手指それぞれでステージⅠ〜ステージⅥの6段階で評価している．上肢，下肢，手指で共通している概念として，ステージⅠでは弛緩状態，ステージⅡでは連合反応や軽度痙縮，ステージⅢでは共同運動，ステージⅣ〜Ⅵでは共同運動から分離した動きの程度を測定している．

b. 筋緊張異常

1) 脳卒中による筋緊張異常の特徴

脳卒中片麻痺患者における筋緊張異常では，弛緩状態が課題になることもあるが，多くの場合，筋緊張の亢進状態が課題となる．

亢進状態になる最大の理由は，上位運動ニューロン症候群にみられる痙縮があげられる．痙縮 spasticity は「上位運動ニューロン症候群による症候の1つであり，腱反射亢進を伴った緊張性伸張反射 tonic stretch reflex の速度依存性増加を特徴とする運動機能低下である」と定義されている[1]．また，痙縮による筋緊張の亢進は，単に筋緊張の課題だけでなく，姿勢アライメントの不良や四肢の拘縮などを起こし，強いてはそれがADLや歩行の阻害因子にもなる．

> **メモ　上位運動ニューロン症候群**
> 上位運動ニューロンとは錐体路，錐体外路を含む下行性の伝導路の総称といえる．その主要な症候は，腱反射の亢進，バビンスキー反射の出現，痙性麻痺の出現などがあげられる．

上肢の筋緊張異常としてよくみられるものには，肩関節の内転・内旋，肘関節の屈曲，手関節掌屈，手指屈曲がある．下肢の筋緊張異常としては，股関節内転，膝関節伸展，足関節・足部の内反尖足などがみられる（図4参照）．

2) 筋緊張異常の評価

筋緊張の評価には，姿勢観察や動作観察および他動的伸張時の抵抗感を評価することが有用であ

る．

麻痺側上下肢の角度や姿勢アライメントをよく観察する．特に安静時と動作時の差異，左右非対称性，運動学上の不合理性などを観察し，必要であれば対象筋を触診する．これには十分な知識や経験が必要である．詳細は成書に譲るが脳卒中患者の理学療法を進めるうえで欠かすことのできない評価技能である．

筋緊張の強さは他動的伸張時の抵抗感で測定されるが，その強弱は理学療法士の主観的な評価になりがちなため近年では客観的指標として改定アシュワーススケール Modified Ashworth Scale（MAS）が汎用されている（表4）[2]．

c．その他の脳卒中による機能低下と評価方法

1）意識レベル低下と代表的な評価方法

出血性疾患および虚血性疾患のなかでも心原性脳塞栓症で出現しやすい．

なかでも脳幹，小脳，視床を含む領域でその程度は強くなる．意識レベルの改善は，すべての機能低下や能力低下の前提になる重要な要素であることはいうまでもない．意識レベルの評価にはJapan Coma Scale（JCS）や Glasgow Coma Scale（GCS）が有名である．

2）高次脳機能不全と評価方法

脳卒中ではさまざまな高次脳機能不全が起こるが優位半球損傷で起こりやすい失語，劣位半球損傷で起こりやすい半側無視がとりわけよくみられる．

失語症とは，脳の優位半球に存在する言語野を中心とする大脳の病変によって起こる言語機能の低下である．言語の機能は理解面の「聞く」「読む」，表出面の「話す」「書く」の4つの側面に分けられる．失語症では，特殊な場合を除きすべての側面が機能低下を受けるが，特に表出面に課題があるブローカ失語，理解面に課題があるウエルニッケ失語が代表的な症状である．失語症の総合的な検査には標準失語症検査 standard language test of aphasia（SLTA）がよく用いられる．

表4 改定アシュワーススケール Modified Ashworth Scale（MAS）

0：筋緊張の亢進なし
1：軽度の筋緊張の亢進あり．屈伸にて，引っかかりと消失，あるいは可動域終わりに若干の抵抗あり．
1＋：軽度の筋緊張亢進あり．引っかかりが明らかで可動域の1/2以下の範囲で若干の抵抗がある．
2：筋緊張の増加がほぼ全可動域を通して認められるが，容易に他動運動ができる．
3：かなりの筋緊張の亢進を認め，他動運動は困難である．
4：固まっていて，屈曲あるいは伸展ができない．

（Bohannon RW, Smith MB：Interrater reliability of a modified Ashworth scale of muscle spasticity. Phys Ther 67：206-207, 1985 より引用）

> **メモ　ブローカ失語とウエルニッケ失語**
>
> ブローカ失語は，発音がはっきりせず，とぎれるような話し方（発語失行）や喚語困難（物の名前や人の名前が思い浮かばない）など，表出する機能が低下している反面で，比較的良好な理解力をもつことを特徴とした失語である．
> ウエルニッケ失語は，それとは反対に，流暢多弁ではあるが意味不明な発話と，聞く側面が重度に低下することが大きな特徴である．重度になるとまったく意味不明なジャーゴン様とよばれる発語となる．

半側無視は左半球損傷（右片麻痺）患者よりも右半球損傷（左片麻痺）患者に多く認められ，発症からの時期にもよるが右半球損傷患者の20〜50％に出現するといわれている．損傷脳の反対空間（多くの場合は左側）を無視し，日常場面では，移動時に左側の壁や物にぶつかる，左側の部屋や廊下に気づかない，左側のおかずを残してしまう，左側を無視するため常に顔が右を向いているなどの症状を示す．半側無視の机上テストには，紙面上に引かれた直線の真中と思われる箇所に印をつけてもらう線分二等分検査（図4a），紙の全面に引かれた多数の短い線をチェックしてもらうアルバート（Albert）の線分抹消検査（図4b）などがよく使用される．また，「BIT 行動性無視検査日本版」[3]には，これらの机上テストが体系的にまとめられており，各々のカットオフ値も提示されている．しかし，このような机上のテストは，日常生活の観察と結果が相違することもしばしばあるため，日常生活の観察も重要な評価である．

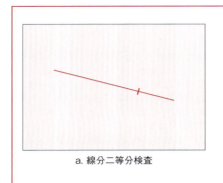
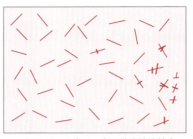

図4 半側無視の検査所見
左半側無視を有する患者の実際の検査結果を示した．aでは中心に印を打つように指示したが，左を無視しているため中心が右にずれている．bではすべての線にチェックするように指示したが，右側の一部のみをチェックするのみで，左側のほとんどを無視していることがわかる．

a. 線分二等分検査
b. アルバート (Albert) の線分抹消検査

3) 感覚機能低下と評価方法

脳卒中では体性感覚の低下が課題となる．体性感覚には温度覚，痛覚，触覚などからなる表在感覚と，関節覚や位置覚などからなる深部感覚がある．

体性感覚は感覚野，放線冠，脳幹，視床，内包後脚などで重度化することが多い．体性感覚の機能が低下すれば，熱さや痛みなどの日常生活上起こるリスクを回避することができなくなるだけでなく，円滑でスムーズな運動の阻害にもなる．

感覚機能の評価としては，表在感覚では非麻痺側を「10」とし，麻痺側を毛筆で触ったとき（針で突いたとき，試験管に入た温水で触れたときなど）の程度を「1～10」で患者に示させる．深部感覚では患者に閉眼させたうえで，その手足を他動的に動かし，その位置を示させたり，運動の方向を答えさせたりする手法がとられている．

3. 代表的な中枢神経疾患である脳卒中で起こる能力低下とその基本的な評価

a. 脳卒中で起こる能力低下

脳卒中患者では各種機能低下に伴い能力低下も認められ，他の疾患に比べ重度化，長期化する傾向にある．

厚生労働省によれば[4]，脳卒中は要介護状態になる原因疾患として最も数が多く，全体の約22％を占める．特筆すべきは要介護状態が重くなればなるほど，その割合が増し，要介護5では約34％が脳卒中により介護状態になっている点である．また，原因疾患に骨折や認知症が含まれていることを考えれば，脳卒中後の転倒，脳卒中由来の脳血管性認知症なども潜在的に含まれていると推測され，その割合はさらに増すものと考えられる．

このように脳卒中で起こる能力低下は，重度で，かつ長期化する傾向にあり，患者本人の生活の質 quality of life (QOL) の向上，および家族の介護負担の軽減などを考えれば，少しでも改善することが理学療法で，最も重要な課題の1つとなる．

b. 代表的な能力低下：歩行能力低下とその評価

歩行はトイレ動作と並び患者から自立を最も要望される動作の1つであり，かつ基本動作を治療対象とする理学療法士にとっては最大の治療対象課題の1つである．

歩行可能かそれとも不可能かによって，日常生活活動 activities of daily living (ADL) レベルやその様式（歩行生活か車いす生活かなど），社会的な活動範囲が大きく異なってくる．歩行能力の評価には，速度，安定性（自立度），歩容，耐久性の4つ視点が重要である．ここではその一部を紹介する．

1) 脳卒中片麻痺歩行の歩行速度とその評価

患者に10mの歩行路を最大限速く歩いてもらい，その所要時間をストップウォッチで計測する．屋内歩行が実用的となるには10mを30秒程度が目安となり，屋外が実用歩行レベルとなるには10mを15秒程度で歩くことが目安となる．

2) 脳卒中片麻痺歩行の安定性とその評価

安定性は一般的には介助量の程度（自立度）を評価する．「自立，監視，介助」の3段階程度で記載される場合もあるが，自立の内容や介助の程度も判別できるように，後述する機能的自立度評価表 functional independence measure（FIM）の採点法に準じて7段階で評価することが望ましいであろう．

3) 脳卒中片麻痺歩行の歩容とその評価

歩容とは歩いているときの姿やその様式である．確認すべきポイントは立脚期や遊脚期の左右差，そのときの関節角度やアライメント，骨盤部での回旋や左右の傾き，上下動など多様である．

また，麻痺側の遊脚期，および麻痺側の立脚期に片麻痺特有の症状がみられやすい．ここでは特徴的な片麻痺歩行を2つ紹介する．

a) 反張膝

麻痺側のイニシャルコンタクト〜ミッドスタンスにかけて起こる麻痺側膝が過伸展した状態をさす（図5a）．膝が過伸展し，弓のようにしなるため，痛みの原因になるのはもちろん，歩行の安定性を低下させ，歩行速度低下の要因ともなる．立脚期に足関節が底屈位にある場合（痙縮または拘縮による）や弱い膝伸展筋力を補うために起こることが多い．短下肢装具がよい適応となることが多い．

> **メモ　短下肢装具**
> 脳卒中では，内反尖足を制御するために使用される．プラスチックタイプと金属支柱タイプが一般的である．プラスチックタイプは金属よりも強度が弱いが，靴が履ける，家屋内の生活に適しているなどの利点から最もよく用いられている．

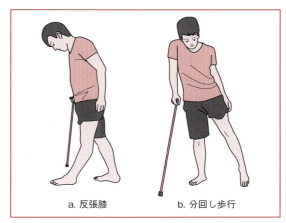

図5　脳卒中でみられる異常歩行
a. 反張膝　　b. 分回し歩行

b) 分回し歩行

脳卒中患者に多い内反尖足や麻痺側の骨盤下降などにより，麻痺側の脚長が非麻痺側より長くなると起こる．麻痺側を振り出すときに足先を地面に引きずらないための代償動作が必要となるためである（図5b）．足部をまっすぐ前に振り出すことができないため，外側に弧を描くように振り出すのが特徴である．装具をつけていない脳卒中片麻痺患者によくみられ，短下肢装具で足関節の背屈を保つことにより改善する場合が多い．

c. 代表的な能力低下：ADL能力低下

1) 脳卒中片麻痺とADLの低下

脳卒中ではADL能力低下は頻出する．

健常者の日常生活は，そのほとんどが両手と両足を使用して行われているが，脳卒中により一側上下肢の麻痺（片麻痺）が生じることで，生来より行ってきた日常生活の様式のほとんどができなくなる．また，立位・座位バランスの低下もともない，ADLをこなすべき基本姿勢が不安定となり，ADLの実施を困難にする．さらに，摂食・嚥下機能や排泄機能の低下，失語によるコミュニケーション能力の低下もADL能力を直接的に下げる要因である．

一方で，ADL能力は非麻痺側上下肢の活用，座位・立位バランスの改善，車いすや自助具の活用などにより，理学療法の介入効果が得やすい．

Duncan[5]によれば，機能評価の回復が90%程度まで到達するのは全体の4割以下であるのに対し，基本的なADLの回復が9割程度まで回復するのは全体の6割程度であると報告されている．

このように非麻痺側および体幹の機能がある程度残存する脳卒中片麻痺患者ではADL能力の改善はおおいに期待できる．そのため，ADL評価は重要な評価項目である．

2) ADL能力低下とその評価

ADL評価には国内および国際的にみてもFIM[6,7]が頻用されている．

FIMは多くのADL評価法がそうであるように，すべての疾患に適用可能である．具体的には脳卒中，脊髄損傷，頭部外傷などの中枢性疾患，ADL低下を有する整形疾患などがあげられる．対象年齢は7歳以上となっており，7歳未満にはWeeFIM[8]を使用する．

実際のADL場面（しているADL）の介助量を評価する．評価項目は運動項目13項目，認知項目5項目からなる．運動13項目の内訳はセルフケアとして「食事」，「整容」，「清拭」，「更衣上半身」，「更衣下半身」，「トイレ動作」の6項目，排泄コントロールとして「排尿管理」，「排便管理」の2項目，移乗として「ベッド・椅子・車いす移乗」，「トイレ移乗」，「浴槽・シャワー移乗」の3項目，移動として「歩行・車いす」，「階段」の2項目である．認知項目5項目の内訳はコミュニケーションとして「理解」，「表出」の2項目，社会的認知として「社会的交流」，「問題解決」，「記憶」の3項目である．運動項目合計13～91点，認知項目合計5～35点で評価される．

4. 代表的な中枢神経疾患である脳卒中のプログラムの概要

現在，脳卒中患者に対するリハビリテーションは，急性期，回復期，適応期（生活期・維持期）の各期の機能分化，役割分担が進んでいる．

脳卒中は急性期では救急救命の必要性が高く，医学管理の難しい疾患である．また，その時期を過ぎた場合，医学管理の必要性は低くなるものの残存後遺症の程度は重くなるため，リハビリテーションの必要性はとりわけ高くなり，その実践も長期化する傾向にある．退院後は後遺症を抱えたまま，その後の人生を過ごしていくことになる場合が多く，生涯にわたった支援の体制を求められることも多い．

このように脳卒中患者に対するリハビリテーションは，急性期−回復期−適応期（生活期・維持期），それぞれの期で，リハビリテーションを目的とした理学療法，作業療法，言語聴覚療法の主な治療手段も異なるし，使用できる保険制度も変わることを念頭においておきたい（図6）．

a. 急性期の脳卒中患者に対するリハビリテーション

急性期では脳卒中発症後の速やか救急救命措置が第一優先である．その後，状態が落ち着けば1日も早くリハビリテーションが開始される．

その主な目的は廃用症候群の予防である．以前は，脳卒中発症後長期間の安静の後にリハビリテーションが開始されており，極度の廃用症候群を生み出し，退院・社会復帰の遅延の要因となっていた．

近年では，全身状態さえ安定すれば発症翌日からリハビリテーションが開始されることも珍しくなく，廃用症候群予防に重きを置かれている．そのなかで，理学療法士は中核的な役割を担い集中治療室や脳卒中専門の病棟stroke care unitなどで，積極的にかかわることが多い．

> **メモ** stroke care unit (SCU)
>
> 発症直後から脳卒中に対する適切な治療とリハビリテーションを，多職種が連携して，組織的・計画的に行う脳卒中専用の治療病棟である．SCUで治療することによって，脳卒中患者の死亡率の減少，在院期間の短縮，自宅退院率の増加，長期的なADLとQOLの改善を図ることができるというエビデンスが多数存在する．

主な理学療法の内容としては，早期離床，早期

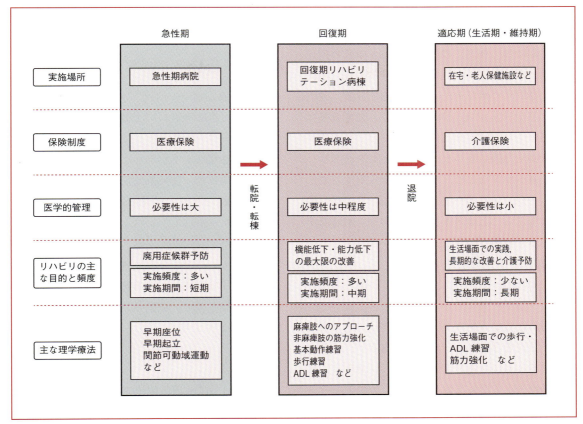

図6　脳卒中患者に対するリハビリテーション医療の流れ

起立があげられる．この時期は脳卒中発症後まだ間もなく，脳血流量の自動調節能の破綻，脳浮腫や頭蓋内圧の異常などリスクが高い状態である．また，患者には点滴やモニターなどチューブ，コード類もつながっており，きわめて慎重な理学療法の実施が求められる．意識レベルが低い場合には，良肢位の保持や関節可動域運動，肺炎予防のための呼吸理学療法などが実施される．

リハビリテーションは当然，医療保険で実施され，診療報酬も比較的高い代わりに，短期間での転院，転棟が求められており，多くの場合は回復期リハビリテーション病棟に転院・転棟する．

b. 回復期の脳卒中患者に対するリハビリテーション

回復期では医学的全身管理の重要性が減り，積極的なリハビリテーションが実施できる時期である．

回復期のリハビリテーションは，回復期リハビリテーション病棟で実施される場合が多い．それは，医療保険制度上も優遇されているためスタッフ数，実施できるリハビリテーションの頻度・量，設備や環境など，多くの面で一般病棟より優れているためである．

回復期のリハビリテーションの主な目的は，機能低下と能力低下の最大限の改善にある．

c. 適応期の脳卒中患者に対するリハビリテーション

適応期では，これまでに病院で修得した動作を，自宅での生活に適応できるよう汎化させる時期である．大幅な機能改善は期待できないが，実

際の住環境への適応や住宅改修などにより，ADLやQOLの改善は期待できる．

適応期では，在宅での生活に適応するために，居宅サービスが提供されている．訪問看護，訪問介護，訪問リハビリテーション，通所介護，通所リハビリテーション，福祉用具貸与，住宅改修などがある．いずれも介護保険のサービスである．理学療法士は通所リハビリテーションや訪問リハビリテーションなどで，理学療法介入をすることができるが，急性期や回復期ほど集中的に理学療法を実施することはできない．その分，短時間で効果をだす技術はもちろんであるが，家族指導や住宅改修，福祉用具などを利用して，患者のADL，QOLを上げることも必要な知識・技術となる．

また，在宅での生活が困難な場合は，老人保健施設や特別養護老人ホームなどの施設サービスも利用することになる．近年では老人保健施設で働く理学療法士も増えており，主要な職場となってきている．

5. 代表的な中枢神経疾患である脳卒中の理学療法の実際

ここで代表的な脳卒中患者を提示して，その評価と理学療法の実際について述べる．

a. 症例提示

1) 基本情報

70歳，男性．

朝10時頃，起きてこないことを不審に思った家人が様子を見に行くと，自室内で倒れているところを発見される．急性期病院Aに救急搬送される．血圧130/66mmHg，脈拍120回/分，不整脈あり．意識レベルはJapan Coma Scale (JCS)にて1桁レベル，左片麻痺，構音機能不全が認められた．中大脳動脈領域での心原性脳塞栓症と診断される．

2) 既往歴

10年以上前より不整脈あり．

b. 急性期の理学療法の実際

1) 初期評価

意識レベルはJCSにて1桁レベル．運動麻痺はブルンストロームステージにて上肢Ⅰ，手指Ⅱ，下肢Ⅰ，感覚は上下肢ともに表在・深部感覚中等度鈍麻であった．筋緊張は安静時にて，左の手指の屈筋・肘の屈筋・足関節底屈筋に改定アシュワーススケールにて1レベルの軽度の筋緊張亢進がみられた．高次脳機能低下として常に頸部が右に回旋していることから半側無視が疑われた．

基本動作は座位，立位は未実施の状態であり，ADLはFIMにて，運動項目は全介助の13点，認知項目は20点であった．

2) 理学療法介入

入院3日目より理学療法開始となった．集中治療室でのベットサイドで実施した．この時期は再発および神経症状増悪のリスクが高いため，特に慎重に理学療法を実施する時期である．

開始当初の理学療法の主な目的は廃用症候群の予防であった．意識レベルが十分でない間は長期臥床に伴う関節拘縮の予防のために，関節可動域運動と良肢位の保持を実施した．また，肺炎予防のための呼吸理学療法や深部静脈血栓症予防のための間欠的エアコンプレッションや弾性ストッキングにて対応した．

数日後，医師が左房内の血栓の有無，心機能をエコーにてチェックし，異変がないことを確認したうえで，座位練習を開始した．急激なバイタルの変動や患者の状態の変化に対応できるように心電計や血圧計，パルスオキシメーターなどを常設しながら実施した．

さらに数日後，座位でバイタルサインなどに大きな変動が認められないため，起立練習へと移行した．左の下肢の支持性は不十分で，介助量は最大介助レベルであった．

c. 回復期の理学療法の実際

急性期の治療が終わり，回復期リハビリテーション病棟を有するリハビリテーション専門病院へと転院した．

1) 初期評価

発症後40日の時点で，回復期リハビリテーション病棟へ転院となった．

意識レベルは清明．発語はみられ聞き取りにくさはなかった．頸部は常時右を見ており，食事も左を食べ残していることから半側無視の所見が認められた．注意低下によって，突然手すりをつかんで立とうとするなどの危険行動も認められた．

左側の運動麻痺はブルンストロームステージにて上肢Ⅱ，手指Ⅱ，下肢Ⅱ，感覚は左上下肢ともに表在・深部感覚中等度鈍麻であった．筋緊張は安静時にて，左の手指の屈筋・肘の屈筋・足関節底屈筋に改定アシュワーススケールにて1+レベルの軽度の筋緊張亢進が認められた．

基本動作は静的な座位保持は自立，動的には監視が必要なレベル．立位は長下肢装具を装着して監視レベルであった．歩行は平行棒内で中等度介助レベルであった．ADLはFIMにて，運動項目は39点ですべての項目で介助が必要な状態であった．認知項目は28点であった．

2) 理学療法介入

回復期の理学療法の目的は，機能低下・能力低下の最大限の改善である．

運動麻痺に対しては分離運動の獲得を目指し，促通反復療法を実施したが，退院時までに分離運動は獲得できず，左側の上肢Ⅲ，手指Ⅲ，下肢Ⅲまでの改善となった．ブルンストロームステージの改善に伴い，左側の筋緊張の増加も認められた．特に，手指の屈筋・肘の屈筋・足関節底屈筋に改定アシュワーススケールにて2レベルまで強くなり，該当筋に対するストレッチングの頻度を退院まで徐々に増やした．

歩行は平行棒での評価用長下肢装具から開始した．立位バランスの改善に伴い，平行棒の外に出て，四点杖歩行へと移行した．評価用長下肢装具から患者用のプラスチック短下肢装具を作成した．介助量は徐々に軽減し，最終的には10m歩行速度は40秒程度となった．課題として，半側無視と注意低下が残り，歩行は監視レベルにとどまった．

ADLは運動項目で70点まで改善し，セルフケア項目と移乗項目で大幅な改善がみられた．認知項目は特に変わりはなかった．

退院前に，退院前訪問指導を実施し，実際の自宅での生活場面を確認した．車いすでの移動動線を確認し，段差解消，ベッドのレイアウト，手すりの位置などを確認した．ケアマネージャーと打ち合わせし，住宅改修の手続きを行った．最終的に回復期リハビリテーション病棟に90日間在院して自宅へ退院した．

d. 適応期の理学療法の実際

1) 理学療法介入

介護保険の申請を行い要介護2と判定された．患者は自宅に戻り，当初は車いすでの生活であったが，週2回の通所リハビリテーションと週1回の訪問リハビリテーションを継続した．

通所リハビリテーションおよび訪問リハビリテーションにて理学療法介入を行い，自宅での杖歩行を目的に歩行能力の向上と応用歩行の改善を図るべく介入した．介護保険利用後3ヵ月，歩行速度は四点杖と短下肢装具を用いて30秒程度まで改善し，自宅内は歩行にて移動できるまでに改善した．また，屋外にも監視レベルで歩行することができるようになり，歩行で通所リハビリテーションまで通えるようになった．

表5　脳性麻痺の定義

厚生省脳性麻痺研究班によって定められた定義（1968）
脳性麻痺とは受胎から生後4週以内の新生児期までの間に生じた，脳の非進行性病変に基づく，永続的な，しかし変化しうる運動および姿勢の異常である．その症状は満2歳までに発現する．進行性疾患や一過性運動機能低下，または将来正常化するであろうと思われる運動や発達遅延は除外する．

Workshop in Bethesda において設定された定義（2004）
脳性麻痺のことばの意味するところは，運動と姿勢の発達の異常の1つの集まりを説明するものであり，活動の制限を引き起こすが，それは発生・発達しつつある胎児または乳児の脳の中で起こった非進行性の機能不全に起因すると考えられる．脳性麻痺の運動機能不全には，感覚，認知，コミュニケーション，認識，それと/または行動，さらに/または発作性疾患がつけ加わる．

（細田多穂（監修）：小児理学療法学テキスト．南江堂，p76-92，2013）より引用，一部改変）

6. 小児の中枢神経疾患

a. 小児の中枢神経疾患の特徴

小児の中枢神経疾患の対象は痙攣や脳性麻痺，精神運動発達遅滞，退行変性疾患，各種の先天代謝病や染色体異常のほかに，近年は広汎性発達不全，学習症，注意/欠陥多動症にまで及ぶ[10]．

先天的要因として，染色体や遺伝子に関連する多くの遺伝性疾患があり，それぞれ神経症状やさまざまな奇形を伴うことが多い．その他に，胎内環境に起因する疾患があり，各種の胎内感染症や母親の摂取した薬物による影響，たばこや水銀，ヒ素などの環境物質も影響を及ぼすことがある．

後天的要因としては，周産期の低酸素や脳出血などの因子に加えて，その後の脳外傷，髄膜炎，脳炎，脳症，散在性脳脊髄炎などの自己免疫性疾患，もやもや病などの脳循環の機能不全などがある．このような後天性疾患における小児の特徴は脳の可塑性があることであり，脳に損傷を受ける年齢によって大きく異なるが，機能的に回復できる可能性が高いことは成人と異なる大きな特徴である．

小児の中枢神経疾患のなかで代表的なものとして，脳性麻痺があげられる．脳性麻痺とは発育途上にある脳に何らかの原因によって脳損傷が引き起こされ，姿勢・運動機能不全などのさまざまな症状を呈する症候群である．先天的・後天的要因の両方の影響を受けるが，日本リハビリテーション医学会では，脳性麻痺の診断を行うにあたり，厚生省脳性麻痺研究班会議で定められた定義，またはWorkshop in Bethesda において設定された定義のいずれかを用いることを勧めている[11]（表5）．

b. 基本的評価（脳性麻痺）

小児の中枢神経疾患に対する理学療法評価は，対象児の発達過程を予測しながら，心身機能・構造，活動，参加の状況を総合的に捉え，家族関係，子どもの自己決定権をも含めた心理状態を把握する必要がある[12]．ここでは，代表的疾患である脳性麻痺をとりあげ，理学療法に必要な評価について述べる．

1) 脳性麻痺のタイプ・重症度分類[11]
a) 運動パターンによる分類

痙性を特徴とする痙直型，不随意運動，非対称性姿勢を特徴とするアテトーゼ型，錐体外路や小脳の機能損傷が原因となる失調型に分類され，さらに低緊張を特徴とする低緊張型を加えることがある．

b) 麻痺の部位による分類

四肢麻痺，両麻痺，片麻痺に分類される．

c) 重症度分類

粗大運動能力分類システム（gross motor function classification system（GMFCS）は，18歳までの脳性麻痺児の粗大運動の機能低下を分類するシステムである．GMFCSによって，寝返りをする，座る，立つ，歩く，走るなどの基本的な全身運動の能力と必要な介助をする器具類（杖や車いすなど）の違いによって5つのレベルに分類される．

2) 心身機能・構造に関する評価項目

a) 運動発達検査

正常な子どもの暦年齢に対応した運動発達段階の指標を遂行可能かどうかで測定する量的評価と，対象児が示す自発的な個々の姿勢，運動パターンを観察するという手法で分析する質的評価がある．また，運動発達のみならず，言語，対人関係などの知的レベルを含めた総合的な発達段階を確認する必要がある．

b) 形態計測

c) 姿勢反射検査

各姿勢における動作のなかで，異常な姿勢反射の出現や，立ち直り反応，保護伸展反応，傾斜反応がどの程度生じるか，左右差の確認が重要である．

d) 筋緊張検査

安静時と運動時の両方で評価する．また，姿勢による変化や，運動時には連合反応，同時収縮の有無についても評価が必要である．特に，痙直型では姿勢・動作ごとに痙性の有無や程度について，またアテトーゼ型や失調型では，筋緊張の変動の範囲，変動の規則性・不規則性，変動が起こる部位やその状況についても評価する．

e) 関節可動域 range of joint motion (ROM)

f) 徒手筋力テスト

中枢神経疾患である脳性麻痺では，痙性や不随意運動のため単独の関節運動が困難である，運動パターンの異常があるなど測定上の問題がある．実際の評価では，粗大運動レベルから推測することが多い．

g) その他

感覚検査，病的反射など必要に応じて評価を行う．また，重症例では呼吸機能の状況についても評価が必要となる．

3) 活動に関する評価項目

a) 姿勢/動作分析

自発的な自然動作を肢位別に観察し評価する．また，ハンドリングを加えたり（歩行時の骨盤操作），物理的環境を変更したり（椅子の高さを変えて立ち上がりを行う）して，対象児の動作能力を分析する．これは評価と治療を結びつけるために重要である．

b) 日常生活活動・動作 activities of daily living (ADL) テスト

食事，更衣，排泄，入浴，移動，遊び，保育所や通園施設や学校での活動，コミュニケーション，睡眠などについてインタビューを実施する．重症例では，特に排泄・摂食機能の評価も重要となる．また，標準化された評価方法として，リハビリテーションのための子どもの能力低下評価法 pediatric evaluation of disability inventory (PEDI) や子どものための機能的自立度評価法 function independence measure for children (WeeFIM) を使用して評価を行う．

c) その他

運動能力や自立度に応じて，歩行能力テスト（6分間歩行テスト，10m歩行速度など）や，timed up and go test（歩行能力や動的バランスや敏捷性などを総合した評価），巧緻運動などの評価も行う．

4) 社会参加に関する評価項目

社会生活の場としては，家庭，通園施設，学校，あるいは重症心身機能不全児施設への入所などが考えられる．生活状況は，自立度や，家族もしくは施設職員のかかわりまでさまざまであり，環境整備のための居住環境の評価も必要である．年齢による環境や社会参加状況の変化は必須であり，家族への支援，保育もしくは就学へ向けた支援など，将来を見据えて積極的にかかわる必要がある．

c. 脳性麻痺に対する理学療法の基本的アプローチ[12,13]

対象児の状況により理学療法の内容は異なってくるが，その目的は次のとおりである．①より滑らかな随意運動，および可動性や協調性に富む基本動作の獲得，②姿勢保持などの身体運動機能の

改善を図り，摂食や排泄などのADLを可能な限り自立できるようにすること，③心理社会面の行動能力を高めることなどである．特に，中枢神経疾患の理学療法では，神経生理学的アプローチを中心とした運動療法によってより正常な運動パターンの獲得を図るだけでなく，適切な補装具を活用した基本動作，ADL練習を並行して行いながら，対象児の成長に合わせた家庭生活，集団生活，就学へ関与していく全人的なアプローチが必要である．

> **メモ　神経生理学的アプローチ**
> 神経発達学的アプローチともよばれ，神経学的・神経生理学的な諸法則を運動機能の回復促進のために利用しようとする理論・技法の体系である．代表的なものとして，ボバースアプローチ，Vojita法，などがある．

1）痙直型脳性麻痺

痙直型脳性麻痺は，痙性によって随意的な体幹・四肢の円滑な運動が困難になる．そのため，座位や歩行時などの動作時の筋緊張の異常やその程度を的確に評価したうえで，運動パターンの特性や年齢，知的面までを考慮した理学療法が基本となる．以下，そのアプローチについて述べる．

a) 筋緊張をコントロールした運動の確保

両麻痺児では，抗重力位であるつかまり立ち，立位，歩行を行おうとすると，下肢から体幹にかけて過剰な筋緊張の高まりと変動を伴うことが多い．そのため，セラピストは骨盤の傾斜，膝の屈伸，足関節の位置を調整しつつ安定した立位を確保し，体重の左右移動を促しながら，下肢・体幹の緊張を調整し，能力に応じて上肢のリーチ動作，両手動作などの課題を追加し，よりダイナミックな運動や動作の獲得を進める．四肢麻痺児では，スムーズな動作が困難であり，特に屈筋優位の緊張を呈するため，持続的な伸張や体軸回旋運動などで全身の筋緊張を調整しながら，随意的動作の拡大を図る．また，片麻痺児では麻痺側の筋緊張の軽減を図りながら，同時に運動感覚を高めるような手指の巧緻運動や両手動作，立位・歩行を繰り返し，より正常な運動や動作の獲得を目指す．

b) 四肢の変形/拘縮の予防

痙直型では，経年的に，過剰な筋緊張の変動により筋短縮をきたし，成長とともに，麻痺による非対称な筋緊張や不安定な姿勢による脊柱変形，関節の変形拘縮が生じやすくなる．そのため，日常での座位姿勢や立位・歩行における身体の配列（アライメント）に留意し，適切な伸張運動や他動運動を行い，必要であれば補装具を活用し予防に努める．

2）アテトーゼ型脳性麻痺

アテトーゼ型は全身に及び一部の不規則な筋緊張の動揺，スパズムを中心とした不随意運動を呈し，それらは運動姿勢や精神的緊張によって大きく影響され，緊張型アテトーゼ，舞踏様アテトーゼ，純粋型アテトーゼに大別される[12]．

a) 筋緊張のコントロール[13]

乳幼児期の筋緊張は全体的に低いが，頭部や上肢の位置，自発運動が引き金となって筋緊張が大きく変動するなど多様な不随意的パターンを呈する．これによって，筋緊張，スパズムなどの変動を抑制しながら，運動能力やADL能力を高めていくことが基本となる．

b) 対称的抗重力姿勢，運動能力の確保[12]

乳幼児期からの非対称な座位・立位姿勢は，目と手の協調，注視や追視，視空間認知などの視覚機能にも影響を及ぼし，円滑なADL，動作遂行を妨げる要因となる．このため，筋緊張，不随意運動をコントロールしながら，体幹から上肢帯にかけての同時収縮を高め，左右対称な抗重力姿勢での目と手の協調や諸動作を繰り返し，基本動作能力やADLを確保する．

c) 脊柱変形，関節変形への対応[12]

非対称性肢位の強い緊張型アテトーゼでは，脊柱側彎，胸郭変形による呼吸機能低下，股関節脱臼，頸椎症性脊髄症などの変形や諸症状を軽減するための長期的対応が必要となる．

d. 症例紹介

低出生体重児で，両側性脳室周囲白質軟化症 periventricular leukomalasia（PVL）により痙直型両麻痺を呈した症例について簡潔に紹介する．

1）症例紹介

年齢：1歳2ヵ月（修正11ヵ月）　性別：男児

診断名：両側性脳室周囲白質軟化症，脳性麻痺（痙直型）

生育歴：多胎妊娠，緊急帝王切開にて在胎28週5日，出生体重1,118gで出生．出生時のアプガースコアは1分値5点，5分値7点．出生後すぐに呼吸器装着，新生児集中治療室での管理となる．退院前の magnetic resonance imaging（MRI）にて，右側脳室後角に12mm，左側脳室後角に3～5mm の異常信号領域を複数認め，PVL と診断され，外来にて理学療法開始となる．

発達歴：定頸9ヵ月（修正6ヵ月），背臥位では非対称性緊張性頸反射 asymmetrical tonic neck reflex（ATNR）の影響が少しみられ，下肢の自発的な動きが少ない．腹臥位では肘支持で短時間保持が可能であるが，頸部伸展とともに下肢伸筋群の筋緊張亢進と軽度の反り返りもみられる．

キーパーソン：母親　家族構成：祖母（母方），両親，双胎の弟

GMFCS：レベルⅣ

> **メモ　脳室周囲白質軟化症[11]**
> 在胎32週未満の低出生体重児に多くみられる脳性麻痺（痙直型）の原因の1つである．何らかの原因による脳室周囲の局所的な虚血性壊死により多発性軟化巣ができる．側脳室後角外側部に好発する．

> **メモ　アプガースコア[14]**
> 出生直後の仮死（呼吸循環動態）の評価であり，心拍数，呼吸，筋緊張，反射，皮膚色の項目（合計10点満点）によって判定する．8点以上を正常とし，4～7点を軽度仮死，3点以下は重症仮死と判断される．

2）理学療法評価

全体像：環境の変化により自発的な動きが少なくなる．人見知りがあり，大人しい印象．

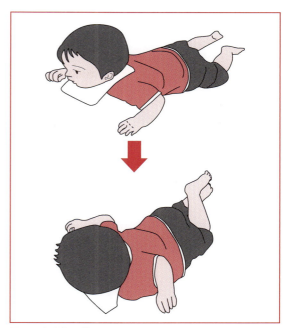

図7　腹臥位の様子
腹臥位でおもちゃへリーチすると肩の伸展，反り返りがみられる．

遠城寺式発達検査：移動運動6ヵ月　手の運動5ヵ月　基本的習慣6ヵ月　対人関係8ヵ月　発語6ヵ月　言語理解6ヵ月

筋緊張：深部腱反射は正常～低下，病的反射は陰性

安静時筋緊張は下腿三頭筋，足趾屈筋群で亢進．他動運動時は股関節内転筋群，ハムストリングス，足趾屈筋群で軽度亢進．腹筋群の筋緊張低下が著明，また自発運動に伴い下肢の伸筋群の筋緊張亢進がみられる（左＞右）．

姿勢と動作：背臥位では正中位指向がみられるが，頭部は右向きのことが多い．ATNR の影響が少しあり，下肢の自発運動は少ない．腹臥位は肘支持にて保持可能，手掌支持では左手は手指屈曲位のまま，短時間保持可能．時折，反り返りがみられる（図7）．座位にすると，腹筋群の筋緊張低下著明で，骨盤後傾，胸腰部屈曲し，腹部と大腿部が接触する（図8）．寝返りは右方向にのみ可能であるが，頸部伸展し反り返りを利用して行う．リーチ動作は，右が多く，左手指は屈曲して

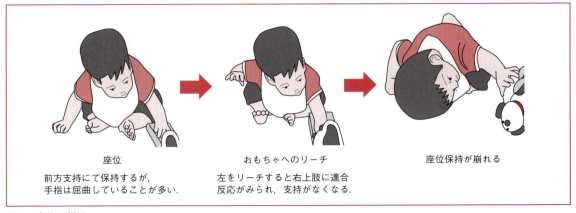

図8　座位の様子

座位
前方支持にて保持するが，手指は屈曲していることが多い．

おもちゃへのリーチ
左をリーチすると右上肢に連合反応がみられ，支持がなくなる．

座位保持が崩れる

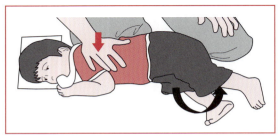

図9　治療の一例
減捻性立ち直り反応を利用した下肢の動きの促通．胸郭・骨盤間に捻じれをつくり（赤矢印），それを打ち消すために右下肢を矢印（黒）方向に動かす

いることが多い．腹臥位におけるリーチ動作は右のみ行い，肘支持を崩して頭部・体幹を床に接地させて行う．

　　ROM：特に著明な制限なし
　　ADL：全介助

3）課題点および統合と解釈

　課題点：心身機能・身体構造では，麻痺（左右差あり），腹筋群の低緊張，動作時の筋緊張亢進があり，腹臥位における上肢の支持性が不十分であることから抗重力肢位を保つことができない．活動では全体発達は6ヵ月レベルであり，腹臥位，座位姿勢の安定性が不十分であるため，移動動作につながりにくい状況である．参加では，姿勢の安定，移動動作の獲得が遅れており，同胞の弟と一緒に遊べないことがあげられる．

　統合と解釈：玩具に対する興味はあるが，麻痺による自発運動の低下，筋緊張の異常により，姿勢の安定性が不十分なため遊ぶ時間が持続しない．移動動作獲得に向けて，まずは腹臥位での上肢の支持性向上，抗重力姿勢保持による腹筋群の筋緊張改善が必要である．

4）目　標

　目標設定に際して，本症例は1歳2ヵ月と低年齢であることから，長期目標の設定よりも短期的目標を重視し設定をする．長期的目標としては運動発達の促進が中心となる．

　活動目標（3ヵ月後を想定）：腹臥位，座位姿勢の安定性向上．腹臥位では上肢支持の向上により，方向転換や少しの前進など，興味がある方向・場所への移動を含む．座位では上肢支持を減らし，リーチ動作やおもちゃの操作が可能なレベルを目指す．

　要素目標：上肢の支持性向上，四肢の自発運動の向上，腹筋群の筋緊張改善

5）理学療法プログラムと今後の対応

　姿勢保持練習，特に腹臥位での上肢支持を促し，肘支持から手掌支持へと重心位置を上げていき，四つ這い保持へつなげていく．下肢の自発運動の向上のため体に働く体の立ち直り反応を利用し，また背臥位では下肢の屈曲運動を促すことで，自発運動の向上のみならず，腹筋群の筋緊張

改善へもアプローチする（図9）．本症例では，現在著明なROM制限はみられないが，上肢の動きに伴う連合反応や，安静時，運動時に下肢の伸筋群の筋緊張亢進がみられるため，予防的にストレッチを行い，ROMの維持を図る．自宅でも，トレーニングとして姿勢保持やストレッチも実施できるよう指導を行う．

本症例は低年齢のため，ADLについて詳細な評価は実施していないが，まずは起居動作，移動動作へのアプローチが重要となる．成長とともに必要な評価・介入を実施する．身体機能（変形や拘縮）や環境（集団生活・就学など）の変化に応じて，補装具の検討も行う．

結　語

以上のように脳卒中を中心に成人の中枢神経疾患と小児の中枢神経疾患を解説してきた．稿の中でも述べたように，ほかにも中枢神経疾患はさまざまな種類があり，多様な症状を呈する．それぞれの疾患に応じて，適切な評価法が存在し，適切な理学療法の実施が重要である．今回紹介したものは代表的なものであることを念頭に，今後さらなる研鑽をしていただくことを希望する．

文　献

1) Lance JW：Symposium synopsis. in Spasticity：disordered motor control(ed by Feldman RG, Young RR, Koella WP), Year Book Medical Chicago, p485-494, 1980
2) Bohannon RW, Smith MB：Interrater reliability of a modified Ashworth scale of muscle spasticity. Phys Ther 67：206-207, 1985
3) 石合純夫（BIT 日本版作成委員会代表）：BIT 行動性無視検査日本版．新興医学出版社，1999
4) 厚生労働省ホームページ．
http://www.mhlw.go.jp/toukei/saikin/hw/k-tyosa/k-tyosa10/4-2.html（2015年4月8日閲覧）
5) Duncan PW, Lai SM, Keighley J：Defining post-stroke recovery：implications for design and interpretation of drug trials. Neuropharmacology 39(5)：835-841, 2000
6) Data management service of the Uniform Data System for Medical Rehabilitation and the Center for Functional Assessment Research (1990) Guide for use of the uniform data set for medical rehabilitation. version 3.0, State University of New York at Buffalo, Buffalo
7) 千野直一（監訳）：FIM：医学的リハビリテーションのための統一データセット利用の手引き．原著第3版，慶應義塾大学医学部リハビリテーション科，1991
8) 里宇明元，関　勝，問川博之，道免和久，千野直一：こどものための機能的自立度評価法（WeeFIM）．総合リハ 21：963-966, 1993
9) Nudo RJ, Plautz EJ, Frost SB：Role of adaptive plasticity in recovery of function after damage to motor cortex. Muscle Nerve 24：1000-1019, 2001
10) 白木和夫，高田　哲（編集）：ナースとコメディカルのための小児科学．日本小児医事出版社，p329-345, 2010
11) 細田多穂（監修）：小児理学療法学テキスト．南江堂，p76-92, 2013
12) 陣内一保，安藤徳彦（監修）：こどものリハビリテーション医学 第2版．p89-97, 医学書院，2013
13) 河村光俊：PTマニュアル　小児の理学療法．医歯薬出版．p40-41, 2002
14) 冨田　豊（編集）：標準理学療法学・作業療法学専門基礎分野　小児科学　第4版．p42-43, 医学書院，2013

〈永井将太，烏山亜紀〉

③ 心疾患の理学療法

序 説

　一口に心疾患といっても，その成因や病態はさまざまであり，重症度も異なる．それに応じて理学療法を実践するうえで注意するリスク管理項目も異なる．心疾患によって心機能が低下するだけでなく，年とともに心臓は硬く拡張しにくくなり，不整脈が増えるなど加齢による心臓機能の低下や変化についての理解は，運動を主たる治療手段とする理学療法士にとって必須のものとなっている．心疾患に対して苦手意識をもつ理学療法士も少なくないが，理学療法士である以上，身体を動かせば必ず心臓は動くため，心臓機能についての理解を深めることはたいへん重要である．

　特に，心疾患の理学療法を行う際には，診断名に加えて，病態，病期，主たる病変の部位と残存する病変，治療介入（手術やカテーテル治療，薬物療法など），など理学療法上必要な情報を多方面から収集し，正確に病状や機能不全の病態や，重症度を理解する必要がある．

1. 心疾患はどう分類されるか—理学療法を実践するうえでの分類

a. 国際疾病分類による分類

　心疾患は非常に多岐にわたり，国際疾病分類第10版，International Statistical Classification of Diseases and Related Health Problems（ICD-10）（2003年改訂）では循環器系の疾患（I 00-I 99）のなかに数多くの疾患が分類されている．

b. 心疾患の保険診療上の分類

　保険診療上の分類は「a. 国際疾病分類による分類」をよりリハビリテーション領域に限定して

表1 急性心不全と慢性心不全の定義

急性心不全	心臓に器質的および／あるいは機能的異常が生じて急速に心ポンプ機能の代償機転が破綻し，心室拡張末期圧の上昇や主要臓器への灌流不全を来たし，それに基づく症状や徴候が急性に出現，あるいは悪化した病態
慢性心不全	慢性の心ポンプ失調により肺および／または体静脈系のうっ血や組織の低灌流が継続し，日常生活に支障をきたしている病態
慢性心不全の急性増悪	慢性心不全の代償機転が短期間に破綻し，病態が急速に悪化した病態

（日本循環器学会の急性心不全治療ガイドライン（2011年改訂版）をもとに作成）

示したものに値する．すなわち，保険診療上は，心（血管）疾患を，①心筋梗塞，②狭心症，③開心術後（冠動脈バイパス手術，弁置換術・弁形成術など），④大血管疾患（大動脈解離，動脈瘤，保存療法か手術療法か，など），⑤慢性心不全，⑥末梢動脈閉塞性疾患，⑦その他の慢性の心大血管の疾患と7種類に分類することができる．本稿では誌面の制約上，それぞれの疾患の説明は行わないが，この7つの疾患群については，機能不全の程度やリスクが異なるため，疾患の成り立ち，特徴（病態），主たる症状や徴候，医学的治療などについて十分理解したうえで理学療法を実施する必要がある．

c. 病態による分類：急性心不全と慢性心不全

　心不全の病態は「急性心不全」，「慢性心不全」に分類される（表1）．また，慢性心不全から急性心不全に至る「慢性心不全の急性増悪」という病態もある．

　この分類で重要なのは「代償機転」である．代償機転とは，心機能低下の際に生じる（生命を維持するために必要な）心拍出量を維持するための調節機構である．心不全の代償機転には，1）交感神経系の亢進と2）神経体液性因子（レニン・アンジオテンシン・アルドステロン系 renin-angiotensin-aldosterone system（RAAS）の亢進が主に関与する（図1)[1]．

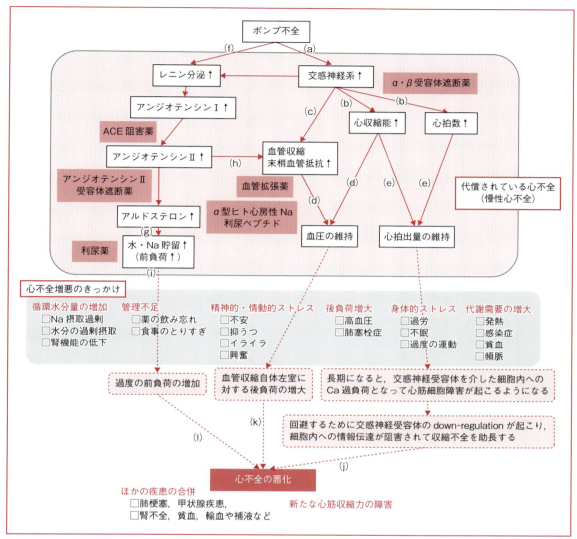

図1 心不全の代償機転と心不全の急性増悪
(高橋哲也:「なぜ」から導く循環器疾患のリハビリテーション 急性期から在宅まで. 金原出版, 2014 より引用)

1) 交感神経系の亢進

心ポンプ機能が低下して心拍出量が低下すると，頸動脈洞や大動脈弓の圧受容体が血圧の低下を感知し，交感神経系が緊張（亢進）する（図1の(a)）．交感神経系の亢進によって心拍出量を維持するために心拍数や心収縮力を増すβ_1作用（図1の(b)）と，血圧維持のための末梢血管収縮作用（α_1作用）（図1の(c)）が出現する．その結果，血圧（図1の(d)）や各組織が必要とする血液量（心拍出量）が維持される（図1の(e)）．

2) 神経体液性因子の亢進

一方，血圧や心拍出量が低下すると，腎臓の血液灌流圧が低下し，レニン・アンジオテンシン・アルドステロン系（RAAS）が活性化する（図1の(f)）．RAASが活性化（亢進）すると，腎臓での水分やNaの保持や再吸収が増加する（図1の(g)）．水分やNaの再吸収の増加によって，尿量が減少し体内の血漿量（循環血液量）が多い状態になると，心臓を満たす血液量（左室拡張末期容量）も増加し結果的に心臓は拡大する．心臓では

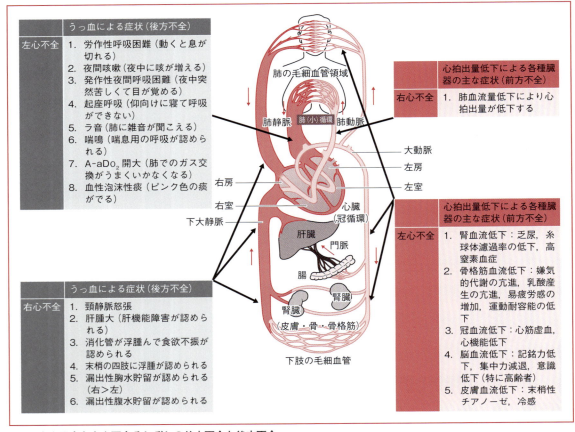

図2 左心不全と右心不全それぞれの前方不全と後方不全

前負荷(容量負荷)が増えた状態となり，フランク・スターリングの法則(図1の(i))により，心拍出量を維持することができるようになる．また，アンジオテンシンにより，腎臓や末梢血管緊張が亢進し(図1の(h))，この作用は心不全に伴う交感神経系の緊張を補強する(図1の(c))．

3) 慢性心不全の急性増悪

慢性心不全の急性増悪は，この代償機転が働き病状的には安定している状態から，何らかの理由(心不全増悪因子)によって，交感神経系の過剰な亢進や，血圧や心拍数の上昇(心筋酸素消費量が増加)に伴う心負荷増大(図1の(j))，さらには，末梢血管の過度の収縮による心筋後負荷の増大(図1の(k))によりもたらされる．心不全増悪因子の急激な変化以外にも，心不全の代償機転が

長期にわたると，Caイオンの過剰負荷により心収縮力は徐々に低下してしまう．また，塩分や水分の過剰摂取や利尿薬の欠薬などで，水やNaが過剰に貯留し，左室拡張末期圧(前負荷)が過剰に上昇することでも(図1の(l))心機能は低下し，心不全が増悪することになる．これを慢性心不全の急性増悪と表現する．

d. 症状による分類：前方不全と後方不全，左心不全と右心不全

心臓のポンプ機能が低下すると，心臓から十分な血液が拍出されない「各種臓器の末梢循環不全の症状」と，心臓へ向かう血液がうっ滞する「うっ血症状」の，大きく分けて2つの症状が出現するようになる．前者は心臓の前の症状なので「前方不全」とよばれ，後者は心臓の後方のうっ血症状

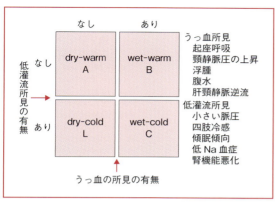

図3 Nohria-Stevenson 分類
(Nohria A, Tsang SW, Fang JC et al：Clinical assessment identifies hemodynamic profiles that predict outcomes in patients admitted with heart failure. J Am Coll Cardiol 41：1797-1804, 2003 より引用)

表2　NYHA (New York Heart Association) 分類

NYHA Ⅰ度	心疾患があるが症状はなく，通常の日常生活は制限されないもの．
NYHA Ⅱ度	心疾患患者で日常生活が軽度から中等度に制限されるもの．安静時には無症状だが，普通の行動で疲労・動悸・呼吸困難・狭心痛を生じる．
NYHA Ⅲ度	心疾患患者で日常生活が高度に制限されるもの．安静時は無症状だが，平地の歩行や日常生活以下の労作によっても症状が生じる．
NYHA Ⅳ度	心疾患患者で非常に軽度の活動でも何らかの症状を生ずる．安静時においても心不全・狭心症症状を生ずることもある．

(The criteria committee of the New York Heart Association：Nomenclature and criteria for diagnosis of diseases of the heart and great vessels. 9th edition, Boston, Mass：Little, Brown & Co, p253-256, 1994 より引用)

なので「後方不全」とよばれる（図2）．

1) 前方不全

前方不全とは，心臓から血液拍出量が低下し，主要臓器への血液灌流が低下する末梢循環不全で生じる症状である．これには，血圧低下の代償機転としての交感神経系の亢進による症状も含まれる．

2) 後方不全

心機能が低下すると，心臓からの血液拍出量が低下し，心室内に血液が滞るようになる．その結果，心房や静脈系の容積と圧が上昇する．心房は，貯留した血液を押し出そうとして，より強く収縮するようになり，心室後方の静脈圧や毛細管圧はさらに上昇する．これが，心臓の後方のうっ血症状が後方不全で生じる症状である．

3) 左心不全と右心不全（図2）

前方不全，後方不全と併せて，左心系の前方不全なのか，後方不全なのか，右心系の前方不全なのか，後方不全なのか，を合わせて分類することで，症状による分類の理解を確かなものにすることができる．例えば，左室の後方不全症状は「肺うっ血症状」で，右室の後方不全症状は，静脈圧上昇による全身のうっ血症状と分けて理解する必要がある．

4) Nohria-Stevenson 分類

心臓のポンプ機能が低下すると，「各種臓器の末梢循環不全（低灌流）の症状」と「うっ血症状」の2つの症状が出現するようになる．うっ血所見はあるが低灌流所見がない profile B（wet-warm）とうっ血所見と低灌流所見がある profile C（wet-cold）で短期間での死亡例が多かったことから，Nohria と Stevenson らは，心不全患者のリスクプロファイルとして，Nohria-Stevenson 分類をまとめている（図3）[2]．

e. 心機能による分類：NYHA 心機能分類

NYHA（New York Heart Association）心機能分類（表2）は，心不全の最も一般的な分類で，問診による労作時の症状で評価する．日常生活の自覚症状から判断する心機能の重症度分類であることから，理学療法士にとって最も重要な分類の1つである．

2. 基本的な評価

心疾患に対する理学療法評価は，運動機能や日常生活機能の評価に先立って，疾病の特徴や病

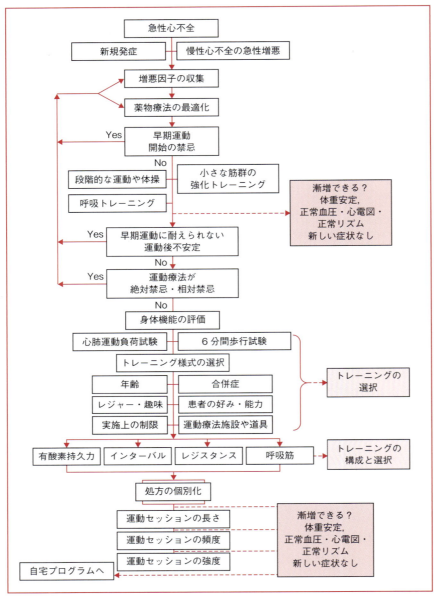

図4 個々の臨床状態や患者ニーズに応じた運動療法プログラムを進めるためのフローチャート
(Piepoli MF, Conraads V, Corrà U et al : Exercise training in heart failure : from theory to practice. A consensus document of the Heart Failure Association and the European Association for Cardiovascular Prevention and Rehabilitation. European Journal of Heart Failure 13 : 347-357, 2011 より引用)

態,治療内容の把握が重要である.実学としての理学療法のガイドを目的とした本稿では,2011年に European Society of Cardiology から発表された「個々の臨床状態や患者ニーズに応じた運動療法プログラムを進めるためのフローチャート(図4)」[3]が,基本的な評価とプログラムの実際を理解するうえで参考になるため,紹介する.

入院してきた心疾患患者は,自覚症状と病歴の聴取,全身所見の観察,血圧測定,聴診,動脈血液ガス分析や採血,胸部 X 線写真撮影,12 誘導心電図,心臓超音波検査などの経過をたどって診断され,治療が行われ,薬物療法の最適化が図られたのちに,理学療法の指示が出されることから,運動機能や日常生活機能の評価に先立って行われる疾病の特徴や病態,治療内容の把握について,その内容を理解することで,医師,看護師をはじめとしたチーム内で協働が可能となる.

心疾患に対する理学療法評価は,まず,診断名

の確認をすることはもちろんのこと，
 a. どのような経過をたどって入院してきたか
 b. どのような治療経過をたどって理学療法の指示が出されたか
 c. 身体機能，活動能力について，
の3時相に分けて系統立てて行うことが重要である．

a. どのような経過をたどって入院してきたか

1) 病歴の把握

　心疾患の理学療法評価は，いわゆる病歴の把握から始まる．心機能低下の原因疾患はさまざまである．またそれらが，新規発症の心疾患なのか，すでに心臓に器質的病変をもち慢性心不全の状態であったものが急性増悪したものなのか，どのような病歴をもっているのかをまず把握する．後述する現病歴（発症機転）や急性増悪の誘因の把握にも関連するが，病歴は理学療法を行ううえでのリスク管理に重要な情報を提供してくれる．

b. どのような治療経過をたどって理学療法の指示が出されたか

1) 現病歴（発症機転）や急性増悪の誘因の把握

　心不全の急性増悪の誘因（図1）は患者ごとに異なる．急性増悪の誘因を知り，集中的に繰り返さないことを指導すること，そのことを患者が実際にできることなのか，家族などの協力が必要なのかについても検討することで，今後の心不全再発予防のための指導に欠かすことができない情報が得られる．特に，a. 感染症予防，b. 減塩や水分制限やカロリー制限の不徹底，服薬コンプライアンス不良，過労や運動過多の予防，c. 肥満やストレスの改善などに対して，理学療法士が心疾患の再発予防戦略を構築するうえでの重要な情報が得られる．急性増悪の誘因を把握して，その誘因に適切な介入を行わなければ，心不全に対する理学療法治療は成功しない．

2)「自覚症状の把握」と「全身所見の観察」

　日本循環器学会の急性心不全治療ガイドライン

表3　心疾患特異的な症状とサイン

• 心不全に特異的

症状	サイン
息切れ	頸静脈圧上昇
起座呼吸	肝頸静脈逆流
発作性夜間呼吸困難	第Ⅲ音（ギャロップリズム）
運動耐容能低下	心尖拍動の側方移動
疲労感	心雑音
運動後の回復時間延長	
足部の浮腫	

• 心不全とは限らないが心不全にも認められる

症状	サイン
夜間咳	末梢浮腫（足，仙骨，陰嚢）
喘鳴	捻髪音
体重増加（＞2kg/週）	エアエントリー減少 胸水による肋骨横隔膜角の鈍化
体重減少（重症心不全）	頻脈
膨張感	不整脈
食欲不振	頻呼吸（16回以上）
混乱	肝腫大
抑うつ	腹水
動悸	悪液質
失神	

(McMurray JJ, Adamopoulos S, Anker SD et al；ESC Committee for Practice Guidelines. ESC Guidelines for the diagnosis and treatment of acute and chronic heart failure 2012：The Task Force for the Diagnosis and Treatment of Acute and Chronic Heart Failure 2012 of the European Society of Cardiology. Developed in collaboration with the Heart Failure Association (HFA) of the ESC. Eur Heart J 33 (14)：1787-1847, 2012 より引用)

(2011年改訂版)[2]の「急性心不全の診断手順」をみると，病歴に加えて，入院時の「自覚症状の把握」，「全身所見」，「血圧の測定」がフローチャートの上位に位置している．推し量るに医師は，まず入院時の自覚症状と全身所見によって，病状の把握を開始し，その後各種検査を行い，診断学を駆使して治療へと進めていっていることがわかる．一言で，慢性心疾患の急性増悪といっても，また同じ心疾患の診断名でも，その重症度や発症機序，もともとの心ポンプ機能などによって，出現する「自覚症状」や「全身所見」もさまざまである．理学療法士は心疾患を診断する役割を有していない．むしろここで医師カルテより，入院時の自覚症状と全身所見の情報を収集することは，治療が

進み安定した状態（代償された心不全）になって理学療法が開始された後に，再び病状が悪化した際にどのような自覚症状と全身所見が出現しやすいか，すなわち，どのような自覚症状と全身所見に，理学療法前や理学療法中に特に注意を払わねばならないかを教えてくれている．

表3に心疾患特異的な症状とサインを示した．これらすべてが同時に出現することはなく，前述の前方不全，後方不全など出現しやすい症状はそれぞれで，その結果，特に注意して監視すべき症状も患者によって異なる．

3)「血圧の測定」

2008年，MebazaaとGheorghiadら[4]により，病院到着前や入院直後の収縮期血圧と主な症状から，その病態を大まかに分類し，その後の治療の流れを組み立てるクリニカルシナリオ clinical scenario (CS) が提案された．

CSは，心不全による急性増悪時の収縮期血圧が心臓の予備能になるという考え方を基軸とした分類で，急性増悪時の収縮期血圧が高い患者ほど，心臓の予備能やポンプとしての機能が高い，と解釈することができる．

このCSは，初期治療の判定を容易にしたことから，急性期の循環器医師に広く採用されたが，理学療法にとっても，その後の理学療法進行上のリスク管理に大きく役立てることができる．

例えば，心ポンプ機能が比較的保たれていると考えられるCS 1では，臨床症状は急激に出現し，特に肺浮腫により呼吸困難が強く現れる．全身の浮腫は少なく，左室駆出率 (LVEF) は保たれている傾向にある．このCS 1では，初期治療に酸素療法や非侵襲的換気療法，さらに血管拡張のための硝酸薬による治療がメインである[5]．理学療法を行ううえでは，後負荷の増大が左心負荷の原因となるため，運動強度を強くしすぎて血管収縮が過剰に起きないように注意することが必要である．また，左室のコンプライアンスが低下している場合が多いので，頻脈にも注意が必要である．

一方，CS 2は体重の漸増とともに，全身浮腫の症状は徐々に出現することが多い．慢性的に全身の水分貯留があるときには利尿薬での治療が推奨される．理学療法を行ううえでは，徐々に進行する体重の漸増や全身のうっ血の進行に注意しなければならない[5]．

4)「聴診」，「採血」，「胸部X線写真」

肺循環は体循環に比べて低圧であり，中心循環の圧変化の影響を受けやすいことから，左心不全になると，後方不全の症状として，肺静脈のうっ血症状が強く現れ，呼吸困難，息切れ，頻呼吸などを認めるようになる．仰臥位では静水圧（重力）の影響が少なくなるため，起座位に比べて肺うっ血が強くなり呼吸困難が生じるため，体を起こして呼吸する「起座呼吸」が認められることがある．特に，急性心筋梗塞では聴診所見によるKillip分類[6]を用いて心不全の重症度を評価している．なおKillip分類が重度であればあるほど予後が悪くなる．

聴診で水泡音 coarse crackles を聴取するのは，肺水腫が進み，気道の毛細血管が破綻し肺胞の水分と混合した際に生じるピンク色の泡沫状痰が出現しているときである．肺うっ血が進み，気管支の浮腫が認められるようになると，乾性ラ音を聴取することがある．理学療法進行中も症状の悪化がないか，呼吸状態を常に観察することが重要である（表3）[7]．

心音の聴診は理学療法士にとってはハードルの高い評価項目であるが，脈拍数の確認以外にも，リズム異常の確認，急性心不全時に生じる機能的僧帽弁閉鎖不全による収縮期雑音の聴取，低拍出性心不全の患者でのⅢ音の聴取など，理学療法時に生かせる情報も少なくない．

血液検査は，血液ガス以外にもクレアチンキナーゼ値による心筋梗塞の重症度の推定に役立つ．CK 3,000 IU/ml 以上では，心筋梗塞後のリハビリテーションプログラムはゆっくり進めることが推奨されており，1,500以下であれば，より

速い進行プログラムが採用される[8]．また，栄養状態，肝機能異常，腎機能異常，電解質異常，貧血の有無，感染症や炎症の有無なども理学療法を進めるうえでは重要である．特に心不全患者では，血漿 BNP（NT-Pro BNP）値が心不全の重症度と比例し，経過観察や急性増悪，予後推定に役立つ[9]．

　胸部 X 線写真の観察も理学療法の進行の重要な情報を提供してくれる．特に肺うっ血像は左心不全の定型的な所見で，軽度の肺うっ血（肺静脈圧 15～-20 mmHg）でも左上肺野の肺静脈血管像が確認できる．また，間質性肺水腫（肺静脈圧 20～30 mmHg）では，肺気管支周囲の浮腫 bronchial cuffing やカーリー（Kerley's）B 線などが出現する．蝶形陰影像 butterfly shadow や一過性腫瘤状陰影 vanishing tumor を確認するときは，肺胞性肺水腫（肺静脈圧 30 mmHg 以上）となり，理学療法士では手の施しようがない[10]．経過観察し，肺水腫の改善を観察するのみである．肺うっ血以外にわかりやすく有用なのは，胸水貯留時の肋骨横隔膜角 costophrenic angle の鈍化である．いずれも，経過中に新たに胸部 X 線写真の撮影があった場合には，病状の悪化がないかを確認するうえで，胸部 X 線写真は有用な情報を提供してくれる．

5）「12 誘導心電図」，「心エコー検査」

　入院時の 12 誘導心電図や治療経過中の心電図の特徴を把握しておくことで，理学療法進行中に生じた異常心電図を知覚することができる．特に，運動療法の中止基準に該当する不整脈（運動中の期外収縮の増加や連発，新しい心房細動の出現など）がもともとその患者がもつ特徴なのか，新たに出現したのかの区別は重要となる．

　理学療法を行う際に，心エコー検査から得られる心ポンプ機能の情報は有用である．最も一般的な指標は，LVEF である．一般的に 40％未満を左室機能不全と表現し，心収縮機能が低下していると判断できる．American Association of Cardiovascular & Pulmonary Rehabilitation の心疾患患者のリスク分類によると，LVEF＜40％は高リスク群に属するとして知られている[11]．ただし，僧帽弁および大動脈弁閉鎖不全，左室壁肥厚を有する高血圧性心疾患や肥大型心筋症などでは，収縮機能を過大評価することもあるので，LVEF だけで判断することは注意を要する．左室拡張末期径 left ventricular end-diastolic diameter（LVDd）の正常値は 40～55 mm で 55 mm を超えると左室拡大を意味している．また，左室収縮末期径 left ventricular systolic diameter（LVDs）の正常値は 22～49 mm で，拡大は収縮能低下を意味する．

> **メモ　拡張機能に注目**
>
> 近年，収縮機能以外の心ポンプ機能である，拡張機能が注目されている．左室拡張能，すなわち心室の広がりやすさは加齢とともに低下する．高血圧性心疾患や大動脈弁狭窄症患者などに加えて，高血圧の既往の有する高齢者など心疾患の既往がなくとも注意が必要である．特に，高齢者では，加齢により心筋の間質は線維化し脂肪組織が増加したり，高血圧性心疾患や大動脈弁狭窄症では左室壁厚の増加や左室内腔の狭小化が認められ，左室の弛緩時間の延長による拡張早期の充満遅延を心房収縮が代償するため，心房細動や頻脈性不整脈が生じると，心房による代償が働かなくなるために容易に心不全となってしまう．理学療法実施中に生じる高齢者の心房細動や頻脈性不整脈は要注意である．また，運動に伴う静脈還流量の増加を拡張機能の低下した左室では受け止められず，拡張機能が正常なものに比べて，肺動脈楔入圧が顕著に上昇し，息切れや呼吸困難を強くする（図 5, 6）[12, 13]．急性期の心エコーデータから，回復期理学療法時の呼吸症状を予想することができる．

6）薬物療法の最適化について

　心不全の急性増悪の要因に，身体的な過剰なストレスがある以上，心不全に対する代償機転が働いていない状態の理学療法には注意は必要であり，代償状況によっては理学療法という身体のストレス自体が禁忌となる．心不全に対する代償機転が破綻し，心室拡張末期圧の上昇や主要臓器への灌流不全をきたしている状態を改善するために，薬物療法が行われるため，（特に点滴による）薬物療法を行っているということは，心不全が完全に代償されていないことを意味している．すな

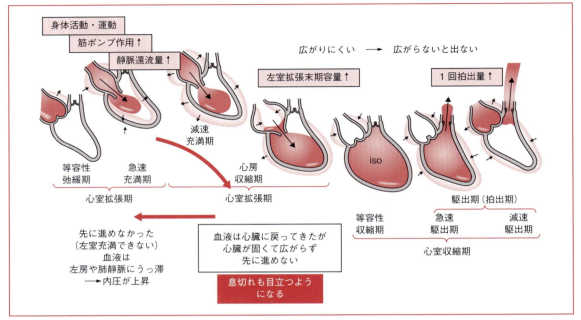

図5 高齢者で拡張機能が低下した心臓では運動時に息切れが生じやすい
(高橋哲也：高齢者の循環障害に対する理学療法，心機能障害の評価とリスクマネジメント．理学療法 28(9)：1120-1127, 2011 より引用)

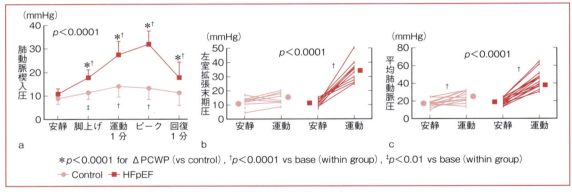

図6 拡張機能が低下した心不全では運動時の肺動脈楔入圧が上昇しやすい
(Borlaug BA：Mechanisms of exercise intolerance in heart failure with preserved ejection fraction. Circ J 78(1)：20-32, 2014 より引用)

わち，理学療法の開始や実施に対しては，医師の判断を仰ぐことが望ましい．

筆者らは，2006年にForresterの分類に基づく心機能低下の病態把握と急性期理学療法の離床判断方法を提案した[14]．本来，Forresterの病型分類(図7)は，急性心筋梗塞後患者に対して，右心に挿入したスワンガンツカテーテルから得られる心係数と肺動脈楔入圧より，心機能の低下による末梢循環不全(主要臓器への灌流不全)と肺うっ血(心室拡張末期圧の上昇)を把握し，医師が最適な治療を決定していくための病型分類である．

医師は「各種検査を実施→病型を分類→治療を決定」という順に治療方針を組み立てるが，理学療法士は，実施されている治療をみて，病型を理解し，治療の最適化が図られているかを把握する．すなわち，現在の治療内容を参考に，現在の病態(末梢循環不全があるか，肺うっ血があるか，その両方か)を推察し，理学療法実施時の臨

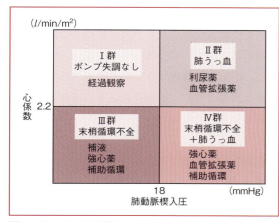

図7 Forrester の分類
(Forrester JS, Diamond G, Chatterjee K et al : Medical therapy of acute myocardial infarction by application of hemodynamic subsets (second of two parts). N Engl J Med 295 : 1404-1413, 1976 より引用)

表4 積極的な理学療法を行わない (開始できない) 基準 (筆者作成)

1. 心原性ショックの状態で生命維持装置装着中
2. 大量のカテコラミン (強心薬) や昇圧薬が投与中, または前日から増量されている
3. 安静時心拍数 120 拍以上 (瞬間の上昇は含まず)
4. 血圧が不安定 (体位変換だけでも低血圧症状が出る)
5. 血行動態の安定しない不整脈 (新たに発生した心房細動, LOWN Ⅳ b 以上の VPC)
6. 起座呼吸など急性心不全の症状 (頻呼吸, 酸素化不良)
7. 安静時から胸痛がある (不安定狭心症)

表5 理学療法進行基準

1. 胸痛, 呼吸困難, 動悸などの自覚症状が出現しない (修正ボルグスケール 5 未満).
2. 心拍数が 120 拍/分以上に (または安静時より 40 拍/分以上) 増加しない.
3. 不整脈の増加や 3 連発以上の心室性期外収縮が出現しない.
4. 新たに心房細動を発症しない.
5. 心電図モニタ上, 2 mm 以上の ST 低下がない (up slope 型), 特に sagging 型または horizontal 型では 1 mm 以上の低下がない.
6. 収縮期血圧が 80〜160 mmHg に保たれている.
7. 運動によって 20 mmHg 以上の収縮期血圧上昇 (30 m 以上の歩行後は 30 mmHg 以上の上昇) がない, または, 20 mmHg 以上の低下がない.
8. $Spo_2 > 90\%$.
9. 呼吸回数 8 回/15 秒未満.

床判断に使用することができる.

このようにどのような治療経過をたどって理学療法の指示が出されたかは重要で, 薬物療法の最適化が図られたのちに, 理学療法がスタートすることになる.

7) 早期から運動療法の開始の禁忌

薬物療法の最適化が図られたかどうかの判断は, 点滴による薬物療法の終了で判断できるが, 薬物療法が減量されているときにも理学療法が開始となる場合もある. その際は, 表4に示す「積極的な理学療法を行わない (開始できない) 基準」に照らし合わせて, 理学療法開始の判断をする.

8) 早期運動療法

早期運動療法は, 基本的日常生活活動の拡大による運動負荷時の生体反応の確認が主となる. 起立, 室内歩行, 廊下歩行, 6 分間歩行と運動強度や運動量を増加させていく. 理学療法の進行基準を表5に示す. 心疾患の理学療法における安全基準の基本は, まずは, 運動中や運動直後に循環状態が悪化しないこと (例えば安静時心拍数の上昇など) などの理学療法進行の基準 (表5) を満たすことである. また, 翌日の観察もきわめて重要である. 翌日, 下肢の浮腫の増加がない, 末梢循環不良, 冷汗, 末梢温度の低下などがない, 急激な体重増加がない, 呼吸状態の悪化がない, ことが理学療法進行の原則となる. 理学療法士が一緒に理学療法を行っているときだけでない. 過剰な運動により心負荷が増大し, 病室へ帰室後や帰宅後, 心機能が徐々に悪化することもある. これは運動による交感神経の持続的な興奮が不全心筋の代謝には悪影響を及ぼす (Ca^{2+} の心筋への過負荷) ことによって心拍出量が低下し, 神経体液因子 (レニン・アンジオテンシン系) の亢進により水分とナトリウムの再吸収が促進し, 体液が貯留することよって心不全が悪化 (代償機転の破綻) する. 体液貯留には時間がかかるため, 理学療法最中のバイタルサインはもちろんのこと, 運動後

表6 運動療法の禁忌と運動療法のリスクを増大させる因子について

運動療法の禁忌	1. 3～5日間続く安静時の息切れや運動耐容能低下の増悪 2. 2METs, 50W程度の低強度運動中の有意な虚血 3. コントロールされていない糖尿病 4. 最近の塞栓症 5. 静脈血栓症 6. 新しい心房細動や心房粗動
運動療法のリスク増大	1. ここ最近1～3日で1.8 kgの体重の増加 2. 併用,持続的または断続的なドブタミン療法 3. 運動による収縮期血圧の低下 4. NYHA class IV 5. 安静時や労作時の重篤な心室性不整脈 6. 安静時心拍数仰臥位で100 bpm以上 7. 従来から存在する運動耐容能を制限する併存疾患

(夕方や夜)のバイタルサインにも注意を払うことが,責任をもった理学療法を行うためにも重要である.

c. 身体機能,活動能力の評価について

心機能低下に対する代償機転が破綻することなく運動療法の禁忌(表6)に該当せず,一定の運動機能の回復が図れたら入院期の急性期理学療法は終了となり,退院となる.その後,積極的な運動療法を行うために,身体機能の評価と活動能力の評価は必須となる.基本的な筋力評価やADL評価,パフォーマンス評価などが重要になってくる.また,6分間歩行試験や心肺運動負荷試験などの客観的評価も予後の推定や理学療法評価のためにも重要である.

1) 心肺運動負荷試験

心疾患に安全かつ効果的に運動療法を行うためには,運動処方が厳密に行われる必要がある.心肺運動負荷試験 cardiopulmonary exercise test (CPET)が心疾患に対する運動負荷試験の主流であり,最高酸素摂取量(peak V_{O_2})に加えて,嫌気性代謝閾値 anaerobic threshold (AT)を求めて運動耐容能を評価する.心肺運動負荷試験では運動中に異常な不整脈や換気異常が出現しないかも合わせて評価している.そのため,理学療法士は運動負荷試験の結果について,運動中の心電図,血圧,心拍数,換気量や呼吸数などの呼気ガス指標なども重要な指標となる.運動負荷試験の詳細な方法は成書を参考されたい[15].

2) 運動負荷試験ができない場合

a) カルボーネン(Karvonen)法

最大心拍数や安静時の心拍数から運動強度を予測する方法.以下の式より算出される.

目標心拍数 =(最大心拍数－安静時心拍数)× 定数(運動強度)＋安静時心拍数

健常人に対して運動処方を行う際には,定数(運動強度)を0.4～0.6に設定するのが一般的である.一方,心疾患では定数を低めの0.2～0.4と設定し,運動療法を開始する.特に,急性心筋梗塞後の患者に対しては,係数は0.2とする.また,β遮断薬服用者は運動時の心拍数の上昇が抑制されるので,カルボーネン(Karvonen)法は運動処方として適切ではない.

b) 主観的運動強度(RPE)スケール

主観的運動強度 rating of perceived exertion (RPE)スケールは,運動に対する疲労感をスコア化したもので,Borg(ボルグ)スケール(指数)ともいわれる.ボルグ指数は6から20の順序尺度からなり,11(楽)から13(ややきつい)がATにあたるとされる.

最新のステートメント[16]では,12～16との記述もあるが(表7),これはあくまで健常人を対象とした場合で,心疾患を対象とする場合は11～13で行うのがよい.

c) 心拍数監視

AT未満の一定の運動強度で連続的に運動を行うと,3分以内に定常状態になり心拍数は一定になる.その特徴を利用して,心拍数を連続的に監視しながら行う運動処方がある.β遮断薬など運動時の心拍数の上昇を抑制する薬を内服している症例では注意を要するが,簡便かつ確実な方法で

表7 有酸素運動とレジスタンストレーニングの一般指針

有酸素運動（endurance training）
　頻度：≥5日/週
　強度：予測最大心拍数（220－年齢）の55〜90%
　　　　最大酸素摂取量（$\dot{V}O_2$max）の40〜80%
　　　　心拍数予備能（heart rate reserve）の40〜80%
　　　　RPE 12〜16
　様式：歩行，トレッドミル，自転車，その他
　時間：30〜60分
　心拍数を指標にする場合はβ-adrenergic-blocking medicationsを服用していないこと

レジスタンストレーニング（resistance training）
　頻度：2〜3日/週
　強度：1回持ち上げられる最大の重さ（1-RM）の50〜80%
　　　　RPE 12〜16
　　　　1つの運動を8〜15回反復を1セットとし1〜3セット
　様式：下肢　下肢伸展（leg extensions），下肢屈曲（leg curls），レッグプレス（leg press）
　　　　上肢　ベンチプレス（bench press），側方引下げ（lateral pulldowns），肘屈曲（biceps curl），肘伸展（triceps extension）
　時間：30〜45分

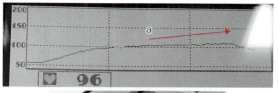
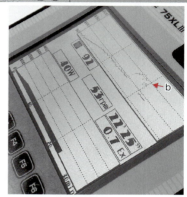

図8　連続的な脈拍数の監視
上段：連続的な運動で徐々に心拍数が上昇している（a）．下段：16分以降に急激な心拍数の変化があり，頻脈性不整脈が出現していることがわかる（矢印b）．

もある．図8は，連続的な運動で徐々に心拍数が上昇しているため，運動強度がATを超えていると解釈する．心拍数の連続監視では，不整脈の出現も監督できる．

3. プログラムの実際

心疾患を発症し入院した後，病態の安定とともに，ベッドサイドでの起立，室内歩行，病棟内歩行，階段昇降と進むと退院準備となるが，心疾患の理学療法は決められたパスを行うことだけが仕事ではない．むしろ，患者が身体的にも精神的にも自信を取り戻し，二度と同じ病気にならない，または心不全を再発しないために，広く医学的効果が認められている回復期運動療法を行うことはきわめて重要である．ここでは回復期運動療法について解説する．

a. 運動療法開始前のメディカルチェック

運動療法を始める前に，血圧や脈拍のバイタルサインのチェックはもちろんのこと，体調の良し悪しや自覚症状の有無（胸部症状や息切れ感，疲労感，動悸，めまいなど），睡眠状況，尿量の変化（体重の変化），手足や顔の浮腫の有無，内服状況（内服忘れがないか，投薬が変更していないかなど）の確認を必ず行う必要がある．

b. 運動中のモニタリング

明らかに残存狭窄が認められる症例や運動負荷試験中にいつもとは違った自覚症状や心筋虚血，不整脈が出現したもの，また，著しい左室機能低下（駆出分画30%以下）を有するもの，心停止の既往がある，身体的な問題や知能低下のために自分で心拍監視ができないものについては，少なくても運動療法開始後の4セッションは，心電図にてモニタリングしながら運動療法を監視する必要がある．

c. ウォーミングアップ

実際に運動療法をする前には一定時間のウォーミングアップ（準備運動）を行うことが必須であ

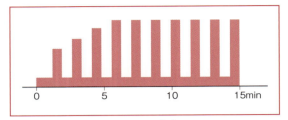

図9 インターバルトレーニングプロトコル
インターバル間隔は標準化されたものはなく，最適なインターバルと運動負荷量は症例ごとに決定していく．
(Working Group on Cardiac Rehabilitation and Exercise Physiology and Working Group on Heart Failure of the European Society of Cardiology：Recommendations for exercise training I chronic heart failure patients. Eur Heart J 22：125-135, 2001 より引用)

る．ウォーミングアップの効果は，筋骨格系の損傷予防だけでなく，局所の血行の改善により運動負荷による循環器系への負荷を軽減することや，局所の組織温度を上げて血液からの酸素の解離をよくして酸素の利用を促すことも含まれる．少なくとも5分以上，高齢者や低体力者の場合は10分以上をウォーミングアップ（自転車のからこぎや筋のストレッチなど）に費やすとよい．

d. 有酸素運動療法

心疾患の運動療法では，運動療法の安全性が確認されるまでは監視型運動療法で行うことが基本である．特に，運動中の血圧や脈拍がモニタリングしやすく，運動強度を調整しやすい有酸素運動が選択される．1セッションの運動時間は約30分が一般的である．歩行，サイクリング，水泳，軽度のエアロビクスなどの，全身の筋肉を使う，大きな筋群を使うリズミカルな動的運動で競技性のない有酸素運動が行われている．有酸素運動療法を行うときには，運動療法の治療目標を患者とともに共有してできるだけ具体的に目標を設定することが重要である．

e. インターバルトレーニング

近年，高強度のインターバルトレーニングが注目されている．典型的なインターバルトレーニングは最大運動耐容能の50％の負荷量で30秒間の運動を行いその後60秒間の休息を置くプロトコルを10回繰り返し，計15分間の運動を行うこととされる（図9）[17]．一方，心疾患に対するインターバルトレーニングの臨床的効果や安全性は認められつつあるが，心疾患に対する具体的な設定に関する明確なガイドラインは見当たらない．元来，インターバルトレーニングはアスリートのトレーニング用に開発されたが，低強度のインターバルトレーニングは最重症患者の運動導入に，そして高強度のインターバルトレーニングはさらなる体力と健康を目指す心疾患患者にとり入れられている．低強度インターバルトレーニングが必要となる症例でも，数日以内には持続的運動療法が施行可能となる．インターバルトレーニングは，どちらかというと低体力者に対する前者の効果（運動耐容能改善のほか骨格筋機能の改善）を期待しているが，低体力者以外の心疾患患者に対する効果と安全性については今後の研究が待たれるところである．

f. レジスタンストレーニング

ヨーロッパ心臓病学会 European Society of Cardiology（ESC）の Position Statement「Exercise training in heart failure」[3] の心不全患者にレジスタンストレーニング導入のための minimum recommendation では，レジスタンストレーニングを3つのステップに分けている．正しい方法や感触を覚える step 1（プレトレーニング pre-training），局所有酸素持久力や筋のコーディネーションの改善を目的とした step 2（レジスタンス/エンデュランストレーニング resistance/endurance training），筋肥大を目的とした step 3（ストレングス，筋ビルドアップトレーニング strength training, muscle build up training）である（表8）．

レジスタンストレーニングの最大の関心事は禁忌（表9）と運動負荷強度の設定である．負荷強度の設定で最も一般的なのが 1-repetition maximum（1-RM，1回反復できる最も重いウエイト）の測定であるが，1回だけ反復できる最も重いウ

表8 不全患者に対するレジスタンストレーニングのステップ別プログラム

step	目的	タイプ	強度	回数	量
step 1 プレトレーニング pre-training	・正しい方法を学ぶ ・感触を覚える ・筋肉間のコーディネーションを改善	ダイナミック	30% 1RM RPE < 12	5〜10	2〜3セッション/週 1〜3サーキット/セッション
step 2 レジスタンストレーニング resistance/endurance training	・局所有酸素持久力 ・筋肉内のコーディネーションを改善	ダイナミック	30〜40% 1RM RPE < 12〜13	12〜25	2〜3セッション/週 1サーキット/セッション
step 3 ストレングストレーニング strength training 筋ビルドアップトレーニング muscle build up training	・筋肥大 ・筋肉内のコーディネーションを改善	ダイナミック	40〜60% 1RM RPE < 15	8〜15	2〜3セッション/週 1サーキット/セッション

(Piepoli MF, Conraads V, Corrà U et al:Exercise training in heart failure:from theory to practice. A consensus document of the Heart Failure Association and the European Association for Cardiovascular Prevention and Rehabilitation. European Journal of Heart Failure 13:347-357, 2011 より引用)

表9 レジスタンストレーニングの絶対禁忌と相対禁忌

絶対禁忌
- 不安定な冠動脈疾患
- 非代償性心不全
- コントロールされていない不整脈
- 重篤な肺高血圧(平均肺動脈圧 > 55 mmHg)
- 高度で症状のある大動脈弁狭窄症
- 急性心筋炎,心内膜炎,心膜炎
- コントロールされていない高血圧(> 180/110 mmHg)
- 大動脈解離
- マルファン症候群
- 中程度以上の糖尿病性腎不全患者に対する高強度のレジスタンストレーニング(80〜100% 1RM)

相対禁忌(始める前に医師に相談すること)
- 冠動脈疾患の主要な危険因子をもつもの
- すべての年代の糖尿病
- コントロールされていない高血圧(> 160/100 mmHg)
- 低運動耐容能(< 4 METs)
- 筋骨格系の機能損傷
- ペースメーカーやICD挿入患者

表10 筋力トレーニングのためのload-repetition relationship

% 1-RM	繰り返し可能な数(回)
60	17
70	12
80	8
90	5
100	1

(Resistance exercise in individuals with and without cardiovascular disease:2007 update:a scientific statement from the American Heart Association Council on Clinical Cardiology and Council on Nutrition, Physical Activity, and Metabolism. Circulation 116:572-558, 2007 より引用)

エイトを測定することは困難を極める.例えば,50 kgの重りを2回挙げられたからもう少し重くして測ろうとしたときにはすでに筋は50 kg挙げる前の状態とは異なり疲労している.高齢者では,最初の数セッションは軽めの重りで始め,慣れてきたら徐々に重りをあげていく適定法やload-repetition relationship(重りと回数の関係,**表10**)[18]を用いて,およその1RMを検出して実施する方法がとられている.上肢の運動であれば,1RMの30〜40%,下肢の運動であれば50〜60%程度がよいとされる.レジスタンストレーニングは10種類前後,1セット8〜15回を1〜3セット,少なくても週2〜3回は行うのがよいとされている(**表7**).心不全患者に推奨されるレジスタンストレーニングの重症度別プログラム(**表11**)[19]とレジスタンストレーニングの手順と注意点(**表12**)[18]をまとめた.

g. クーリングダウン

運動後は必ずクーリングダウンを行う.徐々に心拍数や血圧を低下させていくことで,急激な静脈還流量の減少と急激な血圧低下を予防することができる.また,上昇した体温を下げ,乳酸をすばやく排出させ,カテコラミンの悪影響を取り除くこともできる.

表11 心不全患者に推奨されるレジスタンストレーニングの重症度別プログラム

	NYHA 分類Ⅰ度	NYHA 分類Ⅱ〜Ⅲ度
頻度	2〜3回/週	1〜2回/週
期間	15〜30分	12〜15分
強度	50〜60％1RM	40〜50％1RM
収縮速度	6秒（3秒求心性＋3秒遠心性）	6秒（3秒求心性＋3秒遠心性）
運動：休憩（時間）	60秒またはそれ以上（運動：休憩＞1：2）	60秒またはそれ以上（運動：休憩＞1：2）
運動の種類	4〜9個	3〜4個
運動のセット数	2〜3セット	1〜2セット
セットの繰り返し回数	6〜15回	4〜10回
動員される筋量	一側 and/or 両側	一側 and/or 両側
トレーニングモード	最初の1ヵ月の導入期は単関節のトレーニング　全身トレーニングはあまりしない	主に単関節のトレーニング，耐えられれば全身トレーニング
柔軟性/バランストレーニング	毎日行う（できれば）	毎日行う（できれば）

(Braith RW, Beck DT：Resistance exercise：training adaptations and developing a safe exercise prescription. Heart Fail Rev 13：69-79, 2008 より引用)

h. 自宅で行うプログラムへ

「運動を処方する際に注意すべき事項」を個別に指導する[11]．最終的には自己管理となり自宅でのホームエクササイズへの移行がなされれば，監視型運動療法は終了である．

表12 マシンを用いたレジスタンストレーニングの手順と注意点

- 準備運動を十分行うこと（目的とする筋肉が温まっていることが重要）
- けがの既往をあらかじめ聴取しておく（けがの再発の可能性が高いので特に注意する）
- まずは正しいフォームで，無負荷（低負荷）で運動方向を確認する
- 全可動域を通して，息止めを避ける（バルサルバ効果）
- 重りを持ち上げるときに息を吐き，重りを下ろすときに息を吸う
- 肘や膝は完全に伸ばさず，少し余裕をもたせる
- コントロールされたスピード（中程度からゆっくり）でリズミカルに行う
- 2秒で重りを持ち上げ，4秒で重りをゆっくりおろす（3秒で重りを持ち上げ，3秒で重りをゆっくりおろすという意見もある）
- 低い重りから開始して，徐々に漸増させる（適定法）
- 過剰な血圧上昇をまねく可能性があるためグリップは軽く握ること
- 健康だが座りがちな人には1セット8〜12回持ち上げられる重りとする
- 心疾患や虚弱な人は1セット10〜15回持ち上げられる重りとする
- セットの間には必ず90秒以上の休止期をおく
- 上肢と下肢の運動の間には適切な休憩時間を入れる
- 心イベントの徴候，特にめまい，不整脈，いつもと違う息切れ，狭心症のような不快感が現れたらすぐに中止する
- 導入時は1週間に2日，1セットのみに制限する
- 自宅でもレジスタンストレーニングができるようになるように指導する

(Resistance exercise in individuals with and without cardiovascular disease：2007 update：a scientific statement from the American Heart Association Council on Clinical Cardiology and Council on Nutrition, Physical Activity, and Metabolism. Circulation 116：572-558, 2007 より引用)

結語

有酸素運動やレジスタンストレーニングの効果は幅広く認められており[8]，今では心疾患の重要な治療に位置づけられている[20]．

米国心臓学会の定義によると，心臓リハビリテーションは「心疾患患者の最適な身体的，心理的，社会的状態を回復および維持し，基礎にある動脈硬化の進行を抑制し，さらに罹病率と死亡率を低下させることをめざす多面的介入」とされ，単に機能回復や社会復帰のみではないことが明記されている．すなわち心疾患患者に対するリハビリテーションでは，本項で中心に記載した運動療法だけではなく，食事療法，禁煙や生活指導，カウンセリングなども重要であり，理学療法士は，機能回復や社会復帰に加えて，再入院や死亡を予防するための多面的介入チームの一員として，運動療法の確かな知識とともに機能することが重要である．

文献

1) 高橋哲也：「なぜ」から導く循環器疾患のリハビリテー

ション 急性期から在宅まで．金原出版，2014
2) 和泉　徹ほか：急性心不全治療ガイドライン（2011年改訂版）．日本循環器学会，2011
3) Piepoli MF, Conraads V, Corrà U et al：Exercise training in heart failure：from theory to practice. A consensus document of the Heart Failure Association and the European Association for Cardiovascular Prevention and Rehabilitation. European Journal of Heart Failure 13：347-357, 2011
4) Mebazaa A et al：Practical recommendations for prehospital and early in-hospital management of patients presenting with acute heart failure syndromes. Crit Care Med 36(1Suppl)：S129-139, 2008
5) 高橋哲也：心疾患の評価と治療．理学療法学 39(4)：235-239，2012
6) Killip T 3rd, Kimball JT：Treatment of myocardial infarction in a coronary care unit. A two year experience with 250 patients. Am J Cardiol 20(4)：457-464, 1967
7) McMurray JJ, Adamopoulos S, Anker SD et al：ESC Committee for Practice Guidelines. ESC Guidelines for the diagnosis and treatment of acute and chronic heart failure 2012：The Task Force for the Diagnosis and Treatment of Acute and Chronic Heart Failure 2012 of the European Society of Cardiology. Developed in collaboration with the Heart Failure Association (HFA) of the ESC. Eur Heart J 33(14)：1787-1847, 2012
8) 野原隆司ほか：心血管疾患におけるリハビリテーションに関するガイドライン（2012年改訂版）．日本循環器学会，2012
9) Suzuki S, Yoshimura M, Nakayama M et al：Plasma levels of B-type natriuretic peptide as a prognostic marker after acute myocardial infarction：a long-time follow-up analysis. Circulation 110：1387-1391, 2004
10) 高橋哲也：循環器疾患に対する呼吸理学療法．包括的呼吸リハビリテーションⅡ臨床編，塩谷隆信編集，新興医学出版社，p66-71，2007
11) American Association of Cardiovascular and Pulmonary Rehabilitation：Guideline for Cardiac Rehabilitation and Secondary Prevention. 4th ed, Human Kinetics, 2004
12) 高橋哲也：高齢者の循環障害に対する理学療法．心機能障害の評価とリスクマネジメント．理学療法 28(9)：1120-1127，2011
13) Borlaug BA：Mechanisms of exercise intolerance in heart failure with preserved ejection fraction. Circ J 78(1)：20-32, 2014
14) 高橋哲也：ベッドサイドでの患者評価　心疾患．理学療法ジャーナル 40(7)：555-564，2006
15) 日本心臓リハビリテーション学会：心臓リハビリテーション必携．2011
16) Fletcher GF et al：Exercise standards for testing and training：a scientific statement from the American Heart Association. Circulation 128：873-934, 2013
17) Working Group on Cardiac Rehabilitation and Exercise Physiology and working Group on Heart Failure of the European Society of Cardiology：Recommendations for exercise training I chronic heart failure patients. Eur Heart J 22：125-135, 2001
18) Resistance exercise in individuals with and without cardiovascular disease：2007 update：a scientific statement from the American Heart Association Council on Clinical Cardiology and Council on Nutrition, Physical Activity, and Metabolism. Circulation 116：572-558, 2007
19) Braith RW, Beck DT：Resistance exercise：training adaptations and developing a safe exercise prescription. Heart Fail Rev 13：69-79, 2008
20) 後藤葉一：Current Opinion 心臓リハビリテーション・運動療法の最新動向．呼吸と循環 62(6)：597-604，2014

　　　　　　　　　　　　　　　　　　（高橋哲也）

4 呼吸器疾患の理学療法

1. 呼吸器疾患はどう分類されるか —理学療法を実践するうえでの分類

世界保健機関World Health Organization（WHO）による，疾病および関連保健問題の国際統計分類International Statistical Classification of Diseases and Related Health Problems（ICD）では，呼吸器系の疾患を，表1のように分類している[1]．

これらのなかで，わが国では呼吸器疾患の分類を，病巣（罹患部位）と病態に分けることが多い．一方，理学療法を実践するうえでは，①呼吸不全の定義による分類，②換気障害による分類，③急性と慢性による分類として捉えることが多い．

a. 病巣と病態

1) 病巣による分類

病巣による分類では，上気道，気管・気管支，肺，胸膜などに分けられる．病巣による分類を表2に示す．

このうち，理学療法の対象として多い疾患は，肺気腫，間質性肺炎，肺炎（誤嚥性肺炎），気管支喘息，気管支拡張症，肺結核後遺症，肺がんの周術期などである．

2) 病態による分類

病態による分類では，感染性疾患，閉塞性肺疾患，拘束性肺疾患，肺腫瘍，アレルギー性疾患，肺循環障害，機能的呼吸障害などに分けられる．病態による分類を表3に示す．病態による分類では，疾患によっては重複する．

このうち，理学療法の対象として多い病態は無気肺であり，排痰法による換気の改善が行われる．

b. 理学療法を実践するうえでの分類

呼吸器疾患に理学療法を実践する場合，病巣と病態で分類に加え，呼吸不全の定義による分類，閉塞性と拘束性の換気障害による分類，急性と慢性の違いによる分類も多用される．

1) 呼吸不全の定義による分類

厚生省（現厚生労働省）呼吸不全調査研究班が1985年に定義した呼吸不全の定義と基準を表4に示す[2]．

表1 ICDによる呼吸器系疾患分類

1. 急性上気道感染症
2. インフルエンザおよび肺炎
3. その他の急性下気道感染症
4. 上気道のその他の疾患
5. 慢性下気道疾患
6. 外的因子による肺疾患
7. 主として間質を機能不全に陥らせるその他の呼吸器疾患
8. 下気道の化膿性および壊死性病態
9. 胸膜のその他の疾患
10. 呼吸器系のその他の疾患

表2 病巣による分類

1. 上気道疾患
   - 風邪疾患
   - 鼻炎
   - 扁桃炎
   - 咽頭炎
   - 喉頭炎
   - その他
2. 気管・気管支疾患
   - 気管支炎（急性・慢性）
   - 気管支喘息
   - 気管支拡張症
   - その他
3. 肺疾患
   - 肺炎・間質性肺炎
   - 肺気腫
   - 肺水腫
   - 肺結核
   - 肺がん
   - その他
4. 胸膜疾患
   - 気胸
   - 胸膜炎
   - その他

表3　病態による分類

1. 感染性疾患
   - 結核
   - 肺炎
   - その他
2. 閉塞性肺疾患
   - 慢性閉塞性肺疾患（COPD）
   - びまん性汎細気管支炎
   - 肺気腫
   - その他
3. 拘束性肺疾患
   - 間質性肺炎
   - 塵肺
   - 肺水腫
   - 無気肺
   - その他
4. 肺腫瘍
   - 肺がん
   - その他
5. アレルギー性疾患
   - 気管支炎
   - 気管支喘息
   - 間質性肺炎
   - 過敏性肺臓炎
   - サルコイドーシス
   - その他
6. 肺循環障害
   - 肺水腫
   - その他
7. 機能的呼吸障害
   - 睡眠時無呼吸症候群
   - その他

表4　呼吸不全の定義

呼吸不全とは，呼吸機能不全のため動脈血ガス（特にO_2とCO_2）が異常値を示し，そのために正常な機能を営むことのできない状態である．

呼吸不全の基準
- 室内空気呼吸時のPao_2が60mmHg以下となる呼吸器系の機能不全，またはそれに相当する異常状態を呼吸不全とする
- 加えて$Paco_2$が45mmHg未満をⅠ型呼吸不全45mmHg以上をⅡ型呼吸不全に分類する
- 慢性呼吸不全とは，呼吸不全の状態が少なくとも1ヵ月以上続くものをいう
- 呼吸不全の状態には至らないが，室内空気呼吸時のPao_2が60mmHg以上70mmHg以下のものを準呼吸不全とする

（厚生省特定疾患呼吸不全調査班）

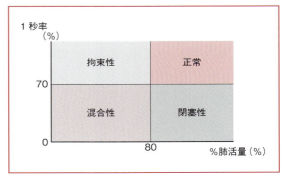

図1　換気障害分類

2）換気障害による分類

　換気障害による違いでは，拘束性換気障害と閉塞性換気障害に大別され，さらに拘束性と閉塞性の両方の特徴を有する混合性換気障害に分類される（図1）．

　拘束性換気障害は，肺活量 vital capacity（VC）を予測肺活量 predicted vital capacity（PVC）で除した％肺活量 vital capacity（％VC）が80％以下となるのが基準となる．理学療法の対象として代表的疾患では，肺線維症，神経筋疾患や頸髄損傷がある．これらの疾患では，肺や胸郭の弾力性低下の原因が肺実質によるものか，あるいは呼吸筋力の低下による胸郭運動の低下によるものかの判断が重要となる．

　閉塞性換気障害は，1秒量 forced expiratory volume in 1 second（$FEV_{1.0}$）を努力性肺活量 forced vital capacity（FVC）で除した1秒率 forced expiratory volume % in one second（$FEV_{1.0\%}$）が70％以下となるのが基準となる．理学療法の対象として代表的疾患では，慢性閉塞性肺疾患 chronic obstructive pulmonary disease（COPD）や気管支喘息がある．

　混合性換気障害は，％VCが80％以下で$FEV_{1.0\%}$が70％以下となる状態であり，理学療法の対象となる代表的疾患には肺結核後遺症がある．

3）急性と慢性による分類

　呼吸不全は急性呼吸不全と慢性呼吸不全に分けることができる．慢性呼吸不全とは前述の厚生省特定疾患呼吸不全調査班による定義では，呼吸不

全の状態が少なくとも1ヵ月以上続くものとされている．しかし，慢性と急性の区別は，単にこの1ヵ月という期間だけで判断されるものではない．

急性呼吸不全は呼吸不全が急速に生じただけではなく，生命を維持するだけの換気能力と酸素化能力が機能不全に陥った状態である．急性呼吸不全のなか，特に重症な状態を急性呼吸窮迫症候群 acute respiratory distress syndrome（ARDS），急性肺傷害 acute lung injury（ALI）に分類している．ARDS，ALIの診断基準は，①発症様式が急性発症，②胸部X線像で両側性浸潤影，③肺動脈楔入圧が18mmHg以下あるいは臨床的に左房圧上昇の所見を認めないものであり，さらに，④酸素化能において $Pao_2/Fio_2 \leq 200\,mmHg$ を ARDS，$Pao_2/Fio_2 \leq 300\,mmHg$ を ALI と分類している．急性呼吸不全は肺，胸郭の疾患だけでなく，呼吸を制御する中枢神経系，循環器疾患，外傷，外科手術などの因子を背景に生じることが多い．

2. 基本的な評価

a. 呼吸器疾患に対する評価の目的と手順

呼吸器疾患の病態や症状は多様であるが，その評価の目的は共通している．個々の症例の疾患の病態を理解し，その重症度，全身状態，精神・心理状態さらに社会的背景を含めた全体像を把握することである．また，理学療法が介入するうえでその適応や禁忌を確認することであり，さらに治療手技の選択と目標設定における指標とすることである．加えて，実際に治療を行い，その後の効果判定や，最終的な予後の推察における指標とすることでもある．

評価の進め方は，コミュニケーションが可能な場合，最初に医療面接による病歴聴取と問診を実施する．医療面接により病歴や自覚症状を確認し，さらにその過程から精神心理的状態や性格なども推察することが重要である．次に，検査者の五感を駆使した身体観察（フィジカルアセスメント）を行う．フィジカルアセスメントは，視診，触診，聴診，打診が中心であり，常にその所見を病態生理学的に解釈することを意識する．さらに，スパイロメトリーや動脈血ガスの臨床検査所見と，画像所見などを確認し，身体所見との適合性について判断する．加えて，呼吸筋力や運動負荷試験，またADLやQOLに関する検査・測定を行い，総合的に判断する．

b. 基本的評価

1) 医療面接

医療面接は，病歴聴取と問診に大別される．

a) 病歴聴取

病歴聴取では，受診もしくは入院までに至った経過を知るとともに，現在の疾患や機能不全の変遷について明らかにする．その項目としては，現病歴，既往歴，家族歴，生活歴（喫煙歴），環境因子などである．現病歴では，これまでの経緯を確認し，息切れなどの自覚症状がいつ頃から生じ，どのような場面で出現するのかを確認する．生活歴では，喫煙歴が特に重要であり，喫煙指数（本/日×年数）を確認する．

b) 問　診

問診では，呼吸困難（息切れ），咳嗽，喀痰，喘鳴，胸痛などであり，他に食欲や体重の変化の確認も行う．これらに関する問診では，その発症の仕方が突発性か慢性か，きっかけが何であるか，またその持続時間や程度，特に喀痰ではその量や色，臭い等の確認が重要である．

問診のなかで，呼吸困難に関する聴取が最も重要であり，慢性肺疾患において呼吸困難がADLの制限因子となる場合が多い．呼吸困難の評価法には，修正Borg scale（表5）の直接的評価法と，Fletcher-Hugh-Jonesの分類（表6）やMedical Research Council（MRC）の分類（表7）などの活動性に焦点を当て，呼吸困難の程度を評価する間接的評価法がある．間接的評価法ではFletcher-Hugh-Jonesの分類を，日本で臨床的によく用い

表5 修正 Borg scale

0	感じない
0.5	非常に弱い
1	やや弱い
2	弱い
3	
4	多少強い
5	強い
6	
7	とても強い
8	
9	
10	非常に強い

表6 Fletcher-Hugh-Jones 分類

Ⅰ. 同年齢の健康者と同様の労作ができ，歩行，階段昇降も健康者並にできる．
Ⅱ. 同年齢の健康者と同様に歩行できるが，坂道・階段は健康者並にはできない．
Ⅲ. 平地でも健康者並に歩けないが，自分のペースなら1マイル（1.6km）以上歩ける．
Ⅳ. 休み休みでなければ50m以上歩けない．
Ⅴ. 会話・着替えにも息切れがする．息切れのため外出できない．

表7 MRC 息切れスケール（Medical Research Council dyspnea scale）

grade 0：息切れを感じない．
grade 1：強い労作で息切れを感じる．
grade 2：平地を急ぎ足で移動する，または緩やかな坂を歩いて登るときに息切れを感じる．
grade 3：平地歩行でも同年齢の人より歩くのが遅い，または自分のペースで平地歩行していても，息継ぎのため休む．
grade 4：約100ヤード（91.4m）歩行した後息継ぎのため休む，または数分間平地歩行した後息継ぎのため休む．
grade 5：息切れがひどくて外出ができない，または衣服の着脱でも息切れがする．

てきたが，現在世界的な標準としてMRCの分類が主流である．

近年では，COPDの総合的問診票として，CAT（COPD Assessment Test）が採用されている[3]．CATはCOPD患者の健康と日常生活の状態を問診にて把握する評価表であり，咳，痰，睡眠，呼吸困難，外出などの8項目を0から5までの点数化を行い，40点満点で評価を行うものである．

2）**身体観察（フィジカルアセスメント）**[4]

呼吸器疾患に対する評価の基本は，視診，触診，聴診，打診などのフィジカルアセスメントであり，患者の表情から四肢の先端まで注意深く観察し，検査者の視覚，触覚，聴覚などを駆使し，特異的な所見を判断する．

a）**視 診**

視診では，患者の体型，表情や体動などの全体的な観察を行い，さらに胸郭およびその周辺の形状や動き，呼吸パターン，咳嗽や喀痰などを観察し，大まかな呼吸状態を把握する．

視診のポイントは，①体型（四肢・体幹），②表情や体動，③胸郭と脊柱の形状，④胸郭運動，⑤呼吸パターン・呼吸補助筋使用の有無，⑥咳嗽，⑦喀痰などである．

体型では，るい痩の確認が重要であり，るい痩の進行は重度の呼吸不全が疑われる．また，四肢・体幹の観察では，チアノーゼ，頸静脈怒張，皮膚の張りや乾燥度，バチ指，四肢の浮腫，腹部膨満などの確認をする．頸静脈怒張やバチ指からは，長期にわたる低酸素血症が予想される．

胸郭と脊柱の形状では，典型的な変形（図2）の確認をし，胸郭運動では胸郭拡張の大きさと左右差，また胸郭と腹部の協調性を観察する．

呼吸パターンに関しては，呼吸数 respiratory rate（RR）とその深さ，吸気/呼気比（I/E比），リズムが重要である．正常なRRは成人で12～20回/分であり，頻呼吸は24回/分以上，徐呼吸は11回/分以下である．

呼吸補助筋群では，吸気努力により吸気相で胸鎖乳突筋，僧帽筋，斜角筋群の収縮隆起が生じ，上気道の閉塞が強い場合には吸気時の鎖骨上窩の陥没がみられる（図3）．

咳嗽では，湿性か乾性か，痰を伴うか伴わないか，そしてその頻度をみる．また咳嗽力の確認も

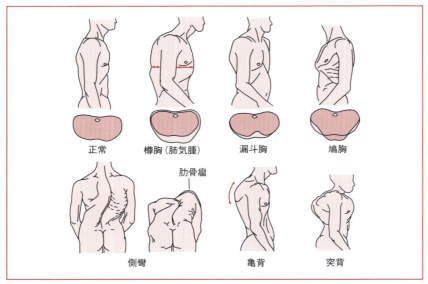

図2　胸郭の形状

正常　　樽胸（肺気腫）　　漏斗胸　　鳩胸

側彎　　肋骨瘤　亀背　　突背

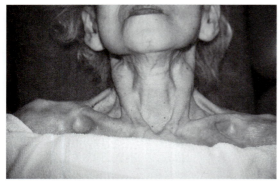

図3　呼吸補助筋群の緊張

必要で，口唇や口腔内が乾燥している場合では咳嗽が弱くなっている．

喀痰では，その性状，色調，臭い，量を確認し，問診による喀痰の多い時間帯や喀出の困難度，疲労感との総合的な判断を行う．

b）触　診

触診は，視診で得られた異常所見，または不明瞭であった部分を，実際に手で触れて確認する．触診のポイントは，①胸腹部，横隔膜の動き，②気管の位置，③呼吸筋力，④皮下気腫，⑤振盪などである．

胸腹部，横隔膜の動きに関し，その柔軟性や拡張性を上部，下部，背部より確認する．また，同時に呼吸パターンを確認し，上部胸式，下部胸式，横隔膜呼吸のどの呼吸様式が優位であるかをみる．特に胸郭に関しては，肋間の拡大，膨隆，狭小化，陥没，筋緊張の確認をする．さらに，頸部，肩甲帯，体幹の呼吸補助筋の収縮性や柔軟性の判断も必要である．

触診により振盪の確認は重要であり，患者の発声による声音振盪は，左右差の確認をする．理学療法を行ううえで特に重要なのが，気道内分泌物により生じる振盪である．呼吸パターンに同調させ呼気介助を行うと，気道内分泌物の貯留と移動が振盪によって確認できる．排痰法での痰の貯留部位の確認と効果判定には不可欠である．

c）打　診

打診は手指打診法を用い，胸郭の空気含量を推測し，病態を判断するものである．方法は（図4），①非利き手中指の第1，2指節を，肋骨に平行に肋間に密着させ，②利き手の中指の指先を用いて，非利き手の遠位指節間関節を1～2回叩き，③右鎖骨上から左右対称に，順次下方に進み，④胸骨左右縁から背側に向かって横隔膜の位置を確認する．

打診音は，正常肺で認められる清音（共鳴音），含気量が多い場合の鼓音，含気量の低下や液体の

貯留の場合の濁音に分類される．横隔膜の位置や動きを確認するためには，最大吸気位と最大呼気位で濁音と清音の境界域を判断する．病態による特徴では，気胸やCOPDにおける高度の気腫化では鼓音となり，無気肺や荷重側肺障害 dependent lung injury では濁音になる．

d）聴　診

聴診は，換気に伴い肺内で発生する肺音を聴診器にて聴取し，音調や発生部位，呼気と吸気の呼吸位相から，その所見を病態学的に判断するものである．肺音は，呼吸音と副雑音に分類され（図5），副雑音はさらに細かく分類される．

方法は，①聴診器は一般には膜型を，痩せていて肋間が陥没している場合はベル型を選択し，②聴診器を手掌で包み込むように，胸壁に密着させ，③胸部上方から下方へ，前面，側面，後面を左右対称に聴診を進め，④同一部位で吸気と呼気を聴き，聴き取りにくいときには深呼吸をさせ，⑤全肺野を聴取するため，体位に制限がある場合は聴診法を工夫し，仰臥位では特に背部の聴診を十分に行う．

e）身体観察（フィジカルアセスメント）の解釈

慢性呼吸不全に伴う，身体所見の特徴を表8に示す．

3）臨床検査所見

肺機能検査や動脈血ガスの分析等の臨床検査所見は，フィジカルアセスメントの結果を病態生理学的に判断する過程で，定量的，客観的な指標となる．

a）肺機能検査

スパイロメトリーでは，努力性肺活量 forced vital capacity（FVC）と1秒量 forced expiratory volume in 1 second（$FEV_{1.0}$）が重要であり，それらの結果から肺の分類を確認する．$FEV_{1.0}$ は気道閉塞の状態をよく反映しており，慢性肺疾患の特異的な診察所見との関連を判断することが重要である．特にCOPDでは，中等症以上でFVCも低下する傾向にあるため，$FEV_{1.0\%}$ だけで重症度

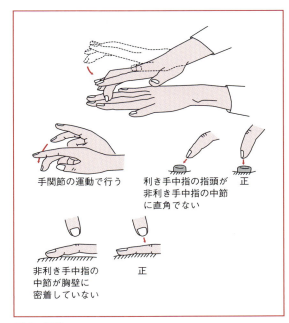

図4　打診

を分類することは困難である．そのため，現在COPDの重症度分類は，対象者の $FEV_{1.0}$ が同姓・同年代の健常者の何％に相当するかを表す％1秒量（％$FEV_{1.0}$）を基準としている（表9）．

フローボリューム曲線（図6, 7）は，FVCの肺気量の変化を流速と対比したもので，肺機能障害のパターンが認識できる．

b）動脈血ガス

動脈血ガス分析から得られる臨床情報は，①動脈血二酸化炭素分圧（$Paco_2$），②動脈血酸素分圧（Pao_2）と肺胞気・動脈血酸素分圧較差（A-aDo_2），③動脈血酸素飽和度（Sao_2），④pHとHCO_3^- などである．

$Paco_2$ は35〜45mmHgが正常値で，換気能を判断することができ，高炭酸ガス血症は低換気状態を，低炭酸ガス血症は過換気状態を意味する．高炭酸ガス血症の主因は，中枢性の換気障害，神経筋疾患による換気障害，胸郭変形，気道や肺実質の異常状態であり，代謝性アルカローシスの代償として生じる場合もある．また，pHとHCO_3^- との組み合わせから，急性，慢性，慢性の急性増

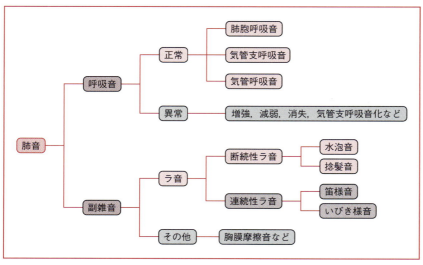

図5 肺音の分類

表8 身体所見の特徴

	視診	触診	打診	聴診
気管支喘息	呼吸困難，呼吸数増加，咳嗽，呼吸補助筋の使用	胸郭柔軟性低下	鼓音	呼吸音減弱，笛様音
COPD	呼吸困難，呼吸数増加，樽胸，呼吸補助筋の使用	胸郭柔軟性低下	鼓音	呼吸音減弱
肺結核後遺症	呼吸数増加，呼吸補助筋使用，胸郭変形	胸郭柔軟性低下	一定した所見なし	一定した所見なし
間質性肺疾患	呼吸運動低下，浅く早い呼吸	一定した所見なし	正常	捻髪音
気管支拡張症	正常	大量の喀痰でrattling	正常	いびき様音，水泡音

表9 COPDの重症度分類

stage Ⅰ：軽症 mild	$FEV_{1.0}/FVC<0.70$ $FEV_{1.0}>80\%$ predicted
stage Ⅱ：中等症 moderate	$FEV_{1.0}/FVC<0.70$ $50\%≦FEV_{1.0}<80\%$ predicted
stage Ⅲ：重症 severe	$FEV_{1.0}/FVC<0.70$ $30\%≦FEV_{1.0}<50\%$ predicted
stage Ⅳ：非常に重症 very severe	$FEV_{1.0}/FVC<0.70$ $FEV_{1.0}<30\%$ predicted or $FEV_{1.0}<50\%$ predicted plus

悪などの状態を把握できる．

Pao_2 は 80〜100 mmHg が正常値で，酸素化能を判断することができ，60 mmHg 以下が呼吸不全の基準となっている．低酸素症の主因は，肺胞低換気のほかに，換気血流比の不均等，シャントの増大，拡散障害等の A-aDo_2 の拡大による．

Sao_2 は，血液中のヘモグロビンの何％が O_2 と結合しているかを意味し，その関係は S 字型の酸素解離曲線を示す（図8）．Sao_2 の正常値は 95％以上であり，Sao_2 90％で Pao_2 は約 60 mmHg で呼吸不全の境界値となる．理学療法の効果判定では，パルスオキシメーターによる経皮的動脈血酸素飽和度（Spo_2）の測定が簡便である．

c）栄養状態

呼吸不全者は，呼吸効率が悪く呼吸に対するエネルギー消費が大きく，結果的に栄養状態が不良となっている場合が多い．

栄養状態を判断するための指標としては，身体計測として身長，体重，上腕周径，上腕三頭筋皮脂厚，体脂肪率などがあり，臨床検査所見としては総リンパ球数，白血球数，総蛋白，血清アルブミン，血清トランスフェリンなどがある．また，それらの指標を用い，体格指数 body mass index（BMI），％理想体重％ ideal body weight（％IBW）を計算し，栄養状態を判断する．これらの

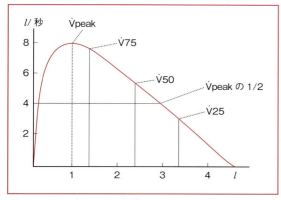

図6 フローボリューム曲線

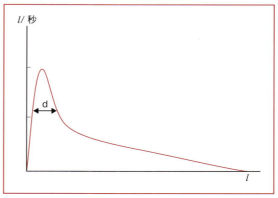

図7 高度の閉塞性障害(肺気腫)でのフローボリューム曲線

なかで,最も簡便に使用されているのがBMIであり,BMIの算出は体重÷身長^{2}で求め,22±2が標準的である.

d) その他

他の血液に関する検査は,感染や炎症症状の把握や免疫に関する診断や病態の把握を目的とし,赤血球数,ヘモグロビン濃度,白血球数や血小板数などの血液一般検査,CRPの血清学的検査,IgEの免疫学的検査などがある.

4) 画像所見

胸部画像所見には,単純X線写真とコンピュータ断層撮影(CT)が基本である.

a) 胸部単純X線検査

単純X線写真は,X線の通しやすさが組織によって異なる性質を利用し,陰影の濃度 density 差を判別する.陰影の濃度は,X線減弱度の大きいものから,①骨,②筋,心臓,血液,水,③脂肪,④空気の4つに大別でき,X線減弱度の大きい骨,心臓や筋は白く写り,空気を含んだ肺は黒く写る.

読影手順は,①撮影条件の確認,②骨・軟部組織に関し,肋骨骨折,肋間の開大,胸郭成形術,軟部組織の腫瘍の確認,③胸膜,肋骨横隔膜角に関し,胸膜の癒着,肥厚,胸水貯留の確認,④横隔膜に関し,形状と高さの確認,⑤縦隔に関し,心陰影との辺縁,心胸郭比,気管の位置,分岐角

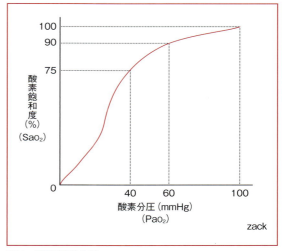

図8 酸素解離曲線

度の確認,⑥肺野に関し,異常陰影,透過度,シルエットサイン,エアーブロンコグラムなどを確認する(図9).

b) 胸部CT検査

胸部CT像では,単純X線に比べ臓器・組織ごとの違いを判断することが可能であり,さらに横断面での画像が得られる利点がある.読影手順は,①スライス厚の撮影条件の確認,②胸壁・胸膜の病変確認,③縦隔病変の確認,④肺野病変の確認と進める.胸部CT像は,COPDにおいて,気腫性変化,ブラの確認が容易にできる(図10).

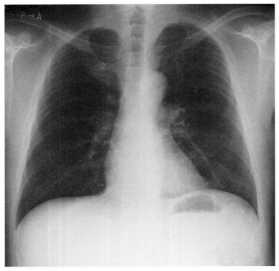
図9 胸部単純X線写真

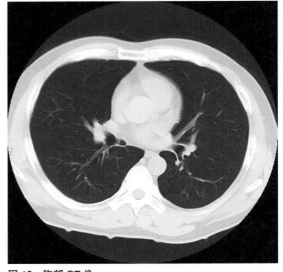
図10 胸部CT像

5) 検査・測定
a) 関節可動域
呼吸器疾患で四肢に関節可動域制限が生じることは少ないが，慢性肺疾患では徐々に頸部，肩甲帯，肩関節，体幹に可動域制限が生じ，胸郭の可動性も低下してくる．

関節可動域の計測は，頸部，肩甲帯，肩関節，体幹に関して実施し，胸郭の可動性に関しては一般的に胸郭拡張差の計測を用いる．胸郭拡張差は，腋窩・剣状突起・第10肋骨部を最大吸気位と最大呼気位で計測しその差を求める．

b) 筋 力
(1) 四肢・体幹

呼吸不全における四肢や体幹の筋力は，多くは廃用性による低下であり，加えてCOPDでは加齢に伴う低下もある．主に頸部，肩甲帯，肩関節，体幹などの主働作筋，下肢の抗重力筋の徒手筋力テスト結果や，握力を指標とする．

(2) 呼吸筋

呼吸筋筋力の指標には，呼吸筋力計を用い口腔内圧の最大吸気圧 maximal inspiratory pressure (PI_{max}) と最大呼気圧 maximal expiratory pressure (PE_{max}) を計測する．ただし，これらは専門的な測定機器を必要とするため，割愛する場合も多い．

c) 運動耐容能
慢性肺疾患における運動耐容能の評価には，6分間歩行距離試験 6 minutes walking distance test (6MWT)，シャトルウォーキングテスト shuttle walking test (SWT) などの歩行による運動負荷試験が一般的に用いられる．試験には，パルスオキシメーターを用い，SpO_2の変化についても確認することが重要である．運動耐容能評価の目的は，①重症度の評価，②運動制限因子の鑑別，③効果判定である．

6MWTは，6分間に自分のペースで30m以上の歩行路を最大限長い距離を歩けるように指示を与える．そして，最大歩行距離(m)，最低SpO_2(%)，呼吸困難感の変化(修正Borg scale)，下肢の疲労感(修正Borg scale)，最大脈拍数(beat/min)，SpO_2回復時間(min)，脈拍回復時間(min)を確認する(図11)．

d) ADL
慢性肺疾患におけるADLの制限は，労作時呼吸困難により生じる．そのためADLの評価は，問診と観察によって，動作の達成度のほかにどの

4 呼吸器疾患の理学療法   243

6分間歩行(6MW)テスト解析レポート

XXXX/XX/XX

ID : XXXXX　　　名前：○○○○　　　性別：男性　　　年齢：XX　　生年月日：(昭和)X/XX/X
身長：XXX.X　体重：XX.Xkg　BMI：XX.X　　科名：　　　　担当医：　　　　担当PT：
診断名：COPD　　　　　　　　　　　　　　　　　　　　　　　　　測定日 XXXX年XX月XX日

開始時間	09時18分58秒	MRC		肺機能検査 FCV	ml	血圧値　収縮期　拡張期
終了時間	09時31分38秒	GOLD		FEV1	ml	開始前
測定時間	12分40秒	喫煙指数		FEV1%	%	テスト中
解析時間	12分00秒			%FEV1	%	終了後

休止時間1：開始　05分12秒　　休止　00分42秒　　休止時間2：開始　　　　　　休止

	Max SpO₂	Min SpO₂	Max PR	Min PR	Max B.Scale	Min B.Scale
開始前	96 %	95 %	87 bpm	82 bpm	0	0
[3分]	(02:26)	(02:48)	(01:52)	(00:14)		
歩行時間	96 %	80 %	135 bpm	84 bpm	4	0
[6分]	(00:04)	(04:26)	(05:32)	(00:02)		
終了後	96 %	82 %	125 bpm	87 bpm	1	0
[3分]	(02:36)	(00:28)	(00:02)	(02:42)		

歩行終了からの回復時間　　(SpO₂)　02分36秒　　(脈拍)　────　(Borg Scale)　03分00秒
　　　　　　　　　　　　　　　　(96 - 96) %　　　　　　(82 - 87) bpm　　　(0 - 0)

測定日：XXXX/XX/XX(基準)　酸素　無(L/min)　0　歩行距離(m)　269　達成率(%) 53.1　予測距離(m) 506.2

コメント
3-minWT ; 6MWT
62-58-51-26-53-19
5'11~5'52 ; Rest

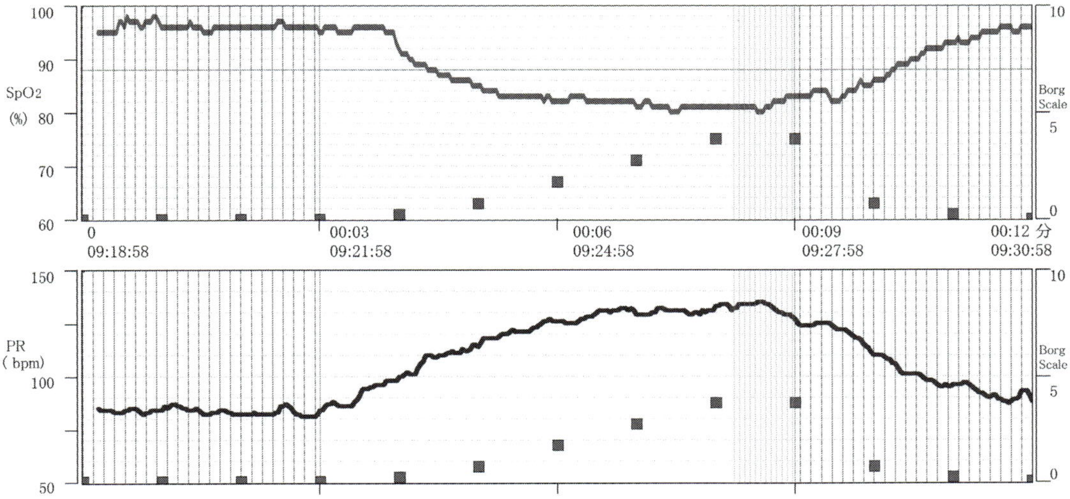

○○病院

図11　6分間歩行テスト（6MWT）解析レポート

程度の呼吸困難を伴っているかを確認する．一般的には，入浴動作や階段昇降等で息切れが強いためADLに制限が生じやすく，入浴動作の中では，洗髪や体を洗う上肢を使用した反復動作でより息切れが強い傾向がある．

評価法として，包括的評価と疾患特異的評価に分類される．包括的評価法には，Barthel index，機能的自立度評価表 functional independence measure（FIM）などが用いられるが，ADLの制限である労作時の呼吸困難を的確に反映しているとは言い難い．疾患特異的評価には，旧千住らのADL評価表 Nagasaki University respiratory ADL questionnaire（NRADL）があり，食事，排泄，整容，入浴，更衣，病室内移動，病棟内移動，院内移動，階段，外出・買物の10項目を動作速度，息切れ，酸素流量の3指標で点数化し，さらに連続歩行距離も評価に加える．満点は100点で，点数が高いほどADLは自立している[5]（**表10**）．

その他に，呼吸不全のADL評価では，1日の身体活動量の評価も重要である．特に在宅での患者の場合，1日の身体活動量は生命予後と密接に関係があり，運動耐容能とも関連が深い．1日の運動量の測定は，歩数計を使用することが簡便であり，運動量の目標設定においても指標にしやすい有効な方法である．

e）QOL

QOLの評価においては，健康に関連する生活の質 health related quality of life（HRQOL）の概念に基づく質問表が使用されている．特異的呼吸機能不全に応じた質問表では，COPDに対してchronic respiratory disease questionnaire（CRQ）とSt.George's respiratory questionnaire（SGRQ）がよく用いられている．このうち，CRQはdyspnea（呼吸困難），fatigue（疲労），emotional function（情緒），およびmastery（克服）の4つの領域を測定している．SGRQは，symptom（症状），activities（活動），impact（衝撃）の3つの側面からHRQOLを評価している．どちらの評価法も日本語に翻訳されているが，使用に際しては原著者および訳者の許可が必要である．

3．プログラムの実際
─代表的なプログラムの例を掲げて

【症例】71歳，男性
【診断名】慢性閉塞性肺疾患 chronic obstructive pulmonary disease（COPD）
【医療面接：病歴聴取】
現病歴：平成X年，階段昇降等の労作時の息切れを自覚．平成X+1年2月，感冒症状あり．呼吸困難増強し受診．肺機能検査，胸部X線写真等によりCOPDの診断．気管支拡張薬の吸入指導を受け，以後外来フォローとなる．今回，呼吸リハビリテーションの実施と在宅酸素療法（home oxygen therapy；HOT）導入目的にて入院となる．
既往歴：特記すべき事項なし
家族歴：特記すべき事項なし
生活歴：62歳まで製造業として勤務後，66歳まで事務職パートとして勤務．21歳より68歳まで1日約30本喫煙．喫煙指数30（本/日）×47（年）＝1,410

【医療面接：問診】ADLは階段昇降を除き呼吸困難を伴うがほぼ自立．咳嗽（＋），白色泡沫痰，起床時に多量．庭いじりができなくなり，寂しい．たまには，孫の顔を見に行きたい．

【臨床検査所見】
動脈血液ガス：（O_2 1.0 l/min 鼻カニューラにて投与）pH 7.406，$PaCO_2$ 48.2 mmHg，PaO_2 67.1 mmHg，HCO_3^- 30.3 mmol/l，BE 4.6 mmol/l，SaO_2 92.8％．
肺機能検査：VC 2.17 l，％VC 65.3％，FVC 1.71 l，$FEV_{1.0}$ 0.53 l，$FEV_{1.0}$％ 31.0％，％$FEV_{1.0}$ 22.1％．

【画像所見】胸部X線写真にて，両肺野透過性亢進，両肺過膨張．滴状心，横隔膜平底化（**図12**）．

表10 NRADL (Nagasaki University respiratory activities of daily living questionnaire：長崎大学呼吸器日常生活活動評価表)

1) 入院版

項 目	動作速度	呼吸困難感	酸素流量	合計
食 事	0・1・2・3	0・1・2・3	0・1・2・3	
排 泄	0・1・2・3	0・1・2・3	0・1・2・3	
整 容	0・1・2・3	0・1・2・3	0・1・2・3	
入 浴	0・1・2・3	0・1・2・3	0・1・2・3	
更 衣	0・1・2・3	0・1・2・3	0・1・2・3	
病室内移動	0・1・2・3	0・1・2・3	0・1・2・3	
病棟内移動	0・1・2・3	0・1・2・3	0・1・2・3	
院内移動	0・1・2・3	0・1・2・3	0・1・2・3	
階段昇降	0・1・2・3	0・1・2・3	0・1・2・3	
外出・買い物	0・1・2・3	0・1・2・3	0・1・2・3	
合 計	/30点	/30点	/30点	
連続歩行距離	\multicolumn{3}{l}{0：50m以内, 2：50～200m, 4：200～500m, 8：500m～1km, 10：1km以上}	
			合計	/100点

2) 外来版

項 目	動作速度	呼吸困難感	酸素流量	合計
食 事	0・1・2・3	0・1・2・3	0・1・2・3	
排 泄	0・1・2・3	0・1・2・3	0・1・2・3	
整 容	0・1・2・3	0・1・2・3	0・1・2・3	
入 浴	0・1・2・3	0・1・2・3	0・1・2・3	
更 衣	0・1・2・3	0・1・2・3	0・1・2・3	
屋内歩行	0・1・2・3	0・1・2・3	0・1・2・3	
階段昇降	0・1・2・3	0・1・2・3	0・1・2・3	
外出	0・1・2・3	0・1・2・3	0・1・2・3	
荷物の運搬・持ち上げ	0・1・2・3	0・1・2・3	0・1・2・3	
軽作業	0・1・2・3	0・1・2・3	0・1・2・3	
合 計	/30点	/30点	/30点	
連続歩行距離	0：50m以内, 2：50～200m, 4：200～500m, 8：500m～1km, 10：1km以上			
			合計	/100点

<動作速度>
0：できないか，かなり休みを取らないとできない（できないは，以下すべて0点とする）．
1：途中で一休みしないとできない．
2：ゆっくりであれば休まずにできる．
3：スムーズにできる．

<息切れ>
0：非常にきつい，これ以上は耐えられない．
1：きつい．
2：楽である．
3：まったく何も感じない．

<酸素流量>
0：2l/min以上．
1：1～2l/min．
2：1l/min以下．
3：酸素を必要としない．

（日本呼吸ケア・リハビリテーション学会ほか編：呼吸リハビリテーションマニュアル―運動療法―．第2版，照林社，p170，2012より）

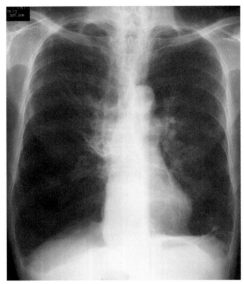

図12　胸部X線写真

表11　ICFによる評価のまとめ

```
#1　機能低下（impairment）
　①呼吸機能の低下
　　1）1秒量の低下，2）低酸素血症，3）横隔膜運動
　　　制限
　②労作時呼吸困難
　③運動耐容能の低下
　④栄養状態不良
#2　活動性の制限（activity limitation）
　①階段昇降困難
　②入浴動作要介助
　　1）洗髪困難
　③趣味の庭いじり困難
#3　社会参加の制約（participation restriction）
　①外出難渋
```

【他部門からの情報】

医師：COPDの重症例．呼吸リハビリテーション導入が主な目的の入院で，入院期間は2週間．呼吸困難の軽減，運動耐容能の改善のため理学療法処方．

看護師：コミュニケーションは良好で，病棟内の生活は入浴を除きほぼ自立．

作業療法士：ADLにおける呼吸困難の軽減を目標に介入予定．

管理栄養士：摂食状況等を評価し，家族を含めた栄養指導の予定．

【身体所見】

視診：るい痩（身長168.9cm，体重51.8kg，BMI 18.2），胸鎖乳突筋の緊張（+），ビヤ樽状胸郭．上部胸式優位の呼吸パターン．チアノーゼ（−）．

触診：胸郭柔軟性低下．

打診：全肺野にて鼓音聴取．

聴診：呼吸音の低下，ラ音（−）．

【身体機能所見】呼吸困難，安静時修正Borg scaleにて1．労作時に呼吸困難増強．MRC息切れスケールにてgrade 4．上・下肢のROM制限（−）．筋力MMT 4レベル．握力右14.5kg，左12.0kg．

【6分間歩行試験】O_2 1.0 l/min 鼻カニューラにて投与，O_2ボンベ使用にて歩行距離141m．SpO_2開始時93％，最低値84％，終了時85％．呼吸困難は終了時修正Borg scaleにて7．心拍数は開始時92bpm，終了時119bpm．

【日常生活状況】入浴時，洗髪中の呼吸困難は修正Borg scaleにて6，一部妻の介助を要する．日中は，居間でテレビを見て過ごす時間が多く，外出はほぼ外来受診時のみ．1日の総歩行量は，歩数計にて1,900歩．

【その他】69歳の妻と二人暮らし．妻は糖尿病であるが，ADL上支障なし．持ち家，一戸建．近隣に娘夫婦在住．年金生活であり，経済的問題なし．

【ICFによる評価のまとめ】

ICFによる評価のまとめを表11に示す．他部門から情報，カルテ情報，医療面接，検査・測定等の統合と解釈により，本症例は機能低下（impairment）として，①呼吸機能の低下，②労作時呼吸困難，③運動耐容能の低下，④栄養状態不良，活動性の制限（activity limitation）として，①階段昇降困難，②入浴動作要介助，③趣味の庭いじり困難，社会参加の制約（participation restriction）として外出難渋と考えた．

【理学療法目標の設定】

理学療法介入の目標は，次のように設定した．

　長期目標：娘夫婦宅への外出

短期目標：庭いじりの再開

本目標は，本症例において労作時呼吸困難が，ADL制限，活動性の低下，さらには庭いじりや外出などの趣味の制限へとなっているとの解釈から設定した．入院期間は約2週間とされたが，この期間において運動耐容能の改善は困難であると予想された．そのため，理学療法介入の目標を，在宅にて運動療法が継続できるための指導と教育とした．具体的には，運動療法プログラムの理解と習得に加え，運動療法実施のためのコンディショニングとADL指導である．

【理学療法プログラム】

理学療法プログラムを表12に示す．

本症例は，上部胸式優位の呼吸パターン，労作時の呼吸困難，6MWTにて141mと運動耐容能が低下していた．そのため理学療法介入は，最初に運動療法を実施するまでのコンディショニングを目的として，1)リラクセーション，2)呼吸法指導，3)胸郭可動域練習を実施し，徐々にADLトレーニング，運動療法を追加した．

リラクセーションは，呼吸補助筋群の過緊張の軽減と，労作時呼吸困難の軽減を目的に，呼吸補助筋のストレッチングと胸鎖乳突筋や僧帽筋へのhold & relaxの指導を行った．呼吸法の指導では横隔膜呼吸と口すぼめ呼吸を実施した．しかし，すでに横隔膜の平底化がみられ，上部胸式優位の呼吸パターンを横隔膜優位の呼吸パターンに短期間で改善させることは困難であった．そのため，労作時呼吸困難が増強した場合には，動作を中断し口すぼめ呼吸で十分に息を呼出させることを重点的に指導した．胸郭柔軟性の低下に対しては，胸郭可動域練習として自動運動でのシルベスター法，徒手的に肋間筋ストレッチング，さらに在宅でも継続できるように棒体操を指導した．

ADLトレーニングとしては，外出機会の制限となっている階段昇降の練習を実施した．

特に昇りでの呼吸困難が強く生じていたため，立ち止まった状態で「1, 2」と息を吸い，「3, 4, 5, 6」と息を吐きながら階段を昇るように指導した．

表12　理学療法プログラム

- コンディショニング
  1. リラクセーション
     ①呼吸補助筋のストレッチング：3分
     ②呼吸補助筋のhold & relax：3分
  2. 呼吸法確認・指導
     ①横隔膜呼吸，口すぼめ呼吸：5分
  3. 胸郭可動域練習
     ①肋間筋ストレッチング，シルベスター法：5分
     ②棒体操：5分
- ADLトレーニング
  1. 階段昇降練習
- 運動療法
  1. 四肢・体幹筋力トレーニング
     ①重錘による上肢筋筋力強化運動：5分
     ②重錘による下肢筋筋力強化運動：5分
     ③腹筋筋力強化運動：5分
     ④吸気筋筋力強化運動（Abdominal Pad法）：5分
  2. 全身持久力トレーニング
     ①自転車エルゴメータ：10分
     ②トレッドミル歩行：10分
     ③自由歩行練習

運動療法は，四肢・体幹筋力トレーニングと全身持久力トレーニングに分け，プログラムを作成した．最初は，重錘による負荷で実施し，その後在宅でも継続できるよう，上肢に対し500mlのペットボトルを用いた筋力増強運動，下肢に対し股関節周囲筋，大腿四頭筋，下腿三頭筋を重点的に自重に抗した筋力増強運動，さらに腹筋の筋力強化を指導した．また，全身持久力トレーニングとしては，最初自転車エルゴメータとトレッドミル歩行を導入したが，退院後のトレーニングを想定して徐々に自由歩行を主体としたプログラムに変更した．自由歩行練習では，パルスオキシメーターにてSpO_2 90％以上を維持できるように確認し，さらに呼吸困難を修正Borg scaleにて2から3レベルの強度で，疲労に応じて歩行距離を調整しながら実施した．

【結果と考察】

動脈血液ガス，肺機能検査，画像所見，加えて身体所見に著変はみられなかった．これは，本症例がCOPDの重症例であり，理学療法の介入に

よって急激に病状が改善するものではないことを示唆している.

しかし，身体機能所見では呼吸困難の軽減がみられ，6MWT が 186 m となり 45 m 歩行距離が延長した．さらに SpO_2 の最低値 88％であり，呼吸困難は終了時修正 Borg scale にて 5 であった．また，1 日の総歩行量は，歩数計にて 3,100 歩と増加した．

日常生活状況では，ADL 能力に著変はみられなかったが，日中の生活において徐々に散歩に出掛けるようになった．

COPD は不可逆性の疾患である．そのため，呼吸法の修得や運動療法によって呼吸困難の軽減，運動耐容能の改善や健康関連 QOL の向上は期待できるが，1 秒率や低酸素血症などの呼吸機能の改善は難しい．加えて，今回は短期間の入院であり，運動療法の効果は期待できない．したがって，理学療法介入のポイントを，在宅で運動療法継続のための指導と教育，さらにコンディショニングすることが最良と考えられた．

運動療法では，運動の頻度，強度，運動時間，種類の設定と選択が重要であり，具体的なプログラムの作成では，運動中の SpO_2，呼吸困難，心拍数などに明確な指示を与えることが重要である．本症例では，2 週間入院での HOT 導入となり，その間の指導と教育とコンディショニングを実施後，2 週間に 1 回の定期的な外来通院で継続介入とした．

文 献

1) International Statistical Classification of Diseases and Related Health Problems 10th Revision (ICD-10) Version for 2010
2) 厚生省特定疾患「呼吸不全」調査研究班（編）：呼吸不全；診断と治療のためのガイドライン．メディカルレビュー社，p10-13, 1996
3) Jones PW, Harding G, Berry P et al：Development and first validation of the COPD Assessment Test. Eur Respir J 34：648-654, 2009
4) 石川　朗：呼吸器疾患・障害に対する評価の進め方．理学療法ハンドブック（改訂第 3 版），理学療法の基礎と評価．細田多穂ほか編，協同医書，p823-853, 2000
5) 日本呼吸ケア・リハビリテーション学会呼吸リハビリテーション委員会，日本呼吸器学会ガイドライン施行管理委員会，日本リハビリテーション医学会診察ガイドライン委員会・呼吸リハビリテーション小委員会，日本理学療法士協会呼吸リハビリテーションガイドライン作成委員会（編）：呼吸リハビリテーションマニュアル―患者教育の考え方と実践―．照林社，2007

（石川　朗）

5 メタボリックシンドロームの理学療法

序 説

　栄養の過剰摂取，運動不足が原因となり，糖尿病や脂質異常症などの生活習慣病を生じ，動脈硬化を進展させる．近年の日本においても，食生活が欧米中心のスタイルとなり，交通手段の利便性の向上も重なり，動脈硬化性疾患の増大が課題となっている．日本人の死因の第1位は悪性新生物であるが，動脈硬化性疾患である心疾患や脳血管疾患が全死因の約3割を占める．脂質異常症や高血圧，耐糖能異常などは，それぞれが軽度であっても一個人に複数集積すると，動脈硬化の強い危険因子となる．このような病態に陥る背景には，若年期からのさまざまな生活習慣の悪化があることは周知の事実である．このような生活習慣の悪化が肥満を引き起こし，その肥満からさまざまな生活習慣病を引き起こす病態は，メタボリックドミノという概念で知られている（図1）．

　1990年代以降，このような代謝系の異常を複数抱え，動脈硬化を進展させる病態の背景に，内臓脂肪の蓄積があることがさまざまな研究で明らかとなり，「シンドロームX」，「死の四重奏」などといったさまざまな名称でよばれることとなった．その後，世界保健機関World Health Organization（WHO）やアメリカ国立衛生研究所National Institutes of Health（NIH）などがこれらの病態を「メタボリックシンドローム metabolic syndrome」と命名し，欧州での診断基準を発表した．さらに，日本においても2005年，日本循環器学会，日本糖尿病学会，日本肥満学会をはじめとする国内8学会が共同し，診断基準が制定された．また，日本肥満学会は2000年から内臓脂肪肥満も含めた肥満の是正を目的に，肥満の定義と肥満症の診断基準を制定した．

　メタボリックシンドロームは，中年以降に内臓脂肪蓄積が起因となるが，全人口の高齢化を背景に，近年では高齢者での罹患者が増大している．そのため，理学療法の対象者においても，運動器疾患や神経疾患など多岐にわたる疾患の背景にメタボリックシンドロームを罹患している患者が増大している．本論では，肥満とメタボリックシンドロームについて概観し，基本的な理学療法介入時の一助となるように，基本的な理学療法評価と運動処方について解説する．

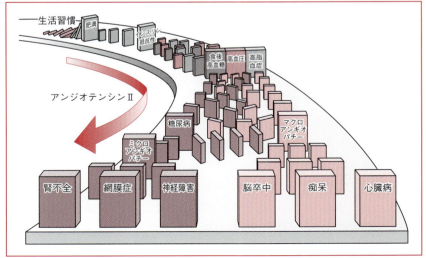

図1　メタボリックドミノの概念図
（伊藤　裕：メタボリックドミノとは―生活習慣病の新しいとらえ方―．日本臨牀 61（10）：1838，2003より引用）

表1 メタボリックシンドロームの診断基準

内臓脂肪（腹腔内脂肪）蓄積	
ウエスト周囲径	男性 ≧ 85cm 女性 ≧ 90cm
（内臓脂肪面積　男女とも ≧ 100cm² に相当）	
上記に加え以下のうち2項目以上	
高トリグリセライド血症 かつ/または 低 HDL コレステロール血症	≧ 150mg/d*l* ＜ 40mg/d*l* 男女とも
収縮期血圧 かつ/または 拡張期血圧	≧ 130mmHg ≧ 85mmHg
空腹時高血糖	≧ 110mg/d*l*

＊CTスキャンなどで内臓脂肪量測定を行うことが望ましい．
＊ウエスト径は立位，軽呼気時，臍レベルで測定する．脂肪蓄積が著明で臍が下方に偏位している場合は肋骨下縁と前上腸骨棘の中点の高さで測定する．
＊メタボリックシンドロームと診断された場合，糖負荷試験が薦められるが診断には必須ではない．
＊高 TG 血症，低 HDL-C 血症，高血圧，糖尿病に対する薬剤治療をうけている場合は，それぞれの項目に含める．
＊糖尿病，高コレステロール血症の存在はメタボリックシンドロームの診断から除外されない．
（メタボリックシンドローム診断基準検討委員会：メタボリックシンドロームの定義と診断基準．日本内科学会雑誌 94（5）：794-809, 2005 より引用）

1. メタボリックシンドロームはどう分類されるか

a. メタボリックシンドロームの診断基準

メタボリックシンドロームは，内臓脂肪蓄積に加えて，脂質代謝異常，高血圧，空腹時高血糖の3項目のうち，2項目以上あれば診断が確定する．

メタボリックシンドロームの診断基準は，腹腔内の内臓脂肪蓄積が必須項目となっている[1]（表1）．内臓脂肪は，100cm² をカットオフ値としており，ウエスト周囲径が男性85cm，女性90cmを簡易診断の基準値としている．確定診断には，可能な限りCTスキャンなどによる画像診断が推奨されている．高トリグリセリド血症と低 HDL コレステロール血症は，諸国の基準ではそれぞれ独立した項目としてとりあげられるものもあるが，日本の基準では，合わせて1項目とされている．また，耐糖能異常については，空腹時血糖のみが診断基準となっているが，メタボリックシンドロームと診断された場合は，積極的に糖負荷試験を行い，耐糖能異常を評価することが薦められている．

b. 肥満症の診断と分類

単に脂肪の蓄積という状態を示す「肥満」から，疾病発症の基盤となり，治療が必要となる「肥満症」と区別した診断基準が制定されている．

2000年に日本肥満学会によって，肥満の判定と肥満症の診断基準が示された．その後，2011年に肥満症診断基準が改訂された．

肥満の定義は，脂肪組織が過剰に蓄積した状態とされており，その肥満の判定は，BMI（body mass index）によって，判定される[2]（表2）．日本においては，BMI18.5未満を低体重（やせ），BMI25以上を肥満と定義している．これは，男女ともにBMI22前後で疾病合併率が低いということに起因している．

肥満症とは，肥満に起因ないし関連する健康の変調を合併するか，その合併が予測される場合で，医学的に減量を必要とする病態をいい，疾患単位として取り扱う[3]．肥満に起因ないし関連して発症する健康の変調を，表3に示した．

肥満症の診断は2通りの方法がある．まず1つは，BMI25以上で，かつ，表3の肥満に起因ないし関連して発症する健康の変調のうち1つ以上該当する場合である．2つ目にはBMI25以上で内臓脂肪型肥満と診断される場合である．内臓脂肪型肥満は，スクリーニング検査として腹囲周径が男性85cm以上，女性90cm以上とし，腹部CT検査で内臓脂肪面積100cm²以上を確定診断とする．

c. メタボリックシンドロームと肥満症の関係

メタボリックシンドロームと肥満症は，どちらも脂肪組織が蓄積した病態であるが，動脈硬化性危険因子の保有数で差があり，より早期からの対策が必要となる．

「肥満症」はすでに健康の変調をもっていて医学的に減量が必要であるか，将来健康の変調をきたしやすい内臓脂肪型肥満をいう．つまり，減量

表2 肥満の判定と肥満症の診断基準

肥満の定義：
　脂肪組織が過剰に蓄積した状態で，BMI 25kg/m² 以上のもの．
肥満の判定：
　身長当たりの体重指数；BMI ＝体重（kg）÷身長（m）² をもとに下表のごとく判定する．

表　肥満度分類

BMI (kg/m²)	判定	WHO 基準
＜ 18.5	低体重	underweight
18.5 ≦ ～ ＜ 25	普通体重	normal range
25 ≦ ～ ＜ 30	肥満（1度）	pre-obese
30 ≦ ～ ＜ 35	肥満（2度）	obese class Ⅰ
35 ≦ ～ ＜ 40	肥満（3度）	obese class Ⅱ
40 ≦	肥満（4度）	obese class Ⅲ

注1) ただし，肥満（BMI ≧ 25）は，医学的に減量を要する状態とは限らない．なお，標準体重（理想体重）は最も疾病の少ない BMI 22 を基準として，
　標準体重（kg）＝身長（m）² × 22 で計算された値とする．
注2) BMI ≧ 35 を高度肥満と定義する．

肥満症の定義：
　肥満症とは肥満に起因ないし関連する健康障害を合併するか，その合併が予測される場合で，医学的に減量を必要とする病態をいい，疾患単位として取り扱う．
肥満症の診断：
　肥満と判定されたもの（BMI ≧ 25）のうち，以下のいずれかの条件を満たすもの
　1）肥満に起因ないし関連し，減量を要する（減量により改善する，または進展が防止される）健康障害を有するもの
　2）健康障害を伴いやすいハイリスク肥満
　　ウエスト周囲長のスクリーニングにより内臓脂肪蓄積を疑われ，腹部 CT 検査によって確定診断された内臓脂肪型肥満

（日本肥満学会肥満症診断基準検討委員会：肥満症診断基準 2011. 肥満研究 17（臨時増刊号），巻頭図表 i, 2011 より引用）

により，健康改善がみられる状態であり，そのために，診断，治療するものである．肥満症は，BMI 25 以上で，肥満に起因する合併症を 1 つ以上もつあるいは内臓脂肪蓄積が認められる状態である．

対して，メタボリックシンドロームは，診断に体重増加は関係なく，内臓脂肪の過剰蓄積があり，空腹時高血糖，脂質異常，高血圧の 3 つのうち 2 項目以上有する場合である．メタボリックシンドローム改善の目標は，動脈硬化性疾患予防であり，特定健診，特定保健指導による予防対策が広く行われている[4]．

また，労災の分野で，肥満と脂質異常，耐糖能異常，高血圧の 4 つの病態が重なる「死の四重奏」状態を二次健康診断で割り出し，積極的に予防対策を講じることが可能になっている．

肥満症とメタボリックシンドローム，死の四重奏についての相互関係について，図 2 に示した．肥満症，メタボリックシンドローム，死の四重奏にかけて，冠動脈疾患発症のリスクが多くなることがわかる．図 3 に示すように，冠動脈疾患発

表3 肥満に起因ないし関連し，減量を要する健康の変調

Ⅰ．肥満症の診断基準に必須な合併症
　1）耐糖能障害（2 型糖尿病・耐糖能異常など）
　2）脂質異常症
　3）高血圧
　4）高尿酸血症・痛風
　5）冠動脈疾患：心筋梗塞・狭心症
　6）脳梗塞：脳血栓症・一過性脳虚血発作（TIA）
　7）脂肪肝（非アルコール性脂肪性肝疾患／NAFLD）
　8）月経異常，妊娠合併症（妊娠高血圧症候群，妊娠糖尿病，難産）
＊9）睡眠時無呼吸症候群（SAS）・肥満低換気症候群
＊10）整形外科的疾患：変形性関節症（膝，股関節）・変形性脊椎症，腰痛症
　11）肥満関連腎臓病
Ⅱ．診断基準には含めないが，肥満に関連する疾患
　1．良性疾患：胆石症，静脈血栓症・肺塞栓症，気管支喘息，皮膚疾患（偽性黒色表皮腫，摩擦疹，汗疹）
　2．悪性疾患：胆道癌，大腸癌，乳癌，子宮内膜癌

＊脂肪細胞の量的異常がより強く関与
（日本肥満学会肥満症診断基準検討委員会：肥満症診断基準 2011. 肥満研究 17（臨時増刊号），巻頭図表 ii, 2011 より一部，別の用語を使用して引用）

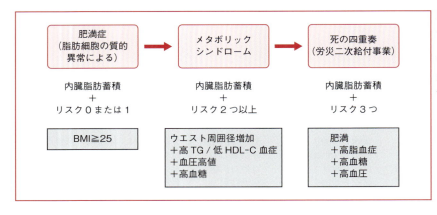

図2 メタボリックシンドロームと各病態との相互関係
(肥満症治療ガイドライン作成委員会：肥満症治療ガイドラインⅥメタボリックシンドローム診断基準と治療の実際．肥満研究 12：43, 2006 より引用)

症リスクは，危険因子が多いほど高い．そのため，肥満症の段階である早期から積極的に減量および内臓脂肪減少のための対策が必要となる．

> **メモ　冠動脈疾患**
>
> 心臓は，横紋筋という筋肉で構成されており，心筋が働くためには骨格筋と同様に栄養が必要となる．心筋に栄養を送る栄養血管が冠動脈である．冠動脈は大動脈弁の直上の Valsalva 洞とよばれる大動脈膨大部から分岐する[5]．この冠動脈が，動脈硬化により，狭窄もしくは閉塞する病態を冠動脈疾患という．代表的な冠動脈疾患は，狭窄によって生じる狭心症と閉塞によって生じる心筋梗塞である．冠動脈疾患は，内臓脂肪型肥満によって進展する動脈硬化が主な発症要因であり，冠危険因子（冠動脈疾患になりやすい要因）として，肥満，糖尿病，高血圧，脂質異常症のほかに，喫煙や運動不足などの生活習慣もあげられる．

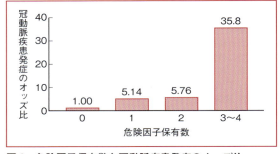

図3　危険因子保有数と冠動脈疾患発症のオッズ比
危険因子：肥満，高血圧，高血糖，高トリグリセリド血症
(肥満症治療ガイドライン作成委員会：肥満症治療ガイドラインⅥメタボリックシンドローム診断基準と治療の実際．肥満研究 12：45, 2006 より引用)

2. メタボリックシンドロームの病態生理と疫学

a. メタボリックシンドロームの発生要因[6]

メタボリックシンドロームの発生要因の鍵は，内臓脂肪蓄積の結果生じるインスリン抵抗性とアディポサイトカイン異常である．

メタボリックシンドロームは，内臓脂肪型肥満が基盤となる．腹腔内内臓周囲に脂肪が蓄積すると，門脈経由で肝臓に遊離脂肪酸 free fat acid (FFA) が大量に流入する．これがインスリン抵抗性の原因になるといわれている．さらに，内臓脂肪組織の増大は，脂肪細胞におけるアディポサイトカイン分泌異常を生じさせる．内臓脂肪から血中への TNF-α の分泌が増加し，アディポネクチンの分泌が低下することで，血管の伸展性が低下し，動脈硬化を促進する．また，肝臓への FFA の大量流入は，肝臓における脂質合成を増大するため，血中脂質が高値となる．このように，内臓脂肪型肥満を基盤として，複数の冠危険因子をもつ病態が構築される．内臓脂肪の蓄積によるさまざまな代謝性の異常は，内臓脂肪を減少することで，容易に改善することができる．そのための効果的な方法は，早期からの食事療法と運動療法である．

> **メモ　アディポサイトカイン[7]**
>
> 脂肪組織は，単に体を重くする細胞ではなく，さまざまな物質を分泌する巨大な内分泌器官である．脂肪細胞から分泌される生理活性物質の総称をアディポサイトカインという．代表的なアディポサイトカインとして，1 型プラスミノーゲン活性化抑制因子 plasminogen-activator inhibitor type 1 (PAI-1)，腫瘍壊死因子 tumor necrosis factor (TNF)-α，レプチン，アディポネクチンなどがある．TNF-α や PAI-1 は肥満脂肪組織において発現が増加し，糖尿病や血栓症の発症に関与する．レプチンは肥満細胞から分泌されて視床下部

の摂食中枢に作用して食欲を抑制するが，肥満によって発現量が増加してもレプチン抵抗性によって作用が減弱する．アディポネクチンは抗炎症，抗糖尿病作用をもつ善玉アディポサイトカインであるが，肥満により発現量が減少することで，メタボリックシンドロームの発症に関与する．

b. メタボリックシンドローム・肥満の疫学

メタボリックシンドロームは，中年以降から高齢者に多くみられる．予備群を合わせた人数は男性で2人に1人，女性で5人に1人となり，国民病ともいえるべき人数となっている．

厚生労働省における2012年の国民健康・栄養調査[8]によれば，全国から無作為抽出された15歳以上の男女の結果から，BMI 25以上の男性は28％，女性は18.9％との結果を報告している．BMI 25以上30未満に限定すれば，男性24.3％，女性15.6％，BMI 30以上では，男性3.7％，女性3.3％であった．つまり，欧米での肥満基準となるBMI 30以上では日本人では全国民の3％程度しか該当しないこととなる．

また，腹囲が男性85 cm以上，女性90 cm以上のメタボリックシンドロームの診断基準にかかる者は，20代で男性23.4％，女性5.4％であるが，40代以上に限定すると男性55.8％，女性19.2％となり，中年以降で多数となることがわかる．さらに，BMIと腹囲の関連をみると，腹囲は正常でBMIのみ25以上の者は，40歳以上の男性で2.1％，女性で7.4％，BMIは25未満で腹囲のみ基準以上では，男性25.9％，女性5.0％，どちらも基準値を超えている肥満者は男性29.8％，女性14.1％であり，男性で肥満者が多いことがわかる．

さらに，この調査ではメタボリックシンドロームの状況についても調査されている．この調査でメタボリックシンドロームが強く疑われる者は，40歳代で，男性13.1％，女性3.2％だが，60歳代で，男性32.0％，女性12.0％，70歳以上では，男性33.7％，女性17.9％となっており，中年に多いイメージのメタボリックシンドロームであるが，高齢になるに従い多くなっていることがわかる．このデータに，メタボリックシンドローム予備群と考えられる者を加えると，40〜74歳で，男性では約52％（2人に1人），女性で約20％（5人に1人）がメタボリックシンドロームかあるいは予備群と報告されている．

3. 基本的な評価

a. メタボリックシンドロームにおける理学療法評価

メタボリックシンドロームで必要となる評価項目を，「情報収集」，「メディカルチェック」，「身体機能評価」の3つの段階に分けて述べる．

メタボリックシンドロームで必要となる検査を表4に示した．メタボリックシンドロームは，運動器や神経系に明らかな機能低下のない中高年も含まれるため，必ずしも理学療法士が得意とする筋力評価や関節可動域評価が必要ではない場合もある．そのため，ここでは便宜上メタボリックシンドロームで必要と思われる評価項目を，「情報収集」，「メディカルチェック」，「身体機能評価」の3つの段階に分けた．

このなかで，理学療法士が患者としてかかわるメタボリックシンドローム患者では，情報収集やメディカルチェックは運動処方前に必ず必要となる項目であるが，身体機能評価は，患者の個別の症状によって必要・不必要の項目があると考えられる．そのため，身体機能評価は患者個々の状態に合わせて，評価項目を選択していくことが必要となる．例えば，神経疾患の既往のある患者であれば，感覚検査や片麻痺機能検査など，運動器疾患の既往があれば，運動機能検査や動作テストなどを行う．糖尿病性神経症状の疑いがあれば，感覚検査や反射検査，神経伝導検査などが必要になる．

本論では，必須項目である，情報収集，メディカルチェックと，肥満の評価として重要になる体組成評価，身体活動量評価について概観する．

表4 メタボリックシンドロームの基本的な評価項目

情報収集	メディカルチェック	医学的身体機能評価
・血液データ 　血糖値 　HbA1c 　総コレステロール 　中性脂肪 　HDLコレステロール 　LDLコレステロール 　血中インスリン 　インスリン分泌指数 　インスリン抵抗性（HOMA-IR）など ・合併症の有無，重症度 ・動脈硬化指標（PWV，ABIなど） ・薬物使用状況 ・患者情報 　主訴 　現病歴 　疾病や運動に関する意識 　家族歴 　社会的背景 　心理状態　など	・体組成評価 　身長 　体重 　BMI 　体脂肪率 　骨格筋量 　胸囲周径 ・バイタル測定 　血圧 　脈拍 　呼吸数 ・心肺運動負荷試験 ・筋力テスト ・筋持久力テスト ・柔軟性評価 　長座体前屈，関節可動域測定 ・身体活動量評価 　　　　　　　　　　　　など	・感覚検査 ・反射検査 ・バランス機能 　timed up and go test（TUG） 　functional reach test（FRT） 　重心動揺計 　Functional Balance Scale（FBS） 　など ・基本動作能力 ・全身持久力 　6分間歩行，シャトルウォーキングテストなど ・日常生活活動（ADL）評価 ・QOL評価　など

b. 情報収集

メタボリックシンドロームは，多くの生活習慣病合併を生じている病態のため，リスク管理のためにも血液データや合併症の確認が重要である．

前項までで解説したとおり，メタボリックシンドロームは多くの生活習慣病を合併した病態である．そのため，運動開始前に，合併症の有無およびその重症度の確認，運動へのリスクの評価が重要となる．具体的な生化学データとしては，血糖値，HbA1c，総コレステロール，中性脂肪，HDLコレステロール，LDLコレステロール，血中インスリン，インスリン分泌指数，インスリン抵抗性（HOMA-IR）などの確認が必要となる．

その他の情報収集項目として，薬物の使用状況や患者情報（主訴，現病歴，疾病や運動に関する意識，家族歴，社会的背景，心理状態など）があげられる．特にメタボリックシンドローム患者では，運動に対して消極的である場合が多いので，運動に関する意識や心理状態など，運動を開始し，継続していくうえで，動機づけにつながる要素について評価しておくことも必要となる．

また，メタボリックシンドロームは，動脈硬化の進展予防のための介入が必要となるが，すでに動脈硬化が進展していることも考慮することが大切である．そのため，運動開始前に可能であれば，動脈硬化指標の評価も見ておくことを勧めたい．現在では，動脈硬化指標として，脈波伝搬速度 pulse wave velocity（PWV）や足関節上腕血圧比 ankle-brachial index（ABI）などが広く利用されている．

メモ　PWVとABI

PWVとは，ある2点で脈波を検出し，その2点間の時間差と距離より算出される指標である[9]．PWVは動脈弾性能と相関し，動脈硬化が進んだ血管では速度が速くなるという性質を利用している．PWVは，冠動脈因子との相関が高く，動脈硬化性疾患患者では高値を示す．また，ABIとは，動脈硬化による動脈閉塞の指標である[10]．上腕と足関節の血圧の比（足関節血圧/上腕血圧）をとり，血管が閉塞すると，下肢の血圧が低下するため，ABIは1.0を下回る．0.9以下となると，動脈閉塞を疑う．また，1.4を超えると動脈の石灰化を疑う．近年では，PWVやABIのような動脈硬化を反映する指標が侵襲なく測定することができ，臨床でも汎用されている．動脈硬化の進展は冠動脈疾患の最大の危険因子であり，運動時のリスク管理として重要な情報となる．

c. メディカルチェック

メディカルチェックは，健康関連体力テストであり，予防やリハビリテーションのための運動プログラムを行っていくうえで，有益な情報となる．

アメリカスポーツ医学会 American College of Sports Medicine（ACSM）から出版されている ACSM's Guideline for Exercise Testing and Prescription によると，健康関連体力テストの目的は，現在の健康関連体力の状態を標準値と比較し，相対的にどの程度であるかを参加者に教育すること，運動処方のためのデータの提供，運動プログラム前後の効果判定，合理的で到達可能な目標設定とそれによる参加者の動機づけ，心血管疾患リスクの層別化と記されている[12]．ACSM のリスク層別化のための動脈硬化性心血管疾患リスク因子としては，表5 にあげられているが，このうちリスク因子1個以下で無症状を低リスク，2個以上で無症状を中等度リスク，心血管疾患や呼吸器疾患，代謝系疾患と診断され，あるいはそれに準じた症状を呈する者を高リスクと定めている．

健康関連体力をテストするために，具体的には心肺運動負荷試験，筋力評価，筋持久力評価，柔軟性評価，体組成評価を行う．どの評価においても，同性，同年齢の標準値などによる相対評価を行い，それをフィードバックすることが重要となる．

| メモ | 身体活動と運動と体力 |

身体活動と運動は，同等に扱われることが多いが，根本的には違うものである．身体活動とは，エネルギー消費を生じさせ，骨格筋によってなされるあらゆる身体的な動きと定義される．運動は，身体活動の一種であり，計画的に構成された反復性の身体の動きとして定義され，1つ以上の体力要素を維持，向上させるために行われる．つまり，身体活動というあらゆる動きのなかで計画された動きを運動と定義している．さらに，運動によって維持，向上される体力要素には，健康関連体力とパフォーマンス関連体力に分けられる．健康関連体力とは，健康を維持するための体力要素であり，その構成要素として，呼吸循環系持久力，身体組成，筋力，筋持久力，柔軟性が含まれる．運動技能関連体力とは，運動技能を発揮する際に必要な体力要素であり，その構成要素として，筋パワー，スピード，敏捷性，バランス，反応時間が含まれる．

d. 体組成評価

メタボリックシンドロームの基盤となる肥満を適切に評価するには，体組成評価が重要である．

メタボリックシンドロームでは診断基準にもあるとおり，腹囲周径が必要となる．内臓脂肪肥満の減少がメタボリックシンドロームの第1目標となることから，運動介入後も定期的な腹囲測定は必須項目となる．日本肥満学会で推奨されている標準的な腹囲周径測定法を図4 に示す．

また，メタボリックシンドロームの評価では，必ずしも肥満（BMI 25 以上）であるわけではないが，病態として肥満の合併は多くみられ，肥満の評価も必要となることは多い．簡易な肥満の評価としては，体重測定によるBMI 管理である．しかしながら，近年では体脂肪測定できる機器が安価で簡易に測定できること，サルコペニア肥満など新たな病態が注目されていることなどを踏まえると，体重測定だけではなく，体脂肪や筋肉量も含めた体組成評価をすることが望ましい．

体組成の測定は，生体電気インピーダンス法 Bioelectrical Impedance Analysis（BIA）を用いた体重計型体脂肪測定機器が普及している．一般的には，体脂肪率が男性25％以上，女性30％以上を肥満と判定するといわれているが，測定機器によって基準値は異なるため，確認が必要である[13]．

e. 身体活動量に関する評価

身体活動量とは骨格筋によってなされるあらゆる身体的な動きと定義される[14]．運動も含めたすべての活動の総称である．身体活動量は身体活動の動作を構成する姿勢と運動負荷の強度および継続時間の積で近似あるいは推定できるものとされ，これらの動作を行うことに費やされた熱量（kcal）で表すことができる[13]．

身体活動量の測定には，機器や質問紙などにより測定することができる．機器を用いたものでは，歩数計や活動量計が市販されており，近年では，腕時計型や歩数計型などあり，心拍数を利用

表5 ACSMの動脈硬化性心血管疾患のリスク因子

リスク因子	診断基準
年齢	男性≧45歳, 女性≧55歳
家族歴	父親または一親等の男性親族において55歳以前に, 心筋梗塞, 冠血行再建術, 突然死の既往がある者. また, 母親または一親等の女性親族において65歳以前に同様の既往がある者.
喫煙	現在喫煙中, 禁煙後6か月以内, 受動喫煙に曝されている者.
非活動的な運動習慣(運動不足)	酸素摂取量予備($\dot{V}O_2R$) 40〜60％の中等度強度の身体活動を少なくとも30分/日, 3日/週, 3か月間行っていない者.
肥満	体格指数(BMI) ≧ 30kg/m² または腹周囲径が, 男性で＞102cm(40インチ), 女性で＞88cm(35インチ)の者.
高血圧症	収縮期血圧≧140mmHg または拡張期血圧≧90mmHg. ただし日を改めて2回測定した者. または, 降圧薬を服用中の者.
脂質異常症	LDLコレステロール(LDL-C)≧130mg/dl(3.37mmol/l) または HDLコレステロール(HDL-C＜40mg/l(1.04mmol/l) または脂質低下薬服薬中. 総コレステロールしか測定されていなければ≧200mg/dl(5.18mmol/l).
前糖尿病状態	空腹時血糖異常(IFG):空腹時血糖値が100mg/dl(5.50mmol/l)で126mg/dl(6.93mmol/l)未満. または 耐糖能異常(ITG)＝経口ブドウ糖負荷試験2時間値(OGTT)が140mg/dl(7.70mmol/l)で＜200mg/dl(11.00mmol/l)未満. ただし, 日を改めて2回以上測定して確認すること.
予後良好因子	診断基準
高HDLコレステロール	≧60mg/dl(1.55mmol/l)

(American College of Sports Medicine: ACSM's Guidelines for Exercise Testing and Prescription Eighth edition. 日本体力医学会体力科学編集委員会監訳:運動処方の指針 運動負荷試験と運動プログラム原書第8版, p28, 2013より引用改変)

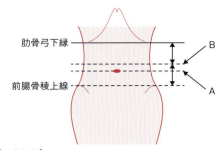

【測定部位】
①臍位:A
②過剰な脂肪蓄積で腹部が膨隆下垂し, 臍が正常位にない症例では, 肋骨弓下縁と前腸骨稜上線の中点:B

【姿勢・呼吸】
①両足を揃えた立位で, 緊張せずに腕を両側に下げる.
②腹壁の緊張を取る.
③軽い呼気の終期に計測.

【計測時の注意点】
①非伸縮性のメジャーを使用.
②0.1cm単位で計測.
③ウエスト周囲長の前後が水平位になるように計測.
④メジャーが腹部にくい込まないように注意.
⑤食事による測定誤差を避けるため, 空腹時に計測.

図4 標準的な腹囲周径と測定時の注意点
(肥満症診断基準検討委員会:肥満症診断基準2011. 肥満研究 17, 巻頭図表vii, 2011より引用)

する機器や加速度計を内蔵している機器など, 精密な機器が簡易に利用できる. しかし, 機器の利用では, 機器の購入が必要であること, 機器が高額の場合があること, 患者が付け忘れるなどの理由から正確な評価ができないことなどのデメリットがある. 質問紙による身体活動量測定法は, 普段の身体活動の時間や種類, 強度などを聞き取り調査や自記式質問紙で調査するものである. 簡易にできるため, 大規模調査が可能であり, コストも低く抑えられることができる. 代表的な質問票として, 国際標準化身体活動質問票 International Physical Activity Questionnaire(IPAQ)がある[15]. IPAQは日本語版も作成されており, その妥当性と信頼性も検証されている[16]. 質問紙のデメリットとして, 過去の出来事について聞き取りするため, 患者本人の認知や情動に影響を受ける可能性があること, 調査者の聞き方によるバイアスを受ける可能性があることがあげられる.

厚生労働省では, メタボリックシンドロームの予防に向けた運動基準を2006年に策定した[17]. さらに, この基準は2013年に改定された[18]. そのなかでは, 生活習慣病予防のための日本人(18〜64歳)の身体活動量の基準値は, 3METs以上の強度で23METs・時/週とされている. 65歳以上では, 強度を問わず, 身体活動を10METs・時/週行うこととされている. このデータは, 過去のさまざまな研究のシステマティック・レビューか

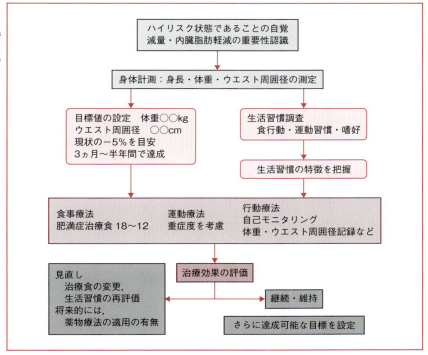

図5 メタボリックシンドロームに対する治療方針
(肥満症治療ガイドライン作成委員会:肥満症治療ガイドラインⅥ メタボリックシンドローム診断基準と治療の実際. 肥満研究12: 47, 2006 より引用)

ら決定されたものである.

4. プログラムの実際

a. メタボリックシンドロームの治療目標と治療方針

メタボリックシンドローム治療における大原則は,摂取エネルギー量と消費エネルギー量のバランスをマイナスに保ち,内臓脂肪を減量することである.

メタボリックシンドロームの最悪の転帰は,心筋梗塞や脳血管疾患といった動脈硬化性疾患の発症である.そのため,治療目標は内臓脂肪を減少することである.治療の原則は,食物から摂取するエネルギーに対して,身体活動を多くして,消費エネルギーを増やすことである.内臓脂肪は皮下脂肪に比べ代謝のサイクルが早く,蓄積されやすいが,分解されやすいという性質がある.そのため,数kgの軽度の減量でも合併症改善に効果がある.

運動トレーニングが内臓脂肪蓄積に及ぼす影響を調べた研究では,中高年男女に対して,30〜60分の有酸素運動を,週3回以上,3ヵ月施行し,体重は平均で2.1kg減少,内臓脂肪面積は18%減少し,内臓脂肪型肥満者群ではPWVも有意に低下したと報告されている[19].そのため,メタボリックシンドローム改善のためには,必ずしも大幅な減量が必要ではなく,2〜3kg程度の少量の減量でも十分に代謝改善が期待できる.

日本肥満学会から提示されているメタボリックシンドロームの治療方針のチャートを図5に示した.メタボリックシンドロームの治療方針として大切なことは,動脈硬化性疾患のハイリスク状態にあることを患者自身に自覚してもらうことである.集積する個々の危険因子に対し個別な対策を立てるよりも,その上流にある内臓脂肪蓄積を是正する.現在の体重やウエスト周囲径の5%減を目標とする.同時に生活習慣の課題を明らかにし,その是正を図ることである[7].治療としては,食事療法と運動療法が中心となる.そのため,理学療法士だけではなく,医師,看護師,管

表6　メタボリックシンドロームの運動処方の例

強度	中等度（酸素摂取予備能あるいは心拍予備能の40〜60％）から高強度（同50〜75％）
時間	30〜60分/日，計150分/週から開始し，週300分まで増加させる
種類	大筋群を使用する有酸素運動およびレジスタンストレーニング
頻度	週5日以上

（ACSMガイドラインを基に作成）

表7　レジスタンストレーニングの運動処方の例

頻度	個々の大きな筋群を週2〜3回．同じ筋群については48時間以上の間隔をあける
種類	スクワット，レッグプレスなどの多関節にわたる複合的な運動あるいは四肢の大きな筋群の個々のトレーニング
回数	1つの筋群について1セット当たり8〜12回の運動を2〜4セット，セット間のインターバルは2〜3分空ける．高齢者では，中等度の運動強度（60〜70％1RM）で，1セット当たり反復回数10〜15回を1セット以上行うことが推奨される．

（ACSMガイドラインを基に作成）

表8　有酸素運動とレジスタンストレーニングの例

有酸素運動	レジスタンス運動
散歩 ジョギング 自転車 エアロビクス 水中運動 水泳 球技 ダンス　　など	スクワット ヒップエクステンション 腕立て伏せ 腹筋運動 ダンベル体操 マシーントレーニング 　　　　　　　　　　など

理栄養士なども含めた包括的な医療が必要である．

b. メタボリックシンドロームに対する運動処方

メタボリックシンドロームに対する運動処方では，内臓脂肪減少のための有酸素運動と代謝改善のためのレジスタンストレーニングの組み合わせが必要である．

メタボリックシンドロームの運動処方の例を表6に示した．ACSMガイドラインでは，過体重や肥満者に対する運動処方の原則として，頻度は週5日以上，強度は中等度（酸素摂取予備能あるいは心拍予備能の40〜60％）から高強度（同50〜75％），時間は30〜60分/日，計150分/週から開始し，週300分まで増加させる．種類は大筋群を使用する有酸素運動としている[20]．肥満により，運動時間が制限される場合は，10分以上の運動を繰り返すことで合計時間を上記時間まで増やしていく．筋肉に抵抗をかけて行われる筋力トレーニングをレジスタンストレーニングという．レジスタンストレーニングは，脂質代謝によらないため，脂肪減量には適さないが，筋における糖質代謝が改善するため，推奨される．レジスタンストレーニングの運動処方の例を表7に示した．運動の種類としては，有酸素運動ではウォーキングやサイクリングが最も行いやすい（表8）．その他，エアロビクスや簡単な体操などを行ってもよい．レジスタンス運動としては，スクワットなどのような自重を使用するもの，トレーニングマシン，ダンベル，チューブなどの器具を使用するものを本人の行いやすい環境に合わせて，組み合わせる．

c. メタボリックシンドローム予防のための身体活動量と運動量

厚生労働省から示されている身体活動量の基準値は23METs・時/週，運動量の基準値は4METs・時/週である．

前述したが，厚生労働省は2005年のメタボリックシンドローム診断基準を背景に，2006年に生活習慣病予防のための運動基準2006を策定した．この基準で設定された身体活動量の基準値は，23METs・時/週であり，強度が3METs以上の活動で1日当たり約60分，歩行中心の活動であれば1日当たり，およそ8,000〜10,000歩に相当する活動を行うとされている．2013年に改訂された健康作りのための身体活動基準2013では，18〜64歳の身体活動基準は，強度が3METs以上の身体活動を23METs・時/週と示されている．METs・時とは，METsに時間をかけた単位であり，3METsの身体活動を1時間かけること

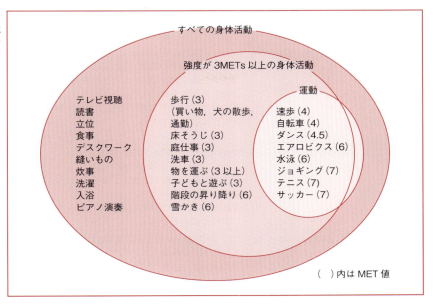

図6 身体活動とMETs
(高波嘉一,下光輝一,吉川敏一:メタボリックシンドロームの運動療法.臨床栄養108(6):816,2006より引用)

で,3METs・時となる.種々の身体活動のMETsについて,図6に示した.この図から,主婦を例にとって考えると,毎日買い物の行き帰りで20分間歩き,床を20分間掃除し,子どもと20分間遊ぶことで必要な身体活動を達成できる[19].

また,運動量の基準値は,18～64歳で3METs以上の強度の運動を4METs・時/週行うこととされており,具体的には息がはずみ汗をかく程度の運動を週に60分行うことが示されている.また,65歳以上の高齢者では,強度を問わず,身体活動を10METs・時/週行うとされている.具体的には横になったままや座ったままにならなければどんな動きでもよいので,身体活動を毎日40分行うことが推奨されている.

2013年の身体活動基準では,年代別の基準値が示されているが,全年齢層に対する方向性として,今よりも身体活動量を増やすことが推奨されており,ごく短い時間の積み重ねでよいので,個人のライフスタイルに合わせて毎日身体活動に取り組むことが望ましいと報告されている.

メモ　運動強度の求め方
運動強度を求めるときには,運動負荷試験での呼気ガス分析などが必要となる.それには,高価な機器が必要となるため,簡易な方法としては,心拍数を利用する方法がある.最大心拍数を(220-年齢)として,その何%かを計算する方法が最も簡便である.他の方法としてKarvonen法がある.その方法では,処方心拍数＝(最大心拍数－安静時心拍数)×κ＋安静時心拍数,で求める.この式で,κは定数であり,中等度強度であれば,0.4～0.6を代入する.その他の運動強度を求める方法としては,自覚的運動強度(Borg scale)による方法がある.患者本人が自覚する強度で「ややきつい」程度にとどめると良いとされる.この方法を簡便に診るには,息が上がらない強度として,運動中に30秒程度の会話が続くかどうかを診ると良い(トークテスト).

d.運動療法時の注意点

メタボリックシンドロームは,多数の内部疾患を複合的に有しているため,運動療法に際してのリスク管理が重要となる.

理学療法士は,各患者が保有している合併症の重症度を把握し,リスク管理に努める必要がある.日本循環器学会学術委員会合同研究班による「心血管疾患におけるリハビリテーションに関するガイドライン」では,生活習慣病,メタボリックシンドロームに対する運動療法の適応と禁忌を定めている(表9).

運動開始時と終了時は,各5分間程度のウォー

表9 生活習慣病に対する運動療法の適応と禁忌

疾患	適応	条件付適応	禁忌
高血圧	140〜159/90〜94mmHg	160〜179/95〜99mmHg または治療中かつ禁忌の値でない 男性40歳，女性50歳以上はできるだけ運動負荷試験を行う 運動負荷試験ができない場合はウォーキング程度の処方とする	180/100mmHg以上 胸部X線写真でCTR：55％以上 心電図で重症不整脈，虚血性変化が認められるもの（運動負荷試験で安全性が確認された場合は除く） 眼底でIIb以上の高血圧性変化がある 尿蛋白：100mg/dl以上
糖尿病	空腹時血糖：110〜139mg/dl	空腹時血糖：140〜249mg/dl または治療中かつ禁忌の値でない 男性40歳，女性50歳以上はできるだけ運動負荷試験を行う 運動負荷試験ができない場合はウォーキング程度の処方とする	空腹時血糖：250mg/dl以上 尿ケトン体（＋） 糖尿病性網膜症（＋）
脂質異常症	TC：220〜249mg/dl または TG：150〜299mg/dl	TC：250mg/dl以上またはTG：300mg/dl，または治療中 男性40歳，女性50歳以上はできるだけ運動負荷試験を行う 運動負荷試験ができない場合はウォーキング程度の処方とする	
肥満	BMI：24.0〜29.9	BMI：24.0〜29.9かつ下肢の関節障害整形外科的精査と運動制限	BMI：30.0以上

TC：総コレステロール，TG：中性脂肪，BMI：body mass index［体重（kg）/身長（m）^{2}］
（日本循環器学会学術委員会合同研究班：心血管疾患におけるリハビリテーションに関するガイドライン（2012年改訂版）．p25，2012 http://www.j-circ.or.jp/guideline/pdf/JCS2007_nohara_h.pdf（2015年5月閲覧）より引用）

ミングアップとクールダウンを行う．また，過体重や肥満が進んだ例では，運動により腰部や下肢の痛みなどを発症するおそれがある．本人の状態に合わせて，足底板や靴の処方，物理療法の併用を検討する．

e. 患者教育

患者教育で最も重要なことは，患者自身が無理なく継続して行えるように支援していくことである．

メタボリックシンドローム患者は，入院せずに外来通院でかかわることが多い．そのため，セルフエクササイズが重要となる．効果的なセルフエクササイズの獲得のために，運動時のエネルギーで脂質が効率的に燃焼できるような運動強度を患者自身が理解する必要がある．自己管理の観点から，心拍数での運動強度の設定を行っておき，心拍数を自己測定しながら運動を行えるように教育していく．

患者が運動に関心を持ち，運動を継続するかという点が運動指導において最も重要であるといっても過言ではない．セラピストは単に運動処方をするのではなく，運動継続に向けた支援に心がける．健康行動理論に基づき，運動継続をしていくための支援策を患者に応じて選択していく．また，同様の観点から，運動の内容は患者自身の生活のなかで無理なく行える方法が望ましい．患者の生活習慣や通勤手段などを確認し，通勤中に行える運動や自宅にいる時間帯にできることを提案するなど，継続していくために無理のない計画を立てる．

メタボリックシンドロームの治療では，食事療法を行うことも重要である．運動で消費できるエネルギーは，それほど多くはなく，バランス良く適量な食事によって十分にエネルギー摂取量を調整すれば，減量効果があるため非常に重要なことである．理学療法士は他職種と連携し，摂取しているエネルギー量を確認し，消費エネルギーが上

回るように運動指導する．また，高エネルギーにならないように脂肪摂取を控えるように助言をしていくことも必要になる．

メモ　健康行動理論[22]

健康行動理論とは，人が健康のために良いとされる行動をとり（行動変容），それを維持していくための行動科学である．例えば，健康行動を促すためには，まず病気の状態がいかに危険であるかということを患者が理解する必要がある（健康信念モデル）．そのため，肥満，動脈硬化という疾患をしっかりと教育し，実際に患者が理解しているかを知ったうえで，運動療法を開始する．また，運動開始後，運動を継続するためには，自己効力感を高めることが必要である（セルフ・エフィカシー）．自己効力感を高めるために，本人が行いやすい運動を提供することや言語的励ましなどが効果的となる．また，運動から脱落しそうな要因に対しては，あらかじめ対策しておくことも重要である．具体的には，復職や転職，転居，気候の変化などである．その他，行動変容ステージや行動を変容していく際のストレスとその対応について理解しておくことも重要である．

結　語

肥満とメタボリックシンドロームの基礎と基本的な理学療法評価，運動処方プログラムについて解説した．メタボリックシンドロームの最重要治療目標は内臓脂肪の減少である．この内臓脂肪の減少に対しては，日常のなかで身体活動量を増やし，エネルギー摂取を抑えていくことが肝要である．適切な運動を指導することで，肥満を未然に予防し，メタボリックシンドロームを改善する効果的な対策が可能となる．理学療法士は，運動継続に向けた支援も含め，包括的な対応に心がける必要がある．

文　献

1) メタボリックシンドローム診断基準検討委員会：メタボリックシンドロームの定義と診断基準．日本内科学会雑誌 94（5）：794-809, 2005
2) 齋藤　康ほか（日本肥満学会肥満症診断基準検討委員会）：肥満症診断基準 2011．肥満研究 17（臨時増刊号）：1-2, 9-10, 2011
3) 肥満症治療ガイドライン作成委員会：肥満症治療ガイドラインⅢ診断基準．肥満研究 12：10-15, 2006
4) 船橋　徹，松澤佑次：メタボリックシンドロームと肥満症の関係．診断と治療 100（11）：1847-1854, 2012
5) Levick JR：心臓循環の生理学．岡田隆夫（監訳），メディカル・サイエンス・インターナショナル，p269-275, 2011
6) 肥満症治療ガイドライン作成委員会：肥満症治療ガイドラインⅥメタボリックシンドローム診断基準と治療の実際．肥満研究 12：42-48, 2006
7) 福原淳範，下村伊一郎：アディポサイトカインとは．Hormone Frontier in Gynecology 21（3）：179-184, 2014
8) 厚生労働省：平成 24 年国民健康・栄養調査．2012
9) 大平征宏，白井厚治：動脈硬化の検査：PWV, CAVI．医学のあゆみ 245（13）：1189-1193, 2013
10) TASC Ⅱ Working Group：下肢閉塞性動脈硬化症の診断・治療指針Ⅱ．第 1 版，日本脈管学会編，p40-41, 2007
11) American College of Sports Medicine：ACSM's Guidelines for Exercise Testing and Prescription Eighth edition．日本体力医学会体力科学編集委員会（監訳），運動処方の指針 運動負荷試験と運動プログラム原書第 8 版，p60-113, 2013
12) American College of Sports Medicine：ACSM's Guidelines for Exercise Testing and Prescription Eighth edition．日本体力医学会体力科学編集委員会（監訳），運動処方の指針 運動負荷試験と運動プログラム原書第 8 版，p28, 2013
13) 野口雅弘：メタボリックシンドロームへの対応─肥満と運動─．理療 39（3）：51-56, 2009
14) Caspersen CJ, Powell KE, Christenson GM：Physical activity, exercise, and physical fitness：definitions and distinctions for health-related research. Public Health Rep 100（2）：126-131, 1985
15) Craig CL, Marshall AL, Sjöström M et al.：International physical activity questionnaire：12-country reliability and validity. Med Sci Sports Exerc 35：1381-1395, 2003
16) 村瀬訓生，勝村俊仁，上田千穂子ほか：身体活動量の国際標準化─IPAQ 日本語版の信頼性，妥当性の評価─．厚生の指標 49（11）：1-9, 2002
17) 厚生労働省：健康づくりのための運動基準 2006．2006
18) 厚生労働省：健康づくりのための身体活動基準 2013．2013
19) 高波嘉一，下光輝一ほか：メタボリックシンドロームの運動療法．臨床栄養 108（6）：811-817, 2006
20) American College of Sports Medicine：ACSM's Guidelines for Exercise Testing and Prescription Eighth edition．日本体力医学会体力科学編集委員会（監訳），運動処方の指針 運動負荷試験と運動プログラム原書第 8 版，p171-176, 260-266, 2013
21) 日本循環器学会学術委員会合同研究班：心血管疾患におけるリハビリテーションに関するガイドライン（2012 年改訂版）．2012
22) 松本千明：医療・保健スタッフのための健康行動理論の基礎．医歯薬出版，2002

（野口雅弘）

6 スポーツ理学療法

序説

スポーツに関係した傷害は多く発生している．実際に，理学療法士になるきっかけとして，「スポーツによるケガの治療で理学療法士を知った」という人は多い．理学療法士として，スポーツに関係したこれらの傷害の治療に対応することはたいへん意味深い．まず，スポーツによる傷害（損傷・傷害・機能不全）とその治療を理解するために必要な基礎的な知識をまとめる．

1. スポーツ関連疾患はどう分類されるか —理学療法を実践するうえでの分類

a. スポーツ理学療法の内容

スポーツ理学療法の内容は，①評価，②治療，リハビリテーション，③スポーツ現場での健康管理，④研究，⑤スポーツ損傷の予防，⑥教育活動などがあげられる．①評価は理学療法士のもつ大きな武器であり，スポーツ理学療法の基本である．評価によってスポーツ参加者の問題や課題を明確にしたうえで，実施するプログラムを計画し，スポーツ理学療法の実践にうつる．

表1 スポーツ理学療法の目標

1. 「安全に強く」という課題に挑戦する．
2. 狭義には「スポーツ活動に復帰する」こと．そのためには「心身をもとの状態にもどす」ことが必要になる．可及的早期に，体力レベルを回復させスポーツレベルに適応させる．
   —筋力，柔軟性，持久力，バランス，アジリティなどのトレーニングやリコンディショニング
   —骨，軟骨，靱帯，関節包，筋，腱などの回復に沿ったリスク管理
3. 広義にはスポーツ参加者の健康管理や健康増進を含む．

③スポーツ現場の健康管理について，健診（健康診断）は健康の状態や程度を知るために行い，一次予防が目的である．「検診」は特定の疾病の早期発見・早期治療のために行う．疾病の二次予防が目的で，成長期の「野球肘検診」などがわかりやすい．メディカルチェックはスポーツ活動に必要な身体機能や特徴を調査するもので，あわせて疾病をみつけることも可能になる．予防についても重要で，疾病の予防である一次予防では生活習慣病の予防や，スポーツ傷害の予防という広い視点で行われている．二次予防は疾病の治療と悪化予防であり，三次予防は疾病の再発の予防である．それぞれに対して，スポーツ理学療法の立場から方策を講じる必要がある．

スポーツ理学療法の目標の一例を表1に示す．狭義には，「スポーツ活動中で発生した傷害やスポーツ参加を困難にする機能損傷や機能不全を治癒させ，可能な限り希望するもとのスポーツ活動に復帰させること」が主たる狙いになる．スポーツ参加者の体調を整えることをコンディショニングというのに対して，スポーツ傷害に陥り，いったん低下した体力レベルや競技内容を整えていくことはリコンディショニングといわれる．

さらに広い視野に立つと，スポーツ参加者に対して「健康管理」全般を担うのが，本来のスポーツ理学療法の役割であり，アスレティック・トレーナーや，スポーツ医学の目標と一致するところが多くなる．現在は治療にとどまらず，予防を含め，スポーツ損傷や機能不全の状態にならないためにどのような対策をとるかが新しい課題になり，さまざまな視点からスポーツ現場での実践が行われている[1〜8]．さらに，健康増進や高齢者の介護予防にスポーツ理学療法がかかわる部分も多くなっている[9〜11]．

スポーツ理学療法の対象をまとめると表2のようになる．競技スポーツは心身の極限に迫るところまで，運動負荷の量と質を高めるため，スポーツ傷害の発生とは常に紙一重のところにある．QOLを高めることを目的の1つにしたレク

表2 スポーツ理学療法の対象

1. 競技スポーツ
2. レクリエーションスポーツ
3. 学校（保健）…成長期のスポーツ傷害
4. レジャーでのスポーツ傷害
5. 障がい者（アダプテッド）スポーツ
6. 健康増進
7. 介護予防

表3 スポーツ傷害の分類

スポーツ外傷	スポーツ障がい
・急性スポーツ外傷ともいう ・1〜数回の強い外力で発生 ・骨折・脱臼・靱帯損傷（Ⅰ〜Ⅲ度）	・慢性スポーツ外傷ともいう ・使いすぎ症候群 ・誤用症候群 ・複数回の外力で発生 ・疲労骨折・シンスプリント・野球肘

リエーションスポーツもまた，心身に過大な負荷が加わることが多く，スポーツ損傷・機能不全の危険は少なくはない．

体育の授業や放課後のクラブ活動中など，学校で発生するスポーツ傷害も多い．学校保健はスポーツ理学療法士が今後大きくかかわっていくことが期待されている分野である[12]．

心身に機能不全もしくは活動制限をきたした人たちが参加するスポーツは2020年の東京オリンピック・パラリンピックに向けて，大きく様変わりしてきている．社会参加制約者（障がい者）スポーツやアダプテッド・スポーツということで，スポーツ参加者のみでなくそれを支援する人を含めて，広く関係者が一体となって推進されている．健康増進の分野では，従来の成人病，生活習慣病やメタボリックシンドロームへの対応など，産業理学療法の分野でスポーツ参加が活用されている[13,14]．高齢化に伴う運動器の傷害や，運動器不安定症といった対象に，介護予防を含めてスポーツ理学療法士のかかわりも多い[9〜11]．

このようにみると，スポーツ理学療法の対象はたいへん広い分野にわたることが理解できる．

b. スポーツ傷害の分類

スポーツ傷害にはいくつかの分類法があるが，表3に示すように，1回ないし数回の大きな外力で組織に損傷が発生する「スポーツ外傷（または急性スポーツ外傷）」と，1回当たりの外力は小さいが頻回に加わることによって発生する「スポーツ障がい・機能不全（慢性スポーツ外傷）」に分けることができる[2]．そしてこの2つの分類に加え，判断がつきにくいものがある．

急性スポーツ外傷の代表的なものは骨折，脱臼，捻挫である．これに対して慢性スポーツ外傷の代表的なものは，疲労骨折，脛骨過労性骨膜炎（シンスプリント），オスグッド病，野球肘などがある．

慢性スポーツ外傷は，「使い過ぎ症候群」としても知られてきた．成長期の投球機能不全の予防の視点から，野球では小学生から高校生に対して投球制限を加えていることはよく知られている．しかしながら，スポーツ参加者によっては，「誤用性症候群」にみられるように，不適切な身体の使用や負荷の加わり方，不適切なスポーツ用具などの使用により傷害が発生することもある．

スポーツ傷害の発生頻度には性差が認められるものがある．女性に多いスポーツ損傷として，膝前十字靱帯（ACL）損傷，膝蓋骨脱臼，外反母趾がある．男性に多いスポーツ損傷として，オスグッド病，ジョーンズ骨折，円盤状半月，自然気胸がある．このような知識をもつことで，スポーツ傷害の治療に加え，予防にも役立つことになる．

膝前十字靱帯anterior cruciate ligament（ACL）損傷は女性での発生率が同じ種目の男性よりも2〜8倍も高い[2]．一般にスポーツ参加者は男性の数が多いので，発生者でみると男女ほぼ同程度であろう．膝内側側副靱帯medial collateral ligament（MCL）損傷はACL損傷同様に比較的発生頻度の高いスポーツ傷害であるが，男女ほぼ同程度の発生率である．成長期に膝関節に疼痛を訴える円盤状半月は男性での発生率が高い．肩関節脱

表4 外力の加わり方とスポーツ傷害

1. 接触型損傷
   ラグビー, アメフット, サッカー, ハンドボール, 柔道, 相撲, ボクシング
2. 非接触型損傷
   バスケットボール, バレーボール, 漕艇, バドミントン, 卓球, 競泳, マラソン
3. 衝突による損傷
   器械体操, 飛び込み, 自転車競技, アルペンスキー, モータースポーツ(水上スキー, バイク, 自動車, パラグライダー)

表5 運動生理学からみたスポーツの種類

1. 有酸素運動
   マラソン, ウォーキング, 登山, ヨット, 卓球, オープンウォーター, 自転車
2. 無酸素運動
   100m走, 投擲競技, 弓道, バレーボール, ウエイトリフティング, アーチェリー, ピストル
3. 両者が混在したもの
   サッカー, ハンドボール, ホッケー, バドミントン
4. 運動負荷が比較的低いもの
   ピストル, アーチェリー

表6 スポーツで使用する用具とスポーツ傷害

・スポーツシューズ, スパイク
・床面(コンクリート, グラウンド, 体育館, 畳)
・スポーツウェア, 帽子, ゴグル, グラブ
・ラケット, バット, ボールなどの道具
・防具, ヘルメット
・テーピング, 装具, サポーター
・ルール

臼は男女ともに認められる．腰椎椎間板ヘルニアは男性での発生率が高く，腰椎すべり症は女性での発生率が高い可能性がある．特発性側彎症は成長期の男女に発生を認める．自然気胸をスポーツ傷害としてとらえるか判断に注意が必要だが，身長が高く比較的やせた若年の青年男性で発生する．外反母趾は成長期の小中学生から始まるが，外反母趾角が20°を超え，バニオンに疼痛を訴えるのはほとんどが女性である．

一般にスポーツ傷害は，接触型損傷，非接触型損傷，衝突による損傷の3つに分類できる(**表4**)．衝突を伴うコリジョンスポーツはたいへん興味深い．

スポーツ種目の特徴を分類しておくことも役に立つ．**表5**にスポーツ種目が，有酸素運動か無酸素運動かどちらに関連するか運動生理学的に分類した．

スポーツに関係する用具や道具，器具が関与するスポーツ傷害について知っておく必要がある(**表6**)．まず，足部が接触する床面から，足部，足関節，身体を損傷から保護する役割が最も大きい．足部の保護のためには，アウトソール(靴底)で荷重衝撃の吸収性と足部回内・外を制御し，カウンター(月形)の強度と高さで足関節の安定性を高めている．

ジョギングシューズではアウトソールの意匠の形状は直線走に向くが，バスケットボールシューズのように方向変換やピボットターンなどの回旋動作には不向きである[15]．スパイクピンは床面との接触をより高めようとするもので，スポーツ参加者が本来有している機能を数段高めるものであるが，足関節捻挫や膝関節の靱帯損傷の発生リスクを高める要因となることも考えられている．シューズには床面との間で適正な摩擦力が必要であろう[16]．スポーツ理学療法の場面ではインソールで凹凸の床面などに対応すべく，さまざまなタイプのものが処方されている[17]．

日本では，空調設備の不完全な体育館も多く，卓球やバドミントン，器械体操，新体操などが安全な環境下で実施されているか注意が必要である[18]．

ラケット，バット，ボールなどの道具を通じて行うスポーツは多い．道具に不備があると当然スポーツ傷害の発生につながる．防具には身体に装着するものとスポーツ参加者への衝撃を緩衝する目的のものがある．アメフットでは相手選手と接触する際に，ファーストコンタクトは身体同士を原則としているが，実際には頸部筋の疲労などにより頸椎伸展のアライメントが維持できず，ヘルメットからコンタクトする場合があり，事故に結

表7 疼痛とスポーツ理学療法

- スポーツ傷害の主たる症状は「疼痛(pain)」である
- 痛みは相対的なもので絶対的な測定が困難
- 疼痛は心理面に強く影響する
- visual analog scale は100mmの線分で疼痛を評価
  - VAS 0〜30…スポーツ活動は許容範囲か
  - VAS 40〜50…スポーツ活動に支障あり
  - VAS 60〜70…治療に専念
  - VAS 80以上…スポーツ活動は不可

表8 スポーツを構成する動作

- 構え, スクワット, ランジ(前後・側方)
- ウォーキング, ジョギング, ランニング, ダッシュ
  - 直線, サークル, 8の字, ジグザグ, 傾斜地, 登り坂, 下り坂, 不整地, 砂場, コンクリート, 体育館, スタジオ, 人工床, 雪面, 氷, 水, 後ろ向き, 継ぎ足, シャトルラン
- 加速-減速-ストップ
- 方向転換:カッティング
- ジャンプ-着地
- 投球, キャッチ
- その他
  - 泳ぐ, 打つ, 撃つ, 突く, 持ち上げる, 支える, 蹴る, 滑る, 漕ぐ, 飛び込む, 潜る, こする, 乗る, 操る, 当てる, 射る

びつく[19]. これらのレギュレーションはルールなどで規定されていることも多いため, 確認が必要である[20]. テーピングはさまざまな目的で行われる.

c. スポーツ傷害の症状

表7に疼痛とスポーツ活動の関係を示す. 急性スポーツ外傷でも慢性スポーツ外傷でも,「疼痛」は共通する症状である. 医療機関では診察, 検査の結果, 適正な診断を受け治療が実施されるが, スポーツ参加者の主訴が「疼痛」であることは多い[21].

VAS(visual analog scale)は疼痛の感じ方を連続変数にして表すため, 比較的受け入れられやすく, 他者との比較も可能となる. 疼痛は身体的な運動機能面に影響を与えるのはもちろんだが, スポーツ活動遂行に対する不安など, 心理的な面に大きな影響を与える. 疼痛が強いときはまずその治療に専念する必要がある.

疼痛については, その発生メカニズムについて理解をすすめ, 疼痛の発生している組織部位と理由, 疼痛の種類(鋭痛, 鈍痛など), 検査法, 理学療法を含めた治療方法などについて熟知する必要がある[21,22]. 疼痛の発生している部位が表在なのか深部なのか, 疼痛を生じさせる組織は何なのか(例えば内臓痛や関連痛のこともある), 安静時痛, 夜間痛, 圧痛, 拍動痛, 運動時痛, 叩打痛, 伸張痛や収縮時痛ついても確認する.

表8にスポーツに求められる代表的な動作を示した. スポーツ参加者はスポーツの種類によって, 求められる動作に相当な違いがある. これらのスポーツ動作の活動中に疼痛などがあれば, 自ずと動作の遂行に支障をきたすことになる. スポーツ活動に参加するためには, ここに示したようなスポーツ動作を支障なく遂行できる必要がある. スポーツ理学療法でスポーツ参加の可否すなわち「スポーツ復帰の基準」を判断する際には, 損傷した組織の回復を確認できることとスポーツ種目に応じたスポーツ動作を支障なく行えることが必要になる. 下肢の骨折では, 起立, 立位保持, 歩行, 階段昇降に困難が生じる[23].

d. スポーツ傷害の発生要因

スポーツ活動に必要な体力の構成要素は, ①筋力, ②敏捷性, ③持久力, ④平衡性, ⑤柔軟性, ⑥協調性, ⑦巧緻性である. これらはスポーツ理学療法を行う際に重要な検査の項目になる.

5つの物理的外力(圧縮, 伸張, 屈曲(曲げ), 回旋, 剪断力)について知っておく必要がある. これらの外力が身体各部位や身体組織に強く加われば, 身体構造に破綻をきたすことがある. また, 外力が比較的小さくても, 身体が有する体力レベルが低いと, これもスポーツ傷害につながることになる.

図1にスポーツ傷害の発生要因の相互関係を示す. 3つの視点が重要になる. スポーツ傷害を

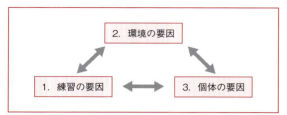

図1 スポーツ傷害の発生要因

表9 外的要因と内的要因

- 外的要因（トレーニング，環境）：練習の質と量，用具，防具，シューズ，ウエア，環境（天候，気温，湿度，風），床面
- 内的要因（個人，個体）：年齢，性別，身体組成，健康状態，関節不安定性，関節弛緩性，体力（筋力，持久力，パワー，協調性，巧緻性），骨格，体格，姿勢，アライメント，スキル・神経系の統合，疲労，精神・心理状態，栄養
- その他の要因：チームメイト，対戦相手や審判，プレーの状況，選手や相手の行動，競技レベル，試合の成績

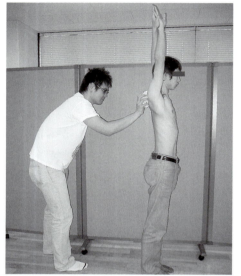

図2 スパイナルマウスによる脊椎アライメントの測定
それぞれの脊椎骨の角度を読み取り，姿勢を評価できる．

表10 姿勢の評価

[前額面]
耳垂，肩峰，大腿骨大転子，膝関節中央やや後方，足関節やや前方を通る垂線からの逸脱
・頭部が前過ぎ，胸椎の過度の後彎，腰椎の過度の前彎，反張膝などをチェック
[矢状面]
左右差の確認：肩峰，背部筋の膨隆
・利き手側では，肩峰が下がる，肩甲骨の外転，顎が非利き手側に向く，左支持脚＆右機能脚

発生させるリスク要因のそれぞれに配慮することと，いくつかに要因が重なることでリスクがさらに高まることに注意する．1つ目は練習やトレーニングの課題で，質と量（時間×頻度）の高すぎる練習はリスクにつながる．2つ目は物理的な環境の課題である．スポーツに使用する用具や，もっと広くいえば天候，気温，湿度などの課題が含まれる．3つ目は個人や個体の要因である．図1で1.と2.は外的要因，3.は内的要因ともいわれる．表9に外的要因，内的要因の内容を示す．内的要因の例として，BMIにみられる体格・体型は基本的なものとして重要視する．表10に姿勢の評価の概略を示す．

筆者は図2に示すような「スパイナルマウス」を使用し，客観的な脊椎アライメントの測定に努めている．さらに姿勢に加えて，歩行の特徴，靴の減り方などについても確認しておく．下肢アライメントは下肢の骨配列を示すものである．アライメントが良好でない場合をマルアライメントとよぶ[24～26]．一般に不良な下肢アライメントは，局所に加わる比較的小さなストレスに対して対応が困難となり，損傷のリスクが高まると考えられる．表11に代表的な下肢のマルアライメントを示す．下肢のマルアライメントはスポーツ傷害の発生とも強く関係する．

e. 成長期のスポーツ傷害

成長期は人生の前半の初期の比較的短期間であるが，この時期のスポーツ傷害は特別の意味をもつ．成長期にスポーツ傷害が発生し，一生にわたってその後遺症に苦しめられるようなことがあってはならない．

表12に成長期のスポーツ傷害について，具体的な疾患を示した．表13にスポーツにより損傷を受ける身体組織について示した．身体のあらゆ

表11　代表的な下肢のマルアライメント

- O-脚 vs X-脚：3fbより大きなO-脚やX-脚は外傷が多い？
- 膝蓋骨の位置
- 膝蓋骨の高さ
- 強いQ-角
  - Q-角は上前腸骨棘と膝蓋骨中心を結んだ線と膝蓋骨中心から脛骨粗面を結んだ線が作る鋭角の角度
  - 強いQ-角は膝蓋骨を外側に牽引する
  - 強いQ-角を持つ膝蓋大腿関節では膝蓋骨の外側で圧迫ストレス，内側で伸張ストレスが大きくなる
- 反張膝
  - 膝関節過伸展は膝蓋骨の不安定性を助長する
  - 15°を越える反張膝は外傷のリスクが高まる
  - 膝前十字靱帯損傷のリスクになる
- 踵骨回外と回内
  - レッグヒールアライメントで評価
  - 下腿中央から足関節中心に下した線と踵骨中央からアキレス腱に伸ばした線の作る鋭角
  - 回外が大きくなる（5°以下）と足関節内反捻挫や凹足による損傷のリスクが増加
  - 回内が大きくなる（8°以上）と扁平足損傷のリスクが増加
- 足部の回内（扁平足）と回外（凹足）
  - 機構の理解
  - 足部が回内すると踵骨が回内し，下腿が内旋する
  - 足部が回外すると踵骨が回外し，下腿が外旋する
- 扁平足，外反母趾，脛骨過労性骨膜炎，疲労骨折などとの関係に注目

表12　成長期の子どもの訴える症状

1. 膝の痛み
   - MRIなどでも原因不明のものが多い
   →安静，アイシングなどで様子をみる
   - 円盤状半月（LM），オスグッド病，離断性骨軟骨炎，膝蓋腱炎，膝蓋骨亜脱臼症候群など…軟骨の損傷は悪影響残る
2. 腰痛
   - 原因不明のものが多い→安静で対応
   - 腰椎分離症，特発性側彎症
3. 肘関節痛
   - 野球肘（離断性骨軟骨炎），肘関節脱臼
4. 肩関節痛
   - 高校生
5. 足関節痛，足部 離断性骨軟骨炎，有痛性外脛骨，疲労骨折

表13　スポーツ傷害によって損傷を受ける部位

- 骨：
  - 肋軟骨，鎖骨，中足骨，中手骨，踵骨，脛骨，舟状骨（足），距骨
- 関節軟骨，半月板
- 靱帯
- 筋，腱
- 神経（脳）
- 血管，心臓
- 皮膚
- 内臓，呼吸器，消化器，生殖器，泌尿器

る部位が損傷する可能性がある．

成長期の特徴は，保護者の存在である．スポーツ理学療法では保護者との関係を良好に保つように工夫する．

2. 基本的な疾患の評価と理学療法プログラムの実際

a. 足関節のスポーツ傷害

1) 足関節捻挫

足関節捻挫はスポーツ傷害のなかで最も発生頻度の高いものである．程度によって1度から3度までに分類される[27,28]．足関節内反捻挫が全体の80%近くを占めるが，外反捻挫よりも多い理由を表14に示す．底屈位で内反すると前距腓靱帯が損傷する．足関節底・背屈中間位の内反では踵腓靱帯が損傷する[27]（図3）．

足関節捻挫の課題は，急性期の炎症症状が強い時期には慎重に治療を進めるが，その後亜急性期からはスポーツ参加許可の基準があいまいになり，必要以上に早期に復帰してしまうことにある．それによって，足関節捻挫の再発を反復することになりかねない．また，慢性捻挫により変形性足関節症に移行することもある[29]．

特にⅡ度の捻挫は「靱帯の部分断裂」という概念で，損傷程度に幅がある．靱帯が修復し一定の緊張と強度を取り戻すには相応の期間が必要であるが，3週間から2ヵ月というようにスポーツ再開に幅がでてくる[27]．選手は疼痛が少なくなる

表14 足関節内反捻挫が多い理由から予防を考える

1. 足関節は内側（三角靱帯）に比較し，外側の靱帯（前距腓靱帯，踵腓靱帯，後距腓靱帯）が疎である
2. 外反（約20°）に比較し，内反（約30°）の運動が大きい
3. 腓骨は脛骨より下方に長いが前後径が短く支持性に欠ける
4. ankle motice の形状
   ・背屈位では内・外転しないが底屈位では可動性大きい
5. ストップ動作では足部内転位をとりやすい
   ・内反・内転・底屈，回外運動がセットで起こる
   ・toe-in や high arch の選手はよりリスク高くなる
6. ジャンプ着地動作で足先から接地するため底屈位内反しやすい
7. サイドステップストップでは足部外側から内反方向に力が加わる
8. シューズのなかで足趾が屈曲すると捻挫しやすい

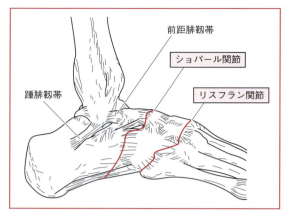

図3　足関節外側の靱帯

と，無理をしてスポーツを再開してしまう．スポーツ理学療法では足関節捻挫の予防と再発予防にしっかり取り組みたい．

a）基本的な評価

（1）疼痛と腫脹の評価

スポーツの現場で，外傷発生の場面に直面することもスポーツ理学療法では多くなってきた．外傷時には疼痛があり，直後から損傷部位周辺に腫脹が出現してくる（図4）．PRICE（固定positioning，安静rest，冷却icing，圧迫compression，挙上elevation）の原則に従って対応する（図5）．

通常，内果周辺の疼痛や腫脹は徐々に軽減するが，注意深い観察が必要である．腫脹は足関節や足部で測定位置を決めてテープメジャーで周径を測定して左右を比較するか，水槽排水法で正確に測定しておく[30]．

筋収縮と疼痛の関係では，筋が短縮位におかれたとき，伸張位におかれたとき，等尺性収縮時などでどのような状況で発生するのかを確認しておく[31]．

（2）不安定性検査

医療機関では，X線検査を行うが，骨折の鑑別のほかにストレス撮影を行うことがある．これは，足関節内反方向に外力を加え，距骨傾斜角を測定するものである[27]．靱帯損傷があると下腿に対して，足部が前方に過剰に運動する可能性がある．徒手的な前方引出テストも行われることがある．また，X線撮影も行う．

足関節の不安定性は機械的不安定性に加え機能的不安定性があるといわれている[28]．

（3）関節可動域

腫脹が強いと，関節可動域は制限される．足関節内反捻挫では足関節背屈のリスクは少ないので，自動的，他動的，また荷重時の角度を測定しておく．背屈可動域の制限が強いと，それだけスポーツ再開の期間が延長する．

ときどきカーフレイズなど，足関節底屈を促進する運動を進めているプログラムがあるが，これはある程度靱帯の修復が確認できた時点で行うことが必要で，スポーツ理学療法にはこのような解剖学的・運動学的な知識が不可欠である[27]．

（4）筋　力

筋力の評価は重要である．損傷初期に腫脹が続くと，足部全体に浮腫が発生する．これによって関節可動域が制限され，筋収縮の効率も低下する．

前脛骨筋は，足関節背屈を行う重要な筋であるが，同時に足関節内反も検査する．捻挫初期でも最も収縮が生じやすい筋で，足関節と下腿の内側で腱を視診できる．中間位で背屈するように促し，不安なく収縮できるか確認する．

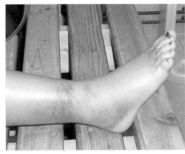
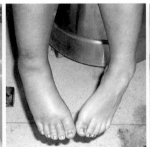
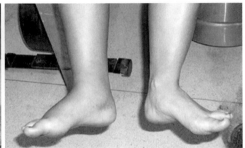

図4 足関節内反捻挫後腫脹した足関節
内出血痕，足関節背屈制限が認められる．

　後脛骨筋は足関節内反・底屈を行う筋であり，内反捻挫時には収縮を容易に確認できる．収縮力も大きい．後脛骨筋による強い関節運動は損傷部を引き延ばすことになるので，捻挫初期には注意を要する．

　長・短腓骨筋は，唯一の足関節の外反筋である．短腓骨筋は第5中足骨頭に付着し，腱の緊張も比較的観察しやすい．しかし，腓骨外果の下外方を通過するため，腫脹の位置と一致するので，捻挫後初期には腱の視診が困難である（図4）．

　下腿三頭筋は，腓腹筋とヒラメ筋からなる強大な筋である．足関節底屈運動を行うため，歩行時に荷重足での踏切の際のプッシュオフ，ランニングのサポートとテイクオフ，ジャンプの踏み切りと着地動作というようなスポーツの基本動作で重要な役割を果たしている．

（5）スポーツ動作

　受傷機序を分析することは，再損傷の予防にも役立つ．一般的には「knee-out & toe-in」というような下肢アライメントで，足関節内反捻挫は発生しやすい．静的アライメントで，足尖の向く方向と膝関節の屈伸方向をチェックする．同様に，動的アライメントとして，歩行，ランニングでの足尖と膝関節の方向を確認しておく．図6にランニング時のダイナミックアライメントを示した．右足尖は進行方向に対し内側を向いた「toe-in」，左足尖は少し外側を向いた「toe-out」を示しており，左右で異なるアライメントだった対象の例である．

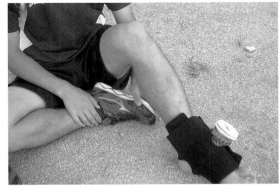

図5 氷嚢でのアイシング

　足関節の固有感覚と足関節捻挫は関係していると考えられ，捻挫の回復と固有感覚の回復の関係が示されている[32, 33]．

b）治療プログラムの実際

（1）疼痛と腫脹の治療

　疼痛があれば，免荷が原則で，松葉杖歩行を行わせる．その際に，腫脹の影響や疼痛回避のために足先が底屈位で外方を向くことが多い．通常の足関節内反捻挫では，足関節背屈可動域は確保しておくため，歩行時には正常歩行に近い歩き方を指導する．

　受傷直後から48時間あるいは72時間は急性期と考えておけばよい．よって，それまでは冷却を優先して用いる．72時間以降は温熱療法によって徐々に局所を温めたうえで，運動療法を行う．また，低周波刺激を用いた治療，超音波治療などが行われる．微弱電流は腫脹に加え，疼痛の緩和

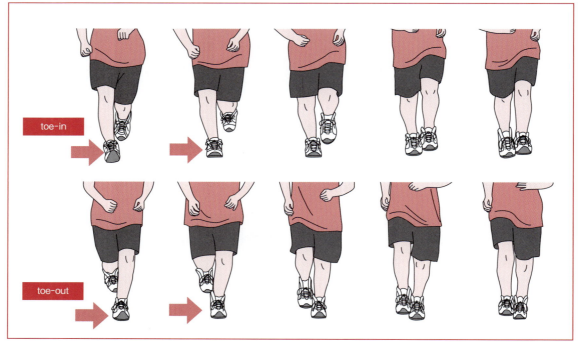

図6　ランニング時のダイナミックアライメント

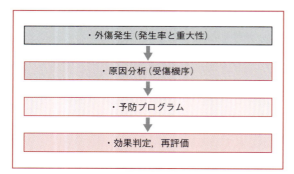

図7　スポーツ外傷予防の流れ：疫学の重要性

にも好影響がある[34]．

(2) 関節可動域の拡大

足関節内反捻挫の場合，内外反の中間位か外反位での背屈・外転運動を行う．腫脹がとれれば可動域が拡大する[35]．疼痛の所在との一致度は必ずしも高くない．したがって，内反や底屈ができるからといって，初期には積極的に行うのはリスクとなる可能性が高い．

(3) 筋力増強運動

足趾の伸展・屈曲により足底にタオルを敷きこんでいくタオルギャザーはよく行われる．カーフレイズは足関節底屈運動としてたいへん重要であるが，受傷後まもなくは損傷した靱帯を伸張するような運動となるため禁止するか，前足部を低い台に乗せるなどして，足関節背屈位から中間位や軽度底屈位までの運動を行わせる．足関節外反筋である腓骨筋群のトレーニングはたいへん重要である[36]．

(4) テーピング，装具

再発予防を含めて，テーピングを行うことが多い[20]．どのようなテーピングを使用すればよいのかについては，適応や限界を考えて選択する必要がある[37,38]．装具は再発予防や足関節捻挫予防で使用されている．固定力の強さや，固定方法の違うさまざまなものがある．適用をよく考慮して使用することが大切である[20]．

3. スポーツ傷害の予防

スポーツ医学の発展は，まずスポーツ損傷・傷害の治療の進歩から始まった．そして，スポーツ再開後に，再び損傷を起こさないためにはどうす

図8 予防プログラムの内容
　　　―10分間エクササイズ―

1. バランスエクササイズ（4分間）
   ① 両脚開眼立位　　　　　　　　　　　　30sec
   ② 両脚閉眼立位　　　　　　　　　　　　30sec
   ③ 右片脚開眼立位　　　　　　　　　　　15sec
   ④ 左片脚開眼立位　　　　　　　　　　　15sec
   ⑤ 右片脚閉眼立位　　　　　　　　　　　10sec
   ⑥ 左片脚閉眼立位　　　　　　　　　　　10sec
   ⑦ 右片脚フルスクワット　　5回　　　　15sec
   ⑧ 左片脚フルスクワット　　5回　　　　15sec
   ⑨ 両脚立位ボールドリブル　　　　　　　30sec

2. 筋力エクササイズ（3分間）
   ① ノルディックハムストリング　10回　　30sec
   ② ノルディックハムストリング
      10～20°の傾斜を保持する　　　　　　30sec
   ③ ランジウォーク　　25m×2本　　　　　40sec

3. ジャンプエクササイズ（3分間）
   ① シザーズジャンプ　　　　　10回　　　30sec
   ② 両脚前方連続ジャンプ　　　7歩　　　 20sec
   ③ 片脚交互前方連続ジャンプ　10歩　　　30sec
   ④ 側方ジャンプ　　　　　　　5往復　　 30sec
   ⑤ 180°回転ジャンプ　右2周，左2周　 　30sec

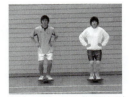
バランスディスク（両側立位）

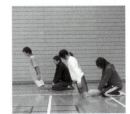
ノルディックハムストリング

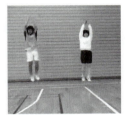
シザーズジャンプ

ればよいか，すなわち再発防止にも興味が向くようになった[3〜5]．そして現在，スポーツ傷害自体に陥らないようにするために，「予防」が重要視されるようになってきた．

スポーツ傷害の予防は図7のようなフローチャートで考えられる．発生頻度は例えばスポーツ活動の参加1,000時間当たりやスポーツ活動の参加1,000回当たりに発生する傷害数で計算できる．膝ACL損傷が選手数20人のチームで，練習を年間1,000時間行って2件発生したとすれば，発生頻度は2×1,000/20×1,000＝0.10ということができる．1人の選手が（毎年1,000時間の）練習を10年間行えばACL損傷を1回起こすというような計算である．通常は高校女子バスケットボールチームで0.5〜0.2程度のACL損傷発生率である．このようにスポーツ傷害の発生頻度を評価する．筆者はこれを0.05程度まで減少させることを目標としている．予防プログラムを実施した後の発生率を比較し，プログラムの内容を再評価していく[3]．

基本的な予防プログラムの内容を，図8に示す．筋力トレーニング，バランス練習[3]，ジャンプ着地練習の3つの項目で構成される．筋力トレーニングは下肢筋の筋力でアライメント不良にならずに，十分に身体が支えられることを目標としている．また単純に下肢筋力のみの課題ではなく，体幹と下肢を含めた全身の筋力がうまくコーディネートできるように特に軸となる体幹筋の強化が重要視される．バランス練習では，関節運動をうまく筋力で制御するように，動的安定性を高めていく（図9）[39]．ジャンプ着地は，ACL損傷を起こす可能性が高い動作を，筋力とバランス能力でより正確に安定させるように行う[40,41]．

このような予防トレーニングを，定期的にあるいは日々の練習の一部に取り入れるように介入するのがスポーツ理学療法の役割である[3]．

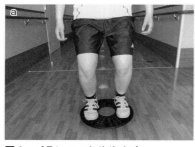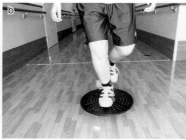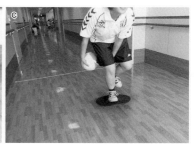

図9 バランスエクササイズ
バランスディスク上で，両脚・片脚で立位保持を行う（a, b）．開眼・閉眼両方で行う．競技に必要なボールコントロールをバランスディスク上に立った状態で行う（c）．＜注意点＞できるだけ長く保持する．

表15 エビデンスのあるスポーツ傷害の予防戦略

1. 受傷の分析方法の開発
　―検査方法の確立，エビデンスの構築
　―ハイリスク選手の抽出
2. プロパガンダ，キャンペーン
　―選手，指導者の理解
3. コンセンサスを得た予防プログラムの実施
　―トレーニングの管理
4. サーベイランス，再評価，対策の継続
　―発生率の変化の把握
　―中・長期的なプログラム実施計画

表15にスポーツ傷害の予防のための方策を示した．スポーツ現場に理学療法士が少しずつ進出しているが，身近な学校保健という視点でスポーツ理学療法が関与することが，今後の重要な課題である．

結　語

2020年に東京オリンピック・パラリンピックが開催される．多くのスポーツ理学療法士が選手村の病院や，日本選手団の医務室，また日本チームの専属理学療法士として活躍することが期待されている．そのために個人，組織をあげて斯界に貢献し，これをきっかけに次の時代に理学療法士の新たな活躍の場を創造したいものである．

文　献

1) 浦辺幸夫：ACL損傷（再発）予防のリハビリテーション．体力科学 51(1)：52-53, 2002
2) 浦辺幸夫：スポーツ理学療法．医歯薬出版, 2006
3) 浦辺幸夫, 宮下浩二, 田中浩介, 越田専太郎, 佐々木理恵子, 石井良昌, 越智光夫：膝前十字靱帯損傷予防プログラムの実施効果．日本臨床スポーツ医学会誌 15(2)：270-277, 2007
4) 浦辺幸夫：膝関節外傷予防―トレーニングプログラムの効果―．保健の科学 49(2)：120-128, 2007
5) 浦辺幸夫：DVD「膝関節のスポーツ外傷の予防―ACL損傷予防プログラムの実際―」．ジャパンライム, DVD No ME69-S, 2008
6) 浦辺幸夫：膝前十字靱帯損傷―発症・再発を防ぐトレーニング法―．臨床スポーツ医学 25（臨時増刊）：109-119, 2008
7) 浦辺幸夫, 山中悠紀, 佐々木理恵子, 秋本剛, 平田和彦：バスケットボールによる外傷・障害予防への理学療法の取り組み．理学療法 26(2)：299-307, 2009
8) 浦辺幸夫：女子バスケットボール選手のスポーツ復帰，再発予防そして損傷予防へ．理学療法学 40(8)：618-623, 2013
9) 浦辺幸夫：高齢者の体力づくりのための運動療法．日整会誌 83(9)：593-603, 2009
10) 浦辺幸夫：DVD「高齢者の健康増進・介護予防のための運動療法」ジャパンライム社, DVD No. ME87-S, 2010
11) 浦辺幸夫：高齢者の運動療法の考え方．理学療法 41(5)：7-18, 2011
12) 浦辺幸夫, 山中悠紀, 佐々木理恵子, 前田慶明：中学校におけるスポーツ傷害の予防をどう考えるか．J Athletic Rehab 8(1)：3-8, 2011
13) 浦辺幸夫：健康増進と理学療法．理学療法ジャーナル 27(11)：757-761, 1993
14) 浦辺幸夫：健康増進分野における理学療法の可能性．理学療法学 24(8)：448-452, 1997
15) 浦辺幸夫, 越智光夫, 前田慶明：ランニングシューズとバスケットシューズの違いによるカッティング動作への影響．J Athletic Rehabilitation 10(1)：9-16, 2013
16) 是近学, 浦辺幸夫, 大窪伸太郎：ストップ動作時のシューズの滑りに関する研究―動摩擦係数の異なるシューズが膝関節運動学，運動力学に及ぼす影響について―．靴の医学 21(2)：69-73, 2007
17) Urabe Y, Maeda N, Kato S, Shinohara S, Sasadai J：Effect of shoe insole for prevention and treatment of lower extremity injuries. J Physical Fitness and

Sports Medicine 3(4):385-398, 2014
18) 浦辺幸夫:知っておきたい応急手当の基礎知識. Active Sports 2015(総合版), 大修館書店, p393-397, 2015
19) 森山信彰, 浦辺幸夫, 前田慶明, 篠原 博, 笹代純平, 事柴壮武:新人大学アメリカンフットボール選手と2年生以上の選手間における頸部筋力と頭部加速度の比較. J Athletic Rehab 11(1):45-50, 2014
20) 浦辺幸夫:テーピング. 石川 斎ほか編, 理学療法技術ガイド 第2版, 2運動療法の種類と手技, 文光堂, p503-510, 2001
21) 浦辺幸夫, 川口浩太郎:急性疼痛と理学療法. 理学療法ジャーナル 29(3):168-174, 1995
22) 浦辺幸夫:運動器の疼痛に対する運動療法. 整形・災害外科 52(5):611-622, 2009
23) 浦辺幸夫:腰背痛の運動療法. 黒沢 尚ほか編, スポーツ外傷学 Ⅱ, 頭頸部・体幹, 6 胸椎・腰椎. 医歯薬出版, p184-189, 2000
24) 浦辺幸夫:スポーツ動作からみたアライメントコントロール. 整形・災害外科 41(10):1237-1247, 1998
25) 浦辺幸夫, 金子文成, 加藤茂幸, 川口浩太郎, 大成浄志:下肢のダイナミックアライメントとスタティックアライメントの関係に関する考察. Journal of Athletic Rehabilitation 2(1):21-26, 2000
26) 加藤茂幸, 浦辺幸夫, 酒巻幸絵, 川口浩太郎, 大成浄志:下肢マルアライメントとスポーツ外傷発生の関係に関する考察. J Athletic Rehabilitation 3(1):101-105, 2002
27) 浦辺幸夫:足関節捻挫のリハビリテーションのすすめかた. 福林 徹編, 実践スポーツ・クリニック スポーツ外傷・障害とリハビリテーション, 文光堂, p132-143, 1994
28) 浦辺幸夫, 神里 嚴, 野田優希, 福原宏平:足関節不安定性をどう捉えるか. 臨床スポーツ医学 24(12):1291-1299, 2007
29) 浦辺幸夫, 金村朋直, 川口浩太郎, 大成浄志, 岩本久生:足関節捻挫のシュミレーション分析. 臨床スポーツ医学 19(3):323-329, 2002
30) 廣重陽介, 浦辺幸夫, 榎並彩子, 三戸憲一郎, 井出善広, 岡本 健:足部および足関節の体積測定の信頼性と左右差に関する研究. Journal of Athletic Rehabilitation 7(1):53-56, 2010
31) 野田優希, 浦辺幸夫, 山口織江:足関節装具が足圧中心と下腿の筋活動に与える影響. 運動療法と物理療法 20(1):55-59, 2009
32) 神里 嚴, 浦辺幸夫, 福原宏平:足関節外側靱帯損傷者における足部内転運動の関節位置覚. 日本臨床スポーツ医学会誌 17(1):92-96, 2009
33) 神里 嚴, 福原宏平, 浦辺幸夫:陳旧性足関節外側靱帯損傷者の関節位置覚に対する靱帯再建術の効果. 日本臨床スポーツ医学会誌 18(3):482-488, 2010
34) 野村真嗣, 浦辺幸夫, 田辺文理:微弱電流刺激によるスポーツ選手の疼痛の変化. 理学療法の臨床と研究 21(1):57-61, 2012
35) 岩本久生, 浦辺幸夫, 金澤 浩, 白川泰山:足関節自動運動装置の考案と効果の検証. 日本臨床スポーツ医学会誌 16(1):30-36, 2008
36) 井上奈々, 浦辺幸夫, 山中悠紀, 市木育敏, 野田悠紀:足関節不安定装置を用いたエクササイズが腓骨筋群へ与える効果の検討. 体力科学 58(5):499-505, 2009
37) 河村崇志, 浦辺幸夫, 山中悠紀, 秋本 剛, 大隈 亮:突発的足関節内反運動に対するテーピングの作用. Journal of Athletic Rehabilitation 7(1):47-51, 2010
38) 笹代純平, 浦辺幸夫, 前田慶明, 篠原 博, 高井聡志, 藤井絵里, 森山信彰:テーピングによる足関節底屈制限がインステップキックへ与える影響. 日本臨床スポーツ医学会誌 21(3):694-701, 2013
39) 亀井聡美, 岩本久生, 金澤 浩, 出口直樹, 島 俊也, 白川泰山, 浦辺幸夫:バランスパッドとバランスディスク上での重心動揺の比較. 運動療法と物理療法 20(1):44-49, 2009
40) 勝田 茜, 浦辺幸夫, 田中浩介, 宮下浩二, 加藤茂幸:3分間のジャンププログラムが片脚ジャンプ着地時の膝関節外反角度に及ぼす効果. スポーツ医・科学 19(1):21-25, 2006
41) 佐々木理恵子, 浦辺幸夫, 山中悠紀, 平田和彦, 木村彰浩, 越智光夫:膝前十字靱帯損傷予防プログラムにおける全身反応時間の変化. 日本臨床スポーツ医学会誌 18(1):100-107, 2010

(浦辺幸夫)

7 悪性腫瘍の理学療法

序説

近年，がん（悪性腫瘍）患者に対する理学療法の重要性が注目されてきている．その背景として，医療技術の進歩により生命予後が延長してきていることと，疾患自体や治療方法による影響で身体運動機能の低下が生じる患者も多く，それに対する理学療法の必要性が高まってきていることがある．実際に2010年4月の診療報酬改定により，「がん患者リハビリテーション料」が新設されたことを契機に，がん患者に対して理学療法を行う施設が増加している．

がんは，1981年に日本の死因の1位となり，死亡数ではこの30年で約2倍以上になった．欧米では，毎年5％ずつ死亡者数が減っていることと比べ，日本では増加の一途をたどっている．その最大の原因として，平均寿命が世界トップクラスであることがあげられている．また欧米では，がん対策のために十分な予算を計上して取り組んできたことが効を奏してきたと思える．しかし，日本は，がん対策に立ち後れたことと，がん治療は手術が最も効果的治療法であり，手術の適応がなければ死亡するといった一般国民の誤解により，早期発見，早期治療が進んでいないことも要因となっている．それに加え，医療における専門職のがんに対するチームワークの重要性の認識も低く，がんの理学療法においては，教育面と臨床面で立ち遅れている．

本論では，がんの理学療法について脳血管疾患や運動器疾患など，理学療法士が対象とする疾患への介入と比較し，相違点と留意点などについて解説し，症例を供覧してがん患者に対する理学療法の重要性を具体的に記述したい．

1. 悪性腫瘍とは

a. 組織学的観点による分類

腫瘍は生体内制御に従わず自律的に過剰増殖する組織塊で，組織学的分類によって分類されており，悪性腫瘍を総称してがんとよばれている（**表1**）．

がんと癌，悪性腫瘍は同義語なのか．腫瘍は組織学的に悪性腫瘍と良性腫瘍に分類され，すべての悪性腫瘍を総称して「がん」とよばれている．さらに，悪性腫瘍は，胃がんや食道がんなど上皮細胞にできる癌腫（癌），骨肉腫など非上皮細胞にできる肉腫，白血病や悪性リンパ腫などの造血器がん（液性がん）に区別されている．つまり，がんと悪性腫瘍は同義語ではあるが，がんは主に臨床で，悪性腫瘍は主に病理学で用いられているようである．本論では悪性腫瘍に統一し述べていくが，便宜上「がん」を用いる場合もある．

b. 理学療法の対象としての悪性腫瘍

悪性腫瘍の理学療法は，患者の身体的特徴を捉えながら，脳血管疾患，運動器疾患など一般に行われている理学療法を応用して実践する．

あらゆる悪性腫瘍性疾患が理学療法の対象となりうる．悪性腫瘍そのものによる心身機能・構造および活動への影響はもちろんのこと，治療による有害事象で生じる課題も対象となる．直接的な影響には，脊髄や脊椎腫瘍による四肢・対麻痺，脳腫瘍や脳転移による片麻痺，骨転移による病的骨折などがあり，治療の影響としては活動量低下に伴う筋力低下，全身持久力低下など特に廃用症

表1 がん，悪性腫瘍，癌の違い

がん（悪性腫瘍）			良性腫瘍	
固形がん		液性がん		
非上皮性（肉腫）筋，骨などのがん	上皮性（癌）がんの中で最も多い	白血病など	非上皮性	上皮性
※どちらともいえないものもある				

候群があげられる.

悪性腫瘍の理学療法は，特別な技術を要するわけではない．例えば，脳腫瘍が原因で片麻痺が出現した症例には，脳血管疾患に対して行う理学療法を，骨・軟部腫瘍で運動機能に低下が生じた症例に対しては，運動器疾患で行う理学療法を応用して介入する．しかし，全身性の消耗性疾患という内部疾患を合併しているため，悪性腫瘍患者特有の身体的特徴を捉えておくことは重要といえる．この点においては，一般的な理学療法や悪性腫瘍についての知識だけでは不十分である．

2. 悪性腫瘍の理学療法の考え方

a. 理学療法を実践するうえでの他の対象疾患との違い

悪性腫瘍のリハビリテーションに対する考えは，他の疾患と同様である．しかし，現実的に「死」と直面しているため，そこに視点を置いた考え方が必要となる．

「悪性腫瘍患者に対する理学療法は，どのように行われるべきか」．筆者らは，「悪性腫瘍患者だからといって，特別な理学療法を行うわけではない」と考えている．脳血管疾患，運動器疾患と同様，理学療法士にできることは，基本的な動作能力の回復を図り，日常生活活動 activities of daily living(ADL)の改善，社会参加を支援することを目的に理学療法を実践することである．

しかし，大きく異なる点は，悪性腫瘍の特性上，他の疾患と比較して，生命予後への配慮を慎重に受け止めて対応することである．これは，理学療法を実践するうえで重要な留意点であり，患者の心理面に対しても繊細なケアが必要となる．

b. 理学療法を実践するうえでの重要な視点

1) 生命予後と機能予後に着目する

理学療法によって機能予後の延長が図れるようアプローチする．

生命予後と機能予後に焦点を当て，それらを踏まえて理学療法を実践することで，悪性腫瘍の理学療法に対する有用性を確認することができる．

理学療法を実践するうえで重要なことは，機能予後をいかに延長させ生命予後に近づけるのかにある．現在のところ，悪性腫瘍における機能予後の明確な評価尺度は存在しないが，疾患別予後予測モデルを用い機能予後を推測することは可能である．

疾患別予後予測モデルとは，死と機能予後の関係を心・肺疾患末期，老衰・認知症，悪性腫瘍の3つのモデルで比較したものであり[1]，心・肺疾患末期と比べ悪性腫瘍では比較的長い間身体機能，機能動作レベルは維持され，最期の1～2ヵ月ほどで急速に悪化して死に至るとされている．

機能予後に与える影響因子として，年齢，痛みや骨転移による麻痺などの合併症の有無，治療における有害事象の出現，運動機能，栄養状態などがあげられる．生命予後が3～12ヵ月の進行期，緩和期の患者に対して，上下肢筋力強化運動，基本動作練習，自転車エルゴメーターなどの運動療法を施行すると，上下肢の筋力強化および歩行距離の延長が図れることが証明されており[2]，運動機能へのアプローチ法が機能予後に影響を与えることが示唆されている．

現在，手術，化学療法，放射線療法などの標準的治療の進歩とともに，ホルモン療法，分子標的薬の開発によって生命予後は延長してきている．生命予後と機能予後の差が広がらないよう，理学療法を通して運動機能面からも，可能な限り機能予後延長を図り，生活の質 quality of life(QOL)を維持，改善することに，理学療法士の役割があると考える．

2) 生命予後を見据えた目標設定の必要性

生命予後を見据え，現在患者が経過のなかでどのような位置にいるのかを把握し，目標設定をすることが重要である．

悪性腫瘍患者に対して，理学療法処方が出され

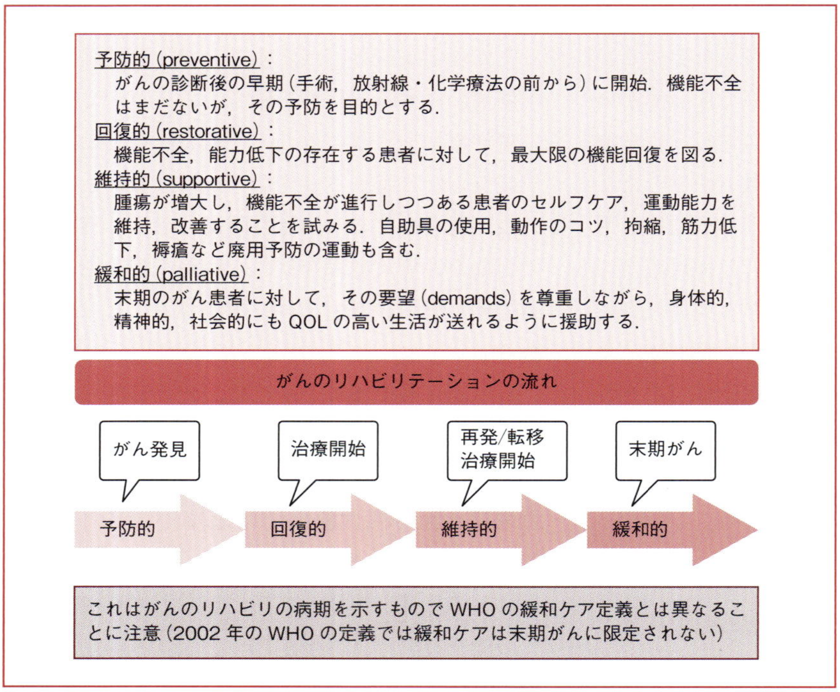

図1 がんのリハビリテーション病期別分類
（宮田知恵子，辻 哲也：がん患者の抱える問題点とリハビリテーション医学の取り組み．理学療法 27(10)：1161-1168，2010 より一部用語を改変して引用）

予防的 (preventive)：
がんの診断後の早期（手術，放射線・化学療法の前から）に開始．機能不全はまだないが，その予防を目的とする．

回復的 (restorative)：
機能不全，能力低下の存在する患者に対して，最大限の機能回復を図る．

維持的 (supportive)：
腫瘍が増大し，機能不全が進行しつつある患者のセルフケア，運動能力を維持，改善することを試みる．自助具の使用，動作のコツ，拘縮，筋力低下，褥瘡など廃用予防の運動も含む．

緩和的 (palliative)：
末期のがん患者に対して，その要望（demands）を尊重しながら，身体的，精神的，社会的にも QOL の高い生活が送れるように援助する．

がんのリハビリテーションの流れ

がん発見 → 予防的
治療開始 → 回復的
再発/転移治療開始 → 維持的
末期がん → 緩和的

これはがんのリハビリの病期を示すもので WHO の緩和ケア定義とは異なることに注意（2002 年の WHO の定義では緩和ケアは末期がんに限定されない）

る時期は症例によって異なる．

ここで重要なことは，生命予後を見据え，患者の状態が今後どのような経過になるのかを見極める視点をもつことである．それによって，積極的または維持的アプローチを判断することが可能となる．つまり，病期や腫瘍の進行度，治療効果による病態変化とともに悪性腫瘍患者の身体的特徴を理解しながら，日々の心身機能・構造および活動の変化に応じて患者を総合的に捉え，適切な目標設定や理学療法プログラムに誘導することが必要となる．

病期に沿った理学療法を実践していくための基準として，Dietz の分類に基づくがんのリハビリテーション病期別分類がある（図1）[3〜5]．病期により予防的，回復的，維持的，緩和的の4段階に分けられ，各段階における役割が明確化されている．理学療法を行ううえで，どの段階の理学療法を実践するのかを明確にしておくとともに，患者の病態，心身機能・構造および活動の変化を評価し，どの時期でアプローチを切り替えるのか，タイミングを誤らないようにしていくことが重要と

なる．

3) 告知の課題

告知の課題については十分注意して対応する必要がある．

がんの告知に関しては，がん専門病院と一般病院では異なる．がん専門病院は病院の名称に"がん"の疾患名が入っておりその治療を目的として，治療が円滑に進むように，ほとんどの患者には予後の良し悪しは別にして病名の告知は行われている．しかし，一般病院では告知されないケースも多く，告知されている場合でも，脳転移や骨転移の有無，進行具合に関しては家族のみの告知で，本人には伝えない場合もある．

告知に関して，どの程度まで本人が理解しているのかを把握するとともに，理学療法士として参加しているチームの共通認識を確立して，それに準じて患者に対応することが必須である．さらに，病態変化，生命予後について患者から質問があった場合には，理学療法士はそれに直接触れることは避け，身体運動機能に対してアプローチし

ていることを伝え，病態変化や生命予後の詳細に関しては主治医に直接聴くように促すことが大切である．

3. 悪性腫瘍に対する理学療法評価

a. 一般的な情報収集，検査・測定項目

悪性腫瘍患者の理学療法評価は，病態・身体的特徴を把握するために，患者を包括的に捉えることが重要である．

悪性腫瘍の理学療法評価を行ううえでのポイントは，心身機能・身体構造の変化や活動・参加制限をきたしている課題を，局所的に捉えるのではなく，悪性腫瘍が全身性疾患であることの認識のもと評価することが大切である．

診療記録より一般的・社会的情報として，性別，年齢，家族構成，職業，家屋構造，告知の有無などについて情報を得る．医学的情報として，診断名，現病歴，既往歴，合併症，治療内容と経過などの項目とともに，病期，進行具合，意識レベル，治療効果，再発の有無，転移の有無，痛みの程度，治療による有害事象の有無，血液・生化学・生理機能検査結果，心理状態などに関しても情報を得る．

問診では，主訴，自覚症状，入院前および病棟での動作・活動状況などを聴き，さらに患者を観察して動作観察を行う．

情報収集した内容から想起される課題を客観的に評価するために，必要に応じた検査・測定(関節可動域検査，徒手筋力検査，感覚検査，痛みの検査，腱反射検査，バランス検査，協調性検査，片麻痺機能検査，全身持久力検査など)を実施する．以下に，特に悪性腫瘍で重要な情報収集項目，評価尺度について述べる．

b. 患者の病期の把握

病期分類によって病期，病態の進行具合を把握する．

表2 ECOGのperformance status score (PS)

score	定義
0	全く問題なく活動できる．発病前と同じ日常生活が制限なく行える．
1	肉体的に激しい活動は制限されるが，歩行可能で，軽作業や座っての作業は行うことができる．例：軽い家事，事務作業
2	歩行可能で自分の身の回りのことはすべて可能だが作業はできない．日中の50%以上はベッド外で過ごす．
3	限られた自分の身の回りのことしかできない．日中の50%以上ベッドか椅子で過ごす．
4	全く動けない．自分の身の回りのことは全くできない．完全にベッドか椅子で過ごす．

日本臨床腫瘍研究グループ：ECOGのperformance status (PS)の日本語訳．
(Common Toxicity Criteria, Version2.0 Publish Date April 30, 1999より引用)

腫瘍の病期，進行度具合を表すものには，TNM分類(T：tumor腫瘍，N：nodesリンパ節，M：metastasis転移)がある．TNM分類は，原発巣の大きさ・進展度をT1～4まで分け，転移をN0(転移なし)，N1(第一次リンパ節転移)，N2(第二次リンパ節転移)，N3(周囲浸潤)で分け，遠隔転移の有無を，なしM0，ありM1と示す．標記としては，T3N1M0のように示す．

病期分類は，TNM分類の結果を基に病期をⅠ期～Ⅳ期に分類したものである．病期分類や腫瘍の種類，患者の状態や年齢などを総合的に判断して，治療方針が決定されている．

c. 身体機能，運動機能の把握

身体機能を総括的に評価する尺度として，臨床ではperformance status (PS)が用いられる．

悪性腫瘍患者の身体機能を総括的に評価する尺度として，Eastern Cooperative Oncology Group (ECOG) PS (表2)[6]が臨床で一般的に使用されている．ただし，全身状態をADLの制限の程度で評価しているため，比較的全身状態が安定していても局所症状で活動が制限されている場合，例えば，骨転移による安静度制限などのケースでは，値が低くなってしまうため注意が必要である．

表3 がん患者のリハビリテーション中止基準

1. 血液所見：ヘモグロビン7.5g/dl以下，血小板50,000/μl以下，白血球3,000/μl以下
2. 骨皮質の50％以上の浸潤，骨中心部に向かう骨びらん，大腿骨の3cm以上の病変などを有する長管骨の転移所見
3. 有腔内臓，血管，脊髄の圧迫
4. 疼痛，呼吸困難，運動制限を伴う胸膜，心嚢，腹膜，後腹膜への滲出液貯留
5. 中枢神経系の機能低下，意識低下，頭蓋内圧亢進
6. 低・高カリウム血症，低ナトリウム血症，低・高カルシウム血症
7. 起立性低血圧，160/100mmHg以上の高血圧
8. 110/分以上の頻脈，心室性不整脈

(辻 哲也：悪性腫瘍（がん）．千野直一（編）：現代リハビリテーション医学 第3版，金原出版，p495，2009より一部用語を改変して引用)

d. 治療効果の把握

治療による病態変化を捉えることは，目標を設定するうえで重要な情報となる．

固形がんに対する抗がん薬治療による縮小効果判定として，RECIT（response evaluation criteria in solid tumors）のガイドラインに基づいた基準がある[7]．腫瘍の縮小率により，完全奏効complete response（CR），部分奏効 partial response（PR），進行 progressive disease（PD），安定 stable disease（SD）に判定される．

PDと判定された場合，今後予想される病態変化，自覚的・他覚的症状の出現，心身機能・構造および活動への影響を想起し，目標設定を変更する可能性があることを理解しておく．

e. 悪性腫瘍患者の身体的特徴の把握とリスク管理

悪性腫瘍患者の身体機能は，さまざまな要因が重なり個人によって症状は千差万別である．一人ひとりの身体的特徴を把握し，運動療法介入時には十分なリスク管理を行う．

悪性腫瘍患者においては，腫瘍自体，治療による影響，廃用症候群の3要因の相互作用が身体機能に影響を及ぼしている．特に進行期の患者の全身状態は日々変動することもあり，病状の急激な変化に臨機応変に対応する姿勢が求められる．理学療法を安全に行うために，悪性腫瘍患者の身体的特徴を理解するとともに，「がん患者におけるリハビリテーションの中止基準（表3）」[4]を参考に，リスク管理を十分に行っていく必要がある．以下に悪性腫瘍患者の身体機能に影響を及ぼす要因をあげ，身体的特徴を捉える．

1）悪液質（カヘキシア cachexia）による影響

病状の進行に伴い，体重減少，倦怠感，食欲低下などの症状を生じる衰弱状態を悪液質という．末期がん患者では大多数に認められ，QOL低下や治療に対する反応性の低下，生命予後など多くの悪影響を与える[8]．悪液質の診断基準は，国際的コンセンサスのなかで定義されており[9]，体重減少，特に蛋白質の合成減少と分解亢進によって選択的に骨格筋量が減少する点が特徴的である[8]．悪液質改善に向け，薬物療法，栄養療法，理学療法など各分野が協力してサポートされつつあるが，治療法はいまだ確立されていない．

2）痛みによる影響

痛みは，身体活動，QOLを阻害する大きな因子であり，特に進行期では60〜90％の患者に生じるが，その原因，強さ，性質は個人によって異なる．痛みの管理は，世界保健機構World Health Organization（WHO）の「WHO方式がん疼痛治療法」による薬物療法が基本となり，痛みに妨げられない夜間の睡眠確保，安静時痛の除痛，体動時痛の除痛の3段階を目標に行われる．

> **メモ　WHO方式がん疼痛治療法**
> 治療にあたって守るべき「鎮痛薬使用の5原則」と痛みの強さによる鎮痛薬の選択，鎮痛薬の段階的な使用法を示した「三段階除痛ラダー」から成り立つ．非オピオイド鎮痛薬，オピオイドの使用，鎮痛補助薬，副作用対策，心理社会的支援などを包括的に用いた鎮痛法である．

安静時痛が生じている時期は，理学療法の介入は困難であり痛みのコントロールが最優先される．体動時痛の除痛を目標としている時期であれ

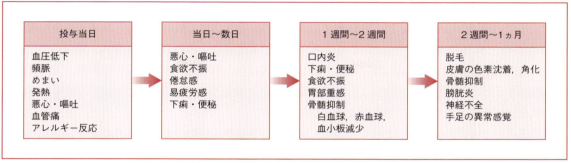

図2 抗がん薬による有害事象

ば徐々に介入することが可能となるため，痛みの評価尺度であるVAS (visual analogue scale)やNRS (numerical rating scale)を用い，必要ならばレスキュードーズの必要性も検討しながら理学療法を実践する．

> **メモ　レスキュードーズ**
> 基本処方では抑えられない突発的な痛みに対して追加的に投与する鎮痛薬．

3）治療による影響
a) 化学療法による影響

抗がん薬による有害事象を**図2**に示す．使用している抗がん薬の種類，出現する可能性がある有害事象と出現時期を把握するだけではなく，日々の介入のなかで血液データおよび自覚症状の確認を行い，少しの変化も見逃さず体調に合わせた理学療法を提供していく必要がある．特に理学療法を実施するうえでリスク管理が必要な有害事象をあげる．

（1）白血球・好中球減少

好中球減少は，一般的に1〜2週間で最下点（ナディアnadir）となる．治療中は白血球が2,000/μl以上あれば感染の危険は少なく，2,000/μl以下になると免疫機能が低下し易感染症となる．白血球1,000/μl未満，好中球500/μl未満になると，肺炎や敗血症のリスクが急速に高まり，好中球100/μl未満では感染症必発と考えてよい[10]．

なお，白血球3,000/μl以下は理学療法を行ううえでの中止基準となっている．しかし，臨床の場では平常値の個人差もあり，その値を基準にすると理学療法が行えないケースも多い．このような場合，値をその時々の"点"としてではなく，毎日の経過の"線"として捉えたほうがよい．抗がん薬投与前と比較し，白血球の値が平常値と比べ急激な低下がなく，全身状態が落ち着いているようであれば，医師に相談のうえ感染対策に留意して介入する．

（2）血小板減少

血小板減少は一般的に投与7日ごろから出現し，2〜3週目で最下点となり3〜4週で回復する[10]．この時期に理学療法を行う場合は，血小板が5万/μlを切れば出血リスクが高くなるため運動負荷量の配慮，転倒に注意する必要がある．3万/μl以上であれば運動制限はないが，強い負荷での抵抗運動により筋肉内や関節内出血を引き起こす危険性があるため，中程度の負荷量にする[11]．1〜2万/μlでは抵抗運動は行わず，歩行練習などの有酸素運動を中心に行うようにして，1万/μl以下の場合は積極的な理学療法は実施しないほうがよい[11]．ただし，臥床傾向にならないよう座位耐久時間を増やすなどして，体力維持に努める．

（3）赤血球減少

赤血球減少は1〜2週間，場合によっては1ヵ月以上経過した後に症状が出現する．ヘモグロビン（Hb）値が9〜10g/dlで皮膚や口唇などの蒼白，7〜8g/dlで動悸，息切れ，耳鳴り，頭痛などが出現する[10]．理学療法はHb値が8〜10g/dl

のときは，運動前の脈拍数，経皮的動脈血酸素飽和度（SpO_2）や動悸，息切れなどの自覚症状に注意しながら，疲労を生じない運動量で実施する[12]．通常 Hb 値が 7 g/dl 未満になったときは，理学療法中止とする．なお，患者によっては，身体が低酸素に順応してしまい，息切れなどの自覚症状に乏しいことがある．そのような場合でも低負荷の運動で脈拍数が上がるため，バイタルを理学療法実施前，中，後に確認し客観的に評価する．

(4) 悪心・嘔吐

悪心・嘔吐は，抗がん薬が延髄にある嘔吐中枢を刺激することで生じる．出現時期は，投与後1〜2時間後に発現し24時間以内に消失する急性のものと，24時間後以降に発現し数日間持続する遅発性のものがある[10]．抗がん薬投与直後の嘔気・嘔吐の予防には，制吐薬が開発され効果が発揮されているものの，症状のコントロールが不十分な場合は，無理して理学療法を実施せず，まずは悪心・嘔吐のコントロールを最優先させ，患者の心理的負担の軽減を図る．

(5) 末梢神経への影響

末梢神経に影響を与える薬剤は限定されており，シスプラチンやタキサン系が知られている．原因はまだ十分解明されてはいないが，現在のところ，抗がん薬が微小管を攻撃することによって生じる神経軸索への影響，細胞体攻撃による神経細胞体への影響が考えられている．

理学療法を行う際は，末梢神経に対する評価を行うとともに，上下肢特に末梢部の異常感覚や筋力低下などの症状が認められた場合は，皮膚の観察や痛みへの配慮，起立性低血圧などのリスク管理だけではなく，ADL の指導，つまずきによる転倒予防のための歩行指導や補助具の検討が必要となる．

b) 放射線療法による影響

放射線療法による有害事象は，照射直後から2週間程度までに出現し治療後2〜3週間で治癒する急性反応と，治療終了後半年から数年経過して出現し回復が困難とされる晩期反応に分類される．前者には，放射線宿酔，脱毛，骨髄抑制，放射線皮膚炎，口内炎，味覚症状，胃の不快感，後者には，脳壊死，末梢神経への影響，大腿骨壊死などの骨病変，関節拘縮，リンパ浮腫などがある[13]．

放射線治療中でも通常の理学療法は実施可能である．その際のリスク管理は，骨髄抑制に伴う易感染症，貧血，易出血への対応と放射線宿酔への配慮である．放射線宿酔の出現頻度と強さは，治療部位によって異なり特に全脳照射や腹部への照射で強く出現する傾向がある．ただし10日前後で消失するため，この時期は患者への不安を取り除くとともに，症状に合わせ無理のない運動負荷量で対応していく必要がある．

4) 廃用症候群による影響

悪性腫瘍患者では，悪液質や放射線・化学療法の有害事象による影響，痛み，胸水・腹水の出現，骨転移の合併による麻痺の出現，心理的不安など，さまざまな要因が絡み合って身体活動量を低下させ，廃用症候群を招く危険性がある．また，安静時エネルギー消費量が健常人と比較して約48％高いことが明らかとなっており[14]，悪性腫瘍自体が体力消耗状態を引き起こし，臥床状態に陥りやすい状況を作り出している．そのためできる限り廃用症候群を予防することが課題となる．

廃用症候群に対しての基本は予防である．筋力維持のためには，最大筋力の20〜30％以上の筋収縮を行うことが必要[15]とされており，日常生活のなかで身体活動量を維持させることができるかがポイントとなる．そのために，入院患者に対しては多職種間で情報を共有し合い，まずは入院中の生活リズムを構築していくことから始める．現在，本人がもっている身体能力を最大限活かして，可能な範囲で自立してセルフケア，移動動作ができるようサポートし，日常生活のなかで身体活動量を上げ廃用症候群予防に努める．

f. ADLの把握

現在，悪性腫瘍患者に特化したADL評価尺度はない．一般的には標準的な評価尺度であるBarthel indexや機能的自立度評価法 functional independence measure(FIM)が用いられている．

4. プログラムの実際

ここでは，周術期の呼吸理学療法，骨転移および進行期の理学療法，終末期での緩和的理学療法について，リスク管理と実際のプログラムを中心に記述する．

a. 周術期の呼吸理学療法

周術期の呼吸理学療法は，術前より介入し術後に想起される合併症を予防するために行われる．

肺がん，胃がん，食道がんなど開胸・開腹手術症例に対し，周術期の呼吸理学療法が行われる．周術期理学療法の目的は，術後に想起される合併症を予防し，早期に身体機能回復を図ることである．Dietzの分類では予防的リハビリテーションにあたる．

1) 術後の合併症

術後は呼吸器，循環器系などの合併症を引き起こしやすい環境下にある．

a) 呼吸器への影響

全身麻酔や痛みによる横隔膜，腹筋群の活動低下，同一肢位による機能的残気量の低下と換気血流比の不均等，気道内分泌物の増加，また肺がん症例では肺切除による肺自体の容量低下などの要因により，酸素化の不良が生じ無気肺や肺炎を招くおそれがある．

> **メモ** 機能的残気量
> 自然に呼気を行った後，肺内に残っている空気量．

(1) 同一肢位による課題

不動による下側（荷重側）肺機能低下を起こしやすく注意が必要である．臥位は，横隔膜の動きを妨げるだけではなく，機能的残気量にも影響を与える．機能的残気量は，肺のガス交換や酸素化にかかわっており，臥位では座位や立位と比べて15～20％減少するため[16]，臥位をとるだけで酸素化に不利となる．また，機能的残気量低下は，換気血流比の不均等をきたし，酸素化不良をさらに悪化させる起因となる．術後の不動によって特に背臥位での下側肺機能低下が生じやすくなるため，体位変換，早期離床を促して未然に防ぐことが重要となる．

(2) 気管内分泌物貯留増大による影響

術後は，全身麻酔の影響，気管内挿管による気道や咽頭への刺激によって気管内分泌物が貯留しやすくなる．無気肺，肺炎につながる危険性もあるため，排痰を十分に行うことが重要である．しかし，術後は，創部痛や麻酔の影響による腹筋群の活動低下によって腹圧を高められないこともあり，咳嗽力が低下することが多い．術前に自己排痰法を指導するとともに，早期離床で呼吸運動を促し酸素消費量を増加させることによって気道内分泌物の排出に努める．

b) 循環器への影響

起立性低血圧，深部静脈血栓症 deep vein thrombosis(DVT)を生じやすい患者の場合，術後の起立性低血圧は，血管透過性亢進による水分の血管外への移動で，全身循環量の低下が生じることが一要因となる．水分が再度血管内に戻るリフィリング現象は術後2～3日で生じる．つまり，リフィリング現象が起こる前の術後1～3日程度は，血管内の循環量低下による起立性低血圧のリスクがあることを理解しておく．

c) 腸閉塞

大腸がんなどの開腹手術の場合，手術による機械的刺激によって腸と腹壁，腸同士の癒着を起こしやすい．また，循環血流量が減少すると交感神経優位となり腸の蠕動運動も抑制されるため，腸閉塞が生じる可能性がある．腸の蠕動運動を促し癒着の予防を図るため早期離床を進める．

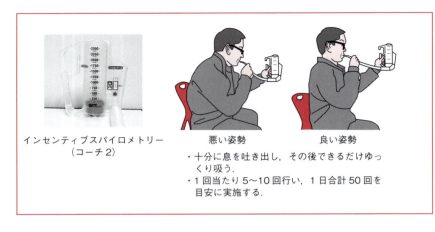

図3 インセンティブスパイロメトリーでの呼吸練習

・十分に息を吐き出し，その後できるだけゆっくり吸う．
・1回当たり5〜10回行い，1日合計50回を目安に実施する．

2) 実際の理学療法の流れ

周術期の理学療法は，術前は患者への意識づけが，術後は早期離床をできるだけ早く進めることがポイントとなる．

a) 術前の理学療法

術前の介入では，呼吸理学療法の必要性を伝えるとともに，患者の心身機能・構造および活動を評価し呼吸練習を指導する．特に，呼吸練習や早期離床がなぜ必要なのか意識づけが重要となる．

(1) 理学療法評価

カルテより一般的な情報を収集するとともに，特に呼吸機能，循環機能検査の結果を確認する．手術直後は，肺活量および咳嗽時最大呼気流速が術前と比較し40〜50％程度低下するため[17]，特に術前より呼吸機能の低下が認められる症例に対しては，術前の呼吸練習の重要性を伝える．問診により著明な活動量の低下がある場合は，手術までにできるだけ活動量を増やし体力改善を図ること，喫煙者には合併症のリスクが高まることを理解してもらい，必ず禁煙するよう指導する．また歩行動作能力に低下が認められる症例には，術後の離床が安全に行えるよう，人的・物的介助の必要性を検討する．

(2) 呼吸練習指導

呼吸筋ストレッチ，腹式呼吸，自己排痰法，インセンティブスパイロメトリー（図3）を使用しての呼吸練習を指導する．

腹式呼吸は，横隔膜の動きを活発化させることで換気効率の改善，機能的残気量の増加を図ることができる．練習時は自分の手を腹部の上に置いて動きを意識して行うとともに，吸気と呼気の時間の割合を1：2程度で行う．また，呼気時は口すぼめ呼吸をすることで，呼気陽圧をかけ気道の虚脱を防ぐことができるため併せて実施する．

自己排痰法は，咳嗽が痰を排出するうえで一番有効な方法であり，ハッフィングと併せて行う．方法は，創部を軽く圧迫した状態で深呼吸を数回行った後十分息を吸った状態で止め，ハッフィング実施後1〜2回咳をして痰を排出する．特に呼吸機能検査で1秒率に低下が認められる症例では，術後に排痰が困難となる危険性もあるため，十分練習するよう伝える．

> **メモ　ハッフィング**
> 最大吸気位から声帯を開いたまま呼気を短く強く行うもの．

b) 術後の理学療法

術後は施設によって異なるが，通常，翌日より集中治療室にて開始される．早期離床を促す前に離床が可能な全身状態であるかどうか，血圧，心拍数，SpO$_2$，呼吸数などのバイタル，呼吸困難感，嘔気，めまい，創部痛などの自覚症状を確認する．

離床初回時には，徐々にベッドをギャッジアッ

プさせ，バイタルおよび自覚症状の変動がなければ90°まで挙上する．その後，端座位，立位，歩行へと，その都度バイタルを測定しながら進めるが，初回時には，歩行可能で自覚症状がない場合でも長い距離の歩行は避ける．

肺がんや大腸がん症例では，離床が順調で呼吸機能にも異常が認められず，術前と同程度の歩行能力が再獲得できれば，理学療法士の介入は終了となり10日前後で退院となるが，引き続き他病院や施設で理学療法を受ける場合は，症例の紹介として理学療法の報告書を提供することが重要である．手術の侵襲が大きい食道がんなどの症例は，退院まで理学療法士の介入を継続して，運動耐容能改善のために，自転車エルゴメーターなどを活用する．

b. 転移性骨腫瘍（骨転移）に対する理学療法

骨転移患者は，痛みや病的骨折により活動量が著明に低下し廃用症候群を起こす危険性が高い．

骨転移は，悪性腫瘍の理学療法を行っていると頻繁に遭遇する骨腫瘍の1つである．骨転移そのものは直接生命を脅かすものではないが，痛みや病的骨折，脊髄圧迫などの骨関連事象を生じると，ADLは著明に制限され，廃用症候群の発生率も高くなるため注意が必要である．特に，病的骨折は想像もできないほどの小さな力でも，骨の回転運動を考えた力のモーメントの支点として関節面の一点に力が集中すると，相当な大きさの力になり容易に病的骨折が発生するリスクは高まるので注意を要する．

> **メモ　骨関連事象**
> 病的骨折，骨転移巣に対する放射線照射や外科手術，脊髄圧迫に伴う症状や高カルシウム血症など，骨転移に起因するすべての事象を指す．

1) 骨転移についての概略

脊椎は骨転移の好発部位であり，麻痺を引き起こす可能性が高い．患者の痛みに対する訴えを聴き逃さないことが重要である．

a) 骨転移を起こしやすい悪性腫瘍，好発部位

骨転移は悪性腫瘍患者全体の約10％に発症し，特に乳がん，肺がん，前立腺がん，腎がんに起こりやすい．

転移巣の好発部位は，脊椎，骨盤骨，肋骨，大腿骨などであり，特に胸椎・腰椎は骨転移の最好発部位で，画像上，椎体の後方から椎弓根まで浸潤し破壊が認められる所見，椎弓根徴候 pedicle sign がある場合は要注意である．これは，椎体のみの転移と比べ，脊椎の不安定性を出現させ，神経根や脊髄を圧迫し麻痺を引き起こす原因となるためである．この所見が認められる症例や特に側胸部や側腹部に痛みを訴えている症例は，腫瘍の浸潤がかなり進んでいる可能性が高いといわれている．日頃から患者の痛みに対する訴えを傾聴するとともに，下肢の脱力や感覚異常などの神経症状が認められた場合は，骨転移の可能性を疑いすぐに主治医に報告する必要がある．

b) 骨転移に伴う合併症

骨転移は，主に痛み，病的骨折，脊髄圧迫などの合併症を引き起こす．症状のなかで痛みの頻度が最も高く，脊髄圧迫により運動・感覚機能の低下，対麻痺，四肢麻痺，膀胱直腸機能低下を生じる可能性もある．

2) 骨転移の治療

骨転移の治療は，生命予後，放射線感受性，移動動作能力などによって決定される．

骨転移の治療には，放射線療法，手術，ビスフォスフォネート製剤などの薬物療法がある．治療方法は，患者の予後や原発巣の放射線感受性，治療後の移動動作レベルのゴールなどによって判断されるが，基本は放射線療法が第1選択である．照射により痛みの緩和とともに，骨を再骨化させることができ有用な手段とされている．なお，骨転移患者の生命予後予測にはさまざまな報告があるが，片桐らのスケールが知られている[18]．

長期生命予後が期待され放射線療法が効かない

表4　Frankel（フランケル）分類

A. complete： 完全麻痺	損傷部以下の運動・感覚完全麻痺
B. sensory only： 運動喪失・感覚残存	損傷部以下の運動は完全麻痺，仙髄域など感覚が残存
C. motor useless： 運動不全	損傷部以下にわずかな随意運動機能残存，実用的運動は不能
D. motor useful： 実用的運動機能残存	損傷部以下に随意運動残存，補装具の要否にかかわらず歩行可能
E. recovery： 回復	運動・感覚麻痺，膀胱・直腸機能不全なし（深部反射の亢進異常も含む）

（Frankel HL et al：The value of postural reduction in the initial management of closed injuries of the spine with paraplegia and tetraplegia. Paraplegia 7：179-192, 1969 より一部用語を改変して引用）

症例，病的骨折を起こしている症例に対して手術を行う場合もある．術式は脊椎転移には，後方または前方除圧固定術，脊椎全摘術を，大腿骨転移には，骨接合術，人工骨頭置換術などが行われる．

メモ　ビスフォスフォネート製剤
骨吸収を司る破骨細胞の働きを抑える骨吸収抑制薬．

3）骨転移の理学療法

多職種と連携を図りながら，安静度に沿って理学療法を進める．

骨転移に対する理学療法の目的は，基本動作およびADLの再獲得，活動制限によって生じる廃用症候群の予防であり，必要に応じて装具および歩行時の補助具選定，自宅の環境設定や家族指導を行う．Dietzの分類では，維持的または緩和的リハビリテーションにあたる．その重要点は，移動動作水準のゴールをどの程度にするのか，整形外科の医師の意見を聴き医療者間で矛盾が生じないよう情報を共有するとともに，患者本人，家族にも可能ならば認識してもらえるよう進めていくことである．また，脊椎転移であれば対麻痺，荷重骨転移であれば病的骨折の危険性を念頭に置き，患者にもリスクの高さを認識してもらい，より安全に行える動作方法を指導する．

a）理学療法評価

骨転移で特に必要な理学療法評価は，骨転移の状態（部位，病巣の大きさ，タイプ），麻痺・病的骨折の有無，安静度，治療方針，DVTの有無，治療後に目標とする移動動作の方法，入院前の基本動作能力などの情報収集とともに，痛み，運動機能，感覚機能，現在の基本動作状況の把握である．異常の有無だけではなく進行していないか増悪程度も必ず把握しておく．なお，麻痺の客観的指標として，Frankel分類（表4）[19]がよく用いられている．

b）脊椎転移の理学療法（放射線治療の場合）

脊椎転移の理学療法は，放射線治療の場合，ベッドサイドから開始される．治療途中までベッド上絶対臥床が強いられるため，廃用症候群およびDVTの予防を目的とした理学療法を実施する．なお体幹の屈曲，回旋により症状を悪化させる危険性があるため，下位胸椎や腰椎の転移に対しては硬性コルセット着用のもと，大腿四頭筋セッティング運動，足関節底背屈運動などを実施する．

治療終盤にかけて安静度の変更があり，それに合わせて理学療法は斜面台起立練習を開始する．斜面台起立練習から始める理由は，起立性低血圧への配慮ができること，抗重力位での下肢筋力評価が安全に行えること，また脊柱を屈曲せず立位姿勢がとれ，痛みへの配慮ができるためである．

斜面台起立練習で，下肢筋力に著明な低下がなく立位保持が可能な症例では，安静度に応じて平行棒内立位練習，歩行練習を中心に進め，歩行練習開始時は，脊柱にかかる負担を軽減させるため前腕支持型の歩行器を使用して，徐々に補助具の介助量を軽減させ，治療開始前に立案した移動動作のゴール達成に向けて進める．同時に基本動作練習を行い，特に体幹の過屈曲，回旋が強制されない方法を指導するとともに，日常使用している椅子やテーブル，ベッドの高さなど環境設定についても指導する．なお，放射線治療による骨の硬化は治療後約3ヵ月程度で認められるため，それ

までは臥床時以外はコルセット着用が基本となる.

一方,下肢麻痺症状を呈するため,下肢の支持性が不安定な症例は,脊髄損傷と同様のプログラムとなり,上肢の筋力強化運動とともに端座位練習,車いすへの移乗練習など動作練習を中心に進める.

c) 大腿骨転移の理学療法（人工骨頭置換術の場合）

大腿骨頸部骨折や骨頭内病変に対して人工骨頭置換術が施行される場合,通常の人工骨頭置換術もしくは腫瘍用人工骨頭置換術が選択される.前者の場合の理学療法は,大腿骨頸部骨折で置換術を行う場合と同様のプログラムで進める.

腫瘍用人工骨頭置換術を施行した場合は,特に脱臼へのリスク管理が重要となる.通常よりも切除する骨範囲が多く,小転子,大転子ともに切除され,腸腰筋,中殿筋,大殿筋,股関節回旋筋群が大腿骨から切離され,股関節は非常に不安定な状態となるためである.脱臼に注意しながら,手術翌日より大腿四頭筋セッティング運動,足関節底背屈運動などを実施し,2日目からは股関節外転装具装着のもと,斜面台起立練習を開始.その後は荷重量の指示に従い,平行棒内立位,歩行器・杖使用での免荷歩行練習へと進める.なお,軟部組織が瘢痕化してくる約3ヵ月間は,患側下肢の支持性はきわめて低く深部感覚の低下も認められ,異常歩行の起因になりやすい状態にある.歩行練習をする際には視覚的フィードバックを活用して,下肢の動きを意識しながら歩容にも注意を払うようにする.また,軟部組織の瘢痕化により脱臼が予防できるため,それまでは股関節外転装具を装着して進める.

d) 治療後の環境整備

治療効果がなく,脊髄麻痺を生じる症例や,全身状態悪化のためPSが落ち,動作レベルが低下してしまう症例もある.そのため,自宅の環境整備が必要な場合や,治療後の自宅復帰が困難になる場合もある.事前に主治医,整形外科医師,看護師,医療ソーシャルワーカーなどと連携を図り,介護保険の申請,手すりや介護用ベッドの設置,段差解消などの自宅環境整備,移動時の補助具の購入やレンタルなどの必要性について検討しておくことが重要となる.

c. 進行期の理学療法

進行期の患者の病態はさまざまであり,どのような理学療法が適切であるかは一概にはいえない.患者の身体機能に合わせリスク管理を行いながら進める.

進行期の患者に対する理学療法は,Dietzの分類では維持的リハビリテーションもしくは緩和的リハビリテーションにあたるが,対象となる範囲が広く病態が多岐にわたるため,患者によって理学療法の内容は異なる.また,早期の悪性腫瘍患者とは異なり,痛みや悪液質,治療における影響,脳転移や骨転移の有無,また胸水や腹水による呼吸困難,浮腫などさまざまな身体症状を呈する可能性がある.

そのため理学療法実施時は,前述したリスク管理を行うとともに,常に自覚症状や呼吸数,SpO_2,血圧,脈拍数などのバイタルを確認しておく必要がある.痛みの影響で理学療法が困難な場合は,レスキュードーズの必要性を検討し導入する.運動療法の内容や負荷量に関しては,現在のところ明確な基準がない.運動時の自覚症状やバイタル,翌日の疲労度を確認しながら,患者一人ひとりに安全に行える方法を模索し,患者の課題やニーズに応じて理学療法プログラムを工夫する必要性がある.

d. 終末期（緩和期）の理学療法

終末期患者の理学療法は,多職種との連携がないと成り立たない.QOL維持を目的に,本人と家族が人生最期の貴重な時間を穏やかに過ごせるよう支援する.

悪性腫瘍の終末期の理学療法は,緩和ケアやDietzの分類の緩和的リハビリテーションの考えに基づいて行われており,患者や家族の要望に沿って,人生の終末期に質の高い生活が送れるよ

1) 終末期理学療法を行ううえでのポイント

日々変化する症状に合わせ理学療法の内容を変更しながら行う.

患者,家族が何を望んでいるのか傾聴し,目標設定をしていくことから理学療法を始める.ただし,終末期患者は,悪液質に加え浮腫,痛み,呼吸困難,不眠,せん妄などの症状が重なり日々病態が変化するため,目標をその都度変更するなど柔軟な姿勢で取り組むことが求められる.また,患者の体調の良い時間帯を知り,できるだけその時間帯に介入することで,理学療法が負担にならないように留意する.

2) 終末期の理学療法

病期に合わせた理学療法を実践することでQOL維持を図る.

悪性腫瘍患者の場合,比較的生命予後1～2ヵ月前までは身体機能は維持されていることが多いため,基本動作レベルが自立している時期は,基本動作練習を通しできる限り維持を図っていくとともに,起き上がりなどエネルギーの消耗が少なくて済む方法を伝え支援する.

ベッド上での生活が中心となった患者に対しては,関節拘縮予防のための関節可動域運動,褥瘡予防に対するポジショニング,呼吸困難に対する呼吸介助や呼吸補助筋へのリラクセーションなどを行う.なお,終末期の患者は,リンパ浮腫やその他の原因によって全身性浮腫が認められることが多い.自覚症状の軽減を目的に,軽度の圧迫や安楽肢位のポジショニングを指導するとともに,リンパドレナージといわれるストロークは患者に安楽をもたらす手段の1つとなるため,家族にその目的を伝え必要に応じて指導する.なお,理学療法の終了時期においては,患者の状態,家族の希望,終末期患者の予後予測指標(palliative prognostic index[20]など)を参考にしながら対応策を判断して支援する.

5. 症例の供覧

肺がんで骨転移を有した症例を供覧し,実際の理学療法プログラムを紹介する.

【症例】 70歳代後半 男性

【診断名】 原発性肺がん(扁平上皮癌),多発骨転移(脊椎転移)

【現病歴】

X年10月,右肺扁平上皮癌(stage ⅡA)と診断され,右肺下葉切除術を施行.その後術後化学療法(カルボプラチン+パクリタキセル)を4クール実施し,治療効果はSDと判断.術後1年後に腰背部痛を自覚したため精査したところ,肺がんによる多発骨転移(第11胸椎～第3腰椎)と診断,第11胸椎で脊柱管内への進展が認められた.受診1週間後に,側腹部痛,下肢の痺れと脱力が出現し緊急入院.病的骨折および麻痺回避のためベッド上絶対安静となり,早急に放射線治療が必要と判断され翌日より開始(3Gy×10回).同時に薬物療法として,ビスフォスフォネート製剤の投与,理学療法の依頼あり.

【理学療法開始時所見】

覚醒レベル:Glasgow come scale(GCS)E4V5M6
認知機能:異常なし PS:4 倦怠感:なし
血液データ:アルブミン(Alb)値 3.2 g/dl, Hb値 10.5 g/dl, 白血球 4,300/μl, 血小板 250,000/μl

- 心身機能・構造:痛みは安静時痛自制内(NRS 1～2),動作時に腰背部で増強(NRS 7～8). Frankel分類C,筋力は上肢MMT 5.下肢は右優位の筋力低下あり.右MMT 3,左MMT 4.膝立ておよびstraight leg raising(SLR)は両下肢ともに可能ではあるが,右で保持困難あり.関節可動域制限なし.呼吸困難感なし. L2～S1領域に軽度の痺れと感覚鈍麻あり.病的反射なし.膀胱直腸機能低下なし.

- 現在の基本動作,ADL:安静度制限のためベッド上絶対安静.Barthel index 20(食事動作自立,便意あり.尿道カテーテル留置)

- 入院前の基本動作，ADL，活動量：屋外歩行自立．Barthel index 100点．入院1ヵ月前までは毎日散歩を20分程度していたが，最近は疲れやすくなってきたとのこと．
- 社会的背景：妻と2人暮らし．key personは妻．子ども2人は独立しているが協力的．無職．趣味は家庭菜園．自宅は2階建ての一軒家で寝室は2階．ベッドなし．トイレは洋式で手すりあり．玄関に10cmの段差はあるが，その他はバリアフリー．介護保険は申請済み．
- 患者のneeds：歩いて家に帰って自分の生活上の活動はできるだけ自分でしたい．
- 家族のneeds：家で過ごさせてあげたい．

【告知状況】
患者，家族には疾患，病態，病的骨折と麻痺のリスクなどは告知されている．生命予後についてはご家族のみに告知．

【目標】
長期目標：歩行動作自立，全身持久力の改善
短期目標：補助具を用いての歩行能力獲得

【課題点】
心身機能・身体構造：腰背部痛，両下肢の筋力低下（不全麻痺），全身持久力低下
活動：短距離歩行能力低下，セルフケア能力低下

【医学的治療・理学療法・リハビリテーションの方針】
骨転移に対しては放射線治療を実施．肺がん治療は放射線治療後に化学療法を行う予定．生命予後は約10〜12ヵ月．放射線治療後は補助具（車輪付4点歩行器かT字杖）を用いての歩行動作を獲得後，自宅復帰することを目標とし理学療法を実施．また退院に向け必要な補助具，介護用品（介護用ベッド，シャワーチェアーなど）のレンタル・購入を検討．

【理学療法プログラム】
安静度が解除され離床が可能になるまでは，ベッドサイドにて廃用症候群およびDVT予防を目的に関節可動域運動，四肢筋力強化運動を実施．離床許可後，安静度の確認に従い，斜面台起立練習，基本動作練習，ADL練習を実施．

【理学療法経過】
- 放射線治療初日：ベッドサイドにて理学療法開始．ベッドサイドで行う自主トレーニングも伝え，痛みの具合をみながら行うよう指導．
- 入院放射線治療7回（21Gy）終了後：安静度変更の指示あり．ストレッチャーにてリハビリテーション室まで移動し，斜面台起立練習開始．血圧低下，立位時の両下肢膝折れなく80°まで斜面台のアップ可．放射線治療による宿酔症状，呼吸困難感なし．
- 放射線治療完遂（30Gy）：平行棒内立位，前腕支持型歩行器での歩行練習開始．移乗は近位見守りレベルで行えたため，移動手段を車いすに変更．
- 放射線治療終了2日後：起居動作，トイレ動作，車輪付き4点歩行器歩行練習開始．歩行およびトイレ動作が近位見守りレベルで可能となった時点で，医師の許可を得て尿道カテーテル抜去とし，トイレ動作は看護師見守りのもと可とした．
- 放射線治療終了後5日後：T字杖歩行および階段昇降練習開始．動作時の腰背部痛の軽減（NRS 0〜1），両下肢の感覚鈍麻の改善あり．下肢筋力は右下肢MMT 4，左下肢MMT 5まで回復．痺れは軽度残存．Frankel分類D．PS 2．動作レベルは，車輪付き4点歩行器使用での歩行自立，T字杖歩行近位見守り，階段昇降は手すりを使用し2足1段で近位見守りレベル．歩行は，100m程度であればバイタルの変動，自覚症状なし．ただし連続歩行を100m以上実施すると疲労感の訴えあり（Borg scale 13）．全身持久力低下は認められるも，動作レベルが目標に達したため近日中に自宅への退院が決定．T字杖歩行も可能であったが，本人より車輪付き4点歩行器の使用希望あり，自宅復帰に向け家族指導を行うとともに歩行器・介護用用品のレンタル・購入について検討．

- 放射線治療終了後8日後：自宅退院．退院に伴い理学療法は終了．今後は全身化学療法を実施予定．

【考察】

多発性骨転移により下肢不全麻痺を呈した症例であるが，麻痺出現後，速やかに放射線治療が施行されたことにより，痛みの緩和，麻痺の回復が認められ，廃用症候群を生じることなく，目標としていた補助具を使用しての歩行が自立となり自宅退院を実現できた症例である．

骨転移による肺がんは病期分類では stage IV 期であるが，入院前の PS が良好であり，片桐らの生命予後予測スケールでは1年生存率は50％見込まれたため，Dietz の分類の維持的リハビリテーションに焦点を当て理学療法を実践した．

麻痺は，症状が出始めてから24～72時間以内に放射線療法を行えば回復が見込め，不全麻痺の場合は，20～60％で歩行可能となり，そのうち，70～100％で機能維持が可能であると報告されている[21]．今回は緊急照射を行ったことで，治療効果による痛みおよび麻痺改善が図れたこと，放射線治療開始と同時に理学療法士が早期から介入し廃用症候群予防に対してもアプローチしたことで，基本動作，特に移動動作の再獲得が順調に進んだと考える．また，早い段階で呼吸器内科の主治医と整形外科医を含めた多職種カンファレンスを開催し，医療者間での方針・情報共有を図り，退院に向けた準備を同時に行っていったこと，安静度に合わせ理学療法の進み具合と病棟での生活が矛盾しないよう，理学療法士と看護師が密に連絡を取り合い病棟での ADL に反映させたことが，順調に自宅退院まで進めていけた要因の1つであると考えられる．

なお，本症例では Alb 値および Hb 値の低下が認められ，入院中の活動量低下もあり全身持久力低下の課題は残存した．今後化学療法実施予定であり，それに向け体力維持・向上を図ることが重要となる．退院後の生活に対して運動機能面で不安に感じていることを傾聴し，患者の身体機能，要望，生活に沿った安全に行える運動プログラムを指導していくことが重要であると考える．

結　語

高齢化に伴う患者数増加を背景に，2006年に制定された「がん対策基本法」と，それに基づき，総合的かつ計画的な推進を図るために策定された「がん対策推進基本計画」を通して，日本では国を挙げてがん対策に取り組んでいる．理学療法についても，拠点病院などで，がんにかかわる医療従事者に対して質の高い研修を実施し，その育成に取り組む目標が掲げられている[22]．

理学療法においてもがん患者に対する重要性が認識されているが，その歴史は浅く，政策として動き出したのもまだ最近のことである．そのため，標準的な理学療法は，まだ確立されておらず，教育面においても養成校での教育不備，専門知識をもった理学療法士不足は現実的な課題としてあげられ，理学療法を必要としている患者に対して十分な理学療法を提供できない大きな要因の1つとなっている．

今後，治療技術の発展とともにがんと共存する社会となり，がんサバイバーは，確実に増えていくであろう．がん患者に対する理学療法の需要に応えるべく，治療早期から緩和ケアまでの視点を兼ね備えた質の高い理学療法が提供できるよう，教育面からの環境作りを早急に整える必要がある．

文　献

1) Joanne Lynn：Serving patients who may die soon and their families. The role of hospice and other services.　JAMA 285（7）：925-932, 2001
2) Oldervoll LM, Loge JH, Paltiel H et al：The effect of a physical exercise program in palliative care：A phase II study.　J Pain Symptom Manage 31（5）：421-430, 2006
3) Dietz JH：Rehabilitaion of the cancer patients.　Med Clin North Am 53：607-624, 1969
4) 辻　哲也：悪性腫瘍（がん）．千葉直一（編），現代リハビリテーション医学 第3版，金原出版，p493-

505, 2009
5) 宮田知恵子, 辻 哲也：がん患者の抱える問題点とリハビリテーション医学の取り組み. 理学療法 27(10)：1161-1168, 2010
6) 日本臨床腫瘍研究グループ：ECOG の Performance Status（PS）の日本語訳. Common Toxicity Criteria, Version2.0 Publish Date April 30, 1999
7) 固形がんの治療効果判定のための新ガイドライン（RECIST ガイドライン）―改訂版 version 1.1―日本語訳 JCOG 版　ver.1.0
8) 大澤匡弘, 森　直治, 川村和美ほか：がん悪液質発症の分子機構とその治療への応用. 日本緩和医療薬学雑誌 5：31-37, 2012
9) Fearon K, Strasser F, Anker SD：Definition and classification of cancer cachexia：an international consensus. Lancet Oncol 12(5)：489-495, 2011
10) 福島雅典（監修）, 柳原一広：がん化学療法と患者ケア 第3版. 医学芸術社, p179-197, 2012
11) 辻　哲也：進行がん患者に対するリハビリテーション. 緩和ケア 16(1)：6-11, 2006
12) 水落和也：悪性腫瘍のリハビリテーション. リハビリテーション医学 38(1)：46-57, 2001
13) 唐澤久美子, 藤本美生（編）：がん看護セレクション がん放射線治療. 学研メディカル秀潤社, p79-80, 2012
14) Bosaeus I, Daneryd P, Lundholm K：Dietary intake, resting energy expenditure, weight loss and survival in cancer patients. J Nutr 132(11)：3465S-3466S, 2002
15) 千葉直一：廃用性筋萎縮の発生機序. リハビリテーション基礎医学 第2版. 上田　敏ほか編, 医学書院, p203-212, 2002
16) 宇都宮明美：体位と呼吸管理. 人工呼吸 27(1)：64-67, 2010
17) 増田　崇, 田平一行, 北村　亨ほか：開腹手術前後の咳嗽時最大呼気流速の変化. 理学療法学 35(7)：308-312, 2008
18) 片桐浩久, 岡田理恵子, 高木辰哉ほか：転移性骨腫瘍の予後因子と予後予測システム 単一施設における808 例の解析結果. 臨床整形外科 48(7)：649-655, 2013
19) Frankel HL et al：The value of postural reduction in the initial management of closed injuries of the spine with paraplegia and tetraplegia. Paraplegia 7：179-192, 1969
20) Morita T, Tsunoda J, Inoue S et al：The Palliative Prognostic Index：a scoring system for survival prediction of terminally ill cancer patients. Support Care Cancer 7(3)：128-133, 1999
21) Maranzano E, Latini P：Effectiveness of radiation therapy without surgery in metastatic spinal cord compression：final results from a prospective trial. Int J Radiat Oncol Biol Phys 32(4)：959-967, 1995
22) がん対策推進基本計画 平成24年6月：厚生労働省, http://www.mhlw.go.jp/bunya/kenkou/gan_keikaku.html

（森田恵美子, 西村　敦）

8 精神疾患の理学療法

序　説

　日本は，先進国における精神科病床数の約20%を占めており，高度な医療技術を誇る一方で，精神保健領域には多くの課題を残している．特に，精神疾患者に対する身体症状への関心は低く，理学療法と精神保健領域の接点を見出すことは簡単ではない．しかし，精神疾患者は精神症状のみではなく，筋骨格系を含む身体機能低下，神経疾患や心血管系疾患，呼吸器疾患，糖尿病をはじめとする生活習慣病や内科疾患，廃用症候群などの身体症状を呈する．また，精神疾患者は口腔ケアの必要性や栄養摂取の不良，泌尿器疾患，性機能不全など多様な症状を合併することが知られている．

　理学療法は身体に関する専門家であることから，精神疾患者の身体症状に対しても理学療法の必要性は十分にあると考えられる．精神疾患者の身体症状は，自己の実存感覚や時間および空間的認知の低下など精神疾患に起因する身体症状として，筋緊張や動きのタイミングの不調和，動作の滑らかさ，姿勢やバランスの低下などがあげられる．精神と身体は切り離すことができない人間の総体であり，精神疾患者の身体症状に対しても適切なケアが必要なことはいうまでもなく，身体と運動を介した理学療法の介入は，精神症状の改善にも寄与する可能性を秘めている．

1. 精神疾患はどのように分類されるか

a. 精神医療の歴史と現状

1) 日本の精神科医療の歴史
　歴史的に日本における精神医療は収容を中心とした医療が展開されてきたが，将来的には入院中心医療から地域生活支援への移行がリハビリテーションの重要な課題である．

　日本における精神医療の現状を整理するには，近代以降における精神医療制度の歴史を振り返る必要がある．近代の精神医療は，1900年（明治33年）に制定された「精神病者監護法」が始まりとされる．当時の日本は，精神科病院の建設を進められるほど財政が健全な状態ではなく，「精神病者監護法」はいわゆる「私宅監置（精神疾患者は自宅内に監置されて戸外に出されない）」を定めた法律であった．また，この頃は精神疾患が病気であるという概念は浸透しておらず，精神疾患者を一般社会から隔離収容する目的があったといわれている．

　1919年（大正8年）に施行された「精神病院法」は，措置入院および医療保護入院につながる基礎的な法の制定であった．1950年（昭和25年）には，「精神衛生法」の制定により私宅監置が廃止され，公的な精神病院の設置が義務づけられることになったが，日本の財政難が続いていたために公立の精神病院の設置は進まなかった．この状況に対応するため，精神科病院の建設および運営に関する私立精神科病院への優遇措置がなされ，これらを背景に精神科病院が増えていくことになった．「精神衛生法」を基本としながら，1987年（昭和62年）の「精神保健法」を経て，1995年（平成7年）から現在に至る「精神保健福祉法」へ改正されていった．「精神衛生法」が制定された1950年には，精神科病床数が約5万床であったが，1965年の「精神衛生法改正」の15年間までに精神科病床数は約18万床に増えている．世界の精神科病院は1970年代から脱施設化の流れによって病床数を減らしていくが，日本では「精神衛生法改正」以降も私立病院を中心に精神科病院数を増加させ，1990年には36万床に至り，現在でも約34万床が維持されている．日本の精神科病院は，民間病院の病床数が約9割を占めていることから，地域移行を目指す改革の足取りはきわめて重いといえる．

　日本における精神疾患の罹患者数は2008年に320万人を超えた．厚生労働省によると，精神科

病院には精神疾患者の1割である約32万人が入院治療を受けている．近年では，統合失調症の入院者が減っているが，減少した病床を埋めるようにうつ病および認知症の入院者が著しく増加している[1]．日本の精神病床は，全国のおよそ2,700施設に約34万床（利用率は約90％）あり，一般病床を含む日本の総病床数の20％以上を占めている．精神疾患者の平均在院期間は約290日，認知症者の平均在院期間は940日を超しており，欧米諸国における精神疾患者の一般的在院期間である2〜3週間と比べると極端に長い．

日本の精神科病院入院者は，現在では新規入院者の約6割が3ヵ月以内に退院し，約9割が1年以内に退院している．その一方で，1年以上の入院者が約20万人，10年以上の入院者は7万人，20年以上の入院者が3万人を超えている．また，精神科病院入院者の5割以上が65歳以上であることから，長期入院者の高齢化への対策は精神科病院および地域移行の大きな課題である．厚生労働省は，精神科病院入院者の約7万2千人については条件が整えば退院できるとし，2004年から2014年の10年間で社会的入院の解消を目標としたが，この10年間で精神科病院の入院者数はほとんど変化していない．しかしながら，入院者の地域移行が日本における精神科医療の重要な課題である方針に変わりはなく，厚生労働省は2014年に地域移行支援型ホームの設置を決めた．この施策に対する効果検証はこれからである．

> **メモ　地域移行支援型ホーム**
> 精神科病院に1年以上入院している者であり，退院後に病院敷地外で生活することを原則に，やむをえない事情を考慮して例外的に認められることを前提として病院敷地内に設置される住居施設のことである．精神科病院の住まい化，病棟の看板かけ替えなどの批判があるが，地域生活移行につながるサービスとして適切に利用されることが重要である．

2）欧米の精神医療の歴史

欧米の精神医療は理学療法の領域を含めて大きな制度改革を遂げており，2011年には世界理学療法連盟に精神保健領域における理学療法がサブグループとして設立された．

イタリアでは，1978年に制定された精神保健政策に関する180号法（通称バザーリア法）により，大胆な改革を行っている．この改革において，精神疾患者の急性期症状に対応するために地域精神保健センターが管轄する大学病院内の精神科病床をわずかに残しているが，公立の精神科病院は全国から撤廃された．イタリアは，精神疾患者に対して，治療よりも優先された社会的危険性の回避による精神科病院への隔離収容をいち早く見直した．そして，何よりも精神科病院そのものが精神疾患を生み出す場ではないのかという仮説に基づき，脱施設・脱制度を根本理念として精神医療改革を成し遂げている．イタリアをはじめ，欧米諸国でこれらの改革が実施された背景には，日本とは対照的に，精神科病院の多くが公立病院であったことが大きな要因といえる．欧米における精神科病院の入院期間は2〜3週間が一般的であり，退院後は精神疾患者が地域で生活するために種々の医療支援および社会支援が活用されている．

デンマークでは，精神疾患者が社会生活に必要な支援を受けるための社会支援チームを医師，看護師，理学療法士，作業療法士，教育士などで構成し，主に住居や就労支援など生活全般の支援を行政主体で行っている．1960年代までのヨーロッパでは，現在の日本と同様に多くの精神疾患者を入院させていたが，1970年代から地域医療移行への政策がとられ，この頃から理学療法士が精神保健領域へと積極的にかかわるようになった．

2011年にオランダのアムステルダムで開催された第17回世界理学療法連盟 World Confederation for Physical Therapy（WCPT）学会の総会において，それまで7つの領域で構成されていたWCPTサブグループに精神保健の理学療法 International Organization of Physical Therapy in Mental Health（IOPTMH）を含む5つの領域が新設された．IOPTMHは，抑うつ，ストレス関連疾患，心身症，慢性疼痛や不安などの精神疾患に関連した心身の症状に対する理学療法を実践し

て，研究および臨床，教育の領域で活動し，幅広い健康づくりに取り組むことを課題としている．

> **メモ　WCPT サブグループ**
> WCPT サブグループは，理学療法の発展と各領域における専門的な情報交換を促進するための独立した組織である．サブグループは，WCPT に加盟している各国の組織を世界の 5 地域のうち加盟国が 3 地域以上あること，各国内で関係組織を運営している 10 カ国以上の加盟が認可の条件である．

> **メモ　IOPTMH**
> IOPTMH は，2011 年に WCPT のサブグループとして認められた．2015 年での加盟国は，日本のほかにアイスランド，スペイン，ノルウェー，オランダ，フィンランド，デンマーク，イギリス，トルコ，ベルギー，南アフリカがメンバー国として登録されている．2 年に 1 回の頻度で国際学会が開催されており，現在まで 5 回の大会がヨーロッパを中心に開催されている．

現在では精神疾患に対する地域医療が世界的に注目され，日本においても地域医療へ移行するための検討がなされている．近年では研究および臨床における理学療法介入の成果報告が増えており，精神保健領域における理学療法の役割も広がりつつある．また，今後は地域でいかに生活するかというリハビリテーションの実践が課題となることから，精神保健領域における理学療法の役割がさらに重要になると思われる．

b．精神疾患者の身体症状

精神保健領域の理学療法アプローチは，これまで理学療法が主としていた生物医学的視点から，対象者を人間総体としてとらえた身体・心理・社会・実存的対象とする視点へと変革してきている．

日本では，理学療法施設基準を満たして施設認可を受けている場合に規定の診療報酬が算定される．精神科病院も例外ではなく，主に精神疾患を起因としない身体疾患や廃用症候群，高齢化に伴う神経疾患や骨関節疾患などの身体機能不全や能力低下，社会参加制約がある対象者に医師から受けた処方箋によって，理学療法が実施されている．この場合の理学療法は，身体の運動機能 motor function を改善すること，すなわち関節可動域の改善，筋力の増大，バランス機能の改善，歩行能力の向上をはじめとする体力医学的介入である運動・エクササイズ・トレーニングを主な手段とした量的な視点において身体機能および動作能力の改善を目指すことが主な目標となる．

これまで日本では，主に身体疾患を併せもつ対象者に理学療法が実施されており，精神疾患を起因とする身体症状に対する理学療法はほとんどなされていない．一方，ヨーロッパにおいては精神疾患に起因する身体症状に対して理学療法が適応される．近年では，理学療法分野において，これまで主としていた生物医学的視点から，対象者を人間総体として捉えた身体・心理・社会・実存的対象とする理学療法アプローチへの視点に変革してきている．人の動きは，多岐にわたる基礎的病理と精神心理的背景によって人間総体の現象として表現される．理学療法の役割は量的な運動機能の改善にとどまらず，質的側面である機能的な動き functional movement をいかに引き出すかという視点が重要となる．

> **メモ　運動機能と機能的動き**
> 運動機能 motor function は，トレーニングあるいはエクササイズによって身体機能を量的に強化する対象である．一方，機能的動き functional movement は，心理・精神的側面を含めた人間総体によって表現される動きを質的に高める対象である．運動機能を強化し，機能的動きを高めることは同時に理学療法士にとって重要な目標となる．世界理学療法連盟では「理学療法は，あらゆる人々を対象に，生涯を通して最大限の動きと機能の維持・向上および発達のためのサービスを提供する．このサービスは，老化，けが，疾病，環境要因などによって生じる動きと機能に影響するすべての状況を対象としている．機能的な動きは，健康を意味する主要概念である」と定義している．

精神保健領域の理学療法が対象とする身体疾患は，脳卒中，心筋梗塞，高血圧などの心血管系疾患，肥満，高脂血症（脂質異常症），メタボリックシンドローム，糖尿病などの栄養代謝疾患，その他細菌感染やウイルス感染など多岐にわたる．Hert ら[2]は重度精神疾患者に合併しやすい疾患を報告している（**表 1**）．

1）廃用症候群と高齢化

精神疾患者の主な廃用の原因は，精神症状の悪

化に由来する身体的廃用症候群であり，筋力低下，筋萎縮，拘縮などの機能不全から日常生活活動まで幅広い範囲で生活機能の低下につながる．

精神科病院における入院者の約50％が65歳以上であり，現在は多くの精神科病院で入院者の高齢化がみられる．精神疾患者の高齢化は，筋骨格系を含む身体機能低下のみならず，脳卒中や心血管系疾患，呼吸器疾患，糖尿病をはじめとする生活習慣病や内科的疾患などを合併する可能性が非常に高くなる．また，精神疾患者は口腔ケアの必要性や栄養摂取の不良，泌尿器疾患，性機能不全など多様な身体症状を呈することが報告されている[3]．さらに，統合失調症やうつ病などの重度の精神疾患者は，同年齢群の健常者よりも13〜30年程度寿命が短いとの調査報告があり，生活環境を含めた廃用症候群の予防が重要である[4]．

精神疾患者の主な廃用の原因は，精神症状悪化による低活動状態に由来する身体的廃用症候群である．廃用症候群は，筋力低下，筋萎縮，拘縮などの機能不全から日常生活活動まで幅広い範囲で生活機能の低下につながり，生活の質 quality of life（QOL）の低下をきたすことが予測される．特に，重篤のうつ病や統合失調症の昏迷状態，無動状態が長期間続いた場合は廃用症候群を引き起こしやすい．うつ病は，不安，不眠，焦燥感，抑うつ気分，精神運動抑制が強くなることがあり，昏迷状態を伴う場合には長期間の活動抑制状態が続くことがある．

表1 重度精神疾患者にみられる身体疾患

疾患区分	超高頻度	高頻度
心血管系疾患		
脳卒中	○	—
心筋梗塞	○	—
高血圧	○	—
その他の心血管系疾患	○	—
栄養代謝疾患		
肥満	○	—
高脂血症	○	—
メタボリックシンドローム	○	—
糖尿病	—	○
細菌感染と真菌症		
結核	—	○
ウイル性疾患		
HIV	○	—
肝炎B型　C型	—	○
新生物		
肥満関連のがん	—	○
歯科疾患		
口腔内状況の不良	—	○
呼吸器疾患		
肺機能不全	—	○
泌尿男性生殖器疾患		
性機能不全	—	○
泌尿女性生殖器疾患および妊娠合併症		
分娩合併症	○	—

これらの疾患は，重度精神疾患者に頻回にみられる身体疾患を表している．心血管系疾患と栄養代謝疾患は超高頻度で起こることがわかる．高血圧や肥満，喫煙など修正可能な危険因子に対しての予防的介入が重要である．
(Hert M et al：Physical illness in patients with severe mental disorders, I, Prevalence, impact of medications and disparities in health care. World Psychiatry 10：52-77, 2011 より引用改変)

2）生活習慣病

精神疾患者の偏食や運動不足，喫煙，肥満などの生活習慣の悪化は，内科疾患の罹患危険性を高め，寿命やQOLの低下につながる要因である．

精神疾患入院者においては，閉鎖的な生活環境から生じる運動不足や活動制限が廃用症候群をもたらし，さらには偏食や喫煙，睡眠不全など種々の生活習慣による影響が加わり，内科疾患への罹患危険性がきわめて高くなる．この結果，精神疾患者は脳卒中や心疾患，糖尿病など種々の生活習慣病を合併する可能性が非常に高くなる．日本の精神科病院の病床34万床のうち，21万床が終日閉鎖病棟であり，閉鎖的な入院環境に伴う運動量の減少もこのような身体疾患を引き起こす原因となる．また，地域で生活する精神疾患者においても，生活習慣病に罹患している割合は精神疾患入院者よりも高いとの報告もあり，入院者と同様に廃用症候群および生活習慣改善の取り組みが喫緊の課題となっている．

生活習慣病は，統合失調症など重度精神疾患者

表2 一般人口と比較した統合失調症と双極性症における心血管疾患に対する修正可能な危険因子の推定有病率と相対リスク

修正可能な危険因子	統合失調症		双極性症	
	有病率（％）	相対リスク	有病率（％）	相対リスク
肥満	45〜55	1.5〜2	21〜49	1〜2
喫煙	50〜80	2〜3	54〜68	2〜3
糖尿病	10〜15	2〜3	8〜17	1.5〜3
高血圧	19〜58	2〜3	35〜61	2〜3
脂質異常症	25〜69	≦5	23〜38	≦3
メタボリックシンドローム	37〜63	2〜3	30〜49	2〜3

相対リスクは，ある集団内で特定の出来事が起こるリスクと別のある集団内で同じ出来事が起こるリスクとを比較した値と定義されている．一般人口と比較した場合，重度の精神疾患がある人たちでは心血管疾患，代謝疾患，感染症，呼吸器疾患，性機能不全などの身体的健康課題は高い頻度で発生する．さらに，統合失調症や双極性症といった重度精神疾患がある人たちは心血管疾患における修正可能であるより多くの危険因子がある．
(Hert M et al：Physical illness in patients with severe mental disorders, I, Prevalence, impact of medications and disparities in health care. World Psychiatry 10：52-77, 2011 より引用改変)

において発生率が高まるという研究報告[5]がなされており，精神疾患者における生活習慣病の罹患危険性はきわめて高いとされている．統合失調症者は同じ年齢群の健常者と比較して，心臓病が5倍，呼吸器疾患が7倍の罹患危険があり，さらに寿命は同年代の対照と比較して10年程度短いと報告されており，それらの主な原因には偏食や運動不足，喫煙，肥満などの生活習慣の悪化が指摘されている[5]．

McCreadie[6]は，102人の統合失調症者について疫学的調査を実施し，70％が喫煙者，女性の86％および男性の70％が肥満，慢性的な運動不足が74％，将来的な慢性心疾患の罹患危険性が10％と生活習慣の実態を報告しており，生活習慣を改善するためには身体面と精神面への継続した治療介入が不可欠であると報告している．また，抗精神病薬の副作用による肥満は不活動を増長し，糖尿病をはじめ種々の生活習慣病を容易に引き起こすことも指摘されている．

生活習慣病は特定の病気を示すのではなく，「食習慣，運動習慣，休養，喫煙，飲酒などの生活習慣がその発症・進行に関与する疾患群」と定義されている．生活習慣は，一時的な行動や行為ではなく，文化，社会，心理，経済，環境など多要因に影響を受ける個人や家族あるいは集団としての行動形式と説明されている．近年，生活習慣病に対する医学的取り組みが種々行われているが，なかでも運動の身体的効果は多くの研究により明らかにされている．身体運動は慢性心疾患，脳卒中，肥満，糖尿病，高血圧，腰痛など多くの生活習慣病の罹患危険性を低下させることが知られているが，精神疾患者に対する身体症状への関心は低く，高齢化が進む精神科病院において廃用症候群および生活習慣病の予防と改善はさらに重要となる．生活習慣病を起因とする心血管疾患，代謝疾患，感染症，呼吸器疾患などは修正可能な危険因子であり，早期の予防的介入が重要である（表2）．

3）身体症状

精神疾患者の身体症状は，精神疾患に由来しない身体症状と精神疾患を起因とする身体症状がある．精神疾患に起因する身体症状に対する医学的関心は低く，機能的な動きを引き出す理学療法の役割が求められる．

精神疾患者が抱える身体症状の課題は，廃用症候群や生活習慣病のほかにも，精神疾患を起因としない骨折や脳卒中後の運動機能不全である身体疾患を併せもつ者と精神疾患を起因とする身体疾患がある．精神疾患に身体疾患を併せもつ場合の身体症状に対する対応は，従来の理学療法である運動機能の改善を目指すことが主な目標となる．一方，精神疾患を起因とする精神疾患者の身体症

状は，恐怖や不安によって精神的緊張が身体の緊張状態を亢進させることで引き起こされる姿勢の悪化，呼吸困難感や換気不全，肩や腰などの慢性疲労および疼痛，異常感覚，睡眠不全などがある．

精神疾患者のなかでも特に統合失調症者は，恐怖や不安に対する感度が高く，精神的緊張状態は長期間に及んでいる．これらの長く続く緊張状態は，身体の内分泌系，免疫系，自律神経系のバランスを崩すことが知られている．特にストレス反応は，内分泌系において脳下垂体から放出される副腎皮質刺激ホルモンを分泌し，副腎皮質におけるグルココルチコイドを過剰に生産する．この反応は蛋白質をブドウ糖の生産に供給することから，他のホルモン生産が抑制されるため，胃粘膜や胸腺の萎縮が起こり，免疫系および内分泌系の働きを低下させる．この結果，多くの身体的愁訴や全身状態の不調へと症状が進行する．

さらに，統合失調症者は，幻覚や幻聴，妄想，作為体験などの陽性症状，感情の平板化，興味の喪失，引きこもりなどの陰性症状が認められる．これらのうち，陰性症状は，身体活動量の減少につながりやすく，廃用症候群を引き起こす可能性が高い．また，陽性症状は，認知神経科学の側面から，小脳が関与する感覚フィードバックの予測や運動イメージの生成過程における何らかの機能不全が原因と考えられており，これらの中枢処理過程が運動の実行に負の影響を与える可能性が明らかにされてきた[7]．感覚フィードバックの予測が可能なのは，自己の身体モデルを脳内に表象する機能，すなわち内部モデルがあるからだと説明されている[8]．

身体の内部モデルは，自己の運動指令とその結果として生じる身体の動きから得られる感覚情報を予測することによる自己帰属の役割があると考えられている．統合失調症者の場合，身体の内部モデルによる感覚フィードバックの予測と感覚フィードバックの誤差が大きくなることで，自分の行為が他者によって操作されているような，いわゆる作為体験（させられ感）が生じる．これら内部モデルおよび感覚フィードバックの予測と実際の感覚フィードバックの照合過程の機能不全状態は，自己身体（運動指令のとおり動く対象）と自己運動（予測どおりの運動）によって形成される自己感（ある行為を自分自身が自分の身体で行っている感覚）の感覚運動の異常を生じる．すなわち，自己モニタリング機能（自分の体がどのように動き，どのように変化したのか）が十分に働かないため，自己の身体の認識低下をきたすと考えられている．これらの認知過程は，運動の制限因子となり，あらゆる身体活動を不確かなものにしていく．自己感は，自己意識に基づく自己の存在にかかわる重要な感覚であるとともに，円滑な身体運動に不可欠な要素である．

Gallagher[9]によれば，自己意識は「心理的な自己意識」と「最小限の自己」に分けられ，さらに「最小限の自己」は自己主体感と身体所有感を構成要素とする自己意識をモデル化している（図1）．心理的な自己は，経験的な時間軸を背景にした自己であり，過去-現在-未来における心理的な自己（アイデンティティ）とされる．

> **メモ　自己意識**
>
> Gallagherは自己意識 self-consciousness を「心理的な自己　narrative-self」と「最小限の自己　minimal-self」に分けてモデル化した．心理的自己は過去現在未来における永続的に表現される自己である．最小限の自己は一時的な自己であり，心理的な自己を除いても残る自己意識である．さらに最小限の自己は，ある行為を自分自身で行っている「自己主体感 sense of agency」と，ある行為が自分の身体で起こっている「身体所有感 sense of ownership」とに分けられ，これらは自己感を構成する重要な鍵となる．

統合失調症の陽性症状である幻覚や幻聴，妄想などは，自己の動きや身体を行為主である自分のものとして自己帰属させることが難しいために起こるのではないかという仮説も提唱されている[8]（図2）．自己の身体への関心の喪失や身体感覚の低下などは，痛みへの感受性を鈍化させて身体の危険信号を見過ごし，身体の機能不全を増悪させる可能性がある．また，精神疾患者の身体症状は，精神症状である自己の実存感覚や時間的およ

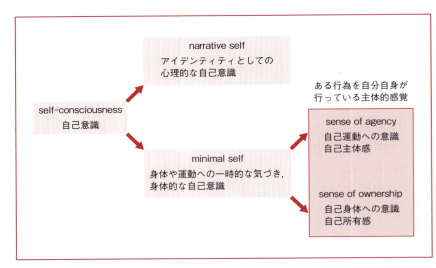

図1 自己意識のモデル
自己意識 self-consciousness は「心理的な自己意識 narrative self」と「最小限の自己 minimal self」に分けられ，さらに「最小限の自己」は自己主体感と身体所有感の構成要素として自己意識をモデル化している．自己意識は自分が自分であるという自己感として表現され，自己主体感と自己所有感を要素とする最小限の自己は，身体や運動の一時的な気づきであるとされる．身体や運動への気づきを通して「心理的な自己」を更新し，現在の自己意識が形成されると考えられる．
(Gallagher S：Philosophical conceptions of the self. Trends Cogn Sci 4(1)：14-21, 2000 より一部改変)

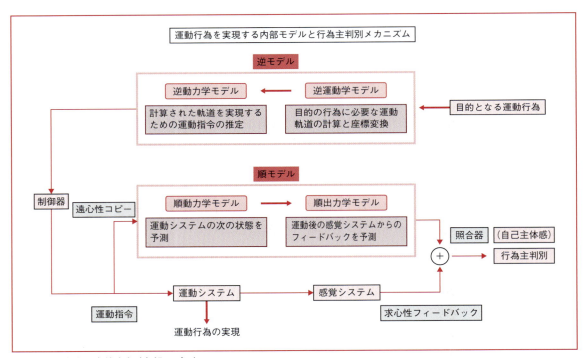

図2 精神疾患と身体表象（内部モデル）
小脳における運動を実現するフィードフォワード運動制御のモデルでは，目的となる運動から実際の運動が実現するまでの過程において，自己を脳内で表象する内部モデルを通して運動制御がなされていると考えられている．逆モデルからの運動指令は，順モデルで感覚フィードバックを予測し，実際の運動による感覚フィードバックと照合され，誰によって行為がなされたかという行為主判別がなされる．この過程において，自分の行為を判別できるかが自己感に重要な役割をしていると考えられている．
(浅井智久：声の中の自己と他者．心理学研究81(3)：3247-3261, 2010 より引用)

び空間的認知の低下などに起因する筋緊張や動きのタイミングの不調和，動作の滑らかさ，姿勢やバランスの低下など動きの質の低下にかかわる．

c. 精神疾患の生活および生活習慣（病）への対応

精神疾患者の多くは疾病の特性から長期入院を

余儀なくされ，生活環境が著しく制限されることが多い．また向精神薬の副作用や嗜好の偏り，生活環境の制限による運動不足などにより生活習慣病を呈する者が多く，その対応が重要である．

1) 入院者の生活

精神科慢性期病棟では社会的入院者を含め数十年にわたる入院を経て，社会に復帰することなく病棟で死を迎える者もいる．精神疾患者は，精神疾患に罹患したという事実，また「自己の存在を無価値にするもの」「社会的な死の宣告」と形容され，主観的な苦痛を感じている[10]．また，入院生活は生活環境が制限されており，非常に限定された空間での生活を送ることになる．このような制限された環境において，入院者は運動量の減少により生活習慣病を発症する可能性が高まる．筆者ら[11]は精神科入院者の身体組成と活動量計を用いた身体活動に関する予備的横断調査を実施し，精神科入院者は健常者と比較して運動量が有意に少なく，内科疾患の罹患危険性が高いことを明らかにした．また，生活習慣病を有する者については，特に運動量が減少し，就寝時間が遅く，不規則な生活パターンが認められたことを報告した．

理学療法士は対象者の身体活動量を把握し，種々の治療を含めた他職種協働でのかかわりが重要となる．生活環境が制限されたなかで，いかに効率的で有効な身体活動や規則的な生活パターンを改善して生活習慣病予防を実行するかが重要な課題である．

2) 退院者の生活

地域で生活している精神疾患者は，医療的支援を受けながら，さまざまな形態の施設で社会復帰を目指している．しかし，疾患特性や地域事情などにより，対象者へのサービス内容が異なるなど多くの課題がある．

精神科病院から退院した対象者は，定期的な病院受診を軸に精神科デイケアやナイトケア，援護寮（生活練習施設），授産施設，福祉ホーム，福祉工場，地域生活支援センターなどの社会資源を利用しながら，彼らの意向や状況に適合した施設で社会復帰トレーニングを実施する．これら社会復帰を促すための施設は，共同生活，就労の練習，仲間同士の交流を深める場として重要な役割を果たしている．また地域で対象者の生活を支えるために，障害者総合支援法に基づいて市町村が管轄する「障害福祉サービス」と，自治体の裁量で行われる「地域生活支援事業」がある．これらは対象者の病状や意向を踏まえ，彼らの生活に基づくサービスが利用できるようになっている．対象者は，このような種々のサービスを組み合わせながら退院後の生活を送っている．しかし，市町村で事業内容が異なるなどの課題が多いことや疾患の特性から入退院を繰り返すことが多いのが現状である．

メモ　社会資源の利用

デイケアは，外来治療だけで十分な支援が行えない場合，週に4日以上施設に通い，1日数時間以上，社会復帰を目的としたリハビリテーションを行う施設である．

ナイトケアは，入院者は昼間を家庭で過ごし，あるいは作業所などで働くが，夜は病院へ戻って退院の準備や練習を行う施設である．

援護寮（生活練習施設）は，対象者が共同生活をしながら，自立した生活を送れるように練習や指導を行う施設である．

授産施設の授産とは仕事を与えるという意味があり，就労を希望する者に対して，そのための練習や指導を実施する施設である．授産施設には入所型と通所型がある．

福祉ホームは，日常生活はほぼ自立しているが，居宅の確保が困難な対象者に対して提供された居宅のことである．福祉ホームでは生活指導も行われる．

福祉工場は，作業能力のある者を雇用し，社会復帰練習を行う施設である．福祉工場には入所型と通所型がある．

地域生活支援センターは，対象者の自立と社会復帰の促進を目的として，日常生活の支援や相談，地域住民との交流活動を行う施設である．

メモ　障害福祉サービス

対象者が生活を営むために，外出時の支援や身の回りの支援と，生活能力の向上や就労のためのサービスがある．また，原則として利用にかかるサービス費用の1割は自己負担である．

> **メモ 地域生活支援事業**
> 対象者の能力や適性に応じて，自立した生活を送ることを目的とする事業である．

> **メモ 障害者総合支援法**
> 対象者が自立した日常生活または社会生活を営むことができるよう，日常生活および社会生活を総合的に支援するための法律である．

2. 基本的な理学療法評価

a. 身体および運動機能評価

1）理学療法評価

病棟生活という非常に限定された環境で長期療養生活を送ることは，運動機能や感覚機能（視覚・触覚・聴覚・深部感覚など）が低下することが考えられ，いわゆる"廃用状態"に陥る可能性が高い．そのため，身体にかかわる機能（筋力，関節可動域，痛み，感覚機能など）の評価が重要となる．

精神保健領域における活動性の低下によって生じる廃用症候群は，筋力低下，筋萎縮，関節拘縮，骨粗鬆症などの運動器の機能低下，心肺機能低下，起立性低血圧，浮腫，血栓，褥瘡など循環不全，排泄機能に関連する自律神経の機能低下，仮性認知症，うつ，発動性の低下などの精神活動の低下が同時に存在する[13]．

理学療法士は対象者の身体状況を的確に把握するために，国際生活機能分類 International Classification of Functioning, Disability and Health（ICF）の概念に基づいた評価を実施し，対象者の生活機能を幅広く理解する必要がある．特に進化の過程から，感覚機能のなかでも触覚が重要であることが知られている．触覚は，外界にあるものを認識するための機能だけではなく，対人関係や社会性を築くための重要な役割をもち，固有感覚を通じて自己の身体に関するイメージ（身体像）や，他人とは異なる「自分」という感覚（自己意識）の基盤を形作っており，自己を知り，外界を知り，対人関係を築き，生命を支えるという，生きていくために不可欠で重要な感覚である[14]．

入院による長期療養では，触覚からの感覚入力情報量が低下し，対象者の多くが自我機能に何らかの機能不全が生じることに加え，身体の感覚機能から外界を的確に把握することが困難となり，対人関係や社会性に悪影響を生じている可能性がある．加賀野井ら[15]は長期入院している統合失調症者と健常者各6人に対し，感覚機能評価（下肢関節覚・足底圧覚・重量覚・体幹認知機能）および運動機能評価（バランス能力・下肢筋力・片脚立位・timed up go テスト）を実施した．この結果，すべての項目において統合失調症者群に成績の低下が認められたことを報告している．また南部らは[16]精神科開放病棟入院者62名について移動方法，生活空間，身体機能を調査し，17人（約3割）に移動時の介助が必要とされた．また，17人のうち15人（約9割）は生活環境が制限され，身体機能が低下していたことを報告している．以上のことから，多くの対象者に身体機能の低下が生じている可能性があり，身体機能評価を実施する必要性は高い．しかし，評価実施にあたっては病状が不安定な場合など治療者の言動により幻覚，妄想につながることもあるため，主治医を含めた他職種との情報交換が重要である．

> **メモ 精神科開放病棟**
> 精神科病院において，病棟の出入り口が1日8時間以上施錠されない状態であり，入院者や面会者が自由に出入りできる構造を有する病棟である．

2）質的評価

精神保健領域の理学療法において動きの質を評価するには，身体気づき尺度 body awareness rating scale が使われる．

機能的動きを引き出す理学療法は，動きの質についての評価をいかに行うかが重要となる．Skjærvenら[17]は，動きの質を，①生体力学的側面，②生理学的側面，③心理・社会・文化的側面，④実存的側面の4つの側面から説明している（図3）．

生体力学的側面および生理学的側面は，身体の構造と生理的働きから動きの質を示している．心

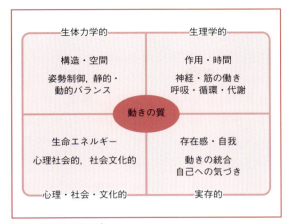

図3 動きの質モデル
動きの質は，生体力学的側面，生理学的側面，心理・社会・文化的側面，実存的側面の4側面から構成される．これらの動きの質は，人が生活するうえで基礎となる人間総体を示している．各側面の不全状態は動きの質を低下させる．
(Skjærven LH, Kristoffersen K, Gard G：An eye for movement quality：a phenomenological study of movement quality reflecting a group of physiotherapists' understanding of the phenomenon. Physiother Theory Practice 24（1）：13-27, 2008 より引用改変)

表3 BARSの評価基準

7. 美しい調和：なめらかでリズミカル，統合された自由で最高の中心を示す．
6. 良い調和：良いなめらかさ，リズム，統合的，中枢の安定感と意図がある．
5. 適度な調和：適度ななめらかさ，リズム，統合と意図が表現されている．
4. 調和がみられる：いくぶんなめらかで，リズム，意図がある．
3. 弱い調和：少しリズミカルであるが，まだ機械的．
2. 調和の欠如：運動がとぎれとぎれ，機械的，まとまっていない．
1. 不調和：運動がこわばり，断続的（スタッカート），活気がない．

BARSは動きの質を7段階で評価する尺度である．4点を中間として動きの質がよりしなやかで自由な動きがみられるか，あるいは協調性が低下した機械的な動きになっているか，種々の質的側面から評価する尺度である．

理・社会・文化的側面および実存的側面は，個人の洞察と集団における生活から動きの質を示している．動きの質と各側面は，質的存在である人間を総体的に表しているため，各側面は相互的に作用し，いずれの側面に機能不全が発生しても動きの質に影響が及ぶ．身体の動きは内的な精神活動による表出であり，動きの質を改善することは心身の状態に望ましい影響を及ぼす．精神保健領域の理学療法において動きの質を評価するには，身体気づき尺度 body awareness rating scale（BARS）が使われる．

BARSは精神保健領域で使用されている種々の精神症状評価尺度を背景に，SkatteboeとFriisによって開発された．この尺度は，Åsbergらによって開発された主観的精神病理症状40項目と客観的精神病理症状25項目から構成される包括的精神病理学評価尺度 comprehensive psychopathological rating scale（CPRS）を基に作成された．BARSは臨床経験的に検証された12種類の選択された動きから構成されており，病変および健康状態を見分けるツールとして精神保健領域で利用される評価尺度である．12種類の運動は，バランス，動きの身体中心と身体正中線，身体中心軸，呼吸，そしてアウェアネスに関連する動きを評価するために採用されている．これらの動きは，日常生活の基本的動作として行われる臥位，座位，立位，歩行で観察される動作を中心に構成されている．

BARSの評価基準は7段階評価を使用し，動きの観察と動きに対する対象者の直接的な表現を記述する．1は病変が著しく動きが調和されていない状態であり，7は健康度が最も高く調和された機能的動きを示す（表3）．

BARSの4点は，尺度の中間点であり，姿勢バランス，自由な呼吸，アウェアネスが機能的な動きを示しているが，なめらかな動きと呼吸の自由度がやや弱い状態と評価される．BARSは，身体構造の評価である生体力学的側面，動きのなめらかさや弾力性，リズムを示す生理学的側面，注意や意思，感情や自己認識にかかわる心理・社会・文化的側面の3つが下位尺度である．

b. 精神および認知機能の評価

精神領域における精神症状および認知症の評価尺度には，信頼性と妥当性が確かめられた評価尺

度がある．

精神症状に対する評価尺度は多くみられるが，信頼性と妥当性が検証された主要な精神症状評価尺度の概要を述べる．

①簡易精神症状評価尺度 brief psychiatric rating scale (BPRS)：BPRS は，統合失調症の 18 項目の症状をある程度決まった面接と観察により 1（症状なし）から 7（最重度）の 7 段階で医療者が評価する尺度である．

②臨床全般印象度尺度 clinical global impression scale (CGI)：臨床全般印象度尺度は，同じ診断を有した患者を担当した臨床医の過去の経験と現在の対象者を比較してその重症度を 1（症状なし）から 7（最重度）の 7 段階で医療者が評価する尺度である．

③ハミルトンうつ病評価尺度 Hamilton rating scale for depression (HAM-D)：HAM-D は，うつ病の重症度を示す 17 項目版とこれに 4 項目を加えた 21 項目版が主に用いられている．各項目について 0（症状なし）から 4（最重度）段階で医療者が評価する尺度である．

④ベックうつ病自己評価尺度 Beck depression inventory (BDI)：BDI は，精神疾患の分類と診断の手引き改訂第 4 版 The Diagnostic and Statistical Manual of Mental Disorders Ⅳ Text Revision (DSM-Ⅳ TR) の診断基準に沿って作成されており，過去 2 週間の状態について 21 項目の質問に 0（症状なし）から 3（重度）の 4 段階で自己記入する尺度である．

⑤Montgomery-Asberg うつ病評価尺度 Montgomery-Asberg depression rating scale (MADRS)：MADRS は，身体症状の影響を極力除外して，過去 3 日間のうつに関する精神状態について 0（最低）から 3（最大）で自己記入する尺度である．

⑥PHQ-9 日本語版 patient health questionnaire-9 (PHQ-9)：PHQ-9 は，うつ病評価に関する 9 つの質問項目で構成されている．過去 2 週間の症状について，「全くない」「数日」「半分以上」「ほとんど毎日」の 4 段階で回答する自己記入式の尺度である．

⑦簡易抑うつ症状尺度 quick inventory of depression symptoms (QIDS)：QIDS は，16 項目の自己記入式の評価尺度で，睡眠，食欲/体重，精神運動状態に関する項目について設問に 0（症状なし）から 3（重度）の 4 段階で回答する自己記入式の尺度である．

⑧positive and negative symptom subscale (PANSS)：PANSS は，統合失調症の状態像を総合的に偏りなく把握するための評価尺度であり，陽性尺度 7 項目，陰性尺度 7 項目，総合精神病理尺度 16 項目の合計 30 項目を 1（症状なし）から 7（最重度）で医療者が評価する尺度である．

⑨ヤング躁病評価尺度 Young mania rating scale (YMRS)：YMRS は，11 項目の質問に 0（症状なし）から 8（最重度）の 9 段階（項目によっては 0（症状なし）から 4（重度）の 5 段階）で回答する自己記入式の尺度である．

c. 生活機能の評価

精神医療において，対象者が地域で暮らすことは重要な目標であるため，社会生活機能の評価は不可欠である．

日本の精神医療は「入院医療中心から地域生活中心へ」を目指して改革を進めている．この改革で重要なことは，入院当初から対象者に応じた地域生活への移行を考慮した対応である．近年では，他科同様に精神保健領域においてもクリティカルパスや地域連携パスを作成し，退院から地域生活へのスムースな移行が進められている．病棟生活は地域生活の準備期間と捉え，入院時の病棟生活の評価にかかわることが重要であり，社会生活を継続するための課題についても考慮する必要がある．特に若年層では就労に対する支援が重要となり，就労時に必要な身体機能や持久力についても評価が必要である．そのため，自立生活を送ることが可能な対象者の特性について情報を得ること，また，安定した生活に対する要因を知るた

めにも社会生活機能評価が重要となる．

社会生活機能の評価は，診療報酬を算定するうえで重症度分類としても使用頻度が高いglobal assessment of functioning (GAF) 尺度 (表4)，social behavior schedule (SBS), quality of life scale (QLS), specific levels of functioning scale (SLOF), social functioning scale (SFS), independent living skills survey (ILSS), life skills profile (LSP) などがある．社会生活機能を評価する尺度は多くあるが，臨床現場で標準化された尺度を用いることは少ないのが現状である．この背景には，社会生活機能が多岐にわたる個人因子の多様性，行動や心理面を評価するのに要する時間や生活の実情に適さない評価項目が含まれていることなどが要因となっている．

メモ　社会生活機能の評価

GAFは，10の機能範囲に分割されており，対人関係や社会的役割遂行などの社会的機能水準を0〜100の範囲で点数化する評価尺度である．
SBSは，21領域31項目（コミュニケーション・対人交流・自傷行為や自殺企図・過活動や徘徊・社会的に不適切な行動・不適切な性的行動・身だしなみや衛生・行動の不活発さ・集中力など）を5段階で評定（なし，時々ある，ある程度ある，しばしばある，いつもある）する客観的評価尺度である．慢性の入院や施設で居住している人のアセスメントや効果判定に使用する．
QLSは，全21項目を7段階（6点：なし，0点：活動の開始はほとんど他の人に依存している状態）で評定する客観的評価尺度である．地域で生活している人のアセスメントや効果判定に使用する．
SLOFは，対人関係7項目，社会的に不適切な行動6項目，活動（家事・買い物など）11項目，労働（雇用されるためのスキルなど）6項目からなり，5段階（とても典型的，大体，まずまず，あまり典型的でない，ほぼ異なる）で実施する客観的評価（自記式では主観的評価）．地域で生活している人のアセスメントや効果判定に使用する．
SFSは，地域生活11項目，家事13項目，日常生活の質15項目，社会的活動22項目，日常生活6項目からなり，各項目により異なる領域ごとの算定基準に基づき，頻度や回数について行動を評価する．地域で社会生活を行っている人についてのアセスメントに使用する．
ILSSは，セルフケア8分野（食生活，身辺の清潔の維持，洗濯や掃除などの家事，身体的な健康についての管理能力，金銭管理，交通機関の利用法，余暇活動，求職や就労）の各能力（合計112項目）を5段階で評定する客観的評価尺度である．地域で生活を送っている人のセルフケア能力に関するアセスメントおよび介

表4　GAF（機能の全体的評定尺度）

スコア	評価のポイント
100-91	広範囲の行動にわたって最高に機能しており，生活上の問題で対応不能のものは認められない．本人に多くの長所があるために，他の人々から期待されている．症状はなにもない．
90-81	症状が全くないか，ほんの少しだけである（例：試験前の軽い不安），すべての側面でよい機能が保たれ，広範囲の活動に興味を持って参加し，対人関係がスムーズで，生活に大体満足しており，日々のありふれた問題や心配以上のものはない（例：たまに家族と口論する）．
80-71	症状があったとしても，心理社会的ストレスに対する一過性で予期される反応である（例：家族と口論した後の集中困難）．社会的，職業的または学校の機能へのわずかな障害以上のものではない（例：学校で一時遅れをとる）．
70-61	いくつかの軽い症状がある（例：抑うつ気分と軽い不眠），または社会的，職業的または学校での機能にいくらかの障害がある（例：時にずる休みをしたり，家の金を盗んだりする）が，全般的機能は，かなり良好であって，有意義な対人関係もかなりある．
60-51	中等度の症状（例：感情が平板で，会話が回りくどい，時に恐慌発作がある），または社会的，職業的，学校における中等度の障害（例：友達が少ない，仲間や仕事の同僚との葛藤）．
50-41	重大な症状（例：自殺の考え，強迫的儀式がひどい，しばしば万引きする），または，社会的，職業的または学校での機能における重大な障害（例：友達がいない，仕事が続かない）．
40-31	現実検討か意思伝達に多少の障害（例：会話が時々非論理的，あいまいになり，脈絡がなくなる）または仕事や学校，家族関係，判断，思考または気分など多くの側面での著しい障害（例：抑うつ的な男が友人を避け，家族の養育を顧慮せず仕事をしない．子どもが年下の者を殴ったりし，家で反抗的で，学校では勉強をしない）．
30-21	行動は相当に妄想や幻覚に影響されている．または意思の伝達や判断に著しい障害がある（例：滅裂，ひどく不適切な振る舞い，自殺念慮にとらわれていることが時々生じる），または，ほとんどすべての生活領域で機能することができない（例：1日中床に就いている．仕事も家庭も友達もない）．
20-11	自己または他者を傷つける危険がかなりあるか（例：死を明確に想定していない自殺企図，しばしば暴力的になる，躁病性興奮），または時に最低限の身辺の清潔維持ができない（例：弄便），または意思伝達の著しい障害（例：ひどい滅裂か無言症）
10-1	自己または他者をひどく傷つける危険が続いている（例：何度も暴力を振るう），または最低限の身辺の清潔維持が持続的に不可能，または死ぬことを想定した重大な自殺行為．
0	情報不十分

資料：DSM-IV-TR　精神疾患の診断・統計マニュアル

入の効果判定に使用する．
LSPは，地域での生活可能性について39項目（セルフケア10項目，不適切な行動12項目，社会活動6項目，コミュニケーション6項目，自己管理能力5項目）を4段階に評定する評価尺度である．統合失調症の生活制限や社会生活能力を評価でき，治療や地域での保健・福祉サービスの効果判定に有用である．

メモ　クリティカルパス
医療スタッフと対象者が，治療経過の情報を共有するため，治療や検査等の予定を時間軸に沿ってまとめたものである．

メモ　地域連携パス
疾病別に疾病の発生から診断，治療，リハビリテーションまでを診療ガイドラインに沿って作成する一連の地域診療計画を指す．

3. プログラムの実際

身体と精神は医療者と対象者の間の意思疎通上の慣例的な概念モデルであり，精神保健領域の理学領域では心身の統合体である人間を対象とした治療アプローチが重要となる．

理学療法の主要な目的の1つは，身体資源を動員して対象者の機能的な動きを引き出すことである．精神保健領域において精神疾患を起因とする身体症状に対する理学療法は，従来の理学療法が目標とする関節可動域や筋力をはじめとする体力の改善など量で表現される強化型の運動機能だけではなく，動きの質である機能的動きの改善を通して心身の状態を最適化させることが主要な目的となる．精神保健領域における対象者の症状は多様な原因が背景にあり，治療に対する応答は一定とは限らない．治療成績を高めるためには，対象者についてより多くの情報と広い視野をもって対応する必要がある．

a. 身体症状に対する理学療法プログラム

精神科病院では，高齢化を含め身体に機能不全（身体合併症）を認める対象者が多い．特に精神疾患者においては一般人口に比較して身体疾患の有病率が高いことが知られている．

メモ　精神疾患者における身体疾患の合併
精神疾患者における身体疾患の合併は，定義にあいまいな点があり，精神科以外の身体各科では精神合併症とよばれることがあり，精神科身体合併症，身体精神合併症，精神身体合併症など呼称は統一されていない．診療報酬算定上の「身体合併症」は，対象疾患のなかにリハビリテーション領域で対応している廃用症候群や脳血管疾患や運動器疾患（骨折を除く）などの疾患は含まれていない．

1）精神疾患を起因としない身体症状

精神科病院の現場において理学療法士がかかわる疾患には，整形外科疾患，中枢神経疾患，廃用症候群，内科疾患，代謝性疾患など多岐にわたる．特に，自殺企図による飛び降りや飛び込みより発症する多発外傷や脊髄損傷，転倒による大腿骨頸部骨折などが多く認められる．また，急性期を過ぎた脳梗塞や脳出血は，せん妄や妄想，自傷行為，うつ病の合併を認める場合がある．このような場合，対象者は難易度が高いプログラムを拒否しやすい傾向にあるため，対象者が遂行可能なプログラムを考慮する必要がある．特にプログラム開始時は確実にできることから始め，成功体験を積むことがプログラム継続の観点から重要となる．また，指示等については常にわかりやすいことばで説明を繰り返すこと，結果を急がず待つ姿勢が重要である．さらに理学療法士は，対象者の表情や仕草，態度を観察して対象者の心理面を読みとること，また他部門や病棟からの情報を統合することにより，対象者に何があったのか，その出来事が対象者にとってどのような意味があり，どのような心境に陥っているのかを推察することが治療を進めていくうえで重要となる．一方，対象者も理学療法士の表情や仕草，態度をよく観察している点に注意が必要である．対象者の失敗経験に対する理学療法士の落胆あるいは否定的な表情は，対象者の罪悪感に結びつく可能性があり，信頼関係を損ねる危険性がある．

理学療法を進めるうえで最も重要なことは"自立を支援すること"である．対象者を尊重し，潜在能力を引き出すように，わずかながらでも自分

の力で歩き始めた対象者をさまざまな資源を活用して支え，対象者のペースに合わせ，健康な側面を活かす視点が重要である．

2) 精神疾患を起因とする身体症状

姿勢制御，呼吸，気づきは機能的動きを引き出すための前提条件であり，動きの質を変える重要な要素である．

ヨーロッパ，特に北欧では精神疾患に起因する身体症状に対して機能的動きの改善を目指した理学療法が実施されている．精神領域の理学療法がヨーロッパで発展した背景には，ダンス・ムーブメントや芸術など身体にかかわる表現技法が理想的な美を追求していく過程において，生き方や健康観へと思想が拡大したことがある．ダンスやムーブメントによる身体表現活動や芸術に伴う創作活動は心身の不可分性を象徴しており，これらのダンスやムーブメントは身体活動を通した統合体としての心身機能の回復・維持・向上を目指した治療にとり入れられていった．また，精神医学や実存哲学，精神心理療法などを理論的背景とし，1950年代から主に北欧で精神領域の理学療法の基礎が築かれた[18]．

東洋には「心身一如」の思想が古来より存在しており，ヨガや禅，太極拳，呼吸法など身体活動を通じて精神状態を望ましい状態へ導く方法が多数存在している．ヨーロッパの精神領域の理学療法ではこの点を重視し，東洋の伝統的身体活動あるいはその一部を理学療法にとり入れている．精神疾患の多様な心身の症状に対しては，バランス運動，呼吸運動，リラクセーションやタッチングなど身体介入を主とした理学療法が実施される．ヨーロッパにおける精神疾患に対する理学療法は，教育および臨床において広く普及している．

a) 姿勢制御（バランス）

安定した姿勢を得るには，身体中心（ボディーセンター），身体中心軸（ボディーアクシス），床面に対して身体がどのように対応しているか（グラウンディング）を感じとり，姿勢制御するために必要な身体感覚を研ぎ澄ますことが重要である．

姿勢は，身体的な外的状態（姿）と精神的な内的状態（勢）を表すことばである．すなわち，姿勢の安定は身体および精神的安定の基本となる重要な要素である．姿勢を安定させる理想的な配列は，重心線が支持基底面の中心を通る姿勢配列である．この配列のときに筋の働きおよび緊張は最小限となり，次に企図する運動へ効率よく移行できる．これとは逆に，身体の配列が乱れた姿勢は不安定であり，身体的および精神的緊張が増して姿勢調節に多くのエネルギーを費やし，外的刺激に対して脆弱な状態である．姿勢の安定は，ストレッサーを対処する身体資源としての役割を含み，運動の質を引き出す基本的要素である．

精神疾患者は，身体への関心の低下や喪失，身体イメージのゆがみ，内部モデルの機能不全などを基盤にしていると報告されている[17]．また，精神疾患者は，種々の感覚の入力またはその処理に何らかの機能不全があり，過度な緊張状態，身体および空間認知の低下などが報告されている．

安定した姿勢を得るには，立位および座位において身体中心（ボディセンター）と身体中心軸（ボディアクシス）を意識して身体イメージを再構築するための姿勢調節運動を行う．身体の中心と身体中心軸を感じる過程は，身体の動きの質を高めるための前提条件であり，自己感の強化につながることが期待される．精神疾患者は，過度な緊張や不安，空間認知の低下など種々の原因から不良姿勢をきたしやすい．運動療法を実施する際は，対象者自らが安全と思える場所を探し，十分な場所と時間をかけて運動を実施していく．

b) 呼 吸

呼吸は換気機能だけではなく，意識と無意識の双方の制御を可能とする特徴を示す唯一の身体機能であり，リズム，深さ，速さを指標とした変化を通して心身の状態を評価する指標にもなる．

呼吸には，横隔膜の働きである横隔膜呼吸と胸郭の体積を拡大させて行う胸式呼吸がある．横隔膜呼吸は，横隔膜の収縮により吸気を行う．ゆっ

くりとした深い呼吸である．一方，胸式呼吸は，主に肋間筋の収縮による吸気を行い，速く浅い呼吸である．横隔膜呼吸は，リラクセーションの促通，不安の軽減，心拍と血圧の低下，心理的ストレスの軽減，うつなどで低下するとされるセロトニン代謝の活性化などが確認されており，精神保健領域の理学療法を実施するうえでの基本となる．

呼吸は，意識と無意識の双方の制御による特徴を示す唯一の身体機能であり，リズム，深さ，速さを指標とした変化を通して身体と精神の状態を評価する指標にもなる．心身が緊張状態にあるときは，自律神経系の働きに関連して交感神経が優位に働き，呼吸は浅く，速くなる．心身の状態は呼吸に反映されることから，東洋において呼吸は古くからヨガや太極拳など種々の伝統において重要な位置づけとして考えられてきた．現在では，呼吸を重視した東洋の伝統は，健康を増進するための方法として世界的に紹介されている．近年では，太極拳を介入手段としていくつかの研究が実施されている[19]．呼吸を整えることにより，不安の軽減，心拍数と血圧の低下，心理的ストレスの軽減が認められ，呼吸法が自律神経の働きを調整することが期待できる．

横隔膜呼吸の練習は，背臥位で十分リラックスした後に，身体中心に指先を離して両手をあて，呼吸および自らの身体状態と対話する．身体の中心にあてた両手で横隔膜の運動を感じとることが重要である．横隔膜の運動を感じとることにより，座位や立位においても横隔膜呼吸を実施することが比較的簡単に可能となる．

c）身体への気づき

身体への気づきは身体および動きを感じとる過程における結果である．身体と対話し，動きを通して，あるいは触れられる過程を通して身体への気づきを促すことに治療的要素が含まれる．

精神疾患者は，身体への関心の喪失，身体イメージのゆがみなどが報告されている．また，種々の感覚入力を適切に処理することが困難であり，過度な緊張状態や身体認知の低下などが報告されている．このため，対象者は現実や自分の体から離れている離人的感覚，緊張状態や身体的苦痛に気づかないことがある．身体の状態に気づくことは，身体を適切な状態に維持し，運動の質を高めるために必要な情報となる．身体への気づきは，身体への振動刺激や身体に触れることにより，身体の輪郭を明らかにしながら自己の存在感を高める効果が期待される．運動療法を実施する際は，対象者自らが安全と思える場所を探し，十分な場所と時間をかけて運動を実施していく．

b．生活習慣に対する理学療法プログラム

生活習慣に対する理学療法介入は，精神状態に配慮することが重要である．対象者の精神状態を含めた病棟での生活状況の把握，他部門との連携による情報収集，精神保健領域における理学療法の役割を明確にすることが重要である．

1）他部門との連携による介入方法

精神保健領域の理学療法においては，他部門との連携が不可欠である．特に獲得した身体能力をどのように病棟生活や社会生活につなげていくか，作業療法士や看護師，医師とともに対象者の生活上のニーズを明確にしたうえで，職種間の役割を明確にすることが重要である．そのため理学療法士は，医師をはじめとする治療スタッフ全体の治療方針やケアプランを確認し，適切な理学療法プログラムの展開および対応が求められる．

社会生活を営むうえで不可欠な院外活動練習は，理学療法士も積極的にかかわることが望ましい．対象者が地域で社会生活を経験することを通して，日常生活活動の修得が期待できる．例えば外食を想定した院外活動練習では，理学療法士は治療スタッフとのカンファレンスを通じて，病院から送迎車までの移動，店の駐車場から店内の移動，通路や座席の形状・幅，対象者の持久力など種々の情報を分析したうえで，適切な環境を設定して練習を実施する．このような連携を行ううえで，薬物療法による身体機能の低下については主

治医に相談することが重要である．また，看護師や介護福祉士から対象者の情報を収集することで精神症状への早期対応や理学療法プログラム遂行の可否など適切な対応が可能となる．このような練習を通じて獲得された機能および能力を病棟生活や地域生活に生かす働きかけが重要である．対象者の生活範囲を拡大することにおいては，作業療法士との連携は不可欠である．特に病院内外の作業療法プログラムに理学療法プログラムで獲得された機能や能力を最大限に発揮させ，作業療法士と協働して対象者のQOLを高めていくための連携が必要である[20]．

このような連携において，理学療法の役割は高齢化を含めた身体合併症，生活習慣病の予防および改善，精神症状緩和および改善といった3つの役割が期待される．

2）精神保健領域における理学療法の必要性について

現在，多くの精神科病院には作業療法士が常勤勤務している．対象者の治療には，身体面に関しても介入しなければならないが，精神科作業療法の診療報酬算定に関して，1日につき実施時間1単位につき2時間，1人の作業療法士が取り扱う1日当たりの患者数はおおむね25人を1単位として1日2単位50人以内を標準としているという診療規定があるため，多くの治療では集団療法が基本になっている．このため，作業療法プログラムの運営において個別の身体機能に対する治療までかかわれない現状がある．精神保健領域における作業療法士は大きなジレンマを抱えることが少なくない．

精神的には安定しているにもかかわらず，身体面の機能不全が解決していないために退院や転院できない対象者も存在する．そのため，理学療法では病棟生活や社会参加活動における身体機能面の改善にかかわり，作業療法士，看護師，医師，精神保健福祉士などと連携することで地域生活への移行を早期に進めることができると考える．

3）入院外の対象者への保健および福祉的対応

平成16年9月，厚生労働省による「精神保健医療福祉の改革ビジョン」は，「入院医療中心から地域生活中心へ」を基本理念に，精神疾患者への偏見をなくし，精神疾患は誰にも罹患する可能性があることについて国民意識を変革させ，精神疾患者が地域で安心して暮らすことができるように保健・医療・福祉の各領域が連携して精神疾患者の地域移行を支援するために策定された．

現在，雇用施策対象の総数は約744万人となっており，このうち20～64歳では約332万人（身体疾患者が124万人，知的発達不全者が27万人，精神疾患者が181万人）となっている．

就労支援の専門機関としては，ハローワーク（公共職業安定所）や職業センターがあり，企業等への雇用につながる支援体制がとられている．

精神疾患者は，症状の悪化により休職や退職を余儀なくされることが少なくない．しかし，症状が安定した場合は就労系福祉サービスとしての就労移行支援事業，就労継続支援A型事業，就労継続支援B型事業などを利用しながら復職や就労を目指すことになる（表5）．

一般就労が困難な場合，福祉就労として就労系サービスが必要になる．福祉就労には雇用契約が結ばれる就労と契約が結ばれない就労形態があり，多くが雇用契約のない就労である．雇用契約が結ばれる場合は，最低賃金が保障されるが，その場合は練習ではなく社会的な責任が生じる．働く場は障害者総合支援法による就労支援のサービスとなるため，市町村で利用申請する必要がある．現在，就労に対する低賃金は多くの課題があり，表6に示すように平成24年度の平均工賃は就労継続支援A型で月額68,691円，継続就労支援B型で月額14,190円である．このような状況では，対象者が自立生活を送ることは困難である．

一般就労が困難である者には，就労継続支援B型事業所等での工賃水準を向上させることが重要な課題であることから，各都道府県は工賃倍増5ヵ年計画（平成19～23年度）に基づき，平成24

表5　障害者総合支援法における就労系福祉サービス

	就労移行支援事業	就労継続支援A型事業	就労継続支援B型事業
事業概要	就労を希望する65歳未満の障害者で，通常の事業所に雇用されることが可能と見込まれる者に対して，①生産活動，職場体験等の活動の機会の提供その他の就労に必要な知識及び能力の向上のために必要な訓練，②求職活動に関する支援，③その適性に応じた職場の開拓，④就職後における職場への定着のために必要な相談等の支援を行う． （利用期間：2年） ※市町村審査会の個別審査を経て，必要性が認められた場合に限り，最大1年間の更新可能	通常の事業所に雇用されることが困難であり，雇用契約に基づく就労が可能である者に対して，雇用契約の締結等による就労の機会の提供及び生産活動の機会の提供その他の就労に必要な知識及び能力の向上のために必要な訓練等の支援を行う． （利用期間：制限なし）	通常の事業所に雇用されることが困難であり，雇用契約に基づく就労が困難である者に対して，就労の機会の提供及び生産活動の機会の提供その他の就労に必要な知識及び能力の向上のために必要な訓練その他の必要な支援を行う． （利用期間：制限なし）
対象者	①企業等への就労を希望するもの	①就労移行支援事業を利用したが，企業等の雇用に結びつかなかった者 ②特別支援学校を卒業して就職活動を行ったが，企業等の雇用に結びつかなかった者 ③企業等を離職した者等就労経験のある者で，現に雇用関係の状態にない者	①就労経験がある者であって，年齢や体力の面で一般企業に雇用されることが困難となった者 ②就労移行支援事業を利用（暫定支給決定における利用を含む）した結果，本事業の利用が適当と判断された者 ③①，②に該当しない者で，50歳に達している者，又は障害基礎年金1級受給者 ④①，②，③に該当しない者で，協議会等からの意見を徴すること等により，一般就労への移行等が困難と市町村が判断した者 （平成27年3月末までの経過措置）
報酬単価	742単位 ※利用定員が21人以上40人以下の場合	522単位 ※利用定員が21人以上40人以下の場合	522単位 ※利用定員が21人以上40人以下の場合

（厚生省資料　障がい者就労支援対策の状況　障がい者に対する就労支援より）

表6　平成24年度における精神疾患者の就労に対する平均工賃（賃金）

施設種別	平均工賃（賃金）		施設数（箇所）	（参考）平成23年度平均工賃（賃金）
	月額	時間額		
就労継続支援B型事業所（対前年比）	14,190円（104.4%）	176円	7,938	13,586円
就労継続支援A型事業所（対前年比）	68,691円（96.1%）	724円	1,554	71,513円
就労継続支援事業平均	21,175円（109.6%）	258円	9,492	19,315円

※「時間額」は平成21年度から調査開始
（厚生労働省：「障がい者就労支援対策の状況　平成24年度平均工賃（賃金）の実績について」より）

〜26年度にわたり「工賃向上計画支援事業」を実施している．また対象者を雇用しても，病気の再燃などで休みがちになるのは企業にとっても損失になる．したがって，精神疾患者が安定して就労を継続するためには，企業側への支援が重要となる．支援者は産業医や保健師，企業と連携をとり，病気に対する理解を深めてもらうことや企業側の課題を把握し，共同して対策をとることが大切である．また社内で病気に関する「勉強会」の開催，適度な休憩や指示の出し方の工夫など，具体的な対策を考慮することが重要である．

理学療法士は，精神疾患者の就労に関する情報

や身体能力などの情報を収集し，他職種と協力しながら就労支援にも積極的にかかわる必要がある．特に，一度就労をしても対人関係などを理由に病状が再燃することがあり，医療的立場からの助言が必要なこともあるため，理学療法士は対象者の就労状況に関する情報収集が重要となる．

結　語

世界保健機関World Health Organization(WHO)は，精神疾患は今後増加傾向になると推定しており，各国での精神保健に対する支援とケアの拡充が急務であると述べている．このなかで，日本の精神医療は，入院中心医療から地域移行を目指しており，いわばリハビリテーションの過程にある．リハビリテーションは可能性を能力に変換していく大事業であり，種々の職種との連携を図りながら挑戦していく過程でもある．

精神保健は健全な心身の状態で有意義な人生を送ることを意味し，人生の課題やバリアを乗り越えるために挑戦を繰り返すことであると述べられている[21]．健全な心身の状態は，対象者の動きの質として表現される．機能的動きを最大限に引き出す専門家としての理学療法士にとって，動きの質をいかに捉えるかが大きな課題といえる．対象者の精神保健領域における理学療法は，精神疾患者の機能的動きとともに精神症状の改善を目指し，精神疾患者の就労を含めた生活を支えるための役割として今後の発展が期待される．

文　献

1) 浅井邦彦：精神病院ってどんなところ？ 精神科医療シリーズ．NOVA出版，p199-205, 2002
2) Hert M et al：Physical illness in patients with severe mental disorders, I, Prevalence, impact of medications and disparities in health care. World Psychiatry 10：52-77, 2011
3) Hert M et al：Physical illness in patients with severe mental disorders, II, Barriers to care, monitoring, and treatment guidelines, plus recommendations at the system and individual level. World Psychiatry 10：138-151, 2011
4) Cabassa L, Ezell J, Lewis-Fernández R：Lifestyle interventions for adults with serious mental illness：a systematic literature review. Psychiatr Serv 61(8)：774-782, 2010
5) 清水惠子，藤井康男，三澤史斉ほか：通院する統合失調症患者のメタボリックシンドローム発症を改善する取り組み．山梨県立大学看護学部紀要13：1-15, 2011
6) McCreadie R：Diet, smoking and cardiovascular risk in people with schizophrenia. The British Journal of Psychiatry 183(6)：534-539, 2003
7) Frith C：The neural basis of hallucinations and delusions. Comptes Rendus Biologies 328(2)：169-175, 2005
8) 浅井智久，丹野義彦：自己主体感における自己行為の予測と結果の関係．パーソナリティ研究16(1)：56-65, 2007
9) Gallagher S：Philosophical conceptions of the self. Trends Cogn Sci 4(1)：14-21, 2000
10) 上村尚美ほか：慢性期病棟で長期入院する精神疾患患者への生活時間の質に関する研究―看護師による病棟レクリエーションを通して提供されるケアに焦点を当てて―．平成24年度地域課題研究報告，新潟県立看護大学看護研究交流センター，p129-132, 2012
11) 加賀野井聖二，山本大誠ほか：精神科入院患者の身体組成と身体活動に関する予備的横断研究．第47回日本理学療法士協会全国学術研修大会抄録，2012
12) 厚生労働省：平成24年医療施設(動態)調査・病院報告の概況より．2012
13) 先崎　章：精神医学・心理学的対応リハビリテーション．医歯薬出版，2011
14) 山口　創：皮膚感覚の不思議「皮膚」と「心」の身体心理学．講談社，2006
15) 加賀野井聖二ほか：統合失調症患者における身体機能特性に関する一考察．第10回高知県精神科総合研究会抄録，2007
16) 南部　誠ほか：精神科開放病棟における移動方法と生活空間についての調査．第46回日本理学療法士協会全国学術研修大会抄録，2011
17) Skjærven LH, Kristoffersen K, Gard G：An eye for movement quality：a phenomenological study of movement quality reflecting a group of physiotherapists' understanding of the phenomenon. Physiother Theory Practice 24(1)：13-27, 2008
18) 奈良　勲：理学療法概論 第6版．医歯薬出版，p345-349, 2015
19) Wang F, Lee E, Wu T, Benson H et al：The effects of tai chi on depression, anxiety, and psychological well-being：a systematic review and meta-analysis. Int J Behav Med 21(4)：605-617, 2014
20) 奈良　勲ほか(編著)：心理・精神領域の理学療法はじめの一歩．第1版，医歯薬出版，p124-130, 2013
21) Desjarlais R：World Mental Health：Problems and Priorities in Low-income Countries. Oxford University Press, p8-13, 1995

（山本大誠，加賀野井聖二）

9 動物の理学療法とリハビリテーション

はじめに

近年，欧米豪をはじめ国内においてもペット（愛玩・伴侶動物）を飼う人々が増え，それらの病気，けが，高齢化に伴い，理学療法へのニーズが高まりつつある．動物の理学療法は，理学療法士が単独で行う行為ではなく，獣医師を中心にして動物看護師も加わり，人の医療ほどではないが，原則的にチームアプローチで対応する．

本論では，上記したように国内の獣医療において，近年急速に発展しつつある動物に対する理学療法の分野における歴史と現状，教育，資格，代表的な疾患例と，今後の展望について概観する．

1. 歴史と現状

動物の理学療法が日本国内に広まり始めたのは，1995年頃からで，2011年には世界理学療法連盟 World Confederation for Physical Therapy（WCPT）に animal practice として正式に認可された．

動物に対する最初の理学療法は，軍用馬を対象にして始まった．1967年に馬に対する理学療法の書籍が米国で出版されており，日本においても50年以上前に競走馬に対する理学療法が実施されている．1975年に福島県中央競馬総合研究所常磐支所に日本で初の馬用のプールが設置されて以降，競走馬に対する理学療法が行われている．当初の理学療法の内容については詳細に掌握していないが，現在では，すでに競走馬に対する理学療法の分野は確立され，主に屈筋腱炎や骨折後の競走馬に対する理学療法が実施されている．しかし，残念ながら，現在，この分野における理学療法士の関与は皆無である．

一方で，もはやペットというよりも，家族のメンバーに位置づけされている犬や猫などの小動物に対する理学療法については，欧米豪などの海外では，馬と同じく，1960年代から開始され，英国・豪にはすでに動物理学療法士の国家試験制度が整っているほか，最近では獣医師，動物看護師，理学療法士などに対し，動物に対するリハビリテーションの認定資格を出す団体が複数存在している．

1995年頃から日本でも動物に対するリハビリテーションの必要性が認識されるようになり，獣医師を中心として海外からの情報が収集されるようになった．2004年に米国で出版されたテネシー大学の Darryl L. Mills 著「犬のリハビリテーション」が，2009年に日本語に翻訳出版されている．同2009年には日本で，獣医師を中心として「日本動物リハビリテーション研究会」が発足し，同研究会は2010年に「日本動物リハビリテーション学会」に名称を変更している．同じく，2010年には理学療法士が運営する「日本動物理学療法研究会」が発足しており，主として理学療法士など人医療に従事する医療関連職種に対し，獣医療の基礎や動物に対する理学療法などについての情報提供（研修会）などを主に活動している．

2011年に WCPT のサブグループの1つとして，米国 Steve Strunk 氏を理事長として，動物を理学療法の対象とする「Animal Practice」グループが正式に追加，認可された．2015年現在，オーストラリア，カナダ，スイス，英国，米国など10ヵ国がメンバーとして加盟しているが，日本は，まだ，動物の理学療法に関する組織的活動が不十分なため，参加できていないが，国内のニーズを見据えて，近い将来の参加が望まれるところである．

2. 資格

2015年現在で日本には動物理学療法士という公的資格は存在しない．

日本における獣医療関連の資格認定の管轄は農

林水産省である．現在，日本で獣医療に従事する職種として国家資格を有するのは，獣医師のみであり，動物看護師も国家資格ではない．これまで複数の団体が動物看護師の認定資格を提供してきたが，2011年に新たな団体を設立し，動物看護師統一認定資格制度を設け，2012年に第1回試験を行っている．

3. 教 育

動物看護師の教育カリキュラムには，理学療法知識の一部がとり入れられているが，獣医師教育ではほとんどとり入れられていない．

これまで，獣医師教育において動物に対するリハビリテーションに関する教育は行われていなかったが，2015年にその教育をとり入れることが決定された．今後の獣医学生に対する教育の充実に期待したい．

これまで，獣医師は大学にてリハビリテーション教育を受けることがなく，大学卒業後に前述のような国内外のセミナーへの参加や，独学でリハビリテーションを学び臨床的に活用されている例が多かった．獣医師は家畜，ペット，競走馬，展示動物，実験動物など診療の対象が多岐にわたっており，すべての獣医師が動物病院などで小動物の医療を行うものではないことが理由であろう．

一方，動物看護師教育では，動物に対するリハビリテーションの教育を提供する学校が増加している．動物理学療法として，評価から実践までの総合的な学習を教育している学校からドッグマッサージや水中トレッドミルなど，特定の手技などを中心に教育する学校までさまざまである．また，教育を行う人材も理学療法士，獣医師，動物看護師，ドッグマッサージ師などさまざまである．動物看護統一認定試験受験対象となる75校のうち，理学療法士が従事している学校はわずか2校であり，教育内容も統一されているとはいえない．しかも，それらのなかには，「動物理学療法士の養成」との謳い文句を掲げている学校が存在する事実は憂慮すべき点であると感じている．

表1　椎間板ヘルニアのグレード分類

グレード	症状
グレード1	疼痛
グレード2	歩行可能な不全麻痺
グレード3	歩行不能な不全対麻痺
グレード4	完全対麻痺　自力排尿不可　深部痛覚あり
グレード5	完全対麻痺　自力排尿不可　深部痛覚なし

4. 代表的な理学療法の実施例

犬に対する代表的な理学療法の対象疾患は，椎間板ヘルニアである．

人と犬との違いは，犬の場合，症状が人の脊髄損傷に類似している点であり，発症からの時間経過が予後に大きく影響する．

a. 病態・治療

軟骨異栄養犬種であるミニチュアダックスフンドなどの胴長短足の犬種では，3～8歳頃を中心に椎間板ヘルニアに罹患することが少なくない．ハンセンⅠ型で急性発症する症例が多い．強い痛みや，人の脊髄損傷と同じように，病巣より下位の麻痺をきたす．グレード5では運動麻痺や排尿機能不全のほか，深部痛覚が脱失する（表1）．患部は頸部と下部胸椎から上部腰椎に多い．軽度の症状に対しては内科的治療法が選択される．非ステロイド性抗炎症薬 non-steroid anti-inflammatory drug（NSAIDs）やステロイドの投与などが行われ，安静が重要である．ケージレスト（人でいうベッドレストの意）が必要であり厳格に管理される．また椎間板ヘルニアのグレードが3以上の場合は（症状によっては2でも），多くの場合外科療法が適応になる．片側椎弓切除術や腹側減圧術などの減圧術が行われる．いずれにしても，術後は患部局所の安静が重要であり，症状によりコルセットで固定される．

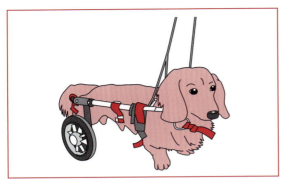

図1　犬用カート（車いす）

b. 評　価

　理学療法開始時には必ず評価を行う．一般的な情報収集に始まり，基本的動作能力の観察から，姿勢反応・脊髄反射などの神経学的検査によって，より的確に現状を把握し課題点を抽出することは人医療と何ら変わりはない．神経学的検査では，腱反射など，人とあまり変わりない事柄から，人にはないもの，類似しているが表現が異なるものまでさまざまである．また，犬の重心は体幹の前方，心臓のほぼ下あたりに位置することや，動物の場合には，錐体路よりも錐体外路のほうが運動開始後の働きが多いことなど，人医療とは異なる機能解剖が多いため，これらの学習は必須の事柄である．

> **メモ　犬や猫の錐体路**
>
> 犬や猫は霊長類で重要とされている手の微細な動きをつかさどるときに働く錐体路が十分に発達していないようである．犬や猫でも運動の開始には錐体路が働き，その後の調整に錐体外路が重要な働きを担う．錐体路系のニューロンの細胞体のある場所が霊長類と犬猫では異なり，霊長類では十字前回に，犬猫では十字後回，シルビウス上回に存在する．つまり，同じ錐体系といっても，入力が異なっていると思われる．

c. 理学療法プログラム

　一般的に，術後早期から術創に対する寒冷療法を行い，患部の炎症緩和を図るプログラムから始める．麻痺の重症度にかかわらず，関節拘縮の予防は重要である．椎間板ヘルニアでは，術後に脊椎の背彎（人でいう円背）をきたす症例が多いが，この状態を放置すると脊椎の変形をきたし，歩行能力に影響を及ぼすため可能な限り可動域の維持を図る．麻痺に対しては，患肢の肢端や尾から脊髄反射や電気刺激などさまざまな方法で刺激入力を行い，肢の筋緊張の調節を図る．引き込め反射の誘発などを活用して低下した筋緊張を亢進させた状態で，介助下にて立位保持運動を行うことも多々ある．これらの麻痺に対する各種の刺激によって調整された筋緊張を元に介助下で立位保持の練習を開始する．また，症状に応じて対麻痺か四肢麻痺で介助量や介助の種類を調整する．残存能力を最大限に生かすという点でも初期評価による介助量，運動量などの判断が非常に重要となる．さらに，最近では早期から犬用カート（車いす）を用いるケースも多い（図1）．獣医療ではカートの導入は二度と歩けないとの告示であるとのイメージがあるため飼い主に敬遠される場合も多いが，人の治療用装具という意味合いから早期にカートを導入し，非麻痺肢や全身調整能力の低下を予防し，麻痺肢の改善が出現次第，できるだけ早期に歩行能力を獲得する目的で活用するケースも徐々に増えつつある．筆者は，上記の利点を考えて早期のカート導入を勧めている．しかし，人医療のような保険診療ではないため，飼い主の経済的な都合でその導入が可能か否かに左右されることは事実である．また，カートの他に吊り荷型の体重免荷起立歩行装置などを用いて立位補助を行うことも可能である．

　このようにさまざまな介助方法を活用しながら，麻痺の改善に準じて立位・歩行能力がより早期に獲得できるようにアプローチを進めている．この際，獣医療で最も重要となるのは，飼い主による自宅でのリハビリテーション・プログラムの遂行である．このためリハビリテーションの従事者は自宅での運動方法を症状に応じて適時適切に説明できることが非常に重要となる．続いて，歩行が可能となれば，屋内から屋外への歩行運動へ進めていくが，この際に重要になるのが必ずリー

ド装着下でゆっくりとした短時間の歩行から始めることを飼い主に十分に説明しておくことが大切である．犬は人のことばが理解できないので，リード未装着で屋外に出すと突然飛び出して思わぬ事故に遭ってしまうことがある．また，ある程度の運動制限を加えなければ，患部に対し過負荷がかかり，ヘルニアの再発の起因になることもある．これらの不注意な事故を避けるためにも，リード装着の重要性を説明し安全な歩行運動を行っていただくことが必要となる．また，体重管理や環境の整備も必須事項といえる．重度の肥満であるがゆえに歩行可能な運動機能を有するにもかかわらず歩けなくなるケースも少なくない．また，再発防止のためにも体重コントロールは重要であることはいうまでもない．

メモ　ゴール設定

運動機能の改善に並行して，筋力増強運動や基本動作，応用動作の運動を加えるなど，運動の難易度や運動量を徐々に改善し，可能な限り基の運動レベルに近づけるようアプローチを行うが，人と大きく異なる点はゴール設定であるといえる．人は歩けるか歩けないかだけではなく，その質も問われるが，動物の場合，飼い主のニーズや満足度に合わせる必要性があるのである．あくまでも，飼い主の希望が第一であり，単に歩ければ良いということだけではなく，たとえ，患者動物（あるいは伴侶動物）の運動機能の予後が良好ではなくても，いつまでも希望を捨てず通院を続ける場合などさまざまである．よって，飼い主と獣医師との間でしっかりと話し合い，ゴール設定についても「説明と同意」を得ておくことがきわめて重要である．

いうまでもないが，理学療法開始時には，獣医師が作成した処方に基づいて評価と理学療法を行う．前記したごとく，獣医師は，農林水産省所轄による，獣医療のなかで唯一国家資格を有する専門職なのである．

5. 展望

理学療法士が獣医療界に参加するためには，法的課題の解決と獣医療界への啓発活動が必須である．

小動物に対するリハビリテーションでは，理学療法的アプローチの要素が多いため，獣医療領域において理学療法士の必要性は増えるであろうと推察される．しかし，今後，理学療法士が獣医療に参画するためには多くの課題を解決する必要がある．1つ目は，資格制である．理学療法士は，厚生労働省管轄の資格であり，獣医師は農林水産省管轄の資格である．獣医師法のもとで医療を行って良いとされているのは国家資格を持つ獣医師のみである．動物看護師についても前述のように，公的資格ではないため法的には医療行為を行うことは禁じられている．このなかで国家資格であるとはいえ，現状では，理学療法士が獣医療領域において医療行為を行うことは困難である．その背景には，獣医療に従事する獣医師・動物看護師のなかには理学療法士に対する受け入れ姿勢ができていないとか，あるいは，必要ではないとの考えや，理学療法分野の専門性とか職域を十分に認知していない方々などさまざまなバリアがある．今後，獣医療領域に対し，理学療法士という職種の啓発活動を積極的に行うとともに，法的な整備が整い，理学療法士がこの新しいフィールドでの活躍ができるようになることを期待したいところである．

おわりに

動物に対する理学療法について，歴史・現状・資格制度から実際の症例の紹介に続いて今後の展望を述べた．管轄省庁や人医療と獣医療の認識の相違点など多くの解決すべき課題は山積しているが，今後，評価に基づく理学療法は，理学療法士の専門分野であるため，現存するさまざまな課題を解決し，理学療法士が獣医療領域にて活躍できる日を心待ちにしている．私案ではあるが，当面は「日本動物リハビリテーション学会」を中心にしながら，統一された動物のリハビリテーション関連職種（獣医師，動物看護師，理学療法士など）の認定研修会と試験を実施して，一定の水準を定め，そこから徐々に水準を引き上げていく将来像の実現に向けて活動を始める布石づくりが求めら

れよう．仮に集団エゴによって，この方向性が定まらないとすれば，日本における動物の理学療法とリハビリテーションは，いつまでたっても国際水準には至らないであろう．

文献

1) 枝村一弥：今すぐ実践！ 神経学的検査と整形外科学的検査のコツ．ファームプレス　2011
2) Jean-Marie Denoix, Jean-Pierre Pailloux（著），川喜田健司（訳）：馬の理学療法とマッサージ．第1版第2刷，アニマル・メディカル社，2007
3) Darry L Millis, David Levine, Robert A Taylor（著），角野弘幸，北尾貴史（訳）：犬のリハビリテーション．第1版，2007
4) Darry L Millis, David Levine, Denis J Marcellin-Little, Robert A Taylor（著），川崎安亮，大渡明彦，藤木　誠（訳）：リハビリテーションと理学療法．第1版，サンダース ベテリナリー クリニクスシリーズ Vol.1 No.6，2006
5) 北川勝人：犬の共用部椎間板突出症―保存療法と手術適応の判断のためのエビデンス．J-VET No.239, p5-9，2007
6) 原田恭治，原　康：犬の椎間板疾患―外科的療法と術後成績．J-VET No.239, p11-19，2007
7) 酒井医療（株）提供資料
8) 青木芳秀，青木美恵（訳），松原哲舟（監修）：獣医神経解剖学と臨床神経病学．LLLセミナー出版，p146-159，1989

（信岡尚子）

IV. 各病期における理学療法の基本と実際

1 集中治療室における理学療法

序説

近年，医療の進歩により，重症患者の生存率は高くなっている．集中治療室 intensive care unit (ICU) からの生存退室患者の増加に伴い，ICU 退室後の患者の QOL 低下など，長期的な予後が問題視されるようになった．これに伴い ICU における早期リハビリテーションが注目されている．ICU 患者は重症であり，理学療法介入によりかえって病態の悪化や重篤な機能不全を及ぼす可能性があるため，適切な評価と介入が不可欠である．この項では，ICU における理学療法の基本的な評価，理学療法の実際について述べる．

1. 基本的な評価

a. 精神機能に関する評価

1) ICU におけるせん妄

せん妄とは，「急性に起こる注意力低下や精神状態の変動，意識低下を伴う症候群」であり，ICU においては急性の認知機能不全であると位置づけられる．ルートやドレーン，挿管チューブの自己抜去などの危険行動，コミュニケーション困難，医療スタッフの疲弊などさまざまな問題に関連し，リハビリテーションの進行においても重要な阻害因子である．また，せん妄が短期的～長期的な死亡率の増加と関連し，長期的な認知機能の低下にも関連することが報告されている．

2) せん妄の診断基準

米国精神医学会が発行する DSM-V によるせん妄の診断基準は以下のとおりである．
①周囲を認識する意識の清明度が低下する機能不全があり，注意を集中，維持，転換する能力低下を伴う．
②記憶欠損，失見当識，言語症などの認知機能の変化や知覚の低下が出現するが，認知症によるものではない．
③機能不全は数時間～数日の短期間のうちに出現し，1日のうちで変動する傾向がある．
④病歴，身体所見，臨床検査所見から，症状が身体疾患の直接的結果によるという根拠がある．
①～④をすべてを満たすもの．

なお，せん妄患者は不穏，幻覚，妄想を示すことがあるが，せん妄の診断基準には含まれない．

3) せん妄の分類

せん妄には過活動型せん妄，低活動型せん妄，混合型せん妄の3つに分類される．過活動型か，低活動型かの鑑別には鎮静スケール Richmond agitation-sedation scale (RASS)（後述）が用いられる．

4) せん妄のリスクファクター

せん妄に関連する因子として，重症度，鎮静薬があげられる．

a) 重症度

APACHE (acute physiology and chronic health evaluation) Ⅱ スコア（表1）とは，集中治療室入室患者における病態の重症度を客観的に評価するために作られた指標であり，生理学的指数，年齢，合併する慢性疾患に対する評価点数の総和を求め，点数が高いほど重症度は高いと判定される．APACHE Ⅱ score とせん妄の発症率は関係が強く，重症度が高いほどせん妄になりやすいといえる．ICU 滞在中のせん妄は脳機能不全ともよばれており，多臓器不全の一部として捉えることができる．

b) 鎮静薬

「重症である」ということは，それだけ鎮静薬を投与されている患者の割合が多いということである．鎮静薬の投与はせん妄の発症に強く影響するといわれている．ベンゾジアゼピン系の薬剤の

表1 APACHE II スコア

集中治療施設間で重症度比較や，入室患者の重症度，予後を推定する

[A] total acute physiology score (APS) (12 の生理学的変数の点数合計)

生理学的変数	4	3	2	1	0	1	2	3	4
直腸温（℃）	≦29.9	30～31.9	32～33.9	34～35.9	36～38.4	38.5～38.9		39～40.9	≧41
平均血圧（mmHg）	≦49		50～69		70～109		110～129	130～159	≧160
心拍数（/分）	≦39	40～54	55～69		70～109		110～139	140～179	≧180
呼吸数（/分）	≦5		6～9	10～11	12～24	25～34		35～49	≧50
A-aDo$_2$（Fio$_2$≧0.5）Pao$_2$（Fio$_2$<0.5）	<55	55～60		61～70	<200 >70		200～349	350～499	≧500
動脈血 pH	<7.15	7.15～7.24	7.25～7.32		7.33～7.49	7.50～7.59		7.60～7.69	≧7.70
血清 HCO$_3$（mmol/l）（血ガス未施行時）	<15	15～17.9	18～21.9		22～31.9	32～40.9		41～51.9	≧52
血清 Na（mmol/l）	≦110	111～119	120～129		130～149	150～154	155～159	160～179	≧180
血清 K（mmol/l）	<2.5		2.5～2.9	3.0～3.4	3.5～5.4	5.5～5.9		6.0～6.9	≧7.0
血清 Cre（mg/dl）（急性腎不全では2倍）			<0.6		0.6～1.4		1.5～1.9	2.0～3.4	≧3.5
Ht（%）	<20		20～29.9		30～45.9	46～49.9	50～59.9		≧60
WBC（×10^3/mm^3）	<1		1～2.9		3～14.9	15～19.9	20～39.9		≧40
Glasgow coma scale	15－Glasgow coma scale（例えば GCS 8 の場合，15－8＝7 7点になる）								

[B] age points

年齢	スコア
≦44	0
45～54	2
55～64	3
65～74	5
≧75	6

[C] chronic health points (CHP)

慢性併存疾患を有する非手術患者または緊急手術患者：5点
慢性併存疾患を有する予定手術患者：2点
　慢性併存疾患の定義
　　肝　　　：生検で肝硬変，門脈圧亢進，肝不全・肝性昏睡の既往
　　心血管系：NYHA IV度
　　呼吸器系：慢性の拘束性，閉塞性疾患・血管疾患による重度の運動障害（家事不能など），慢性の低酸素血症，高炭酸ガス血症，2次性多血症，重症（40 mmHg）肺高血圧症，人工呼吸器依存状態
　　腎　　　：維持透析
　　免疫不全：免疫抑制剤や長期または大量ステロイド投与，化学療法，照射療法，白血病，リンパ腫，AIDS

APACHE II スコア＝［A］APS＋［B］age points＋［C］CHP

(Knaus WA et al：CCM 13：818-829, 1985 より引用)

使用はせん妄の独立したリスクであり，PADガイドラインでは使用を避けるよう勧告されている．現在わが国で用いられているプロポフォール，デクスメデトミジン塩酸塩とせん妄に関しての関連性は報告されていない．

> **メモ** PADガイドライン
>
> 2013年に米国集中治療医学会により，Clinical Practice Guidelines for the Management of Pain, Agitation, and Delirium in Adult Patients in the Intensive Care Unit（成人ICU患者の疼痛，不穏およびせん妄の管理に関する臨床ガイドライン）が公表された．pain（痛み），agitation（不穏），delirium（せん妄）の病態管理を目的としており，それぞれの頭文字を合わせ「PADガイドライン」とよばれている．

5）せん妄の評価

CAM-ICUとICDSCが推奨されている．

PADガイドラインにおいて，ICUにおけるせん妄の評価法として，CAM-ICUとICDSCの2つのスクリーニング評価法を用いることが推奨されている．どちらの方法も信頼性，妥当性が高く評価されており，臨床で広く用いられるようになっている．

a）CAM-ICU（confusion assessment method for ICU）

CAM-ICUは人工呼吸器管理患者を対象に用い

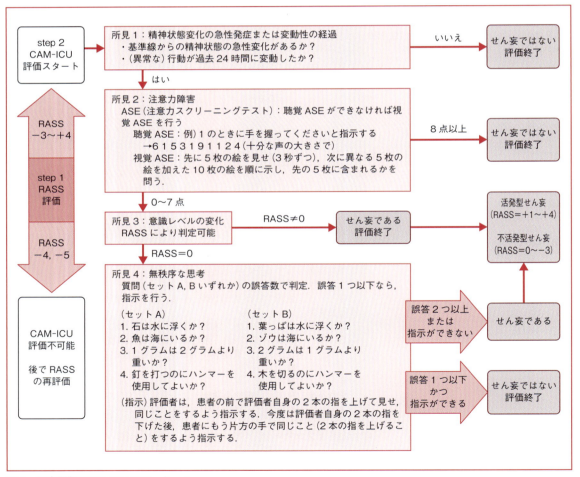

図1 日本語版CAM-ICUフローシート

step1としてRASSによる興奮・鎮静度評価を行いRASS-3以上に覚醒していることを確認する．RASS-4以下の場合は，時間を空けて再評価する．RASS-3以上の場合は，step2として所見1〜4を評価し所見ごとの結果により矢印に沿ってせん妄判定を進める．「せん妄ではない」の場合は，評価を終了できる．「せん妄である」場合は，RASSの結果と併せて活発型せん妄または不活発型せん妄の判定を行う．

（古賀雄治，村田洋章，山勢博彰：日本語版CAM-ICUフローシートの妥当性と信頼性の検証．山口医学　63：93-101, 2014 より引用）

られている評価法であり，日本語版 CAM-ICU フローシート（**図 1**）は，評価手順を効率化した CAM-ICU フローシートと，日本語版 CAM-ICU トレーニングマニュアルを参考に作成されたものである．評価方法としては，まず step 1 として，RASS（後述）による鎮静評価を行う．RASS −3 以上であった場合には，step 2 として所見 1〜4 を評価し，結果により次の評価へ進む．「せん妄である」の場合には，活動型せん妄か不活動型せん妄であるかの判定を行う．RASS −4 以下の場合は CAM-ICU 評価不能であり，時間を空け再評価を実施する．

b) ICDSC (intensive care delirium screening checklist)

ICDSC（**表 2**）は人工呼吸器管理の有無にかかわらず ICU 患者全体に使用できる評価法である．CAM-ICU と違い，患者の協力を必要とせずに評価が可能である．4 点以上をせん妄ありと評価する．

b. 筋力に関する評価

ICU 患者におこる左右対称性の筋力低下を，ICU-AW という．

1) ICU-AW とは

ICU-acquired weakness (ICU-AW) とは ICU で管理される重症患者に合併する，左右対称性の弛緩性四肢麻痺である．臨床では，ICU に在室する重症患者が，「覚醒しても四肢の自動運動ができない・または著明な筋力低下を示している」にもかかわらず「頭部 CT 所見で明らかな異常がない」などの状態で気づかれることが多い．数日間の人工呼吸器管理下にある患者の約半数に発生しているといわれているが，わが国ではまだ認知

表 2 Intensive Care Delirium Screening Checklist (ICDSC)

1. 意識レベルの変化	A) 反応がないか，B) なんらかの反応を得るために強い刺激を必要とする場合は，評価を妨げる重篤な意識障害を示す．もしほとんどの時間，昏睡 (A) あるいは昏迷状態 (B) である場合，ダッシュ（―）を入力し，それ以上評価を行わない． C) 傾眠，あるいは反応までに軽度ないし中等度の刺激が必要な場合は意識レベルの変化を示し，1 点である． D) 覚醒，あるいは容易に覚醒する睡眠状態は正常を意味し，0 点である． E) 過覚醒は意識レベルの異常ととらえ，1 点である．	
2. 注意力欠如	会話の理解や指示に従うことが困難．外からの刺激で容易に注意がそらされる．話題を変えることが困難．これらのうちいずれかがあれば 1 点．	
3. 失見当識	時間，場所，人物の明らかな誤認．これらのうちいずれかがあれば 1 点．	
4. 幻覚，妄想，精神異常	臨床症状として，幻覚あるいは幻覚から引き起こされていると思われる行動（例えば，空を掴むような動作）が明らかにある．現実検討能力の総合的な悪化．これらのうちいずれかがあれば 1 点．	
5. 精神運動的な興奮あるいは遅滞	患者自身あるいはスタッフへの危険を予防するために追加の鎮静薬あるいは身体抑制が必要となるような過活動（例えば，静脈ラインを抜く，スタッフをたたく）．活動の低下，あるいは臨床上明らかな精神運動遅滞（遅くなる）．これらのうちいずれかがあれば 1 点．	
6. 不適切な会話あるいは情緒	不適切な，整理されていない，あるいは一貫性のない会話．出来事や状況にそぐわない感情の表出．これらのうちいずれかがあれば 1 点．	
7. 睡眠/覚醒サイクルの障害	4 時間以下の睡眠，あるいは頻回の夜間覚醒（医療スタッフや大きな音で起きた場合の覚醒を含まない）．ほとんど 1 日中眠っている．これらのうちいずれかがあれば 1 点．	
8. 症状の変動	上記の徴候や症状が 24 時間の中で変化する（例えば，その勤務帯から別の勤務帯で異なる）場合は 1 点．	

4 点以上をせん妄ありとする．
このスケールはそれぞれ 8 時間のシフトすべて，あるいは 24 時間以内の情報に基づき完成される．明らかな徴候がある＝1 ポイント：アセスメント不能，あるいは徴候がない＝0 で評価する．それぞれの項目のスコアを対応する空欄に 0 または 1 で入力する．

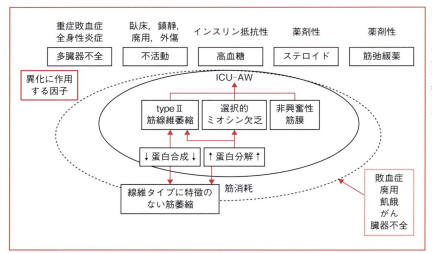

図2　ICU-AWの発症メカニズムとリスクファクター
(Intensive care unit-acquired weakness (ICUAW) and muscle wasting in critically ill patients with severe sepsis and septic shock. J Cachexia Sarcopenia Muscle 1(2)：147-157, 2010を参照し作成)

表3　ICU-AWの診断基準

1. 重症病態の発症後に全身の筋力低下が進展
2. 筋力低下はびまん性（近位筋/遠位筋の両者），左右対称性，弛緩性であり，通常脳神経支配筋は侵されない
3. 24時間以上あけて2回行ったMRC scoreの合計が48点未満，または検査可能な筋の平均MRC scoreが4点未満
4. 人工呼吸器に依存している
5. 背景にある重症疾患と関連しない筋力低下の原因が除外されている

1，2，3または4，5を満たす．
(Stevens RD, Marshall SA, Cornblath DR, Hoke A et al：A framework for diagnosing and classifying intensive care unit-acquired weakness. Crit Care Med 37：S299-308, 2009より引用)

表4　MRC score

上肢	肩関節外転	6種類の上下肢関節運動を左右で実施 各運動 0〜5点 最低点：0点 最高点：5×12＝60点
	肘関節屈曲	
	手関節屈曲	5：検査者が被検者の肢位持続力にほとんど抵抗できない． 4：段階5の抵抗に対して，被検者が抗しきれない．
下肢	股関節屈曲	3：重力に対して，運動範囲内を完全に動かせる． 2：重力を除けば，運動範囲内を完全に動かせる．
	膝関節屈曲	1：関節は動かないが，筋収縮が目で見て取れるか，または触知できる． 0：視察・触知によっても，筋の収縮が確認できない．
	足関節屈曲	平均MRC score　合計点÷12で算出

(Kleyweg RP, van der Meché FG, Schmitz PI：Interobserver agreement in the assessment of muscle strength and functional abilities in Guillain-Barré syndrome. Muscle Nerve 14(11)：1103-1109, 1991を基に作成)

度が低い現状にある．ICU-AWの発生機序は明らかになっていないが，リスクファクターとして，多臓器不全，ベッド上安静（不動），高血糖，ステロイド投与，筋弛緩薬の使用，人工呼吸管理などがあげられている[4,5]．また，数日続く多臓器不全に発生しやすく，多臓器不全の一番の原因は敗血症である[6]といわれている．すなわち，敗血症のような全身の強い炎症が関与していると考えられている（図2）．

2）ICU-AWの診断基準

ICU-AWの診断基準（表3）は，①重症病態の発症後に全身の筋力低下が進展している，②筋力低下はびまん性（近位筋/遠位筋の両者），左右対称性，弛緩性であり，通常脳神経支配筋は侵されない，③24時間以上あけて2回行ったMRC score（表4）の合計が48点未満，または検査可能な筋の平均MRC scoreが4点未満である，④人工呼吸器に依存している，⑤背景にある重症疾患と関連しない筋力低下の原因が除外されている，の5つのうち，①かつ②かつ③または④かつ⑤を

表5 CIPの診断基準

1. ICU-AWの基準を満たす.
2. 2つ以上の神経において複合筋活動電位の振幅が正常下限の80％未満.
3. 2つ以上の神経において感覚神経活動電位の振幅が正常下限の80％未満.
4. 神経伝導速度が正常ないしほぼ正常で，伝導ブロックが存在しない.
5. 反復神経刺激における減衰反応がない.

(Stevens RD, Marshall SA, Cornblath DR, Hoke A et al：A framework for diagnosing and classifying intensive care unit-acquired weakness. Crit Care Med 37：S299-308, 2009 より引用)

表6 CIMの診断基準

1. ICU-AWの基準を満たす.
2. 2つ以上の神経において感覚神経活動電位の振幅が正常下限の80％以上.
3. 2つ以上の筋において針筋電図で短時間・低振幅の運動単位電位が早期ないし正常リクルートメントとともに見られる（線維攣縮の有無は問わない）.
4. 2つ以上の筋において直接筋刺激で興奮性低下（神経刺激/筋刺激による活動電位比が0.5以上）が見られる.
5. 筋生検でミオパチー所見が見られる.

1，2，3，4または1と5→CIM疑い
1，2，3または4，5→CIM確定

(Stevens RD, Marshall SA, Cornblath DR, Hoke A et al：A framework for diagnosing and classifying intensive care unit-acquired weakness. Crit Care Med 37：S299-308, 2009 より引用)

表7 CINMの診断基準

1. ICU-AWの基準を満たす.
2. CIPの基準を満たす.
3. CIM確定またはCIM疑いの基準を満たす.

(Stevens RD, Marshall SA, Cornblath DR, Hoke A et al：A framework for diagnosing and classifying intensive care unit-acquired weakness. Crit Care Med 37：S299-308, 2009 より引用)

表8 functional status score for the ICU (FSS-ICU)

巡回動作		
□ 寝返り	7	完全自立
□ 起き上がり	6	修正自立
□ 端座位	5	監視
移動項目	4	最小介助
□ 立ち上がり	3	中等度介助
□ 歩行	2	最大介助
	1	全介助

各項目 0-7点で採点

(Thrush A, Rozek M, Dekerlegand JL：The clinical utility of the functional status score for the intensive care unit (FSS-ICU) at a long-term acute care hospital：a prospective cohort study. Phys Ther 92(12)：1536-1545, 2012 を参照して作成)

表9 physical function ICU test (PFIT)

項目		立ち上がり介助量	歩数 (stps/min)	肩屈曲筋力	膝伸展筋力
得点	0	不可	不可	0～2	0～2
	1	2人介助	0～49	3	3
	2	1人介助	50～80	4	4
	3	介助なし	80以上	5	5

※肩屈曲，膝伸展筋力の採点方法
5：検査者が被検者の肢位持続力にほとんど抵抗できない.
4：段階5の抵抗に対して，被検者が抗しきれない.
3：重力に対して，運動範囲内を完全に動かせる.
2：重力を除けば，運動範囲内を完全に動かせる.
1：関節は動かないが，筋収縮が目で見て取れるか，または触知できる.
0：視察・触知によっても，筋の収縮が確認できない.

(Denehy L, de Morton NA, Skinner EH, Edbrooke L, et al：A physical function test for use in the intensive care unit：validity, responsiveness, and predictive utility of the physical function ICU test (scored). Phys Ther 93(12)：1636-1645, 2013 を基に作成)

満たすものである.

3) ICU-AWの分類・診断基準

ICU-AWは多発神経機能不全が主体であるcritical illness polyneuropathy（CIP）（表5）と筋機能不全が主体であるcritical illness myopathy（CIM）（表6），両者の特徴を併せ持つcritical illness neuromyopathy（CINM）に分類される（表7）．CIPとCIMの鑑別は難しいが，現段階で治療法に違いはないためそれほど重要ではない．

c. ADL・動作能力に関する評価

ICU患者のADLはFIMやBIでは評価できないことがある．

一般的にわが国の理学療法士が用いるADL評価表としてはfunctional independence measure（FIM）やBarthel index（BI）が知られている．しかし，ICU患者に対してFIMやBIを用いる場合，どちらの評価表を用いても床効果floor effectにより適切な評価が困難な場合がある．また，ベッド周辺での動作能力が向上しても，尺度が大きいために変化を汲み取ることが困難な場合があり注意が必要である．

海外ではICUでの動作能力の評価として，

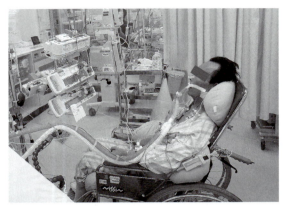

図3　気管内挿管患者のリクライニング車いす座位

functional status score for the intensive care unit (FSS-ICU)(**表8**)，physical function ICU test (PFIT)(**表9**)などが用いられている．FSS-ICUはFIMを基に作成されており，ベッド周辺での動作(寝返り，起き上がり，端座位，立ち上がり，歩行)に対する介助量を評価することが可能である．また，PFITは立ち上がりの介助量，1分間当たりの歩数，肩関節屈曲・膝関節伸展筋力を評価するものである．これらはFIMやBIとは異なり，わが国での認知度は低いためあまり用いられてない現状にある．

2. プログラムの実際

a. 人工呼吸器管理患者の体位管理

1) 体位管理の実際

体位管理にはどの体位をとり入れるべきかの効果判定が重要である．

体位管理は大きく予防的体位管理と治療的体位管理の2つに分けられる．予防的体位管理とは，分泌物の貯留や無気肺の予防を目的とし，治療的体位管理は，実際起こってしまった肺炎や無気肺の治療を目的として実施するものである．これらの体位管理に関して，介入時間や頻度に関する基準は存在しない．治療的体位管理の場合には，排痰や無気肺の治療，酸素化の改善など，何を目的に実施するかによって決定する必要があるため，介入目的を明確にし，その都度評価し決定することが必要となる．筆者らの施設では，特に重症患者に対する腹臥位などリスクを伴う体位変換を実施する際には，必要であれば血液ガス検査を実施し，酸素化の改善の有無をチェックすることで，安全性の確保はもちろんのこと，本当に有効な介入が実施できているかを確認することにしている．ほとんどの場合，初回は理学療法士が中心となって実施し，医師，看護師と有効性をディスカッションすることで，看護ケアにどのような体位管理をとり入れるべきか考慮している．

a) 座　位

エアマット上のギャッジアップ姿勢はずり下がり姿勢となりやすく，体幹が屈曲することで呼吸仕事量を増大させるおそれがあるため，こまめな観察・修正が必要となる．ベッド上座位保持が困難な場合，リクライニング車いす上での座位(**図3**)を実施することで長時間の安定した座位が可能となる場合もある．

また，仰臥位で患者を管理すると胃内容物が口腔咽頭に逆流し，人工呼吸器関連肺炎 ventilator-associated pneumonia (VAP)の発症率が増加する．人工呼吸器関連肺炎予防バンドル[12]では，ベッドの頭位を上げる体位は，仰臥位と比較してVAP発生率を低下させるため，目安として30°の頭部挙上位での管理を推奨している．では，人工呼吸器管理患者のギャッジアップ座位は，「可能な限りの挙上位」が良いのであろうか．Deyeら[13]は，SBTまたは抜管に失敗した患者を対象に，仰臥位，45°半座位，90°座位での呼吸パターンや呼吸仕事量，内因性PEEP(呼気終末陽圧 positive end expiratory pressure)などの呼吸パラメーター，快適性について検討を行った．その結果，45°半座位は呼吸筋負荷を軽減し，内因性PEEPの低下，快適性スコアの高値を示し，90°座位では呼吸努力が最も増加していたと報告している．この検討では3種類のみの角度の計測では

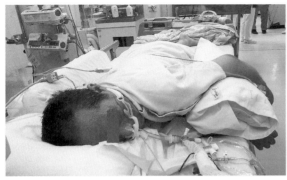 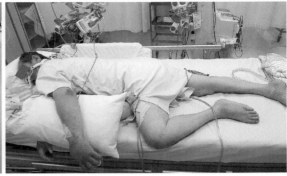

図4　前傾側臥位

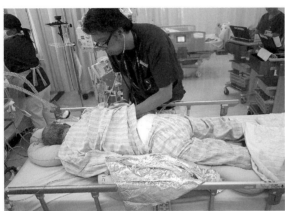 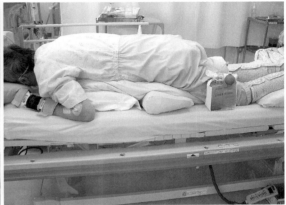

図5　腹臥位療法
左：腹臥位療法実施後の背側肺呼吸音を聴診し，効果を確認している．
右：股関節屈曲拘縮例に対する腹臥位療法．体幹〜股関節下に枕・クッションを厚めに挟むことで腹臥位療法が可能となった．

あるが，少なくとも「可能な限りの挙上位」は必ずしも好影響ではないことを示唆している．また，実際の臨床場面における最も楽な座位角度は患者によって異なるため，呼吸パターンや人工呼吸器・各モニターから得られるデータなどを総合的に評価し，決定する必要がある．

b）側臥位・前傾側臥位

側臥位，前傾側臥位（図4）では，患者の体動により仰臥位に戻ってしまうことを危惧し，背面にクッションを詰める場面が多くみられるが，クッションによって背側の胸郭運動が阻害されてしまうため，必要であれば肩甲帯と骨盤帯のみにクッションを挟む．骨盤と体幹をしっかり傾斜させることで，背面へのクッションは必要なく安定した肢位を保持することが可能である．また，鼠径部にカテーテル類を留置している場合には，股関節の屈曲によるカテーテルの屈曲や圧迫による褥瘡のリスクがないか確認し，上部の下肢が過度に内転しないよう膝関節内側へクッションを入れ良肢位を保持する．

前傾側臥位は，腹臥位（後述）と比較し酸素化の改善効果は小さいものの有意な変化を示し，スタッフの手間や合併症が少なく，簡便かつ安全に実施できるため，腹臥位管理の代用あるいはオプションとして利用できると報告されている[14]．腹臥位への体位変換が困難な状況では，前傾側臥位をとり入れることは有効かもしれない．

c）腹臥位療法（図5）

腹臥位への体位変換は多くのマンパワーを必要とし，他の体位管理と比較し皮膚損傷の発生など

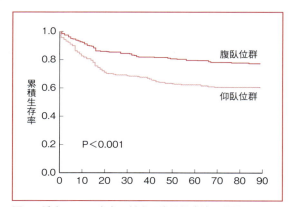

図6 重症ARDS患者に対する腹臥位療法の効果
(Guérin C, Reignier J, Richard JC, Beuret P et al：Prone positioning in severe acute respiratory distress syndrome. N Engl J Med 368(23)：2159-2168, 2013 より引用)

表10 体位変換の絶対的・相対的禁忌

絶対的禁忌	相対的禁忌
・不安定な脊椎疾患 ・モニタリングされていない頭蓋内圧亢進 ・顔面，骨盤骨折 ・腹側の熱傷，開放創 ・急性出血状態 ・致死的不整脈	・脊椎・開腹術後 ・多発外傷など不安定骨折 ・妊娠 ・循環動態不安定 ・気管切開直後

(Gattinoni L, Taccone P, Carlesso E, Marini JJ：Prone position in acute respiratory distress syndrome. Rationale, indications, and limits. Am J Respir Crit Care Med 188 (11)：1286-1293, 2013 を参照し作成)

のさまざまなトラブル・合併症を伴いやすい．したがって，ルーチンで行うことは推奨されず，実施する際には施設の環境・マンパワー，急変時の対応が可能かどうかも含め，実施するか否かを十分に考慮する必要がある．また，高齢者では関節拘縮が存在することで体位管理が困難な場合があるが，クッションや枕を多用することで実施可能な場合があり，理学療法士の腕の見せ所である（図5右）．

急性呼吸促迫症候群 acute respiratory distress syndrome（ARDS）に対する腹臥位療法については，酸素化の改善，VAPの減少を認めるものの生存率改善効果はないとされていた．Guérinら[15]は，P/F比150以下の重症ARDS患者を16時間以上の腹臥位管理群と仰臥位管理群に分け，腹臥位療法の効果を検討し，腹臥位群において28日間死亡率と90日間死亡率を有意に低下させたと報告している（図6）．体位管理を早期に開始し，長時間行うことの重要性が示唆されたが，一般的に重症ADRS患者を完全な仰臥位のみで管理することはほとんどなく，日常的に実施しているギャッジアップでの管理や前傾側臥位などの体位管理と比較しても腹臥位に予後改善の効果があるかは不明である．

重症のADRS患者を腹臥位で，長時間管理することは容易ではなく，現状ではわが国の大多数のICUにて同様の介入を行うことは困難であろう．筆者らの施設においても，下側肺不全や重症呼吸不全症例に対し必要に応じて腹臥位管理を実施しているが，現状では1日数時間程度の介入が限度である．

d）体位変換の禁忌

体位変換の絶対的禁忌・相対的禁忌を表10に示す．施設により実施するために必要なマンパワーが違うため禁忌事項は一概には決定できないが，理学療法士単独で行わず，多職種が連携して行うこと，実施中は細やかな観察とモニタリングを行うことが重要である．

b．ABCDEバンドル

ICUでのリハビリテーションを実施する際に，ABCDEバンドルを理解することは重要である．

ABCDEバンドルは，2010年に「新しい人工呼吸器管理指針」として発表された．これまで有効性が示されてきたさまざまな治療や評価などの介入を，バンドル（束）として行うものである．A：awaken the patient daily：sedation cessation＝毎日の覚醒トライアル（SAT），B：breathing：daily interruptions of mechanical ventilation＝毎日の呼吸器離脱トライアル（SBT），C：coordination：daily awakening and daily breathing＝A＋Bの毎日実践，choice of sedation or analgesic exposure＝鎮静・鎮痛薬の選択，D：delirium monitoring and management＝せん妄のモニタリングとマネ

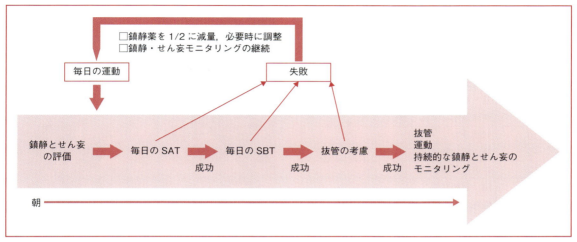

図7 ABCDE バンドル
(Vasilevskis EE, Ely EW, Speroff T et al：Reducing iatrogenic risks：ICU-acquired delirium and weakness—crossing the quality chasm. Chest 138(5), 2010 より改変引用)

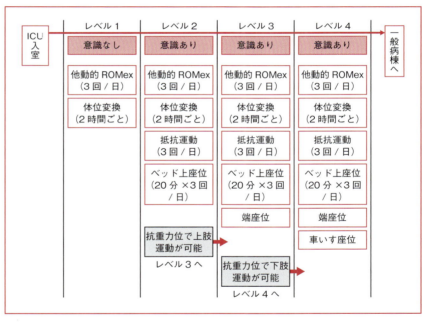

図8 早期離床プロトコル
(Morris PE, Goad A, Thompson C et al：Early intensive care unit mobility therapy in the acute respiratory failure. Crit Care Med 36：2238-2243, 2008 を参照し作成)

ジマント，E：early mobility and exercise＝早期離床と運動，でICUの人工呼吸器患者の管理指針を示した（図7）．氏家ら[17]は，このABCDEバンドルに睡眠状態の改善（sleep）を加えた「ABCDEsバンドル」が重要であると述べている．ICU患者は重症であり，早期からの理学療法介入とともに，適度な「休息」も考慮すべきものと考えられる．

c. ICUにおける早期離床

ABCDEバンドルにも示されているとおり，人工呼吸管理中のICU患者において早期からの離床・運動が重要であり，われわれ理学療法士が果たす役割は大きい．

表11 RASS（Richmond agitation sedation scale）

スコア	用語
+4	好戦的な
+3	非常に興奮した
+2	興奮した
+1	落ち着きのない
0	意識清明な，落ち着いている
−1	傾眠状態
−2	軽い鎮静状態
−3	中等度鎮静状態
−4	深い鎮静状態
−5	昏睡

\<step1\>
30秒間患者を観察→0〜+4を判定
\<step2\>
①大声で名前を呼ぶか，開眼するように言う
②10秒以上アイコンタクトがなければ繰り返す→−1〜−3を判定
③動きがなければ，肩を揺するか胸骨を摩擦→−4〜−5を判定
（日本呼吸療法医学会：人工呼吸中の鎮静のためのガイドライン．人工呼吸中の鎮静ガイドライン作成委員会，2007より引用）

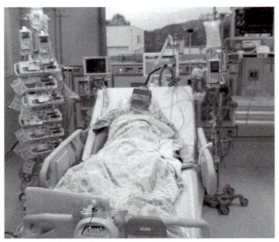

図9 人工呼吸器やモニター類など多くの機器で管理されているICU患者

1）早期離床

Morrisら[18]の人工呼吸器装着患者における早期離床プロトコルを図8に示す．プロトコル開始時より，看護師や理学療法士から構成される早期離床チームによって，患者に意識のないレベル1から1日3回の他動運動と2時間ごとの体位変換を行い，意識が改善した段階で，患者の耐久性に合わせて徐々にリハビリテーションのレベルを上げていき，自動運動，ベッド上座位，車いす座位へと移行していくものである．

また，深い鎮静の場合は患者の自発的な動作や効果的な離床が困難である．Richmond agitation sedation scale（RASS）（表11）は，患者観察と声掛けに対する反応により簡便に鎮静レベルを評価できるスケールとして広く用いられている．離床を進める際は，鎮静薬投与量の調整を行うなど，鎮静深度を考慮して介入する．

2）早期離床の安全性とリスク管理

早期離床が重要であることは前述のとおりだが，ICU患者は人工呼吸器や多くのライン・ルート・ドレーン類を装着した状態で管理されている

（図9）．このような状態での早期介入は本当に安全なのであろうか．

a）中止基準

早期離床の中止基準を表12に示す．独自の基準を設けて実施している施設も存在する．ICU患者の病態はさまざまであり，「ICU患者」「人工呼吸器管理患者」ごとに一定の基準を設けることは難しいかもしれない．しかし，一定の基準を設けることで，スタッフ間の格差が解消すること，対象患者が明確になること，「なぜこの患者は離床できないと判断したのか」「なぜ基準をクリアしていたのに失敗したのか」など，介入に対して振り返ることが可能となるため有用である．

b）大腿部カテーテル挿入患者に対する理学療法の安全性

大腿部にカテーテルを挿入していると，挿入部からの出血や事故抜去，感染などを懸念し，「動かしてはいけない」ような気がしてしまうため，リハビリテーションの阻害因子となりやすい．しかし，Permeら[21]，Damluji Aら[22]は集中治療室において大腿カテーテルを挿入されている患者に対し理学療法を行った際の有害事象に関して検

表12 早期離床の中止基準

心拍数	Spo₂
予測最大心拍数の70%以下 安静時心拍数より20%以上の増加 40bpm以下，130bpm以上 新規の調律異常 新規の抗不整脈薬の使用 新規の心筋虚血（ECGか心筋酵素）	4%以上の低下 88〜90%以下
血圧	人工呼吸器
収縮期血圧180mmHg以上 収縮期血圧/拡張期血圧の20%以上の低下 平均血圧65mmHg以下，110mmHg以上 昇圧剤の使用；新規昇圧剤投与または増量	Fio₂（吸入気酸素濃度）0.60以上 PEEP（呼気終末陽圧）＝10cmH₂O 患者―人工呼吸器の非同調 assist controlモードへの変更 気道狭窄
呼吸数	覚醒/精神障害と症状
5回/分以下，40回/分以上	鎮静or昏睡 RASS≦−3 鎮静薬の追加or増量を必要とする興奮状態：RASS 2以上 過度の呼吸困難 拒否

(Adler J, Malone D：Early mobilization in the intensive care unit：a systematic review. Cardiopulm Phys Ther J 23（1）：5-13, 2012を参照し作成)

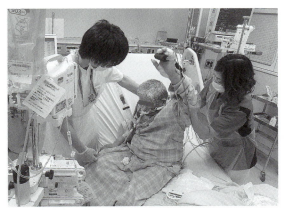

図10 端座位練習を実施しながら，四肢の自動運動と関節可動域練習を実施

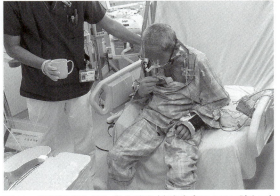

図11 端座位時のADL動作練習（患者自身による口腔ケア）

証し，カテーテル挿入部からの出血や事故，合併症など有害事象は発生しなかったと報告している．大腿部にカテーテルを挿入していることは離床の制限因子にするべきではなく，安全に早期離床が可能であるといえる．

3）当院における早期離床の実際

当院ではICU入室後早期より理学療法士による介入を開始し，端座位，立位または車いす移乗，歩行と段階的に離床を進めている．

単に端座位や立位をとるだけではなく，四肢の関節可動域運動（図10）や，ADL動作練習（図11），歩行車歩行練習（図12）など，患者のADL向上を目的とした介入を実施し，理学療法士による介入時以外の時間でもとり入れるよう看護師と協力する．また，当院ICUでは高機能ベッドを導入しており，創部痛や筋力低下により自身での起き上がりが困難な患者はチェアポジションによる座位を経由し離床をはかることで，患者の負担を少なくすることが可能である（図13）．

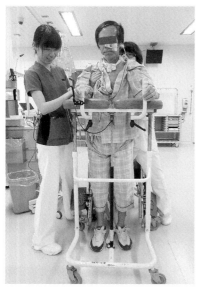

図12　ICUでの歩行車歩行練習

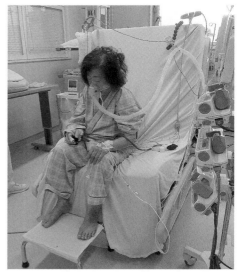

図13　チェアポジションがとれる高機能ICUベッドを利用した端座位練習

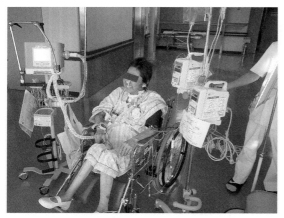

図14　バッテリーを搭載した人工呼吸器を装着し，院内散歩を実施

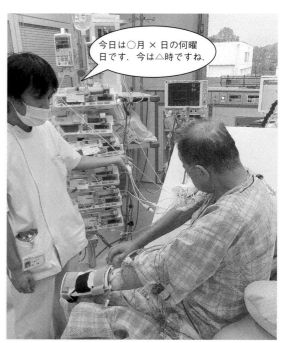

図15　作業療法士によるリアリティオリエンテーションの様子

　さらに，人工呼吸器離脱困難な患者では，日中だけでもバッテリー駆動型の人工呼吸器に変更することで棟内散歩が可能となり，患者のストレスの軽減を図っている（図14）．また，理学療法士だけでなく作業療法士が介入し，理学療法士による座位練習時に，同時に見当識の評価やリアリティオリエンテーションを実施するなど，認知機能に対する評価・介入を実施している（図15）．

　介入の際には，医師や看護師と協同して行い，鎮静・鎮痛レベルの確認を行い，必要時には鎮痛薬の増量をすることで患者に対する苦痛を最小限にし，鎮静レベルが深い場合には鎮静薬の一時的な減量を行うことで患者の覚醒レベルを上げる．また，離床の際には看護師と共同し，重症例やマンパワーが必要な症例では理学療法士2名と看護

師数名で介入するなど，安全に実施できるよう配慮している．複数人で実施することは，患者状態の変化に気づきやすく，挿管チューブやルート類の事故抜去の防止や万が一の事故・急変の際に迅速な対応が可能となるメリットもある．

4) 早期リハビリテーションの効果

早期からの介入は，身体機能やせん妄に対して効果的である．

Schweickert ら[23)]は，ICU 入室中の気管挿管患者に対し，早期からの理学療法，作業療法が身体機能やせん妄のアウトカムに及ぼす影響について調査した．その結果，理学療法，作業療法を行った群は通常ケア群と比較してせん妄期間の短縮，人工呼吸器離脱期間の延長が認められ，退院時の身体機能が自立していた患者数が多かったと報告している．また，Needham ら[24)]は，4 日間以上の人工呼吸器管理を行っている患者を対象に，①安静度を「安静」から「耐えうる範囲で」に変更，②鎮静薬の使用を持続投与ではなく「必要時ボーラス投与」とする，③理学療法士，作業療法士へのコンサルテーション指針として，シンプルなガイドラインの作成と普及，④リハビリテーション実施の安全管理のガイドラインを作成する，⑤常勤のリハスタッフなど人員配置を変更する，⑥リハビリテーション医へのコンサルテーションの実施，⑦筋力低下が長期化する場合は神経内科医へコンサルトする，という「質改善プロジェクト（QI）」実施による効果を検証している．結果として，QI 実施後は鎮静薬量の減少，患者の覚醒日数の増加，せん妄ではない日数の増加，リハビリテーションの治療回数の増加を示した．

これらの研究をみると，「早期リハビリテーションがせん妄を減少させる効果がある」と捉えてしまうが，「浅い鎮静レベルでの管理や鎮静の中断とともに早期リハビリテーションを行う」ことがせん妄の予防や改善につながると考えられる．つまり，単なる「早期離床」ではなく，包括的な介入を行うことで成果をあげていることを示してい

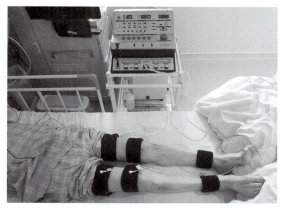

図 16　神経筋電気刺激（NMES）

るといえる．

5) 神経筋電気刺激

ICU 患者に対するリハビリテーションは早期離床が重要となるが，呼吸循環動態不安定，人工透析など治療上の理由により積極的な離床が困難な場合がある．このような安静が強いられる状況では，ICU-AW のように筋力低下が起きやすい環境にある．神経筋電気刺激 neuromuscular electrical stimulation（NMES）は筋力低下に対する予防の一手段として用いられる（図 16）．Hirose ら[25)]は，ICU 入室後 7 日後より，6 週間にわたり CT による下肢筋の断面積を追跡評価した．コントロール群の筋断面積は 60〜80％まで減少したのに対し，1 日 30 分の NMES を行った群では，筋断面積が維持され筋萎縮を防ぐことが可能であったと報告している．一方，Gibson ら[26)]は ICU 入室患者に対し一方の下肢のみに NMES を実施し，体側をコントロール肢として比較し，NMES 実施肢で筋力低下予防，筋蛋白産生率の改善を認めたが，筋断面積の減少はコントロール肢と有意な差はなかったと報告している．また，Poulsen ら[27)]は，敗血症患者に対する 1 日 60 分，7 日間の NMES は筋量の減少に影響を及ぼさなかったと報告している．

NMES は筋異化作用を抑制する効果があるが，筋萎縮に対する効果に関しては一定の見解が

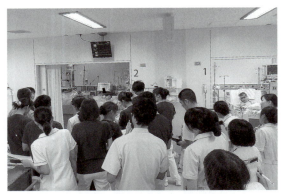

図17　ICU における多職種でのベッドサイドカンファレンス

得られていない．また，ICU 患者において NMES は呼吸循環動態に明らかな影響を与えないと報告されており[28]，早期より安全に実施が可能であると考えられる．

d．多職種カンファレンス

ICU 患者に対するリハビリテーションでは多職種でのアプローチが不可欠である．

当院は病床数10床の semi closed ICU である．毎朝，医師（集中治療部医師，主治医），看護師，理学療法士，作業療法士，薬剤師によるベッドサイドカンファレンスを実施し，患者状態や治療方針の確認，安静度の確認，離床・リハビリテーション介入状況や他の検査・治療との時間調整についてのディスカッションがされている（図17）．カンファレンスを行うことでリアルタイムでの患者状態が把握しやすく，未介入の症例に関してはカンファレンス時にリハビリテーション依頼が提案されることも多いため，医師や看護師と直接情報交換できる有効な時間となっている．多職種カンファレンスは「それぞれの職種がそれぞれの得意領域に関する発言をする」だけで終わってしまいがちだが，お互いの領域に踏み込み積極的に意見を出し合うことが重要で，そのための環境づくりが必要である．早期リハビリテーションはさまざまな職種がチームを組みコミュニケーションをとることで実現できるものである．

e．ICU 専従理学療法士について

近年，ICU 専従理学療法士を配置する病院が増加している．採算面，周囲の理解，環境などさまざまな要因により実現困難な施設も少なくないと考えられるが，採算面を考慮しても病床数の少ない ICU において専従理学療法士を配置することは十分可能であり[29]，今後 ICU で勤務する理学療法士がますます増加することが期待される．

結　語

ICU 患者に対する早期リハビリテーションの有効性が明らかになってきている．現状では対象患者や開始・中止基準，実施内容などは施設ごとの経験や判断に委ねられているが，決して「どんなに重症でもどんどん離床」するのではなく，根拠ある仮説とリスク管理に基づいた介入が重要である．

また，集中治療の先には「日常生活に復帰する」という最も大切なゴールがあることを忘れてはならず，より長期的な目標を意識したリハビリテーションを提供することが重要である．

集中治療領域におけるリハビリテーションが「流行り」で終わらないよう，われわれ理学療法士は ICU におけるリハビリテーションチームの一員として，より安全でより有効な介入方法を模索し，提供していく必要がある．

文　献

1) 清水敬樹：ICU 実践ハンドブック―病態ごとの治療・管理の進め方．羊土社，p578，図1，2009
2) 古賀雄治，村田洋章，山勢博彰：日本語版 CAM-ICU フローシートの妥当性と信頼性の検証．山口医学 63：93-101，図2，2014
3) 氏家良人，高橋哲也，石川　朗：ABCDEs バンドルと ICU における早期リハビリテーション．第1版，克誠堂出版，p5，図3，2014
4) de Jonghe B, Lacherade JC, Sharshar T, Outin H：Intensive care unit-acuqired weakness risk factors and prevention. Crit Care Med 37 (10 Suppl)：S309-315, 2009
5) Fan E, Zanni JM, Dennison CR, Lepre SJ et al：Crit-

ical illness neuromyopathy and muscle weakness in patients in the intensive care unit. AACN Adv Crit Care 20 (3) : 243-253, 2009
6) Risk factors for the development of polyneuropathy and myopathy in clitically ill patients. Crit Care Med 2001
7) Intensive care unit-acquired weakness (ICUAW) and muscle wasting in critically ill patients with severe sepsis and septic shock. J Cachexia Sarcopenia Muscle 1 : 147-157, 図 4, 2010
8) Stevens RD, Marshall SA, Cornblath DR, Hoke A et al : A framework for diagnosing and classifying intensive care unit-acquired weakness. Crit Care Med 37 : S299-308, 図 5, 7, 8, 9, 2009
9) Kleyweg RP, van der Meché FG, Schmitz PI : Interobserver agreement in the assessment of muscle strength and functional abilities in Guillain-Barré syndrome. Muscle Nerve 14 (11) : 1103-1109, 図 6, 1991
10) Thrush A, Rozek M, Dekerlegand JL : The clinical utility of the functional status score for the intensive care unit (FSS-ICU) at a long-term acute care hospital : a prospective cohort study. Phys Ther 92 (12) : 1536-1545, 図 10, 2012
11) Denehy L, de Morton NA, Skinner EH, Edbrooke L et al : A physical function test for use in the intensive care unit : validity, responsiveness, and predictive utility of the physical function ICU test (scored). Phys Ther 93 (12) : 1636-1645, 図 11, 2013
12) 日本集中治療医学会，ICU 機能評価委員会：人工呼吸関連肺炎予防バンドル 2010 改訂版．http://www.jsicm.org/pdf/2010VAP.pdf.
13) Deye N, Lellouche F, Maggiore SM, Taillé S et al : The semi-seated position slightly reduces the effort to breathe during difficult weaning. Intensive Care Med 39 (1) : 85-92, 2013
14) 神津 玲，山下康次，眞渕 敏，俵 祐一ほか：前傾側臥位が急性肺損傷および急性呼吸促迫症候群における肺酸素化能，体位変換時のスタッフの労力および合併症発症に及ぼす影響．人工呼吸 26 (2) : 82-89, 2009
15) Guérin C, Reignier J, Richard JC, Beuret P et al : Prone positioning in severe acute respiratory distress syndrome. N Engl J Med 368 (23) : 2159-2168, 図 15, 2013
16) Gattinoni L, Taccone P, Carlesso E, Marini JJ : Prone position in acute respiratory distress syndrome. Rationale, indications, and limits. Am J Respir Crit Care Med 188 (11) : 1286-1293, 2013
17) 氏家良人，高橋哲也，石川 朗：ABCDEs バンドルと ICU における早期リハビリテーション．第 1 版，克誠堂出版，p44-45, 2014
18) Morris PE, Goad A, Thompson C et al : Early intensive care unit mobility therapy in the acute respiratory failure. Crit Care Med 36 : 2238-2243, 図 18, 2008
19) 日本呼吸療法医学会：人工呼吸中の鎮静のためのガイドライン．人工呼吸中の鎮静ガイドライン作成委員会，図 19, 2007
20) Adler J, Malone D : Early mobilization in the intensive care unit : a systematic review. Cardiopulm Phys Ther J 23 (1) : 5-13, 図 21, 2012
21) Perme C, Nalty T, Winkelman C et al : Safety and efficacy of mobility interventions in patients with femoral catheters in the ICU : a prospective observational study. Cardiopulm Phys Ther J 24 (2) : 12-17, 2013
22) Damluji A1, Zanni JM, Mantheiy E, Colantuoni E et al : Safety and feasibility of femoral catheters during physical rehabilitation in the intensive care unit. J Crit Care 28 (4) : 535. e9-15, 2013
23) Schweickert WD, Pohlman MC, Pohlman AS, Celerina Nigos et al : Early physical and occupational therapy in mechanically ventilated, critically ill patients : a randomised controlled trial. Lancet 373 : 1874-1882, 2009
24) Needham DM, Korupolu R, Zanni JM, Pradhan P et al : Early physical medicine and rehabilitation for patients with acute respiratory failure : a quality improvement project. Arch Phys Med Rehabil 91 (4) : 536-542, 2010
25) Hirose T, Shiozaki T, Shimizu K, Mouri T et al : The effect of electrical muscle stimulation on the prevention of disuse muscle atrophy in patients with consciousness disturbance in the intensive care unit. J Crit Care 28 (4) : 536. e1-7, 2013
26) Gibson JNA, Smith K, Rennie MJ : Prevention of disuse muscle atrophy by means of electrical stimulation : maintenance of protein synthesis. Lancet 2 (8614) : 767-770, 1988
27) Poulsen JB1, Møller K, Jensen CV, Weisdorf S : Effect of transcutaneous electrical muscle stimulation on muscle volume in patients with septic shock. Crit Care Med 39 (3) : 456-461, 2011
28) Meesen RL, Dendale P, Cuypers K, Berger J : Neuromuscular electrical stimulation as a possible means to prevent muscle tissue wasting in artificially ventilated and sedated patients in the intensive care unit : A pilot study. Neuromodulation 13 (4) : 315-320, 2010
29) 高橋哲也：集中治療における早期リハビリテーション．重症集中ケア 3 : 529-537, 2014

（野々山忠芳，嶋田誠一郎）

② 急性期の理学療法

序　説

　急性期とは，発症・受傷後まもない時期を指す．その期間は病態で決まり，「何日間」などと日数で定められるものではない．

　疾患や外傷いずれに対しても，急性期には理学療法が行われなかった時代もある．しかし20年ほど前から，急性期理学療法の意義が認められるとともに，救命医療や手術法の進歩などの急性期医療も進歩した．現在は，早期から理学療法を開始することは日常的である．そして超急性期と急性期の境目がほとんどない疾患もある．

　このように，急性期の意味，そして急性期理学療法の開始時期や介入内容は，医学的技術の発展に対応し変化してきた．理学療法技術も10年前と現在とで異なる．これからも変化し続けていくだろう．

　本書では，集中治療室の理学療法と急性期の理学療法を分けて項目立てしており，これに即し集中治療を生命維持のための何らかの処置が必要な時期とし，対する急性期をそれが必要ない病態とまず定義し，それにそって急性期理学療法の概要を解説する．

1. 急性期とは

a. 病態と病棟名称の違い

　「急性期」ということばの意味には，①病態，②病期，③病棟機能などがある．それぞれの意味と内容を理解し区別する．

　急性期とは，「急激に発症した疾患や外傷などの，発症・受傷からの時間経過が短い期間」を指す．急性期の病態とは，「救命の時期は過ぎたがまだ病態は安定していない状態」が一般的な概念である．おおむね発症から1ヵ月程度までを指す場合が多い．しかし疾患や重症度により異なり，明確な日数の定義はない（表1）．

　「急性期」の病態は刻々と変化するので，急性期は今日まで，明日から回復期，などというものではない（表2）．一方，病院や病棟機能の名称として使用される「急性期」もある．これは，法や診療報酬改定に際し制定される施設機能の名称であり，対象者がどの病院・病棟に入院しているかで急性期理学療法・回復期理学療法と呼び分けられている．

b. 医師にとっての急性期

　専門科により急性期の定義・期間が異なる．理学療法士のもつ急性期のイメージよりも短期間であることが多い．

　病態安定には，①バイタルサインの安定　と，②その疾患の症状安定　という意味がある．医師にとっての急性期は，専門科が対象とする病態や疾患により各々異なり，あらゆる疾患を総まとめに論じることはできない（表3）．もちろん，理学療法士の治療上の急性期の概念とも異なる．

　救命救急科の急性期とは，ABC（airway・breathing・circulation）が落ち着いていない時期のことである．すなわち気道が確保され呼吸，循環の安定が得られれば急性期は脱したことになる．重傷熱傷（広範囲の火傷）は救急分野で最も急性期が長い疾患とされる．また，救急搬送後救命でき，以降の治療担当科が決定するまで（なんの病気または身体のどこの損傷で搬送されたか判明するまで）が救急医療の担当時期で，急性期ととらえる考え方もある．

　脳卒中，特に脳梗塞における超急性期は，梗塞巣の血栓を溶かす血栓溶解療法に間に合うかが境目になる．代表的な t-PA（tissue-plasminogen-activator：組織プラスミノゲン活性化因子）療法は発症後4.5時間以内，カテーテルによる血管内治療は3〜8時間以内がタイムリミットとされている．それ以降は，抗脳浮腫・抗血小板薬を投与

表1 急性期とは？

- 急激に発症した病態で，発症からの時間経過が短い期間．
- 発症から1ヵ月程度までを指す場合が多い．
- 明確な期間定義はない．

表2 病期と病床医療機能

病期（病態）	病床医療機能
超急性期	高度急性期
急性期	急性期・地域包括ケア
回復期	回復期リハビリテーション
適応期	長期療養

病期は，病態がどの時期に該当するかを表現したものである．病床機能は病院や病棟に名づけられた法的な区分けで，病床医療機能別に診療報酬が定められている．平成26年より亜急性期病棟の呼称が廃止され，地域包括ケア病棟が新設された．

表3 医師にとっての急性期

救命救急科
1) ABC (airway・breathing・circulation：気道確保 呼吸 循環) が落ち着き，救命できるまで
2) 病態が特定でき，治療担当科決定まで

脳卒中科：脳梗塞
1) 超急性期：虚血性脳血管損傷に対する経静脈的血栓溶解療法が適応となる時間帯 t-PA療法 発症後4.5時間，血管内治療 発症後3～8時間
2) 急性期：2週間程度 全身状態・神経徴候ともに落ち着くまで

整形外科
1) 外傷は部位と重症度により急性期期間は異なる
2) 関節置換術など予定手術のケースは術後の急性期期間はなし

循環器内科：急性心筋梗塞
1) 超急性期：離床許可まで
2) 急性期：2週間

表4 廃用症候群 disuse syndrome

身体不活動に起因する身体・精神機能低下
1 骨格筋・関節
- 廃用性筋萎縮/筋力低下
- 関節拘縮
- 筋組織変性
 結合組織/脂肪組織の増加/筋線維短縮/弾性低下
2 呼吸・循環器
- 静脈還流量低下・心肺機能低下・末梢循環不全
- 起立性低血圧・深部静脈血栓症
3 中枢神経
- 不使用の学習・支配運動野の萎縮・認知機能低下

し，全身状態・神経症状を目安に2週間程度までを急性期と考えることが多い．

整形外科の外傷の急性期は，外傷部位と重症度により異なる．それに対し，事前に予定されている手術（人工関節全置換術が主に該当する．対象は膝関節・股関節が多い）は，原則的に手術翌日から全荷重・歩行が許可される．これは積極的な理学療法・リハビリテーションが行えるという意味で回復期に位置づけられ，整形外科医にとって人工関節全置換術後は急性期にあたる期間はない．

このように対象者が何の疾患であるか，何科の医師が管理しているかで急性期の時間の進み具合は異なる．このことを念頭に，急性期の理学療法を行う際のカルテ情報収集や他職種との意見交換を行う必要がある．

2. 廃用症候群

廃用症候群とは，身体不活動に起因する身体・精神機能の低下の総称である．その発症機転を知り，予防に努めるとともに，安静の目的や意義も知っておく．

急性期にリハビリテーションを開始する目的は，早期機能回復と，廃用症候群の予防である（表4）．廃用症候群は身体不活動で生じる症候であるが，急性期の不安定な病態に，筋力低下を予防する十分な運動負荷をかけるのは困難であり，病態によっては危険という矛盾も生じる．

いずれにしても「使わない機能は衰える」のは事実であり，急性期に安全に廃用症候群を予防する方法として，早期離床がとり入れられている（詳細は後述）．

廃用症候群は，長期間の寝たきりで受動的・自然発生的に生じる種々の臓器機能低下以外に，き

表5 安静の潜在的効果

① 損傷部分の痛みと追加損傷を回避
② 回復に利用する代謝資源（栄養）の節約
③ 運動に伴う筋の酸素消費量を減じ，酸素を必要とする損傷組織・臓器へ配分
④ 呼吸器・心臓のストレス減少
⑤ 転倒リスクの軽減

わめて短期間に重症化するものもある．critical illness polyneuromyopathy は，急性重症疾患に伴い，四肢の脱力や深部腱反射の低下（消失）が起こる．軸索性運動感覚性ニューロパチー/ミオパチーであり，単なる廃用症候群とは区別される．

メモ critical illness polyneuromyopathy (CIPNM)

急性重症疾患に伴い発症する四肢の脱力や深部腱反射の低下（消失）が症状である．軸索性運動感覚性ニューロパチー/ミオパチーであり，単なる廃用症候群ではない．敗血症・多臓器不全・全身性炎症反応症候群（SIRS）の患者の発症率は50～70％と非常に高く機能的予後も不良である．

急性期の運動と安静のバランスは難しく，やみくもに運動を行うことは弊害となることもある．疾患や術後・外傷後の急性期にある身体にとり，安静もその回復のために必要である．

安静は，損傷部分の痛みや追加損傷を回避し，回復に必要な代謝資源（栄養）の節約ができる．また，運動に伴う筋の酸素消費を減じ，損傷組織そのものの機能回復に不可欠な臓器活動へ酸素を確実に供給できる．運動に伴う呼吸器・心臓のストレスを減じ，転倒転落のリスクも避けることができる（表5）．対象者に必ず「安静度」が定められるのは，運動制限ではなく必要な安静の程度を示しているのである．

メモ 廃用症候群と過用症候群

運動は不足しても過剰でも身体にとり不都合である．急性期は日々機能が変化するので，運動量と内容が適正か，理学療法プログラムを検討する必要がある．
・廃用症候群（disuse syndrome）：全身性・局所性の安静や不使用により起こる機能不全
・誤用症候群（misuse syndrome）：誤った運動や動作指導，治療・方法により起こる機能不全
・過用症候群（overuse syndrome）：過剰な運動量・練習量，運動部位の集中により起こる機能不全

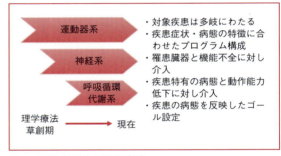

図1　疾患（臓器）別理学療法

3. 急性期における理学療法

a. 疾患別理学療法

理学療法が対象とする疾患は，運動器系・神経系・呼吸循環代謝系に大別できる．疾患の病態ごとに計画される理学療法を疾患別（臓器別）理学療法と総称する．どの系統の疾患であっても，関節運動や抗重力姿勢，動作練習を含む理学療法には，すべての臓器機能が関連する．

疾患別対応の理学療法は，理学療法の草創期から発展してきた考え方で，個々の疾患の特徴的な症状・病態に合わせてプログラムされる．その疾患特有の病態に起因する機能不全と動作能力低下に対し介入する．そして疾患の病態を反映したゴール設定がなされる（図1）．医学的治療やリスク管理などの進歩に併せ，各々の疾患別理学療法も進歩し続けている．

例えば，神経系理学療法で対象となる臓器は神経である．その罹患疾患は多岐にわたり，脳卒中・パーキンソン病などの神経難病・脊髄損傷・末梢神経損傷などがある．「神経系」といってもその疾患ごとの病態は異なり，評価方法や介入戦略も異なる．また，本稿のはじめに示した「医師にとっての急性期」と同様，いつまでが急性期かは各疾患・対象者で異なる．

どの系統の疾患であっても，理学療法は関節運動や抗重力姿勢，動作練習が介入手段となるので，運動器の機能は不可欠であり，運動器がその

機能を果たすためには神経系の調節と呼吸循環代謝系によるエネルギー供給が不可欠である．つまり，理学療法には，すべての臓器機能がかかわる．したがって，主疾患症状以外の機能把握が不可欠である．

b. 急性期理学療法の評価

1) 急性期理学療法の評価のなりたち

急性期理学療法の評価は，急性期病態のリスク把握・疾患別評価・転帰先を念頭に置いた情報収集からなる．

急性期は発症から時間が経っていない不安定な病態の時期であり，介入にはリスク管理が不可欠である．一方急性期病院から自宅退院・回復期リハビリテーション病棟・地域包括ケア病棟・介護保険関連の福祉施設と転帰はさまざまである．急性期病院から直接在宅に戻る例は決して少なくない．回復期の病院でリハビリテーションを継続する予定で急性期対応のみを行っていてはこれに対応できない．

ADL情報は，看護師にも確認する．理学療法評価で得られた能力と，病棟生活には差異があるのが常だからである．急性期であっても，ADLを改善することがリハビリテーションであり，理学療法室内の評価だけでは真の治療効果の判定はできない．

急性期の主疾患と合併疾患・重複損傷・病前能力の情報は同等に重要である．どのような疾患であっても病前能力を上回る回復を得られることはまれである．

社会的情報・家族情報は，特に重症症例・高齢症例の転帰に影響する．在宅復帰準備が必要な例には，急性期の疾患症状やその治療だけに気をとられないよう注意し，家屋環境の整備や福祉用具の準備をすすめる．

2) 運動をはじめる前に

理学療法がベッドサイドからの開始ならば，すぐ身体機能評価を始めずに，「なぜベッド上で開始するのか」，臥床・身体管理の条件を確認する．

ベッド上の対象者の臥床条件（関節固定・姿勢制限による安静保持）を知ることにより，動かしてはならない関節や避けるべき姿勢などを把握でき，リスク管理に重要な情報となる．また，ベッド周囲の機器・酸素投与カテーテルや輸液点滴ラインなどを把握し，評価時の関節運動や姿勢変換の際に，それらを抜去しないように留意する．このような臥床条件も各種ラインや薬液も「必要だから使用されている」のであり，その目的と意味を理解することが対象者の病態理解にもつながる．

3) 一般的な評価項目と留意点

表6は急性期理学療法の一般的な評価項目である．疾患名と現病歴，バイタルサイン・安静度は理学療法開始時にまず必須の情報である．呼吸循環機能に着目したリスク管理の基準として，日本でよく用いられているのは，アンダーソン・土肥の基準（表7）である．

栄養状態と排泄に関する情報収集は，理学療法で運動を行うためのエネルギー供給機能が整っているかどうかを知っておくという意味でバイタルサインを評価するのと同等に重要である．

意識レベルはJapan Coma Scale（ジャパン・コーマ・スケール，JCS：覚醒度によって3段階に分け，それぞれ3段階あることから，3-3-9度方式ともよばれる，「JCS 100」のように表現する）と，Glasgow Come Scale（グラスゴー・コーマ・スケール，GCS：開眼・言語・運動の3分野に分けて反応を4-5-6のように記録する）がある．いずれにしても，評価スケールにそって数字で表現

表6 急性期理学療法の評価

1) 疾患名・現病歴
2) バイタルサイン・安静度・栄養・排泄
3) 臥床・身体管理条件
4) 意識レベル
5) 疾患別機能評価・能力評価・ADL情報
6) 合併疾患・重複機能不全・病前能力
7) 社会的情報・家族情報

表7　アンダーソン・土肥の基準

```
Ⅰ．運動を行わないほうがよい場合
  1）安静時脈拍数　120/分以上
  2）拡張期血圧　120mmHg以上　または収縮期
     血圧　200mmHg以上
  3）労作性狭心症を現在有するものまたは心筋梗
     塞1ヵ月以内のもの
  4）心不全の所見の明らかなもの
  5）心房細動以外の著しい不整脈
  6）運動前すでに動悸，息切れのあるもの
Ⅱ．途中で運動を中止する場合
  1）脈拍が140/分を越えた場合
  2）収縮期血圧40mmHg以上または拡張期血圧
     20mmHg以上上昇した場合
  3）1分間10個以上の期外収縮が出現するか，ま
     たは頻脈性不整脈あるいは徐脈が出現した場合
  4）中等度の呼吸困難，めまい，嘔気，狭心痛な
     どが出現した場合
Ⅲ．運動を一時中止し，回復を待って再開する
  1）脈拍数が運動時の30％を超えた場合．（ただ
     し，2分間の安静で10％以下に戻らない場
     合，以後の運動は中止，または極めて軽労作
     のものにきりかえる）
  2）脈拍数が120/分を越えた場合
  3）1分間に10回以下の期外収縮が出現した場合
  4）軽い動悸，息切れを訴えた場合
```

するのが基本で，観察状況などの細かい説明を付記する必要はない．疾患別機能評価は，別項の詳細な解説を参照されたい．

4）四肢他動運動・関節可動域評価は難しい

拘縮予防を目的に，早期から四肢他動運動が開始される．急性期の四肢他動運動は非常に難度の高い技術である．肩関節挙上運動は肩甲骨・胸椎が連動し，肩甲上腕関節だけの運動範囲は小さい（図2）．同様に股関節屈曲は骨盤後傾・腰椎後彎が連動し，股関節だけの運動範囲は小さい．このような関節連鎖を無視して他動運動を行うことは，関節の生理的な運動の再現にならない（表8）．関節の高い自由度と大きな可動域は，複数の骨連鎖で成立する．何気なく基準値まで他動運動を行うとさまざまな組織を損傷しかねない．

特に急性期は麻痺による関節周囲組織の低緊張・痙縮，組織短縮などさまざまな要因で関節連鎖機能が阻害されやすい．また，ベッド上背臥位であることも四肢－脊柱の運動連鎖に不利である．

また，意識低下・感覚低下のある症例は，侵襲を感知できないので注意を要する．関節周囲組織の保護と関節可動域維持の両立を意識し，関節運動学に沿った徒手的な介助，愛護的な実施が重要である．

5）「老年症候群」は病気ではないけれど

高齢症例は，複数の疾患・重複機能不全を有するだけでなく，老年症候群を合併することが多く（表9），症状が非定型的で，薬物に対する反応性も異なる．若年層と異なり個体差も大きく，年齢が同じでも運動機能・認知機能・生活機能にも差異が生じる．このため，特に高齢症例のゴール設定は難しい側面がある．

4．急性期理学療法の実際

a．脳血管損傷

脳卒中の治療には抗重力運動が練習課題としてとり入れられる．しかし寝返り➡起き上がり➡座位といった手順は定められていない．立位のほうが座位より課題としやすい場合もある．運動療法は高次脳機能へのアプローチでもある点を意識する．適宜補装具などを利用することも有益である．

脳血管損傷と脳卒中は同義語ではない（表10）．限局性脳損傷に脳卒中と一過性脳虚血発作が含まれる．脳卒中には脳出血・脳梗塞などが含まれ，脳梗塞がさらに細分化される．

CTは脳梗塞か脳出血かの判断を下すのに有益で，初診時の画像診断法として長く用いられてきた．しかし今日，脳梗塞の早期判断がt-PA（tissue-plasminogen-activator：組織プラスミノゲン活性化因子）療法の適応判断に求められ，まずMRIにより脳梗塞であるかを検査するようになった．診断が確定した以降も，画像検査が繰り返されるのは，発症後も病巣の状態を，最も読みとりやすい撮影法を選択し，その都度選択するためである（表11）．

②　急性期の理学療法　335

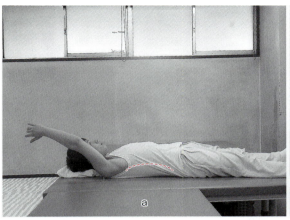
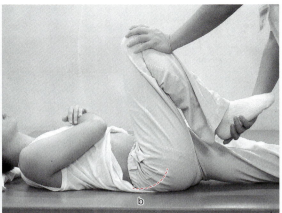

図2　関節連鎖
a. 肩関節挙上は肩甲骨・胸椎が連動．肩甲上腕関節だけの運動範囲は小さい．
b. 股関節屈曲は骨盤後傾・腰椎後彎が連動．股関節だけの運動範囲は小さい．

表8　急性期の関節可動域運動施行時に留意すべきこと

1) 関節周囲組織の低緊張により関節運動連鎖が消失する
2) 瘢縮・組織短縮は関節面と骨頭の位置関係を乱す
3) 背臥位運動は四肢-脊柱の運動連鎖が阻害されやすい
4) 意識低下・感覚低下により侵襲を感知できない

表9　高齢症例の特徴

- 複数の疾患・重複機能不全を有する．
- 症状が非定型的で複雑である．
- 薬物に対する反応性が異なる．
- 老年症候群を合併する．
- 機能と能力の個体差が大きくゴール設定が難しい．

表10　脳血管損傷の病型

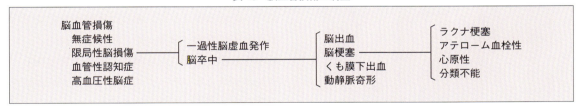

メモ　大脳の連絡線維

脳野には，機能分化がある一方，単独の脳野のみで完結して担う機能はなく，前後，左右の脳野にまたがった連絡線維のネットワークがある．このため，ある脳野の損傷が，連絡線維によって他の脳野の症状を合併し複雑な症状を呈することがある．また損傷脳野と連絡線維でつながった神経ネットワークを利用した治療も期待できる．身体の運動課題はネットワーク賦活に有効な刺激といわれている．

脳卒中急性期はベッドサイドから開始する．臥位姿勢の観察は重要であるが，特徴的な姿勢をすべて筋緊張の異変と決めつけないように留意する．急性発症の運動・知覚麻痺は本人にとっても理解不能であり，身体イメージは混乱している．これにせん妄や薬物の影響も加わり，本人はなんとか動こうと力む．その結果，特徴的な非対称姿勢になっていることも多い（図3）．筋緊張や関節拘縮，高次脳機能不全に影響された結果の姿勢であるか，声かけへの反応，他動運動への抵抗，ポジショニングの保持能力などで確かめる．

ベッド上起居動作の寝返りやリーチ動作は体幹回旋や正中線を超える運動課題なので，認知・知覚にも配慮した運動課題といえる（図4）．また，

表11 脳梗塞・脳出血画像の経時的変化

	脳梗塞				脳出血		
	CT	MRI			CT	MRI	
		T1	T2/FLAIR	拡散強調		T1	T2/FLAIR
1時間以内				症例により不明瞭			
1〜24時間	early ischemic sign			高信号 診断に最適	高吸収域		
24時間〜1週	梗塞巣が低吸収域	徐々に低信号	高信号の出現	↓	血腫周囲に浮腫（低吸収域）		低信号
1〜2週	↓	低信号	↓	↓	高吸収域 縮小はじめ	高信号になりはじめ	高信号の出現
2〜4週	一時的に不明瞭	低信号	↓	症例により不明瞭	↓	高信号	高信号
1〜2月	梗塞部周囲萎縮・脳溝拡大	梗塞部周囲萎縮・脳溝拡大	↓	不明瞭	血腫外側から低吸収域に変化	徐々に低信号	徐々に低信号

利点　CT：出血・梗塞の鑑別　多くの施設にある　　MRI：急性期梗塞巣検出
弱点　CT：超急性期鑑別　　MRI：ペースメーカー装着者非適応

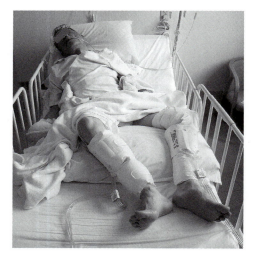

・特徴の要因
　筋緊張
　関節拘縮
　高次脳機能不全

・その他の要因
　身体イメージ混乱中
　疼痛・せん妄
　薬物副作用
　なんとか動こうと力む

図3　脳卒中の臥位姿勢

頭部挙上は頸部体幹屈筋の機能評価として，また座位以降の抗重力姿勢の前練習として有用である．急性期の麻痺側肩周囲筋は低緊張であることが多く，関節を保護しながら行う．

脳卒中急性期の座位練習は，離床開始の抗重力耐性評価，姿勢保持能力評価，起居動作練習，などさまざまな評価・練習肢位として有益である．また，意思疎通能力・アイコンタクト・失語の有無なども確認しながら進める（図5）．

片麻痺は「真ん中」のイメージが歪み，左右対称の姿勢が困難となる．座位は下肢屈曲位で支持面を形成し骨盤・体幹・頭部は重力に抗する，いわゆる分離を求められる難度の高い姿勢である．補装具やティルトテーブルを利用した立位練習を早期に導入することが適応の対象者もいる．

stroke care unit（SCU）入室中から座位練習・下肢装具採型・仮合わせなど，脳卒中の病巣や重症度（図6の症例は脳出血量）などを考慮し，早期に適応を検討された装具は，重症例の立位練習・体幹股関節制御能の練習デバイスとして役立つ（図6）．下肢装具は，歩行中の尖足対策以外にも多くの機能・利点があり，回復に伴い徐々にカットし軽装化して歩行自立へむけ利用する（図7）など，治療に合わせた道具のひとつとして考える．

図8は心原性脳梗塞患者の急性期立位練習である．心房細動やその他の不整脈を既往疾患とし

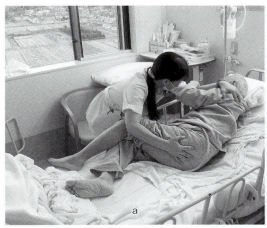
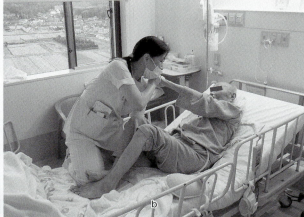

図4　ベッド上起居動作と感覚入力
a. 肩を保護しながら麻痺側への寝返り
b. 正中線を超えた運動を導入．頭部を挙上できる能力は重要

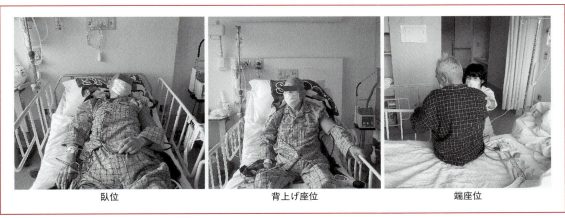

臥位　　　　　　　背上げ座位　　　　　　端座位

図5　脳卒中急性期の座位練習

てもつ場合は，心電図モニタリングを行いながら運動を負荷する．

b．人工関節全置換術

変形性関節症や骨折の整形外科治療として行われる人工関節全置換術は，理学療法士がよく遭遇する手術である．対象者は高齢であることが多く，術肢・関節以外が健常とは限らないことにも注意し，筋力や運動耐容能の維持のためにも，早期に立位歩行を進める．

人工関節全置換術は，近年，人工関節とその術式の進化に伴い，理学療法の内容も大きく変化した．小さいカップと移植骨で臼蓋形成された初期の脆弱な人工関節から，1990年代に径の大きいカップとヘッドで構成された人工関節が開発された．しかし，大転子を切離してステム（関節の支柱）を挿入する術式は，10～12週の免荷期間を要した（図9左）．現在は，大転子温存・表面処理法の工夫・脱臼を起こしにくい術式へ進化した結果，術翌日からの全荷重が可能となった（図9右）．これにより，術後2日目には車いす移乗，立位練習が可能となり，歩行獲得・自宅退院が早期化した（図10）．

変形性関節症の人工関節置換術は，予定された

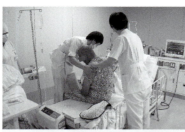
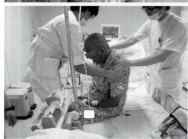
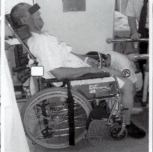
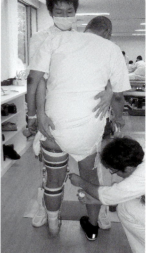

右被殻出血
出血量 75ml
内視鏡下血腫除去術施行

第3病日　　　　第6病日　　　　第12病日

図6　脳卒中急性期の装具製作

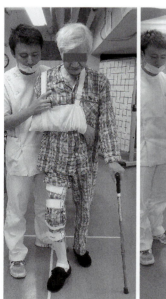
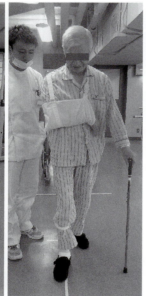

図7　脳梗塞患者の装具療法

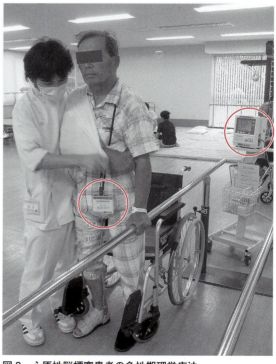

図8　心原性脳梗塞患者の急性期理学療法
不整脈・心拍数をモニタリングしながら立位練習．○で囲まれているのは心電図モニタ．

手術で術前も運動可能なため，術後の離床方法や立位練習を術前理学療法として指導できる．この事前体験と指導によって術後早期の離床・立位練習の恐怖が軽減される．

人工関節全置換術後荷重開始早期化の背景に

図9 人工股関節の進化

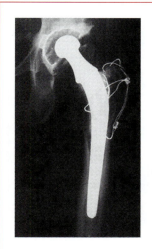
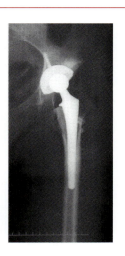

● 1990年代以前
小さいカップと移植骨で臼蓋形成

● 1990年代（左図）
セメントレス
径の大きいカップとヘッド
大転子切離しステム挿入
術後10〜12週から全荷重許可

● 2000年代〜（右図）
大転子温存
インプラント・表面処理法の進歩・早期運動でも脱臼しにくい術式
術翌日から全荷重許可

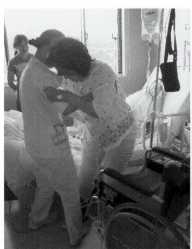
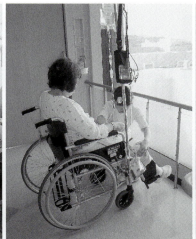
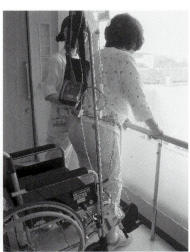

図10 人工股関節全置換術後の理学療法（術後2日）

は，術後疼痛管理の進歩・クリニカルパスウェイの導入の意義も大きい（**表12**）．クリニカルパスウェイとは，治療や到達目標，医療各部門の介入内容をスケジュール表・行程表にしたもの（**図11**）で，対象者本人にとっても術後どのように進むのか，予定の把握がわかりやすい利点がある．術前にパスウェイを示し，術後の予定や退院日までの期間を具体的に示すことができる．

表12 人工関節全置換術後荷重開始早期化の背景

- 人工関節デザイン・構造の進歩
- 手術手技・術式の進歩
- 出血対策・麻酔方法の工夫
- 術後疼痛管理の進歩
- クリニカルパスウェイの導入
- 早期荷重の安全性の確認

340　Ⅳ．各病期における理学療法の基本と実際

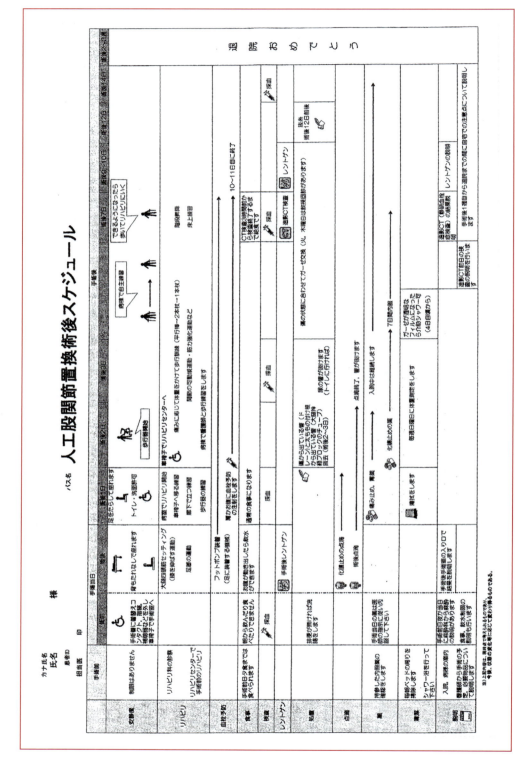

図11　人工股関節全置換術のクリニカルパスウェイ

> **メモ　クリニカルパスウェイとは**
> クリニカルパスウェイ (clinical pathway) とは，一定の疾患や検査ごとに，その治療の段階および最終的に患者が目指す最適な状態（到達目標）に向け，最適と考えられる医療の介入内容をスケジュール表・行程表にしたもの．
> 治療開始前あるいは開始時に患者に示し，おおよその予定や経過を理解できるよう利用することも多い．

一方，クリニカルパスウェイのスケジュール通り進められない症例もあり（図12），それで不安になる対象者も多い．パスウェイを参考にしながらも個別の治療プログラムを工夫し進行状況の説明などで心理的にサポートするのも理学療法士の役割である．

> **メモ　クリニカルパスウェイの課題**
> ①クリニカルパスウェイは，治療予定の説明と理解に有益であるが，予定通り進まない例も多い．
> ②短期間で退院，のスケジュールは，対象者・家族にとり，短期間で大丈夫かといった『不安』も生じやすい．
> ③クリニカルパスウェイは，標準例を想定しているので，併存疾患・合併症対策まで含めたプログラムではない点も理解しておく必要がある．

c. 心臓リハビリテーション

心臓リハビリテーションの対象疾患は，生活習慣と密接に関係するものが多い．そのため運動を含めた包括的アプローチが重要である．理学療法は運動指導・生活指導の両面に関与する．

1) 心臓リハビリテーションにおける理学療法

心臓リハビリテーションは，急性心筋梗塞・狭心症・心不全・心臓手術後などの心臓疾患・術後に対して運動療法・食事療法・禁煙指導・服薬指導・生活指導などを行う．典型的な包括的アプローチであるため，心臓リハビリテーションとよばれる．

心臓リハビリテーションにおける急性期理学療法は，心負荷を考慮し軽負荷の四肢自動運動・離床・室内歩行・病棟内歩行とすすめ，機器を用いた有酸素運動を行う（図13）．筋力強化も下肢筋を中心に実施する．関節可動域維持運動をスト

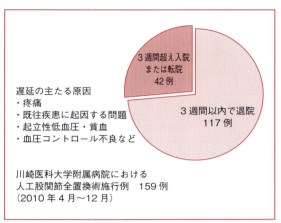

図12　クリニカルパスウェイ設定と達成状況

レッチとあわせ行う．

運動課題ごとに強度・頻度・時間をバイタルサイン，自覚的運動強度，心肺運動負荷試験などを参考に設定し，実施中のリスク管理を行いながら指導する．

2) 心臓リハビリテーションの目的

心臓リハビリテーションも，クリニカルパスウェイに沿って進められ，入院期間は短縮化の傾向にある．限られた時間で指導を行い，長年対象者が続けてきた生活スタイルを疾病治療目的で運動するように行動変容するには，その意義が理解され，対象者の強い意思が必要となる．理学療法士は急性期から，心臓リハビリテーションは治療のみならず教育であることを理解し介入する．そして外来リハビリの継続や自宅での運動が安全に継続され，再発を予防する．これが心臓リハビリテーションの理学療法の目的である．

d. 胸腹部外科術

胸腹部の外科術は術侵襲が大きく，術後呼吸器合併症が起こりやすい．早期離床がその予防に有効である．しかし術後数日は点滴栄養となることも多く，複数のカテーテルをつけたまま離床・運動することの対象者の心理的不安を理解し，説明・確認などの対話を大切に行う．

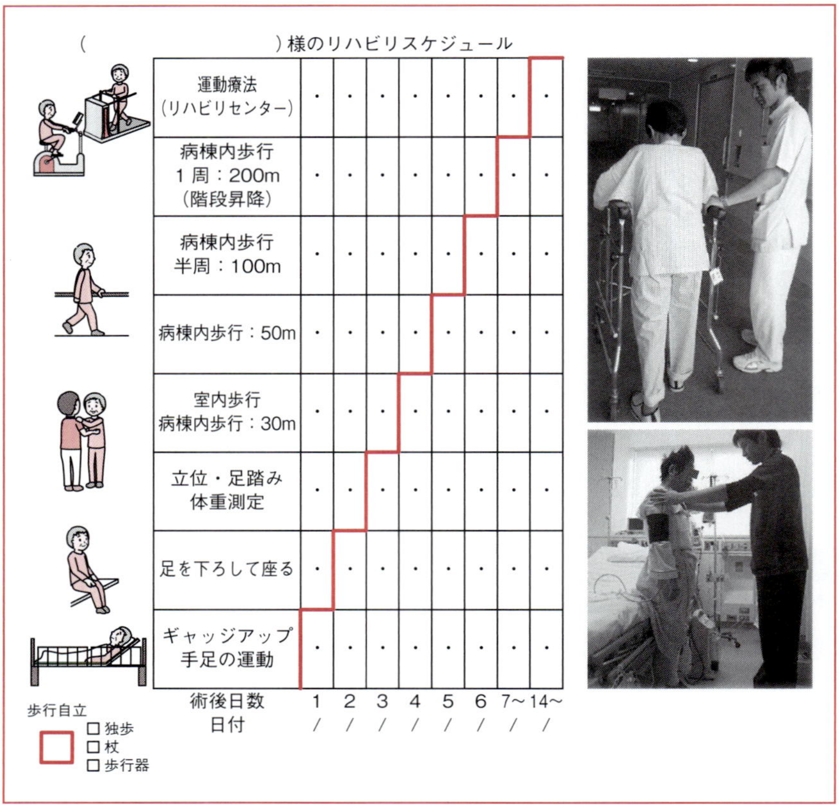

図13 心臓リハビリテーションの運動スケジュール表

1) 胸腹部外科術と術後呼吸器合併症

食道・胃・腸などの消化器の外科術を必要とする疾患には，悪性新生物・重症炎症・イレウスによる腸管壊死などがある．

開胸・開腹を伴う消化器疾患の外科手術は，全身麻酔や手術の侵襲によって，術後肺活量は術前の約50％まで低下する．また創部痛で咳嗽力が低下し，疼痛は深呼吸も妨げる．その条件で臥床を続けると下側の肺が圧迫されるとともにうっ血し，気道分泌物が貯留し呼吸器合併症のリスクが高まる．その予防の1つに早期離床がある．

2) 胸腹部外科術後の理学療法

a) 術前指導

深呼吸（腹式呼吸）の指導を行う．しかし，胸腹部外科術前の対象者は運動機能低下が主症状ではないので，いきなり呼吸練習指導をしても「なんで手術の前にリハビリ？息する練習がなぜ必要？」となりやすい．術前から理学療法士がかかわる意味を説明し，理解してもらえたら成功といっても過言ではない．術後の離床方法を含め，疼痛のない術前に予備練習しておくと，ドレーンや点滴ラインの多いまま運動開始することの不安を軽減できる．

b) 術後離床・起居動作練習

術後理学療法は離床・歩行練習が主となる．端座位をとり，立ち上がる．たくさんの機器と点滴やドレーンに囲まれた環境で運動することへの不安を看護スタッフとともに受け止めながら，対象者とともに行う（図14）．

運動器や神経疾患は，リハビリテーションの対象として広く一般に知られている．内部臓器の術直後も，起き上がって立つ運動が可能であり，必要なこと，と理学療法士自身が知識を持ち，リスク管理できることが重要である．

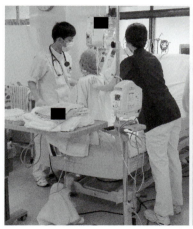
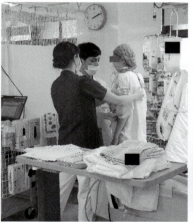
術後6日　端座位・立位練習

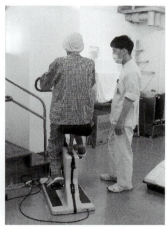
術後14日　有酸素運動

図14　胸腹部外科術後急性期の理学療法

c）日常生活指導

　消化器外科術の対象は文字どおり消化器であり，運動器でも呼吸循環系臓器でもない．したがって対象者には，手術をうけた消化器のリハビリテーションは食べて消化して排泄すること，と指導し，運動プログラムに偏った指導とならないよう留意する．

5. 急性期医療チームにおける理学療法士の役割

a. 専門職集団の一員

　急性期の理学療法は，発症や手術から時間が経っていない症状の不安定な時期から開始する．医師・看護師との協業なしに安全に行うことはできない（図15）．チームとは，他職種がたくさん集まればよいのではなく，互いの専門分野の知識・情報を共有し，意思疎通が図れる集団を意味する．例えば，外傷症例の創傷処置に出向き，状況の説明を受けて創状態を理解したうえで今後を予測し理学療法を提供する（図16）．これが専門職チームの一員としての活動といえよう．

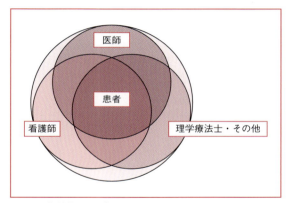

図15　急性期リハビリテーションチーム
協業型チーム：独立した役割を持ちながら，知識・情報を共有し同時進行で協業．

b. 運動学・動作学の専門職

　理学療法士は運動・動作の専門職である．早期離床は急性期のアプローチとして定着した．図17にその階層構造を示した．背上げ座位・端座位・車いす座位・立位・歩行と離床は順を追って進む．しかしそれを結ぶ起き上がり・立ち上がりなどの姿勢変換動作のほうがはるかに難度は高い．動作の専門職である理学療法士がそれを理解し，介助すべき動作や姿勢変換を判断し，対象者に不要な負荷をかけないよう保護する役割も担わなければならない．「がんばってもらう」だけでは

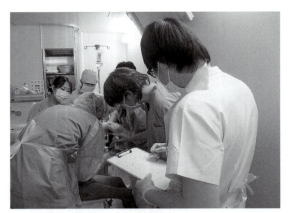

図16 創傷処置に出向き患部観察

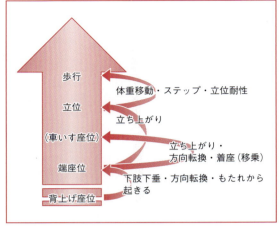

図17 早期離床の階層構造
背上げ座位から歩行に至る離床動作と，それをつなぐ姿勢変換運動（右矢印）．姿勢変換運動のほうが複雑な動作であり難度が高い．
（永冨史子：筋骨格系リハビリテーションの実際．ABCDEs バンドルと ICU における早期リハビリテーション，氏家良人ほか編，克誠堂出版，p71-77，2014 より引用）

表13 急性期理学療法

- 「急性期理学療法」は，積極的治療である．
- リスク管理・他職種との協業が重要である．
- 主疾患症状＋合併症＋発症前機能＝病態である．
- 主疾患以外も介入の対象疾患となる場合もある．
- 運動療法は，全身の臓器に負荷がかかることを認識する．
- 急性期以降の予後を予測し，プログラムを工夫する．

だめなのである．

結語

急性期理学療法は，積極的治療である．リスク管理が重要であり，他職種との協業が不可欠である．重篤な急性期病態に出会っても，理学療法プログラム立案で考慮すべきことは，主疾患症状＋合併症＋発症前機能＝病態ということである．対象者によっては，骨折で入院したけれど離床を阻害する原因は不整脈や心不全，などという例も少なくなく，主疾患以外も介入の対象疾患となる．結局どのような疾患であれ，運動療法は，全身の臓器に負荷がかかるということを認識し，運動・休息・栄養がアンバランスの起因にならないように，理学療法士が留意する必要がある（表13）．

また，急性期病院から直接在宅に戻る症例も多い．急性期症状だけを診ず，リハビリテーション医学的思考を基本として，急性期以降を予測し，準備することが急性期の理学療法，理学療法士に求められる．

文献

1) 若林秀隆：リハビリテーションと栄養．PT・OT・ST のためのリハビリテーション栄養，医歯薬出版，p2-6，2011
2) 内　昌之：急性期理学療法の変遷とこれから．理学療法ジャーナル 49：497-504，2015
3) 永冨史子：筋骨格系リハビリテーションの実際．ABCDEs バンドルと ICU における早期リハビリテーション，氏家良人ほか編，克誠堂，p71-77，2014
4) 舛岡彩子：術後呼吸器合併症予防と早期離床．早期離床ガイドブック，宇都宮明美編著，医学書院，p84-91，2013

（永冨史子）

③ 回復期の理学療法

序説

　日本におけるリハビリテーション（以下，リハ）医療は高齢化とともに充実が図られ，2000年4月の診察報酬改定により，特定入院料に「回復期リハ病棟入院料」が設けられた．急性期病院では在院日数の短縮化が推進され，また介護保険適応状態となる前に可能な限り要介護状態を軽減し，在宅復帰を推進するために，回復期リハ病棟は急性期治療と家庭復帰の中間に位置づけられる病棟である．

　脳血管疾患または大腿骨頸部骨折などの患者に対して，食事，更衣，排泄，移動などのADLの能力向上による寝たきりの防止のために集中的なリハを提供し，家庭復帰を目的としている．

> **メモ　診療報酬**
> 医療機関が療養の給付に際し要した費用の対価として保険者から医療機関に対して支払う費用のこと．

1. 歴史と概要

a. 回復期リハ病棟の歴史

　回復期リハ病棟入院料を届けている累計数は，1,237病院，1,550病棟，68,464床，人口10万人当たり53床（2014年4月30日時点）となっている．回復期リハ病棟は人員配置，発症からの期間，入院期間，適応疾患など明確に規定されている．人員配置，適応疾患および算定上限日数は診療報酬改定に伴い見直しが行われ，回復期リハ病棟が制度化された2000年からの診療報酬の変遷を表1に示す[1]．2006年度の改定前までは，疾患に関係なく一律最大180日の入院算定上限日数であったが，疾患別リハ料ごとに入院上限日数が変更となった（脳血管疾患で高次脳機能不全を有していれば最大180日，運動器疾患であれば最大150日，呼吸器疾患であれば最大90日，心大血管疾患であれば最大150日）．2008年度からは日常生活機能評価表を用いての評価に伴う重度患者の受け入れや在宅復帰率導入（60％）などの質の評価の導入が始まり，今後のリハを提供するにあたっての新しい方向性を示すものとなっている．2012年度からは重症度・看護必要度のA項目による評価が導入され，医学的管理の必要性が強調されている．診療報酬の変遷から回復期リハ病棟の創設からの15年間を整理するとリハ医療体制が数段に進歩を遂げていることが理解できる．

> **メモ　日常生活機能評価表**
> 急性期病院で導入されている『重症度・看護必要度に係る評価表』のB項目を利用して『日常生活機能評価』として2008年から回復期リハ病棟の評価となっている．評価項目として，寝返り，起き上がり，座位，移乗能力や食事，衣服の着脱，危険行動など全13項目を2〜3段階で評価する．得点が低いほど生活自立度が高いと判断される．

b. 入院患者の概要

　2014年度（平成26年）に一般社団法人回復期リハ病棟協会が行った入院患者の状況に関する全国調査の結果（1,017病棟，33,007名）を示す[2]．患者の平均年齢は75.5±13.4歳であり，年齢構成では75歳以上の後期高齢者が6割を占め，また85歳以上の超後期高齢者が全体の1/4を占めていた（図1）．性別では女性が6割弱を占め男性より多い（図2）．図3は原因疾患を脳血管疾患系4種類，運動器疾患系2種類，廃用症候群，その他の計8疾患に分類し疾患割合をまとめた結果である．脳血管疾患と運動器疾患において脳血管疾患がわずかに多いがほぼ同じ割合となっていた．発症から回復期リハ病棟入院（入棟）までの期間は，平均26.7±15.0日であり，発症から1ヵ月以内が6割程度となっていた．疾患ごとの期間では脳血管疾患が31.1日，運動器疾患が23.0日であり脳血管疾患が1週間程度長くなっていた．入院日数は，平均72.3日であり，疾患別でみると脳血

表1 診療報酬における回復期リハビリテーション病棟に関する主な変遷

2000年 (平成12年度)	回復期リハビリテーション病棟制度化 回復期リハビリテーションの必要性が高い患者が80％以上入院 対象患者 (1) 脳血管疾患，脊髄損傷の発症後3ヵ月以内の患者 (2) 大腿骨頸部，下肢，骨盤等の骨折の発症後3ヵ月以内の患者 (3) 外科手術，肺炎等の治療時の安静により生じた廃用症候群を有しており，手術後または発症後3ヵ月以内の患者 (4) 上記に準ずる状態 人員配置 ・病棟に専従の医師1名，PT2名，OT1名以上を常勤で配置 ・看護職員は3：1以上（40％以上が看護師），看護補助者は6：1以上
2004年 (平成16年度)	・言語聴覚療法（Ⅰ）の算定可 ・1単位20分　最大18単位までの算定 ・患者1人個別リハ4単位（厚生労働大臣が定める患者6単位）
2006年 (平成18年度)	・施設基準が疾患別リハ施設基準に変更 対象患者 (1) 脳血管疾患，脊髄損傷等の発症または手術後2ヵ月以内の状態 (2) 大腿骨，骨盤，脊椎，股関節または膝関節の骨折または手術後2ヵ月以内の状態 (3) 外科手術または肺炎等の治療時の安静により生じた廃用症候群を有しており，手術後または発症後2ヵ月以内の状態 (4) 大腿骨，骨盤，脊椎，股関節または膝関節の神経・筋・靱帯損傷後1ヵ月以内の状態 (5) 上記に準ずる状態 ・疾患別リハ料による算定　脳血管(180日)，運動器(150日)，呼吸器(90日)，心大血管(150日)（算定日数上限日数） ・患者1人個別リハ6単位（厚生労働大臣が定める患者9単位）　※心大血管は除く
2008年 (平成20年度)	質の評価試行的導入（重度患者の受け入れ(15％)，リハビリ成績（日常生活機能評価），在宅復帰率60％）
2010年 (平成22年度)	質の評価導入（重度患者の受け入れ(20％)，リハビリ成績（日常生活機能評価），在宅復帰率60％）
2012年 (平成24年度)	新たな回復期リハ病棟入院料（Ⅰ）の創設 （重度患者の受け入れ(30％)，重症度患者の3割以上が改善，在宅復帰率70％）
2014年 (平成26年度)	・入院時訪問指導加算の導入 ・体制強化加算（医師，社会福祉士の専従） ・廃用症候群の見直し

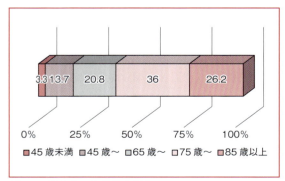

図1　入院患者の年齢構成割合

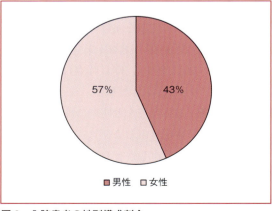

図2　入院患者の性別構成割合

管疾患が 89.2 日，運動器疾患が 57.2 日となっている．

2. 基本的な評価

a. 回復期リハにおける基本的評価

脳卒中重症度の総合評価で用いられる National Institute of Health Stroke Scale (NIHSS) は，急性期ではすばやく患者の状態を知るには有用であるが，回復期では反応に鈍く適応されがたい[3]．回復期リハ病棟における評価を考えるなかで，臨床的に意味をもつ変化に対して敏感であるもの，標準化された評価手法であること，カットオフ値があることがあげられる．これらをふまえ当院では最低限必要な 27 種類からなる評価項目を抽出し，さらに患者の必要性によっては適宜項目を追加するなどして評価を行っている[4]．**表 2** に評価項目，評価ツール，カットオフ値を示す．

1) ADL に関する評価

チームアプローチの情報共有に ADL 評価がだいじとなる．

チーム治療を主体とした回復期リハ病棟では，それぞれの専門職の知識・技術を駆使して評価を行い，カンファレンスの場で目標を共有していく．ここで重要となってくるのが情報の共有である．ADL 評価は病期に関係なく重要な評価であり，また多職種との情報共有する際の共通言語となる重要な評価指標である．ADL 評価で有名なものとして，Barthel index や機能的自立度評価法 Functional Independence Measure (FIM) があげられる．それぞれの特徴として，Barthel index は食事，整容，移乗などの 10 項目に関して，自立，部分介助，全介助の 3 段階で評価できる．また機能レベル，活動レベルとの相関も認め，簡便性と妥当性を備えている反面，その簡便性から細かな変化をとらえにくい側面がある．FIM は運動項目（13 項目），認知項目（5 項目）と

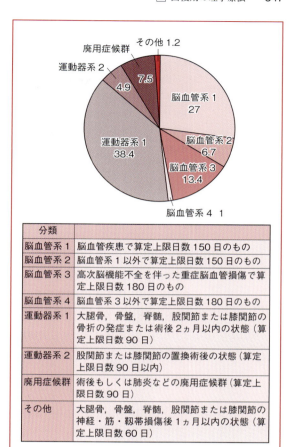

図 3　入院患者の原因疾患の割合

計 18 項目についてその介助量を 1 点から 7 点の範囲で評価を行う．評価項目がすべて自立していれば 126 点，すべてが全介助である場合は 18 点となる．Barthel index と比べて点数が細分化され，詳細な評価が可能であるが，測定者間誤差が生じやすい．また双方ともに重症例や難治例にとっては点数効果が表しにくい側面がある．

b. 転倒に関する評価

回復期リハ病棟における転倒の実態調査の結果，入院患者の 3 割が転倒を経験している．

回復期リハ患者では入院からの活動性向上により転倒リスクが高まる患者が多い．中川ら[5]により回復期リハ病院 17 施設を対象とした大規模データによると入院患者の約 3 割が入院中に転倒

表2 当院で使用している評価バッテリー

分類	評価項目	評価ツール	カットオフ値
身体機能・構造	意識レベル	JCS	なし
	関節可動域	関節可動域テスト	なし
	筋力	徒手筋力検査法	なし
	筋緊張	Ashworthの痙性スケール（一部追加）	なし
	筋萎縮	四肢周径の測定	なし
	麻痺（上下肢・手指）	片麻痺機能評価表，12段階回復グレード法	なし
	麻痺（体幹など）	片麻痺の頸・体幹・骨盤帯運動機能評価表 NTP	なし
	バランス（座位・立位）	鷹野による座位バランス能力評価（5段階）立位バランスは座位に準じ独自で作成	なし
	疼痛	10段階ペインスケール	なし
	知的機能	MMSE	23/24　23以下が認知症の疑い
	半側空間無視	行動性無視検査　BIT	BIT　通常検査131　行動検査68
	失行症	標準高次動作性検査より抜粋，独自で作成	なし
	ゲルストマン症状	ゲルストマン症候群関連検査（種村）	なし
	注意機能	脳損傷患者の日常観察による注意評価スケール（先崎）TMT	【A】20歳 66.9　30歳 70.9　40歳 87.2　50歳 109.3　60歳 157.8　【B】20歳 83.9　30歳 90.1　40歳 121.2　50歳 150.2　60歳 216.2
	記憶	日本版リバーミード行動記憶検査　RBMT	RBMT　39歳以下　スクリーニング 7/8　標準プロフィール 19/20　40～59歳以下　7/8　16/17　60歳～　5/6　15/16
		三宅式記銘検査	三宅式　平均　有関係10　無関係4.6
		ウェクスラー記憶検査　WMS-R	WMS-R　平均100±15
	遂行機能	遂行機能障害症候群の行動評価　BADS	総プロフィール 11/12　標準化得点 67/70　40歳以下 65/70　41～65歳 68/73　65～87歳 69/74
		FAB	12/13点
	失語症	Goodglassらの重症度分類（6段階）独自のモダリティの評価（5段階）	なし
	構音機能	標準ディサースリア検査　AMSD　発話明瞭度（5段階）	なし
	嚥下機能	嚥下障害グレード（藤島，10段階）食事形態および水分段階は独自で作成（10段階）	なし
活動	起居動作能力	独自で作成〔5項目（移乗は除く），4段階〕	なし
	移動動作能力	独自で作成（4項目，4段階）	なし
	歩行量	万歩計による1日の歩数，100歩単位	1日の歩行数：1日5,000歩以上歩ければ家庭復帰は可能
	歩行速度	10m歩行速度，2回の平均速度	転倒リスクを推定する通常歩行のカットオフ値：1.0m/秒
	ADL能力	機能的自立度評価法　FIM	なし
	IADL能力	独自で作成（9項目，5段階）	なし
	生活自立度	障害老人の日常生活自立度判定基準（8段階）	なし
参加	QOL	自己記入式QOL質問表　QUIK	なし

を経験し，その半数は複数回転倒していた．また転倒後の骨折や精神心理的変化を誘発しリハへの悪影響を及ぼしている．

転倒リスクに関する評価として，中枢神経麻痺や過去の転倒歴の有無などの8項目で評価する．

先の中川らの全国調査によって転倒リスクアセスメントシートが開発された（**表3**）[5]．この評価シートでは，中枢神経麻痺や過去の転倒歴の有無，移動手段などの8項目からそれぞれのリスクに合わせて重みづけをし，最終的にリスクを3段階でレベル分けするものである．

転倒を防止するための多職種間での評価と理学療法士としての自立判断のための評価としてtimed up and go test が用いられる．

全国回復期リハビリテーション病棟連絡協議会の医療安全委員会は転倒リスクアセスメントシートのリスクレベルごとに転倒事故防止計画表を作成している（**表4**）．この計画表を用いて多職種間での取り組みが重要となる．

理学療法士としては，動作の自立レベルの評価をしっかりと行うことが大切である．具体的には歩行においては，特に歩き始めや着座時の転倒が多く，右片麻痺であれば時計回りに180°，左片麻痺であれば反時計回りに180°回って着座できるか，5m程度後ろ向きに歩けるかなどを評価する．さらに對馬ら[6]は歩行自立の判断として，動的バランスの評価指標として用いられる timed up and go test において，院内歩行自立レベルでは20秒，屋外歩行では17秒をカットオフ値として自立を判断する方法を提案している．

c. 栄養状態の評価

1）栄養の実態調査

回復期リハ病棟における栄養状態に関する実態調査の結果，5割が低栄養状態であった．

脳卒中後の抑うつ状態や嚥下機能不全や摂食機能低下のため，栄養補給が不十分となり，免疫力，体力などの低下から低栄養状態をきたすとされている．急性期病院では入院患者の3～8割程

表3　転倒リスクアセスメントシート

評価項目		
中枢神経麻痺	有	2
	無	0
過去の転倒歴	有	1
	無	0
中枢神経作用薬の使用	有	1
	無	0
視覚の問題	有	1
	無	0
感覚の問題	有	1
	無	0
尿失禁	有	1
	無	0
移動手段	歩行器	1
	車いす	2
	その他	0
HDS-RorMMSEの得点	HDS-R≦22 or MMSE≦24	1
	HDS-R≧23 or MMSE≧25	0
合計		0～10

3点以上：リスクⅠ，4～6点：リスクⅡ，7点以上：リスクⅢ

度に栄養状態の不良を認める[7]．急性期に栄養状態が悪いと肺炎，他の感染症，褥瘡，消化管出血を起こす割合が有意に高く，発症後6ヵ月の生命予後と機能予後が悪いとされている．

当院の回復期リハ病棟に入院する脳卒中患者415人（男性246人，女性169人，平均年齢68.3歳）において栄養状態を入院時および退院時に簡易栄養状態評価表 Mini Nutritional Assessment-Short Form（MNA®）を用いて評価した結果を**図4**[8]に示す．入院時に約5割の患者が「低栄養」状態であり，「栄養状態良好」であったものはわずかであった．退院時には栄養状態が改善傾向であったが，約7割のものが「低栄養のおそれあり（at risk）」と評価され，回復期リハ病棟退院後も継続した栄養管理の必要性が示唆された．抑うつ状態は，亜急性期において注意集中力低下や欲動遅鈍化などに修飾された不鮮明な状態を示すのが特徴とされ，このことからも回復期においても栄養は課題となっている．さらに低栄養状態が歩行に与える影響について調査した結果，退院時の屋内歩

表4 転倒事故防止計画表

リスクⅠ (0〜3点)	1	危険性の説明	・転倒リスクについて説明し理解を得る.
	2	チーム医療	・多職種によるカンファレンスを行い，個人の問題点にアプローチする.
	3	環境整備	・ベッド周辺の整理整頓を行い障害物を除去する.
	4	ベッド調整	・ベッドの高さを端座位で足が床に着くように調節する.
	5	ナースコール使用喚起	・ナースコールの重要性について理解を得る.
リスクⅡ (4〜6点)	1	危険性の説明	・患者家族を含めて，危険性の説明を行い理解を得る.
	2	見守り強化	・移動に介助，見守りが必要な患者の移動は観察下で行う.
	3	ベッド柵	・状態に応じたベッド柵や介助バーなどを選択し使用する.
リスクⅢ (7〜10点)	1	危険性の説明	・患者家族を含めて，危険性の説明を行い理解を得る.
	2	見守り強化	・頻回な訪室により観察を強化する. ・頻回な観察ができる部屋を考慮する.
	3	行動要因評価・対策	・排泄，生活パターンの把握をすることで行動を予測する. ・排泄パターンを踏まえた定期的な排泄誘導を行う.
	4	ナースコール使用喚起	・移動時，ベッドから離れる際は必ずナースコールを押し，介助を求めるように指導する.
	5	ベッド調整	・低床型ベッドの使用 ・ベッドから転落する可能性がある患者のベッドは受傷軽減のため一番低くする.
	6	ベッド柵	・ベッド柵の固定を検討する.
	7	車いす整備	・ストッパーの確認等車いすの安全を確保する.
	8	ベッドアラーム	・必要時，離床センサー，センサーマット等の使用を検討する.
	9	床上マットレス	・ベッド周りの衝撃吸収マットの使用を検討する.
	10	その他	・ヒッププロテクター，保護帽，ベッド柵クッション装着等の使用を検討 ・必要時に床敷マットを検討する. ・家族への協力依頼

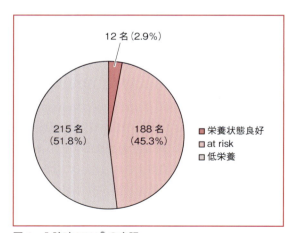

図4 入院時 MNA® の内訳

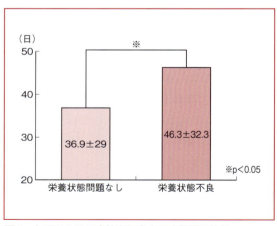

図5 各群における病棟歩行自立到達期間の比較

行自立者の割合については，栄養状態不良群において46.7%，栄養状態に異常なし群では53.3%であった．屋内歩行が自立するまでの期間についての結果を図5に示す．栄養状態に問題なし群では36.9日，栄養状態不良群において46.3日で有意差を認め，栄養状態不良が歩行の自立や歩行自立の到達時期に影響することが示唆された．

一方この現象は低栄養だけでなく，脳卒中の重

表5 低栄養状態のリスクの判断基準

リスク分類	低リスク	中リスク	高リスク
BMI	18.5〜29.9 kg/m²	18.5 kg/m² 未満	—
体重減少率	変化なし (減少3%未満)	1ヵ月に3〜5%未満 3ヵ月に3〜7.5%未満 6ヵ月に3〜10%未満	1ヵ月に5%以上 3ヵ月に7.5%以上 6ヵ月に10%以上
血清アルブミン値	3.6 g/dl 以上	3.0〜3.5 g/dl	3.0 g/dl 未満
食事摂取量	良好 (76〜100%)	不良 (75%以下)	—
栄養補給法	—	経腸栄養法 静脈栄養法	—
褥瘡	—	—	褥瘡

すべての項目が低リスクに該当する場合には，「低リスク」と判断し，高リスクに1つでも該当する項目があれば「高リスク」と判断する．それ以外の場合は「中リスク」と判断する．

症度にも関連していると推察され，さらにこの関係についてパス解析を用いて整理した．歩行自立到達時期には，75歳未満では脳卒中の重症度が主に関連し，低栄養の関連性はほとんどなかった．75歳以上では脳卒中の重症度と低栄養の双方が関連し，低栄養には嚥下機能不全が関連していた．低栄養は特に嚥下機能不全を呈する後期高齢者に影響を及ぼすことが明らかとなった．このことは嚥下機能不全を呈する後期高齢者への適切な栄養管理も重要性を示唆している．

2) 栄養に関する評価

栄養に関する評価として，BMIや体重減少率などの6項目で評価される．

栄養に関する評価は重要であり，全国回復期リハ病棟連絡協議会の栄養委員会によるマニュアルでは[9]，有限責任中間法人日本健康システム学会が提案するBMI，体重減少率，血清アルブミン値，食事摂取量，栄養補給法，褥瘡の6項目を用いて低栄養状態のリスクを層別化する方法を推奨している（表5）．また代表的な評価バッテリーとして先に述べたMNA®やSGA (subjective global assessment) がある．

メモ　血清アルブミン値

血清アルブミンは総蛋白質の約60%を占め，内臓蛋白質量を反映する．正常範囲は3.5〜5.0 g/dlで血清アルブミンが3.5 g/dlを下回ると内臓蛋白質の減少が考えられ，低栄養状態の中リスクと判定される．また，2.8 g/dlを下回ると浮腫を引き起こすとされている．

d. 活動量の評価

1) 回復期リハ病棟における活動量を考える

入院時には9割が車いすレベルであり，そのうち6割が屋内歩行自立レベルまで改善している．

筆者らの調査では，回復期リハ病棟に入院した537人のうち，55人（10.2%）が入院時より屋内歩行が自立し，自立していなかったものの約6割が回復期リハ病棟入棟期間中に屋内歩行が自立レベルにまで改善していた．多くの患者が入院当初は車いすでの移動を行っており，活動量が低い車いすレベルから段階的に活動量を設定することが筋緊張をコントロールしていく観点からも重要となってくる．

2) 歩行自立範囲レベルごとの活動量

活動量に関する実態調査の結果，病棟内歩行では1日当たり約4,000歩であった．

当院では屋内歩行が自立すると同時に万歩計を装着してもらい歩行量（＝活動量）の管理を行っ

表6 歩行自立範囲ごとの歩行量と歩行速度

	病棟自立	院内自立	屋外自立
歩行量（歩/日）	4,006±2,017	4,783±1,817	6,906±1,610
歩行速度（m/s）	0.40±0.19	0.51±0.19	0.80±0.34

表7 必要エネルギー量算出

必要エネルギー量＝基礎エネルギー量×活動係数×ストレス係数		
基礎エネルギー量（BEE：basal energy expenditure）		
ハリスベネディクトによる推定式 男性：66.5＋13.75×現体重（kg）＋5.0×身長（cm）－6.75×年齢（歳） 女性：665.1＋9.56×現体重（kg）＋1.85×身長（cm）－4.68×年齢（歳） BEE簡易式（kcal/日） 　男性：14.1×現体重（kg）＋620 　女性：10.8×現体重（kg）＋620		

活動係数（AF：activity factor)		ストレス係数（SF：stress factor）	
	活動係数		ストレス係数
寝たきり状態	1.1	飢餓状態	0.6〜0.9
ベッド上安静	1.2	術後（合併症なし）	1.0
ベッドサイドリハ	1.2	骨折	1.1〜1.3
		感染症	1.1〜1.5
		発熱（1℃ごと）	＋0.1

ている．歩行自立範囲レベルごとの歩行量と歩行速度を**表6**[8]に示す．病棟歩行が自立している症例では，約4,000歩，院内歩行までの自立約5,000歩，屋外歩行まで自立している症例では約7,000歩程度歩行していた．年齢，性別によって体力の指標は異なることは知られている．しかし，これらの層別までには至っていないが，脳血管疾患患者の活動量を調整する際の目安となると考える．

a）活動量と必要エネルギー量との関係

歩行自立範囲が変化すればそれに合わせて歩行量は増えている．活動範囲が拡大していくなかでエネルギー必要量が不足していれば，リハ効率の低下につながってくる[10]．このことから活動範囲の変化について医師，栄養士との情報交換を行い必要エネルギー量についても検討する必要性がある．特に車いすレベルから歩行に変わる際の情報提供が鍵となってくる．

b）必要エネルギー量の算出方法とは

必要とするエネルギー量の算出には，基礎エネルギー量に活動係数とストレス係数を乗じて算出できる．

一般的に，基礎エネルギー量を決定するためには，ハリス・ベネディクトの式が用いられる（**表7**)[9]．

また全国回復期リハ病棟連絡協議会の栄養委員会による栄養管理マニュアルのなかで，脳血管疾患におけるエネルギー必要量の算定時の注意点として以下の5点をあげている．

- 意識低下，嚥下機能不全がある場合は基礎エネルギー消費量程度でも十分なことが多い．
- リハビリが開始されると20％ほど増加する．
- 虚血性心疾患では心筋虚血をきたすことがあるので控えめにする．
- 高血圧や脂質異常症では代謝亢進がないので肥満を是正できる程度にする．
- うっ血性心不全では体重不足になると生命予後が悪くなるおそれがあるため，体重減少を起こさないように観察する．

e．発症または受傷前のくらしを把握しているか

発症前，受傷前の生活を知ることで退院後の帰結が判断できる．

回復期リハ病棟入院後の大腿骨頸部骨折患者のリハの妨げとなってくるのが，せん妄である．せん妄状態であることで最終帰結の判断が困難な場合も多い．筆者らは入院時にせん妄状態であった高齢大腿骨頸部骨折患者の歩行自立の帰結に関して，受傷前生活機能と入院時の状態の双方の影響についてパス解析を用いて調査した結果，受傷前生活機能と入院時評価の双方ともに歩行自立との帰結に関係性を認めるが，受傷前生活機能の影響が強かった．入院前情報を知ることは，退院後の帰結を知るうえでも重要な判断材料になり，入院

後早期に家庭訪問を実施し，在宅環境および自宅周囲環境を評価しておくことは不可欠である．

3. プログラムの実際

入棟するまでの期間が1ヵ月以内である現在において，発症後早期や合併症により状態が不安定なまま回復期リハ病棟に入棟する患者も少なくない．プログラムを実施するにあたり発症または受傷直後を考慮したリスク管理が必要となってくる．

a. 急性期から回復期におけるリスク管理

1) リハ中止基準とは

リハを中止する基準として，血尿の出現，体重の増加などの6項目があげられる．

急性期における脳血管損傷の脳循環代謝は，不安定な時期であり，回復期リハ病棟転院後もその状態が持続している．一般的にリハ中止基準としてアンダーソン・土肥の基準（**表8**）を用いて管理することが多い．さらに日本リハ医学会ガイドライン委員会で示された『リハ医療における安全管理・推進のためのガイドライン』[11]のなかにはその他に注意が必要な場合として，①血尿の出現，②喀痰量が増加している，③体重が増加する，④倦怠感がある，⑤食欲不振時，空腹時，⑥下肢の浮腫が増加しているなどの6項目をあげている．

2) 収縮期，拡張期血圧だけでなく平均血圧を知る必要性がある

平均血圧の基準値は90mmHg未満であり，この範囲でのリハ実施が望まれる．

急性期から回復期にかけては平均血圧についても配慮する必要がある[8]．脳梗塞急性期には脳血流コントロール調節が乱れ，二酸化炭素増加による正常の血管拡張反応が認められなくなり，自動調節能も低下する．その結果，範囲を超えてしまうと血圧にほぼ比例して脳血流が増加しさまざま

表8 アンダーソン・土肥の基準

Ⅰ．運動を行わないほうがよい場合
 1）安静時脈拍数 120/分以上
 2）拡張期血圧 120 以上
 3）収縮期血圧 200 以上
 4）労作性狭心症を現在有するもの
 5）新鮮心筋梗塞 1ヵ月以内のもの
 6）うっ血性心不全の所見の明らかなもの
 7）心房細動以外の著しい不整脈
 8）運動前すでに動悸，息切れのあるもの

Ⅱ．途中で運動を中止する場合
 1）運動中，中等度の呼吸困難，めまい，嘔気，狭心痛などが出現した場合
 2）運動中，脈拍が 140/分を超えた場合
 3）運動中，1分間 10 個以上の期外収縮が出現するか，または頻脈性不整脈（心房細動，上室性または心室性頻脈など）あるいは徐脈が出現した場合
 4）運動中，収縮期血圧 40mmHg 以上または拡張期血圧 20mmHg 以上上昇した場合

Ⅲ．次の場合は運動を一時中止し，回復を待って再開する
 1）脈拍数が運動時の 30％を超えた場合．ただし，2分間の安静で 10％以下に戻らない場合は，以後の運動は中止するかまたはきわめて軽労作のものにきりかえる
 2）脈拍数が 120/分を超えた場合
 3）1分間に 10 回以下の期外収縮が出現した場合
 4）軽い動悸，息切れを訴えた場合

危険因子になりえる．正常脳循環代謝の特徴として，脳の神経活動が亢進すれば脳血流や脳酸素消費量は増加する．また血圧が50～180mmHgでは脳血流は一定に保たれていることが知られている．脳梗塞においてはペナンブラとよばれる部位が，血圧低下により容易に壊死に陥り，梗塞巣が拡大してしまう可能性がある．

平均血圧は以下の計算式にて求められる．

平均血圧＝（収縮期血圧＋拡張期血圧×2）/3

平均血圧の基準値は90mmHg未満とされ，アンダーソン・土肥の基準では，運動開始前に収縮期血圧120mmHg，拡張期血圧90mmHgであれば運動実施可能であるが，平均血圧をみてみると103mmHgとなり，運動を行ううえで十分に注意を払う必要がある．また正常範囲内であっても灌流圧の低下は脳血流低下を生じるので，注意が必

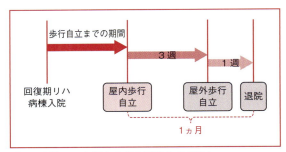

図6 当院での歩行自立者の退院までの流れ
屋内歩行自立後，約1ヵ月で退院となる傾向にある．

表9 歩行自立に至るまでの期間の予測式

予測日＝exp{(深部感覚[※1] 0：なし，1：あり)*0.411＋(認知症[※2] 0：なし，1：あり)*0.6219＋(座位[※3] 1：自立，2：見守り，3：介助)*0.4844＋(立位[※3] 1：自立，2：見守り，3：介助)*0.809＋1.7865}

[※1]：Fugl-Meyer Assessment の感覚項目にて減点があるものは 1. あり
　　　NIHSS の感覚評価にて 1, 2 は 1. あり　0 は 2. なし
[※2]：MMSE 23 点以下，HDS-R 20 点以下は 1. あり
[※3]：病棟生活で行っている動作能力（している ADL）で評価．手すり把持等の条件は問わない状況で安全にかつ安定して可能な場合を 1. 自立とし，声かけや見守りなど体に直接触れない援助を 2. 見守り，体に触れる援助を 3. 介助

要となる．これらの反応は数週間，大血管閉塞などではさらに長く続くとされている．

3）低栄養状態を合併する患者の運動量配慮

低栄養患者の運動量として 1.5～2 メッツ以下にとどめておいたほうがよい．

低栄養状態を合併する患者にも注意が必要となる．栄養が低下した状態で筋力増強運動や持久力運動を行うと，かえって栄養状態が悪化して筋力，持久力が低下するので禁忌事項となる．正確な指標ではないが 1.5～2 メッツ以下にとどめておいたほうがよいとされている[7]．前述の栄養状態を知ることもだいじであるが併せて運動量の管理も必要となってくる．

b. 回復期リハ病棟で理学療法を実践する視点とは

疾患の自然治癒過程にある患者の理学療法を実践していくなかで，1.『いかに早く身体機能，そして活動レベルを高めることができるか』，2.『いかに動作のパフォーマンスを高めることができるか』，3. 1, 2 で獲得されたスキルを『いかに日常生活での活用を模索できるか』．以上3点の視点が重要だと筆者らは考える．以下に3点を踏まえたアプローチの視点を紹介する．

1）いかに早く身体機能，そして活動レベルを高めることができるか

a）入院早期より予後予測を行い，リハプログラムを計画する重要性

理学療法士として移動能力に関する予後予測は重要であり，屋内歩行自立レベルがわかればおおまかな退院時期が把握できる．

理学療法士として移動能力に関する予後予測を定める必要があり，さらに歩行が自立するまでの期間を予測することは，リハの治療計画立案において不可欠である．屋内歩行が自立することで入浴動作を浴室で練習でき，また退院前の家屋訪問の実施を計画する1つの目安となる．さらに退院前訪問から約1ヵ月程度で回復期リハ病棟を退院され，屋内歩行が自立する時期がわかることで回復期リハ病棟を退院する時期についてもおおまかではあるが予測できる（図6）．

b）回復期リハ病棟における歩行が自立するまでの期間に関する予測式

歩行自立の予測式モデルとして，認知症，深部感覚，座位能力，立位能力で予測が可能となる．

筆者ら[12]は，脳卒中患者において屋内歩行が自立するまでの期間を生存時間解析の1つであるワイブル加速モデルによって検証し，"認知症"，"深部感覚の有無"，"座位能力"，"立位能力"の4つの項目からなる予測式モデルを構築した（表9）．予測式は全36パターンで構成され，高次脳機能不

表10 歩行自立予測パターン

パターン	深部感覚	認知症	座位能力	立位能力	予測日（日）	80％予測区間（日）
1	なし	なし	自立	自立	22.5	3.8-42
2	なし	なし	自立	見守り	50	8.3-98
3	なし	なし	見守り	見守り	87.1	16-162
4	なし	なし	自立	介助	111.4	20-220
5	あり	なし	自立	見守り	72	13-128
6	あり	なし	見守り	見守り	125.3	25-237
7	なし	あり	自立	自立	38.5	7.4-72
8	なし	あり	自立	見守り	85.7	16-164
9	なし	あり	見守り	見守り	149.1	26-278
10	あり	あり	自立	自立	55.4	9-106
11	あり	あり	自立	見守り	123.2	21-229

全を有する患者以外の回復期リハ病棟の入院期間の上限である150日を超えたパターン，座位よりも難易度が高い立位のほうが自立している場合など臨床上の想定が困難なパターンを除いた11パターンを予測式モデルとして最終的に採択した．歩行自立の予測式パターンを表10に示す．

例えば，パターン1の深部感覚の有無（0：なし），認知症（0：なし），座位（1：自立），立位（2：見守り）の場合の屋内歩行が自立するまでの予測日は22.5日，80％予測区間は，3.8-42日となる．予測式の予測日はあくまで一般的かつ平均的な経過をたどる場合の予測日であり，患者によってはそれより早く自立する場合もあり，また反対に予測日より遅く自立する場合がある．この予測式ではこれらを考慮し『対象となる症例の80％が範囲内に収まる』ように予測式モデルを構成していることも特徴である．予測日はあくまで，最低限の目標であるととらえ，予測日を上回るようなアプローチ方法の工夫を展開していきたい．

予測式モデルをさらに全国121施設（1,508症例）のデータから予測式モデルの妥当性を検証した．その結果，予測式モデルの80％予測区間に，検証研究の78.5％が収束され，科学的根拠を示している．

以上から，予測式モデルは，患者，家族へのインフォームドコンセントに役立つとともにあらゆる治療手技の効果判定する際の使用が可能と思われる．

c）リハプログラムの進め方

効率的なプログラムにはプログラム内容の重複を避け，プログラム変更時期が重要となる．

いかに早くを実現するために効果的かつ効率的なリハプログラムの実践が求められる．脳血管疾患の運動療法では，学習理論を用いたプログラムを展開されることが多い[4]．そのなかでも動作を段階的に学習していくことが重要であり，動作を分節化した練習（ブリッジ練習，ニーリング，ステップ練習），装具による運動自由度を調整，連続な動作（階段練習，自転車エルゴメーター）など練習課題を調整する．ここで重要なことは，プログラム内容の重複を避けることに努め，プログラム内容を1つに統合する配慮であり，このことがプログラムの効果判定につながると考える．また学習の保持効果は6～7割程度で獲得されるとされ，プログラム内容の6～7割が可能となれば次の難易度のプログラムに移行するのが望ましい．

d）自立（自律）に向けた仕掛け

動作を自立レベルにするためには動機づけもだいじである．

動作の自立を判断する要素として，①動作が安

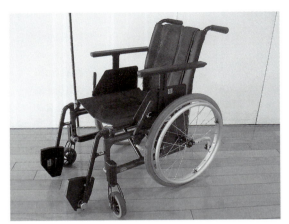

図7　モジュラー型車いす REVO（etac 社製）

全に行えるか（バランス），②動作が効率的に行えるか（スピード），③動作を行う体力があるか（持久力），④動作を行う意欲があるか（モチベーション）の4つの要素にまとめられる．4番目の意欲が大切であり見落としがちである．理学療法士が動作能力を高めると同時に意欲（モチベーション）についても高めることも意識することが大切である．その一例として先に述べた歩行自立の予測式を用いて，"来週には，屋内を1人でも歩けるようになると思うので，もう少し距離を伸ばして歩きましょう"など目標を具体化し，それを共有することで自立を支援していく．

e）重度の活動制限や生活機能低下のある対象者へのかかわり

<u>重度の活動制限や生活機能低下のある対象者が入院する割合が増え，さまざまなリスクを回避するためにシーティングの重要性が高まっている．</u>

2008年度の診療報酬改正以降，回復期リハ病棟において重度の患者が入院する割合が増え，さまざまなリスクを回避するためにシーティングの重要性が高まっている．車いすを使用する際に，患者の身体寸法と車いすのサイズ関係は重要となってくる．廣瀬ら[13]は各社のレディーメード普通型車いすの寸法値と高齢者の身体寸法値を調査し，それらのサイズ関係が不適合であったと報告している．シーティングを行うことにより，効率のよい安全な動作を獲得し身体活動を高め関節運動の時間を多くすることが活動レベルを高める観点からも重要となっている．身体寸法と車いす寸法を適合させ，上記のさまざまな効果を実現するためのシーティングとして，高機能なモジュラー型車いすを活用する方法がある．介護保険制度（平成12年）の施行により，福祉用具のレンタル制度が導入され，海外製を中心とするモジュラー式車いすの導入が急速に進んできている．しかし，その処方・適用における間違いや調整不備が目立ってきていると指摘されており，モジュラー式車いすという用具に依存をするのではなく，十分な適合評価・調整・アフターフォローの必要性がある．

> **メモ　モジュラー型車いす**
>
> モジュラー型車いすの定義は「車いすの各部品が独立しており，目的により部品を選択調整し組み立てられる車いす」である．機能としてバックサポートのベルト張り調整，アームサポートの高さ調節・着脱，フットサポートのスイングアウトなどがある．

f）当院におけるシーティングの実際

当院では個々の患者にシーティングが実施できるよう，モジュラー型車いすと車いすクッションを配備している．また，ティルトリクライニング車いすやアクティブタイプの車いすなども配備している．

モジュラー型車いすはREVO（etac社製）シリーズ（図7）を中心に配備している．REVOの調整可能箇所は多いが，シート幅は調整できず前座高の調整範囲も限られ不適合の要因となりやすいことから，車いすサイズのラインナップを増やし，身体寸法に合わせて車いすを選択するようにしている．

入院当日に患者の身体機能や座位保持能力を理学療法士・作業療法士が中心となって評価し，モジュラー型車いすの調整ならびに適合を行っている．入院後は身体機能の変化や生活能力の変化に応じたタイムリーなシーティング調整が必要となる．

(1) シーティングの目的を考える

シーティング介入する前に，利用者のニーズを把握する必要がある．"だれが"，"いつ"，"どこで"，"どのくらいの時間"，"何のために座るのか"を明確にしておく必要がある．シーティングの目的として"駆動性重視か"，"座位姿勢重視か"，"日常生活重視か"に大別され，入院初期時に『離床促進のためのシーティング』と，『活動性向上時の車いすの駆動性向上』を目的としたシーティングとでは評価の視点が異なってくる．

(2) クッション選択のための座面圧測定

クッション選択基準の一助として，圧力分布測定装置を用いた座面圧の測定はよく使用される．

当院では圧力分布測定装置 Xsensor（Xsensor社製）（図8）を使用している．主に褥瘡対策の一環として使用し，併せて座り方も評価している．座位保持や姿勢変換が困難，脊柱後彎など骨突出部への接触圧上昇が疑われる．すでに褥瘡などのある患者の車いす利用者を対象に，理学療法士，作業療法士が連携して座面圧測定を実施している．

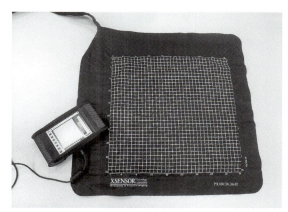

図8　Xsensor

2) いかに動作のパフォーマンスを高めることができるか

動作が早く改善してもその動作が代償運動を伴った努力性の動作であれば，患者の先々のくらしを考えるなかで歩行寿命を縮めるなどさまざまな不利益が生じてくる．以下にパフォーマンスを高めるための視点について紹介する．

a) 動作の正しい姿勢と運動方法を知る

動作の正しい姿勢と運動方法を知ることで，動作のパフォーマンスを高めていく．

回復期における運動療法のポイントとして，正しい姿勢・運動機能を再学習することである．すなわち，姿勢・運動への誤った介入や不適切な環境により生じる過緊張・痛みなどの二次的症候を予防し，可能な限り神経機能の回復を促すことである．このことから正しい姿勢，運動方法を理解しておくべきであり，動作の効率性を高めていくことが重要となる．以上から歩容などの動作パフォーマンスは，自然治癒力では改善されない部分であり，理学療法士として磨かれた工夫と技とによってあきらめることなく関与することが期待される．

b) 動作の効率性の評価方法は

当院の入院患者で歩行自立レベルごとに生理的コスト指数[16] physiological cost index (PCI) を調査した結果，活動範囲が広がることで値が小さくなっており，このことはエネルギー効率が良くないと活動範囲が広がらないことを示唆している．

メモ　生理的コスト指数（PCI）

エネルギー消費の測定に関して，心拍数を考慮した指標の1つである（MacGregor 1979）．測定方法として，約30mの8字型コースを好みの速度で歩き，200m歩いたときの歩数と時間を測定する．3分間歩いた距離と歩数を測定する方法もある．ともに歩行前の安静時と終了時の心拍数を測定し，PCI＝（歩行時心拍数－安静時心拍数）/歩行速度（拍/m）によって算出する．値が小さいときほど，エネルギー効率が高いと判断される．

3) 獲得したスキルをいかに日常生活で活用できるかを模索すること

リハ室以外でのリハビリの実践で応用力を高める．

実際の生活場面でのアプローチが重要であることが強調されて久しく，遅出，早出業務を通じて病棟や屋外での活動する場面も増えてきていると思える．屋内レベルで歩行が可能でも，屋外にな

表 11 連携の心得

1. 連携も"仕事の内"と心得るべき
   - 連携は患者・利用者・当事者のために
   - 間接業務ではない
2. 連携は，"自分で作っていく"姿勢で
   - ラインがあると思わない，つくる・敷いていくと考えよう
3. 連携が必要なら，わかってもらうためなら"何でもしよう"
   - 相手もわかっていると思うから，うまくいかないと愚痴になる
   - 嫌な人とも付き合うしかない
4. "成功体験の共有"が連携を育む
   - 共同作業で成果をだす，成果が見えるようにする
5. 連携は，"人が変われば崩れる"こともある
   - 所詮は人間関係（信頼関係），人が変われば変わってしまうことも
   - 引き継ぎは難しいと考えておくべき
6. "頼まれたら断らない"
   - 「あなたが頼り」と言い続ける
7. 連携には"メンテナンス"が不可欠

ると気温の変化，不整地，交通量の変化などの要因から，過緊張状態となり，屋内レベルと比べてうまく歩けない患者が多くみられる．さらに，高次脳機能不全を呈する患者に対して，公共交通機関を利用した練習や買い物練習では，刺激量の多さから注意の分配が行えず時間を要す場合が多く，入院中の病棟生活では見えない問題点が見えてくることがある．一般的なトレーニングと同様に，特異性，可逆性，過負荷の運動の3原則を考慮し，あらゆる場面で動作能力を評価し，プログラムを実践していくことが重要である．

さらに動作能力が日常生活に定着していくためには，他職種との密な情報交換を欠いてはならない．当院でのチームアプローチに関する取り組みを紹介する．

a）チームアプローチの実際

チームアプローチとして看護・介護スタッフとの連携が鍵となる．

その方法の原点として，回復に有益な助言を他職種に行い，協働的に支援する必要があり，『場と時間を共有すること』が必要となってくる．当院では，早出・遅出業務を活用して，実際の生活時間で病棟において練習する際に，具体的かつ実演的にその種々の方法や注意点などを一緒に遂行しながら，お互いに伝達・助言を行っている[17]．

[情報共有の場としての毎朝夕のミーティング]

リハ進行状況とともに，動作能力，コミュニケーション能力などの変化に応じて，看護・介護スタッフと情報を共有する場として，毎朝夕のミーティングを実施している[18]．そのなかで，患者の病棟生活における自立度を検討し，生活動作・活動の安全性を確認したうえでADL自立状況確認表を用いて，主治医へ報告するシステムをとっている．

b）くらしにつなげる回復期リハ

- **退院後の生活のプランニングの重要性．**

発症前と比べて日常生活動作・活動が低下した患者には，再び生活を営むための準備が重要となってくる．回復期リハ病棟退院直後より安心，安全に生き生きとした生活を送ってもらうためにケアプランが重要となり，それを実現するために適応期のつなぎ（連携）は欠かせない．浜村による連携の心得（**表11**）[19]を参考に退院後に関係する職種と連携をとり，回復期リハの責務として退院直後のくらしにまで責任を持つべきであると考える．

- **退院前のかかわりとしての退院前訪問と試験外泊の重要性．**

回復期リハ病棟に入院した患者においては，できる限り在宅生活を前提とした活動を行うことが原則となる．退院へ向けたかかわりとしてまず退院前訪問を実施し，次のステップとして試験外泊を試行している．

試験外泊時に留意することは転倒である．発症前の生活で可能だった動作・活動を同じように行ってしまい転倒してしまうケースも少なくない．退院前訪問では家屋や福祉用具の評価だけでなく，生活上に必要な動作・活動に関しても十分に確認しておき不安定な動作・活動に関しては，残りの入院期間で可能な限り善処しておく必要がある．

- 退院後訪問を通じてのくらしのメンテナンス.

当院では，退院後約1ヵ月を目安に退院後訪問を実施している．入院時に立案した生活プランニングや家屋改修後の適合状態の評価，確認とともに活動状態の評価を行い，その必要性によってはケアマネジャーと連絡をとりケアプランの見直しの提案を行っている．

- 退院後に活動レベル低下がみられる患者について，退院前のリハプログラム内容と量そして退院後の活動量についての提案が重要.

退院後訪問を実施していくなかで入院中のリハによる疲労が蓄積し，一過性に活動レベルが下がってしまうケースがある[18]．屋外レベルの歩行が自立すれば退院直後の歩行量が10,000歩を超える場合があり，退院してからもこの活動量を維持していくことが現状維持に必要であると思い込んでいる患者・家族も多くみられる．このことから退院前のリハプログラム内容，リハビリ量を検討するとともに退院後の活動量についても患者・家族への教育が重要である．退院後の活動量維持に関しては，継続してもらうことが大切であり，1日30分の中強度の3,000～4,000歩の歩行を週に5回実施することを提案している[20]．

結　語

本項では，診療報酬からみた回復期リハの変遷と回復期リハの目的であるADL向上，寝たきり防止，家庭復帰について当院の基本原則とリハプログラムを介した具体的なアプローチなどを中心に記述した．2008年から日常生活機能評価を用いた質に関連した評価も始まり，今後，回復期リハにおけるエビデンスの確認作業が格段と望まれる．さらに2025年を目途に始められる『地域包括ケアシステム』において，回復期リハ病棟の立場から機能，能力の改善のみにとどまらず，家庭復帰後の生活機能の向上，社会参加についても多角的かつ掘り下げて検討し，「その人らしいくらしの再構築と支援に寄り添える」ことを指向して，さらに研鑽を続ける使命があると考える．

文　献

1) 回復期リハビリテーション病棟（第2版）質の向上と医療連携を目指して．日本リハビリテーション病院・施設協会，全国回復期リハビリテーション病棟連絡協議会，三輪書店，2010
2) 回復期リハビリテーション病棟の現状と課題に関する調査報告書．一般社団法人回復期リハビリテーション病棟協会，2015年2月
3) Duncan PW：Defining post-stroke recovery：implications for design and interpretation of drug trials. Neuropharmacology 39（5）：835-841, 2000
4) 斉藤秀之（編）：プロフェッショナルを目指す!! PT卒後ハンドブック．三輪書店，2014
5) 中川洋一，三宮克彦：多施設回復期リハビリテーション病棟における脳卒中患者の転倒要因と転倒状況-転倒リスクアセスメントシートの開発．Jpn J Rehabil Med 47：111-119, 2010
6) 對馬　均，松嶋美正：Timed up and go test, Berg balance scale. 臨床リハ 16：566-571, 2007
7) 若林秀隆：PT，OT，STのためのリハビリテーション栄養　栄養ケアがリハを変える．医歯薬出版，2010
8) 奈良　勲（編）：理学療法から診る廃用症候群　基礎・予防・介入．文光堂，2014
9) 回復期リハ病棟における栄養管理マニュアル（追補版）．全国回復期リハビリテーション病棟連絡協議会，2010年2月
10) 川上途行，里宇明元：脳卒中回復期患者経口摂取例における安静時エネルギー消費量．Jpn J Rehabil Med 48：623-627, 2011
11) 日本リハビリテーション医学会診療ガイドライン委員会（編）：リハビリテーション医療における安全管理・推進の為のガイドライン　第1版．医歯薬出版，2006
12) 友田秀紀：脳卒中患者の歩行自立に至る期間の統計学的考察―多施設共同研究における予測モデルの検証―．理学療法学 41（2）：110-111, 2014
13) 廣瀬秀行：高齢者のシーティング．三輪書店，東京，2006
14) Mulder GD, Fairchild PA, Jeter KF：Clinician's Pocket Guide to Choronic Wound Repair. Wound Healing Institute Publications, p81, 1995
15) Ferguson-Pell MW：Seat cushion selection, technical considerations, Clinical Suppl NO.2：Choosing a Wheelchair System. JRRD, 49-73, 1993
16) 中村隆一，斉藤　宏：臨床運動学　第2版．医歯薬出版，1990
17) 村山謙治：患者の"活動"水準を高める理学療法士の専門性―回復期リハビリテーション病棟を中心に．PTジャーナル 37：488-492, 2003
18) 梅津祐一：医療リハビリテーションと地域連携．Jpn J Rehabil Med 50：178-181, 2013
19) 回復期セラピストマネジャーコース第5期テキスト
20) 日本体力医学会体力科学編集委員会（監訳）：運動処方の指針　運動負荷試験と運動プログラム．第8版，南江堂，2011

（友田秀紀，小泉幸毅）

4 介護老人保健施設における理学療法

序説

　高齢者医療・福祉制度の歴史的変遷のなかで，「老人保健法」は1982年に制定され，それに基づいて1986年に老人保健施設が創設され，1988年から本格的に実施された．1997年に「介護保険法」が成立し，2000年4月に介護保険制度が施行され，介護老人保健施設（以下，見出しおよび引用を除き老健施設）と変革された．

　社会情勢や診療報酬改定によって，急性期病院や回復期リハビリテーション病院（以下，回復期リハ病院）の在院日数が短縮されてからは，老健施設への入所時期も発症後比較的早期となってきている．そのため老健施設においても心身機能回復の余地もあるケースが多くなり，医学的リスク管理能力がきわめて重要となることもある．また，生活機能の向上や認知症，廃用症候群への対応もこれまで以上に求められるようになったため，老健施設における理学療法の意義は，その創設時代よりも格段と高まってきている．

　本論では，それらの経緯を踏まえ，生活期における老健施設と理学療法の概観および理学療法士の役割について述べる．

1. 歴史と概観

a. 介護老人保健施設とは

　介護保険法 第8条27によると，「介護老人保健施設とは，要介護者に対し，施設サービス計画に基づいて，看護，医学的管理の下における介護及び機能訓練，その他必要な医療並びに日常生活上の世話を行うことを目的とする施設」とされ，介護老人保健施設の人員，施設及び設備並びに運営に関する基準 第1条2基本方針では，「介護老人保健施設は，施設サービス計画に基づいて，看護，医学的管理の下における介護及び機能訓練，その他必要な医療並びに日常生活上の世話を行うことにより，入所者がその有する能力に応じ自立した日常生活を営むことができるようにすることとともに，その者の居宅における生活への復帰を目指すものでなければならない」とされている．よって老健施設は，リハビリテーション（以下，見出しおよび引用を除きリハ）を提供することで生活機能の自立を促し，在宅復帰，在宅療養支援のための地域の拠点となる施設といえる．

　また，公益社団法人全国老人保健施設協会（以下，全老健）によれば，「介護を必要とする高齢者の自立を支援し，家庭への復帰を目指すために，医師による医学的管理の下，看護・介護といったケアはもとより，作業療法士や理学療法士などによるリハビリテーション，また，栄養管理・食事・入浴などの日常サービスまで併せて提供する施設」とし，その理念と役割は，①包括的ケアサービス施設，②リハビリテーション施設，③在宅復帰施設，④在宅生活支援施設，⑤地域に根ざした施設などで実践されるとしている（表1）．

b. 法的制度と介護保険制度の誕生

　老健施設は介護保険による施設サービスを提供する施設の1つであることから，これまでの高齢者福祉制度の変遷と，介護保険制度が誕生するまでの背景を知ることで，その役割や位置づけを理解することができる．

1）老人福祉法

　1963年に戦後初めて高齢者を対象とした福祉施策「老人福祉法」が制定され，特別養護老人ホームが創設された．

　1973年に制定された「老人医療費支給制度」では，高齢者（70歳以上）の医療費負担が無料となり，さまざまな制度拡充が行われたことから"福祉元年"とよばれた．

　1978年に短期入所療養介護（以下，ショートス

テイ）事業，1979年に通所介護（デイサービス）事業が開始された．

2）老人保健法

「老人医療費支給制度」によって，本来の治療目的で入院するのではなく家庭の事情などで長期入院するいわゆる"社会的入院"が増え，国や自治体の財政を圧迫していた．そこで1982年に「老人保健法」が制定され，原則70歳以上の医療については「老人保健法」に基づいて実施運営されることとなり，自己負担が導入されて高齢者の医療費無料化が廃止された．

1986年に老人保健施設が創設され，翌年，厚生労働省はモデル老人保健施設として7か所を指定し，1988年に本格的に実施されることとなった．

老人保健施設は，要介護高齢者に対して医療と介護の両面から必要な治療と介護を行い，リハを主体に在宅復帰を目指す医療施設と福祉施設の中間施設として位置づけられた．

なお，「老人保健法」は2008年3月に廃止され，4月1日より「高齢者の医療の確保に関する法律」に改正された．

3）高齢者保健福祉推進十か年戦略（ゴールドプラン）と高齢者保健福祉推進十か年戦略の見直しについて（新ゴールドプラン）

施設の緊急整備と在宅福祉を推進するため，1989年「高齢者保健福祉推進十か年戦略」（ゴールドプラン）が策定されたが，目標値を上回るニーズが顕在化し福祉重視型の社会保障制度への再構築の必要性があった．

そこで1994年，個人の意思の尊重や自立を支援する（利用者本位），経済的状況にかかわらず支援が必要な高齢者には必要なサービスを提供する（普遍主義），ニーズに応じた保健・医療・福祉の効率的，総合的なサービスを提供する（総合的サービスの提供），市町村中心の体制とする（地域主義）ことなどを基本理念とした「高齢者保健福祉推進十か年戦略の見直しについて」（新ゴー

表1 介護老人保健施設の理念と役割

1．包括的ケアサービス施設 利用者の意思を尊重し，望ましい在宅または施設生活が過ごせるようチームで支援します．そのため，利用者に応じた目標と支援計画を立て，必要な医療，看護や介護，リハビリテーションを提供します．
2．リハビリテーション施設 体力や基本動作能力の獲得，活動や参加の促進，家庭環境の調整など生活機能向上を目的に，集中的な維持期リハビリテーションを行います．
3．在宅復帰施設 脳卒中，廃用症候群，認知症などによる個々の状態像に応じて，多職種からなるチームケアを行い，早期の在宅復帰に努めます．
4．在宅生活支援施設 自立した在宅生活が継続できるよう，介護予防に努め，入所や通所・訪問リハビリテーションなどのサービスを提供するとともに，他サービス機関と連携して総合的に支援し，家族の介護負担の軽減に努めます．
5．地域に根ざした施設 家族や地域住民と交流し情報提供を行い，さまざまなケアの相談に対応します．市町村自治体や各種事業者，保健・医療・福祉機関などと連携し，地域と一体となったケアを積極的に担います．また，評価・情報公開を積極的に行い，サービスの向上に努めます．

（出典：公益社団法人　全国老人保健施設協会より引用）

ルドプラン）が策定された．

このような老人福祉制度は"措置制度"を基本とし，個人の選択権ではなく，行政がすべてを決めるものであった．

4）介護保険制度の誕生

高齢化に伴い要介護高齢者が増加し介護期間の長期化など介護のニーズの増大や，核家族化が進行し介護する家族の高齢化（老老介護）など，要介護高齢者を支えてきた家族をめぐる状況も変化してきた．そこで高齢者の介護を社会全体で支え合う仕組みとして1997年12月に14章215条からなる「介護保険法」が成立した．

1998年には，介護保険制度におけるチームの調整役となる介護支援専門員（以下，ケアマネジャー）の試験および研修が開始され，1999年9月より介護認定が行われた．そして2000年4月より介護保険制度が施行されることとなった．

介護保険は給付と負担の関係が明確な「社会保

険方式」で，高齢者の「自立支援」を理念とし，これまでの"措置制度"から"利用契約制度"へと転換することで，サービス利用者と提供者が対等な関係となって自由にサービスを選択して決定できる「利用者本位」の制度である．

介護保険制度の目的は，ケアマネジメントの導入により介護を科学化することで，その理念は，「個人の尊厳の保持」，「自立した日常生活の保障」，「国民の共同連帯」としている．

c. 介護保険制度について

1）対　象

介護保険は，原則第1号被保険者（65歳以上の者）が対象となり，第2号被保険者（40〜64歳の者）で介護保険によるサービス（以下，サービス）が利用可能な者は，16の特定疾患を有する者に限定されている．

2）サービスの利用手続き

サービスを希望する者は介護認定審査を受ける必要があり，各市町村の窓口で介護保険給付の申請を行う．主治医の意見書と調査員による認定調査（訪問調査）を元に介護認定審査会において審査，決定され，申請から30日以内に申請者に通知される．認定に対する不服申し立ても可能であり，介護認定は原則1年に1回見直される．

要介護度は要支援1，2と要介護1〜5までの7段階に区分され，介護度によって受けられるサービスの上限限度額が決められている（図1）．

サービスを利用するためには，ケアマネジャーに依頼して本人および家族の希望をもとに介護サービス利用計画（以下，ケアプラン）を立てる．

3）サービスの種類

サービスの内容は表2に示す．老健施設は介護給付の中の施設サービスの1つであり，後に述べる通所リハビリテーション（以下，通所リハ）とショートステイは居宅サービスに含まれる．

4）介護保険制度の仕組み

保険者（運営主体）は，市町村および特別区で，被保険者は保険料を拠出し介護サービスを受ける．利用者がサービス利用時に負担する1割分を除いた保険給付の9割分の財源は，税金50％と保険料50％でまかなわれている．

保険料は第1号被保険者と第2号被保険者の保険料でまかなわれており，全国の人口比率によって決められている．2012年度から2014年度までは，それぞれ21.0％，29.0％となっていた．介護保険の財政が万が一赤字に陥った場合に備えて，財政安定基金が都道府県に設置されている．被保険者が要介護状態になったとき，市町村に申請して要介護認定を受け，サービス費用の1割を負担しサービスを利用する．サービス事業者は，要介護認定を受けた被保険者にサービスを提供し1割分を請求し，残りの9割分は保険者に請求して支払いを受ける（図2）．

5）介護保険制度改革の変遷

介護保険事業計画は，その時代や財政状況によって3年を1期として見直されることになっている（2005年度までは5年を1期）．改正の主な内容は表3のとおりとなる．

2. 介護老人保健施設の概観

都道府県知事が開設を許可し，在宅復帰を目指して一定期間入所するという性格の施設であり，医療と福祉の中間施設として位置づけられている．利用対象は病状安定期にあり入院治療をする必要はないが，リハや看護，介護を必要とする要介護者で，要支援者は対象とならない．施設療養上必要な医療の提供は介護保険で給付することとなっている．

厚生労働省 平成25年（2013年）介護サービス施設・事業所調査の概況によると，老健施設数は，3,993施設であり（表4），その開設主体は，医療法人が70.9％，社会福祉法人が15.9％を占

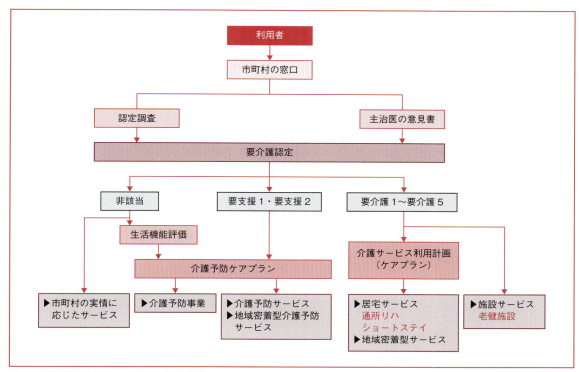

図1 介護保険によるサービスの利用手続き
(出典:厚生労働省老健局総務課:公的介護保険制度の現状と今後の役割.介護保険制度の基本的な仕組み,平成25年(2013年)より引用,一部改変)

表2 介護保険サービス

	介護給付	予防給付	市町村特別給付
居宅サービス	訪問介護 訪問入浴介護 訪問看護 訪問リハビリテーション 居宅療養管理指導 通所介護 通所リハビリテーション 短期入所生活介護 短期入所療養介護 特定施設入居者生活介護 福祉用具貸与 特定福祉用具販売	介護予防訪問介護 介護予防訪問入浴介護 介護予防訪問看護 介護予防訪問リハビリテーション 介護予防居宅療養管理指導 介護予防通所介護 介護予防通所リハビリテーション 介護予防短期入所生活介護 介護予防短期入所療養介護 介護予防特定施設入居者生活介護 介護予防福祉用具貸与 特定介護予防福祉用具販売	移送サービス 給食配達サービス 寝具乾燥サービス 上乗せサービス その他
施設サービス	介護老人福祉施設 介護老人保健施設 介護療養型医療施設	なし	
地域密着型サービス	夜間対応型訪問介護 認知症対応型通所介護 小規模多機能型居宅介護 認知症対応型共同生活介護 地域密着型特定施設入居者生活介護 地域密着型介護老人福祉施設 入所者生活介護	介護予防認知症対応型通所介護 介護予防小規模多機能型居宅介護 介護予防認知症対応型共同生活介護	
住宅改修	住宅改修	介護予防住宅改修	
ケアマネジメント	居宅介護支援	介護予防支援	

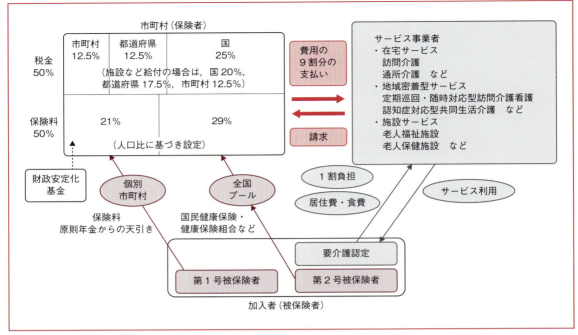

図2 介護保険制度の仕組み
(出典：厚生労働省老健局総務課：公的介護保険制度の現状と今後の役割．介護保険制度の基本的な仕組み，平成25年(2013年)より引用，一部改変)

めている[1]．

a. 老健施設で働く職種

介護保険法 第97条2による老健施設の人員は，以下のとおりに定められている（入所定員100人当たりの人員）．

(1) 医師　常勤医師1人
(2) 看護師もしくは准看護師　9人
(3) 介護職員　25人
(4) 支援相談員　1人
(5) 理学療法士，作業療法士または言語聴覚士　1人
(6) 介護支援専門員　1人
(7) 栄養士　1人
(8) 薬剤師　老健の実情に応じた適当数
(9) 調理員，事務員その他の従業者　老健の実情に応じた適当数

①介護職員

国の方針として介護福祉士の養成を進めており，介護職員の採用においても有資格者を優遇する傾向にある．

②介護福祉士

名称独占の国家資格であり，専門的知識及び技術をもって，身体上又は精神上の変調があることにより日常生活を営むのに支障がある者につき心身の状況に応じた介護を行い，その者及びその介護者に対して介護に関する指導を行う（社会福祉士及び介護福祉士法 第一章第2条2）．

③支援相談員

特定の資格は必要ないが，入所から退所に至るまでのさまざまな相談業務に従事するため，社会福祉士や社会福祉主事，介護福祉士などの資格を持っている場合が多い．

④社会福祉士

名称独占の国家資格であり，専門的知識及び技術をもって，身体上もしくは精神上の変調があること又は環境上の理由により日常生活を営むのに支障がある者の福祉に関する相談に応じ，助言，指導，福祉サービスを提供する者又は医師その他の保健医療サービスを提供する者その他の関係者

表3 介護保険制度の事業計画と見直しの主な内容

事業運営機関		事業計画	
2000年度（平成12年）	第一期	第一期	
2001年度（平成13年）	第一期	第一期	
2002年度（平成14年）	第一期	第一期	
2003年度（平成15年）	第二期	第二期	
2004年度（平成16年）	第二期	第二期	
2005年度（平成17年）	第二期	第二期	
2006年度（平成18年）	第三期	第三期	
2007年度（平成19年）	第三期	第三期	
2008年度（平成20年）	第三期	第三期	
2009年度（平成21年）	第四期	第四期	
2010年度（平成22年）	第四期	第四期	
2011年度（平成23年）	第四期	第四期	
2012年度（平成24年）	第五期	第五期	
2013年度（平成25年）	第五期	第五期	
2014年度（平成26年）	第五期	第五期	

- 2005年改正（2006年4月施行） −2.4％改定
  介護予防の重視
  食費や居住費を保険給付対象外とする施設給付の見直しなど
- 2008年改正（2009年5月施行） ＋1.2％改定
  介護サービス事業者の法令遵守等の業務管理体制の整備など
- 2011年改正（2012年5月施行） ＋3.0％改定
  地域包括ケアの推進，介護職員による痰の吸引など
- 2014年改正（2015年5月施行） −2.27％改定
  活動と参加に焦点を当てたリハビリテーションの推進，認知症短期集中リハビリテーションの改善，リハビリテーションマネジメントの再構築など

（出典：厚生労働省老健局総務課：公的介護保険制度の現状と今後の役割．介護保険制度の基本的な仕組み，平成25年（2013年）より引用，一部改変）

との連絡及び調整その他の援助を行う（社会福祉士及び介護福祉士法 第一章第2条）．

⑤介護支援専門員（ケアマネジャー）

要介護者または要支援者からの相談に応じ，要介護者などが心身の状況に応じて適切なサービスが利用できるよう市町村，サービス事業者，介護保険施設などとの連絡調整を行う者であって，要介護者などが自立した日常生活を営むのに必要な援助に関する専門的知識及び技術を有するものとして介護支援専門員証の交付を受けたものをいう（介護保険法 第7条5）．

主な業務内容は，要介護認定に関する業務，ケアプランの作成などケアマネジメントに関する業務，ケアマネジメントの上限管理およびサービス提供の成果や評価に関する業務があり，多職種と緊密な連携をとり，チームの調整役としての役割を担う．

2005年の改正で主任介護支援専門員制度が創設され，介護支援専門員証に5年間の有効期限が設置された．

⑥栄養士

都道府県知事の免許を受けて，栄養士の名称を用いて栄養の指導に従事することを業とする者を

表4 施設サービス事業所数

介護老人保健施設	3,993
介護老人福祉施設	6,754
介護療養型医療施設	1,647
合計	12,394

（出典：厚生労働省：平成25年（2013年）介護サービス施設・事業所調査の概況（2013年10月1日現在）より引用）

いう（栄養士法1条1）．

管理栄養士は名称独占の国家資格であり，療養のため必要な栄養の指導や個人の身体の状況，栄養状態などに応じて専門的知識及び技術を要する健康の保持増進のための栄養の指導並びに特定多数人に対して継続的に食事を供給する施設における利用者の身体の状況，栄養状態，利用の状況などに応じた特別の配慮を必要とする給食管理及びこれらの施設に対する栄養改善上必要な指導などを行う（栄養士法1条2）．

b．老健施設利用者が罹患している傷病

老健施設利用者が罹患している傷病は高血圧，脳卒中（脳出血・脳梗塞など），心臓病，筋骨格

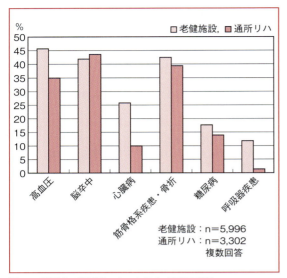

図3 利用者が罹患している傷病（複数回答）
（出典：平成24年（2012年）度介護報酬改定の効果検証及び調査研究に係る調査，平成26年（2014年）度調査の結果【速報版】より引用改変）

系疾患（骨粗鬆症，関節症など）・骨折，糖尿病の割合が高くなっている（図3）．

3. 理学療法の概観

a. 介護老人保健施設における理学療法士の役割

老健施設の利用者は，医療機関から入所へと至るケースが全体の40％近くと多く（図4），急性期，回復期リハに続いて生活期リハとしてサービスを受ける．

回復期リハ病院は，施設によっては理学療法・作業療法・言語聴覚療法を365日，起床時から就寝時まで1日6単位（1単位20分）2時間受ける場合もある．

一方，老健施設では理学療法士，作業療法士または言語聴覚士（以下，リハ専門職）の人員は前記したように入所定員100人当たり1人とされ，厚生労働省 平成25年（2013年）介護サービス施設・事業所調査の概況によると，100床当たりの平均職員数は理学療法士1.7人，作業療法士1.3人，言語聴覚士0.2人と決して充足されているとはいえない（図5）．また，生活期リハとしての個別リハ実施回数は週2回とされ，実施時間は1回1単位20分と極端に少なくなる．

そのため理学療法士として利用者の自立支援と在宅復帰に向けて日常生活活動 activities of daily living（ADL）や手段的ADL instrumental ADL（IADL）の維持・向上を目標に理学療法を提供するためには，人員的にも時間的にも限界があり，多職種，特に介護職員と柔軟に連携し取り組むことが不可欠となる．

利用契約制度の下でリハサービスを提供するという観点から，利用者および家族の希望を踏まえて利用者の生活を総合的に捉えた多角的視点で，利用者の現状，目標，アプローチ内容（後に述べる短期集中リハ実施の承認）などについてインフォームド・コンセント（説明と同意）を行うことは必須となる．

施設の経営は介護報酬次第であるため，社会情勢にも興味を持ち介護保険改正時にはリハ部門の加算などの改定内容を把握する必要がある．そして，リハ部門の収益額を知り，最大限に加算を取得し，迅速なカルテ記載や報告書などの書類作成・処理能力が収益につながって貢献度を高めるということも頭に入れ，施設経営にも関与しているという意識をもつことも必要であろう．

さまざまな人生観，価値観を有する人生の大先輩である高齢者の個別性を重視して尊重し，自立支援を目指した質の高い理学療法を提供するためには，理学療法の知識・技術はもちろんのこと，柔軟な思考と幅広い教養を高めるよう日々研鑽し，努力し続ける必要がある．利用者が歩んでこられた人生とその時代背景を知る努力をして，共感的態度でコミュニケーションをとることによって生活機能の向上を支援することが重要である．

b. 情報収集

支援相談員やケアマネジャーからの情報に基づき家族構成，キーパーソン，介護度，今後の方向性などの情報を得る．急性期，回復期リハ病院な

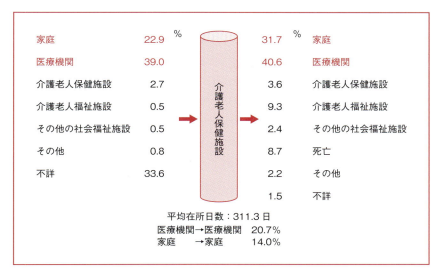

図4 退所者の入退所経路
(出典:平成24年(2012年)度介護報酬改定の効果検証及び調査研究に係る調査,平成26年(2014年)度調査の結果【速報版】より引用,一部改変)

どの医療機関を経験して老健施設に入所する利用者は,全体の約40%とされるが(図4),収集できる医療情報は限られている.紹介状や報告書などの診療情報に基づき手術内容などの治療経過や肝炎など感染症の有無,健康状態について把握し,理学療法の経過について整理する.

必要な情報が得られていない場合には直接,先の医療機関の理学療法士に問い合わせて情報を得るように努める.医療・福祉の連携という視点では一方通行で情報を得るだけでなく,入所後どのような方針で生活期のリハを進めていくのかなど,関連専門職種間の相互関係を保ち速やかに報告する必要性がある.

情報は与えられるものでなく自ら主体的に得るものであり,担当の利用者に対してどのように生活機能を維持・向上することが最善なのか,そのためには何が必要なのかとの目的意識をもって情報収集し,次に得られた情報をどう解釈し,活かしていくのかが重要となる.

c. 面　接

情報収集をもとに利用者および家族から理学療法サービスを受けることの希望を確認して,両者のニーズを把握するため面接を行う.その際,利用者や家族のことばで記録し,その背景にはどの

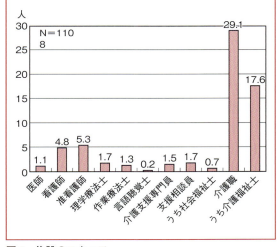

図5 施設のスタッフ
2013年10月1日現在,常勤換算.
(出典:厚生労働省 平成25年(2013年)介護サービス施設・事業所調査の概況より引用,一部改変)

ような苦悩や願いがあるのかを具体的に確認しておくことが大切である.

利用者と面接することでコミュニケーション能力(入力,理解,出力)や認知機能(見当識,集中力,記銘力など),精神機能(うつ症状など)を把握し,趣味や1日の生活パターンなどを聴取する.これらの情報は利用者の"そのひとらしさ"を知ることになり,かかわり方や社会参加に向けての目標設定を行ううえでも大切な情報となる.

家族と面接することで利用者の性格や家庭および地域の中での役割，そして上述した内容を直接利用者から聴取できない場合にはそれらの内容を聴取する．

在宅復帰に向けて家屋状況や生活環境についても面接の中で順次確認していくが，退所前居宅訪問において直接評価することが望ましい．

また，老健施設は在宅復帰を目指すこととなっているが，家族の事情によって施設生活を選択せざるをえないケースもあり，退所後の方向性など家族の意向も適時確認することで目標を再設定することも必要となる．

d．心身機能と活動レベル

利用者の面接および改訂長谷川式簡易知能スケール（HDS-R）や mini mental state examination（MMSE），N式老年者用精神状態尺度などを用いて認知機能，精神機能を評価する．身体機能面では，体力，痛み，関節可動域，筋力，麻痺の程度，感覚機能，腫脹などを検査し，フロアや居室で起居・移乗動作，座位・立位保持能力，移動動作などの姿勢動作分析を行う．入所直後より利用者の施設生活が始まるため，上記の理学療法評価に基づいてベッド回りなどの居室環境の調整や排泄動作などの介入方法を検討し，当日中に資料を作成するなどして介護職員への情報提供を行う必要がある．

e．生活に焦点を当てた理学療法

老健施設は在宅復帰を目標としていることから"生活"を意識し，基本的動作能力の獲得・維持，ADL，IADLの自立を目指してアプローチする．そのためには，リハ室だけでなく居室やフロアでの動作練習など実際の生活の場でのかかわりが重要となる．

居室やフロアで実施することの効果としては，日常の生活環境で動作練習を行うため動作学習が容易となること，フロア職員へのかかわりも多くなり見学や動作指導を通じて実行状況（しているADL）へと導きやすいことがある．また，認知症の利用者は，環境が変わることで不穏になるとか注意力が散漫となる場合があるため，慣れた環境下で実施することで理学療法の導入が容易となる．

一方，リハ室で実施することの効果としては，閉鎖的なフロアでの生活から解放され，運動や動作練習を行うことで精神的賦活にもつながると思える．このように理学療法を実施するうえで利用者の状況や時期，アプローチの目的に応じて実施場所を適宜選択することも重要となる．

f．個別リハビリテーション

リハビリテーション実施計画書（以下，リハ実施計画書）やケアプランに基づいて週2回はリハを行うこととなっている．2回とも個別でのかかわりが望ましいが，1回はグループでのかかわりでも良いとされている．

g．短期集中リハビリテーション

2005年の介護報酬改定では，リハの大幅な見直しと連携が強化され，医療保険によるリハサービス終了後，速やかに生活期リハに移行できるようリハビリテーションマネジメント加算（以下，リハマネ加算）や短期集中リハ実施加算が新設された．短期集中リハは，入所日から起算して3ヵ月以内に限り，20分以上の個別リハを1週につきおおむね3日以上行った場合に加算されるもので，2008年の介護報酬改定では加算が増額された．

h．認知症短期集中リハビリテーション

全老健は，2004年に認知症短期集中リハの取り組みを開始し，2010年には「認知症短期集中リハビリテーションプログラムガイド」が刊行された．

認知症短期集中リハはきわめて有効であり，臨床的認知症重症度の進行予防，心の健康維持（意欲，活動性など）を通じて，ADLの改善が認められ，さらに周辺症状の改善によって在宅系居所への復帰効果が期待されるという画期的成果が得られた[4]．厚生労働大臣の呼びかけで始まった

「認知症の医療と生活の質を高める緊急プロジェクト」でも認知症に対する認知症短期集中リハが，中核症状や周辺症状（認知症の行動・心理症状 behavioral and psychological symptoms of dementia（BPSD））の改善に有効であることが示されている．

2005年の介護報酬改定では，認知症を呈していてリハによって生活機能の改善が見込まれると判断された利用者に対しては，週に3日を標準として20分以上の個別リハを行った場合（入所日から起算して3ヵ月以内に限り，1週に3日を限度とする）に加算できる認知症短期集中リハが推進されることとなり，2008年の介護報酬改定では加算が増額されるなど，その意義が重要視された．

老健施設利用者の76.4％は認知症を呈している[1]．認知症は，アルツハイマー型認知症と脳血管性認知症が大部分を占める．症状は，短期記憶や見当識，記銘力の低下といった中核症状と，徘徊や妄想といった周辺症状があり，原因別に病態を理解する必要がある．

認知症短期集中リハを実施するにあたって適切な評価を行い，リハプログラムの導入の方法やかかわり方，アプローチ内容，環境調整などを統合的に考慮し，理学療法士も精神認知機能賦活のため運動療法だけでなく，学習療法や回想法などを活用して，その人らしい生活の支援をする必要がある．

歌唱やコミュニケーションを通じた個別のかかわりで周辺症状の軽減や精神の安定を図れることも少なくなく，笑顔を引き出すようなかかわりが重要となる．また，アプローチのなかで成功体験から達成感や充実感，有能感が感じられるよう課題の難易度を考慮し，認知症短期集中リハ終了後も生活の場での脳の賦活化につながるよう取り組む必要がある．

i. グループ（集団）リハビリテーション

基本的身体機能は，日常生活や運動を行う際に必要とされる要素であり，主にそれらの要素を改善・維持することは，日常生活を営むうえできわめて重要となる[2]．

利用者の心身機能や活動レベルは，各々異なるためそれらに配慮して理学療法士がグループ分けを行い，体力の維持・向上，筋力強化，転倒予防などの目的でグループリハビリテーション（以下，グループリハ）を実施する．内容としては座位や立位の姿勢で，リラクゼーションや伸張運動，筋力強化運動，バランス（姿勢調節）練習などを実施する．その際，利用者に簡単な生理学や解剖学，運動学について解説したり，目的を説明しながら運動を実施することで心身に対する認識を高め，意欲の向上につなげる（図6）．

多種多様な運動・活動・作業などを遂行する際には，①筋機能，②持久性，③リズム，④スピード，⑤タイミング，⑥協調性，⑦巧緻性，⑧柔軟性，⑨静的姿勢配列，⑩動的姿勢配列，⑪認知，などの基本的要素が連動して機能しているため，筋力低下だけに限定した介入でなく，そのシステムの中での機能的作用を認知しておく必要がある[3]．

また，グループリハを実施する前に日付や天気の確認，時季に応じた話題を提供することで見当識など認知機能にも働きかける．筆者は，日付の確認の際に利用者の発声と同時に両指を使用してその数字を表現することで認知機能と手指の運動にも働きかけている．

j. 摂食嚥下に対するアプローチ

日常的な活動のためにエネルギーを補給することは不可欠であり，口から食事（栄養）を摂ること（経口摂取）は視覚や嗅覚，味覚を通じて食の楽しみを感じることもできる．よって，経口摂取能力を維持することはきわめて重要である．しかし，嚥下機能は加齢とともに低下して，誤嚥性肺炎のリスクを高め生命の危機にもつながる．摂食嚥下に対するアプローチには，嚥下機能自体の向上と嚥下機能低下を呈しながらも安全に経口摂取を行うための工夫の両面からのアプローチがあり，ここでも多職種での連携が重要となる．

理学療法士としては主に後者へのかかわりとな

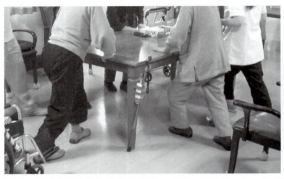 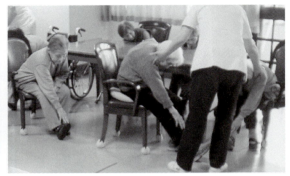

図6　筆者らの施設におけるグループリハビリテーションの実際
フロアの食席で実施：左は立位で，右は座位での伸張運動の様子．

り，シーティング，頸部および体幹の関節可動域の確保，口腔内の保清，呼吸理学療法，嚥下反射の促通，咬合筋力強化，舌機能向上などがあり，言語聴覚士や栄養士とともに経口摂取能力の維持や誤嚥予防に努める．また，入歯（義歯）などによる咬合機能の低下については歯科診療を勧める．

　嚥下体操は，摂食の準備を整える目的で毎食前に実施することが望ましいため介護職員に協力を求め，その内容には，覚醒の促進，座位姿勢の修正，頸部や舌，口唇の運動，発声などがある．

k. フロアスタッフへの研修

　理学療法士の役割の1つとしてフロアスタッフに対して，物理学や運動学，運動力学，解剖学の知識を踏まえた起居・移乗動作などの実技研修を行うことも必要となる．

　理学療法場面での能力（できるADL）とフロアでの実行状況（しているADL）のギャップを少なくするために基本を踏まえながらも画一的な方法でなく，個々の利用者の残存機能を活かすための介入方法や介入量などの情報を共有し，環境を整えることの重要性を啓発する．そして，利用者の心身機能や活動レベルの変化に応じて適時情報交換を行い，介入方法や介入量の変更を検討する．さらに，介護職員の大きな課題となっている介護者自身の腰痛予防のためにもボディメカニクスに着目した方法を助言することも必要である．

4. 多職種協働

a. 能力（できるADL）と実行状況（しているADL）

　老健施設では，前記したように医師や看護師，介護職員，リハ専門職，ケアマネジャー，支援相談員，栄養士など多職種が配置されており，それぞれの専門性を活かしてアセスメントやケアプラン立案に携わる．そのため"他"職種でなく"多"職種として認識しておく哲学が求められよう．

　短期集中期間であっても理学療法士が利用者とかかわる時間は限定的で，1日の中でほとんどの時間は介護職員とのかかわりとなる．よって，在宅復帰に向けて生活機能を向上するためには，理学療法場面だけでなく介護職員と情報共有を行い，協働して取り組むことがきわめて重要となる．リハ部門からの情報を提供して依頼するだけでなく，介護職員からは生活の中での精神状態や実行状況（しているADL）および介入方法などの情報を得るなど双方向での情報交換を行うことで，能力（できるADL）が実行状況（しているADL）につながり生活機能の向上につながる．だが，多職種で意見交換する過程で各々専門的立場を主張し過ぎて意見がまとまらないこともあるが，利用者本位のより良いサービスを提供することが最大の目的であることを"共通理念"として調整する必要性がある．

b. フロアでのリハビリテーションプログラム

基本的動作能力の維持，ADL，IADLの自立を目指すためには，実際の生活の中で実践することが重要であり，そのため介護職員によるフロアでのリハプログラム（以下，フロアでのリハ）を依頼することも重要である．

フロアでのリハを実施するうえでは利用者および介護職員に具体的な目的と方法を理解してもらい，可能な限り毎日継続的に実施できるように，定期的に実施状況の把握と見直しを行う．また，利用者のわずかな変調や効果などを介護職員に報告することで，介護職員自身が携わっている日々のフロアでのリハの効果の掌握が可能になれば，より積極的に取り組めるようになり，質の高いケアにつながることとなる．

c. 申し送り

朝の申し送りでは前日の体調の変化や食事状況，睡眠状態など，利用者の心身状態などの情報を収集する．それらの経過から生活状況を掌握し，また，降圧剤や向精神薬などの服薬状況を知ることで理学療法を実施するうえでのリスク管理や運動負荷量の判断の参考にする．

d. ケアマネジメント

1) ケアマネジメントとは

厚生労働省社会・援護局障害保健福祉部によると，ケアマネジメントとは，「利用者が地域社会による見守りや支援を受けながら，地域での望ましい生活の維持継続を阻害するさまざまな複合的な生活課題（ニーズ）に対して，生活の目標を明らかにし，課題解決に至る道筋と方向を明らかにして，地域社会にある資源の活用・改善・開発をとおして，総合的かつ効率的に継続して利用者のニーズに基づく課題解決を図っていくプロセスと，それを支えるシステム」としている．

そのプロセスは，「インテーク（相談受付）」「アセスメント」「ケアプラン作成」「ケアプランの実施，サービス調整・仲介」「モニタリング（再評価）」となっている．

筆者らの施設では後述するR4システムを活用して，国際生活機能分類 International Classification of Functioning, Disability, and Health (ICF) の考え方をもとにケアマネジメントを行っている．

2) R4システム[5]

老健施設におけるケアマネジメントには，種々の課題が山積しており，全老健は，2008年より新しいケアマネジメントシステムの作成に取り組み始め，ICFに基づいた高齢者のADLなどの評価法を開発した．「R4」とは，老健施設の独自性との意味からRoukenの頭文字と4つの段階で構成されていることから命名された．

「R1」は各種アセスメントでさらにA1からA4に分類されている．

　　A1　インテーク（ニーズアセスメント）
　　A2　インテーク（適正アセスメント）
　　A3　生活機能（ICF）アセスメント
　　A4　専門職（チーム）アセスメント

「R2」はケアプランの作成，

「R3」はケアプランの実施と確認，

「R4」は変化のチェック（モニタリング）とDoの評価，からなっている．

老健施設に特化したR4システムは在宅復帰率やベッドの回転率を向上させるという調査結果がある．

e. カンファレンスへの参加

3か月ごとにケアプランの評価を行い，医師，ケアマネジャー，介護職員，看護師，リハ専門職，栄養士，支援相談員，家族，可能な範囲で利用者にも参加していただき，現状報告と新たなプランについて検討し，その内容について家族や利用者にインフォームド・コンセントを行う．さらに，在宅復帰に向けての相談や要望などについても話し合い，準備や調整などを行う．

表5 通所リハビリテーションの目的

① 日常の継続した健康管理（医学的管理）
② 心身機能の維持・向上（リハビリテーション）
③ 閉じこもり予防（ソーシャルケア）
④ 介護負担の軽減（レスパイトケア）

（出典：浜村明徳ほか：通所リハビリテーションサービス．地域リハビリテーション論 Ver.3，大田仁史（編著），三輪書店，p24，2006 より引用）

5. 在宅復帰に向けて

在宅復帰を目指すうえで考えるべき諸点は，「健康状態であること」，「社会的交流があること」，「自分のことを自分で決断できる自己決定権をもつこと」，「自分らしさが実感できること」，「地域から守られている感覚（インクルージョン）」などが要点となる．「物質的にも，情緒的にも満足感が持てること」が地域で生き生きと暮らすことを支える老健施設のリハやケアの究極的目標となる[6]．2011年の介護報酬改定では「在宅復帰強化型」が創設され，在宅復帰・在宅支援機能の強化がなされた．

a. 退所前・後の居宅訪問

退所日が決定したら退所前居宅訪問を行い，生活環境を評価して円滑な在宅生活への移行を促す．環境評価だけでなく，利用者をはじめ家族，在宅のケアマネジャー（退所後は施設から在宅のケアマネジャーへと移行する），福祉用具専門員，フロアの介護職員も同席して実際の活動を行ってもらうことで介入方法の申し送りや環境調整，福祉用具の活用，住宅改修の必要性などを検討することができる．

在宅生活のイメージをもとに，フロアでのADLや理学療法の目標を見直して退所に向けてより具体的にアプローチする．退所後は生活上の課題となることはないかなど，在宅生活の継続のため再評価を行う目的で退所後も居宅を訪問することもある．

b. 入所前，退所先などの状況

入所前の施設は医療機関が最も多く，退所後の行き先についても医療機関が最も多くなっている．老健施設は在宅復帰を目指した施設であり，医療と福祉の中間施設と位置づけられたが，在宅復帰は31.7％であり医療機関への転院や他施設への転所が多数を占めているのが現状である（図4）．

6. 在宅生活支援サービス

老健施設を退所した後，介護給付の中の在宅サービスを受けることは，利用者が安全で安心できる在宅生活を継続することにつながる．在宅サービスには，通所リハやショートステイ，訪問リハなどがある（表2）．以下，通所リハとショートステイについて述べる．

a. 通所リハビリテーション（デイケア）

病状が安定期にあり，主治医が計画的な医学的管理の下にリハを要すると認められた要介護者などについて，老健施設，病院，または診療所において，心身機能の維持・向上を図り，日常生活の自立を支援するために必要なリハを行う．さらに活動的な生活を送り，社会参加の機会を増やすためにもIADLに対する支援も重要となる．

通所リハと通所介護は，ともに通所ケアサービスとされ，その目的は，日常の継続した健康管理（医学的管理），心身機能の維持・向上（リハビリテーション），閉じこもり予防（ソーシャルケア），介護負担の軽減（レスパイトケア）などである（表5）[7]．主なサービスは，自宅からの送迎，介護，入浴，食事，リハ，レクリエーションなどがあり，ある程度の医療も提供できる．

1) 通所リハビリテーションにおける介護報酬改定の変遷

2005年の介護報酬改定では，リハマネ加算と退院後早期にリハを実施する必要性から短期集中

リハ実施加算が新設されたことによって，生活期のリハが評価されることとなった．

2008年の介護報酬改定では，短時間での個別リハを充実するという観点から新たに「1時間以上2時間未満」の介護報酬が新設された．

2011年の介護報酬改定では，通所リハの機能の明確化や医療保険から介護保険への円滑な移行を推進するため，個別リハに着目して見直しがなされ，「1時間以上2時間未満」の利用者において1日に複数回の算定が可能となった．また，リハマネ加算の算定要因の見直しとして，新規利用者には利用開始後1か月以内に居宅訪問を行い，ADLの状況や家屋環境を評価し在宅でのADLの維持・向上に資するリハ提供計画を策定することが新設された．

2014年の介護報酬改定では，活動と参加に焦点を当てたリハビリテーションの推進として「生活行為向上リハビリテーション実施加算」が新設され，リハマネジメントの再構築，短期集中リハ実施加算と認知症短期集中リハ実施加算が見直された．

2) 通所リハビリテーションの利用者が罹患している傷病

通所リハの利用者が罹患している傷病については，脳卒中，筋骨格系疾患（骨粗鬆症，関節症など）・骨折，高血圧の順で割合が高い（図3）．

3) 通所リハビリテーションにおける理学療法

通所リハと通所介護との違いは，通所リハではリハ専門職のサービスを受けることができ，その目的は，体力，基本的動作能力，ADL，IADLの維持・向上がある．また，実施内容は，筋力強化運動，関節可動域運動，歩行練習の実施率が高く，ADLでは排泄，入浴などのADL練習の実施率が高くなっている[1]．

4) 介護予防

2000年の介護保険制度導入により，介護認定の要介護度は要支援1，2と要介護1〜5までに区分されたが，軽度者の重度化や軽度者の増加により，2005年の介護保険改正では介護状態の悪化予防を重点とする介護予防対策が講じられた．

厚生労働省 これからの介護予防によると，「介護予防は，高齢者が要介護状態などとなることの予防又は要介護状態などの軽減もしくは悪化の防止を目的として行うものである．生活機能の低下した高齢者に対しては，リハビリテーションの理念を踏まえて，『心身機能』『活動』『参加』のそれぞれの要素にバランス良く働きかけることが重要であり，単に高齢者の運動機能や栄養状態といった心身機能の改善だけを目指すものではなく，日常生活の活動を高め，家庭や社会への参加を促し，それによって一人ひとりの生きがいや自己実現のための取り組みを支援して，QOLの向上を目指すもの」としている．

しかし，これまでの介護予防の取り組みは，心身機能を改善することを目的としたアプローチに偏りがちで，活動や社会参加を促す取り組みが必ずしも十分でなかったという課題がある．これからは，利用者の心身機能の改善だけでなく地域の中で生きがいや役割を持って生活できるよう，利用者を取り巻く家族や環境などへもアプローチし，活動と参加として趣味活動の推進や社会的役割の維持など地域社会での自立支援を促す必要がある．

2015年の介護予防給付の見直しでは，要支援者に対して2017年度末までに地域支援事業の形式に見直すこととなった．

5) サービス担当者会議

サービス担当者会議とは，ケアマネジャーがケアプラン原案を作成してサービス調整を行った後，サービス担当者を集めてケアプランの内容を検討する会議であり，利用者の状態の変化などでケアプランを変更する際にも開催される．それらは自宅や施設で行われ，利用者，家族にかかわる複数の事業所に所属する多職種が参加して情報を共有することで，利用者主体の視点から多面的に支援することが可能となる．

6）地域包括ケアと通所リハビリテーション

　厚生労働省は，高齢者の尊厳の保持と自立生活の支援を目的に，可能な限り住み慣れた地域で，自分らしいくらしを人生の最期まで続けることができるよう，住まい・医療・介護・予防・生活支援が一体的に提供される地域包括ケアシステムの構築を推進している．

　利用者の在宅生活や地域活動などに関する通所リハとしてのかかわりは，制度的には新規利用時だけになっており，支援の結果が在宅でのくらしにどのような変化を及ぼしたか，訪問して評価することはまれである．これからは，自宅を含め地域でのくらしを支援することを目標とし，家族への働きかけや地域連携によるチームでの支援となるような働きかけも担っていく必要がある[9]．

b. 短期入所療養介護（ショートステイ）

　ショートステイの対象は要支援，要介護状態と認められた人で，老健施設や介護療養型医療施設などで医学的管理の下，短期間入所することで日常生活上の介護やリハを受けることができる．家族が病気や冠婚葬祭，出張などで一時的に介護できない場合や，家族の身体的・精神的な負担の軽減（レスパイトケア）などのためにも利用される．利用者の健康管理や介護者の一次的な休息が可能なため，定期的・計画的に利用することで在宅生活を支えることができる重要なサービスの1つである．

　利用目的は介護者，家族のレスパイトケアが最も多く，次いでリハの実施となっている[1]．2008年の介護報酬改定では個別リハ実施加算が創設された．

7. 介護老人保健施設における理学療法の実際

　急性期・回復期リハ病院を経て筆者らの施設に入所後8か月で在宅復帰され，その後通所リハ利用となった事例について報告する．

a. 事例紹介

　70歳代の女性で介護度4，現病歴は左脛骨遠位端開放骨折（観血的骨接合術），パーキンソン病，認知症，高血圧である．生活歴は，ご主人，娘と3人暮らし，自宅は自己所有マンションでバリアフリーに改修中である（図7）．

b. 経　過

　パーキンソン病発症後1年間は身体が思うように動かず家事は娘が行っていたが，内服治療により徐々に活動できるようになった．その間，乗用車と接触し，左脛骨遠位端開放骨折受傷し，観血的骨接合術を受ける．入院後より認知症を発症し，コミュニケーションは困難で幻視も時々みられることもあった．約3か月後リハ目的で転院，歩行器歩行がなんとか可能となりそれから約2か月後，在宅復帰目的で当施設入所となる（受傷後約5か月）．

　入所前に入所前判定会議と入所前カンファレンスを開催し（医師，看護師，ケアマネジャー，理学療法士，介護職員），入所後3か月間短期集中リハ（週6日）および認知症短期集中リハ（週3日）を実施する．フロアでのリハとして歩行能力の維持を目的に，排泄時の移動は両手引き歩行として介護職員に依頼する．

　入所後7か月目に退所前居宅訪問（介護職員，理学療法士，施設ケアマネジャー，在宅ケアマネジャー，福祉用具専門員，本人，ご主人）を実施し，退所に際して，ベッドの配置や手すりの設置を調整し，ご主人へは屋内移動動作や段差またぎ動作の際の注意について資料を作成して説明を行った．

　入所後8か月目に在宅復帰され，退所後，週3回通所リハ利用となる．

　退所2週間後に退所後居宅訪問（理学療法士，施設ケアマネジャー，本人，ご主人）を実施し，屋内移動動作の確認やベッド回りの環境を再評価した．

図7 事例紹介

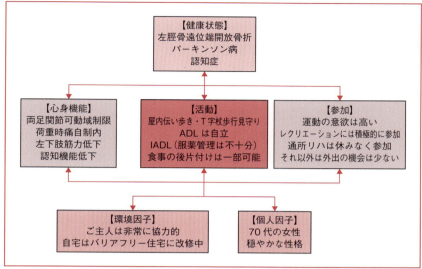

c. 入所時の評価（入所時→退所時）

1) 主訴とニーズ
①主訴：具体的に聴取困難→「車いすが動かせない」
②ニーズ　本人：具体的に聴取困難→「しっかり歩けるようになれたらと思います」
ご主人：「トイレや伝い歩きができるようになって欲しい」→「歩いてトイレに行ければいいです」

2) 心身機能
①コミュニケーション：入力, 出力ともに正常, 簡単な日常会話は可能
②精神・認知機能：
   a. 改訂　長谷川式簡易知能スケール（HDS-R）14/30 → 22/30
   b. mini mental state examination（MMSE）8/30 → 23/30 見当識・近時記憶低下
   c. N式老年者用精神状態尺度　13/50（徘徊, 幻覚）→ 31/50
   d. functional assessment stage of Alzheimer's disease
      6b（高度認知症）→ 4（軽度認知症）

③痛み：左足趾に荷重時痛→訴えなく自制内
④関節可動域：足関節背屈　左 -10°　右 0° →変化なし
⑤粗大筋力：左足関節底屈 3 レベル, その他下肢において 4 レベル→下肢 4 レベル

3) 活動レベル
①起居・移乗動作：声掛け, 見守り→自立
②立位バランス：後方重心　見守りで保持可能→自立
③歩行：短下肢装具装着　人的介入→杖歩行または伝い歩き　見守り
④ADL：NADL　25/50（更衣動作, 入浴での減点）→ 31/50（歩行・排泄動作の改善）
   a. 排泄動作　移乗・下衣操作共に介入→見守りにて可能
   b. 更衣動作　下衣・装具脱着ともに介入→声掛けにて可能

d. 退所後の状況

入所時と退所時を比較すると, 認知機能の向上, 身体機能面では痛みと筋力に改善がみられたことで起居・移乗動作, 立位・歩行能力, 排泄・更衣動作にも著明な改善がみられた.

今後，通所リハにおける目標は，ADLおよび屋内歩行能力を維持・向上することと認知機能を維持することで安全な在宅生活を継続すること，そして通所リハを利用することで外出の機会を増やすこととし，通所リハでの理学療法プログラムとして，①関節可動域運動，②伸張運動，③筋力強化運動，④立位・歩行練習，⑤認知機能練習（見当識確認，学習療法，注意に対するアプローチ）を実施する．服薬はご主人とケアマネジャーに依頼して管理し，家事全般はご家族の協力を得て在宅生活を継続されている．

結語

介護保険法のなかでは理学療法や作業療法としての専門性が明確にされておらず，"リハビリテーション"として包括されている．

急性期病院や回復期リハ病院の在院日数短縮に伴い，早期に在宅復帰を余儀なくされる利用者は，介護認定を受けた後，さまざまな介護保険によるサービスを選択することができる．そのため，老健施設利用者や通所リハ利用者も医学的管理の必要性が高い場合も多く，生活期リハにおいても，いわゆる維持するための役割だけでなく急性期，回復期リハ同様，心身機能の向上も大いに期待できるといえる．ゆえに，生活期リハに携わる理学療法士はその専門性を活かして在宅復帰をめざし生活機能向上の支援を行うこと，つまり，心身機能向上のため医学的リスクを予測して管理する能力が必要とされ，ADLやIADLの向上，さらに社会参加を促してその人らしく地域で暮らすための幅広い支援を行うことが必要とされている．さらに，世界理学療法連盟では精神科領域の理学療法もサブグループとして承認され，老健施設利用者の76.4％は認知症を呈し[1]，認知症短期集中リハはきわめて有効であるとの報告があることから，理学療法士も認知症に対して理解を深めてアプローチすることが求められている．

厚生労働省は，団塊の世代が75歳以上となり国民の医療や介護の需要がさらに増加することを見込んでいる2025年を目途に「地域包括ケアシステム」の構築を推進している．

今後さらに"在宅"への移行が進み，医療・介護・福祉の連携が重要となることから，老健施設は，「地域包括ケアシステム」の中核的存在としての役割と機能分担を明確にし，地域に根ざした老健施設を目指すことへの大きな社会的要請があることを自覚する必要性があろう．そして，理学療法士は，単に直接的に理学療法を提供するのみにとどまらず，介護職員や家族，地域住民への啓発を行うことによって，利用者が住み慣れた地域でその人らしく自立生活を継続できるための担い手になることを使命として感じることが期待される．

文献

1) 厚生労働省：平成24年（2012年）度介護報酬改定の効果検証及び調査研究に関わる調査．平成26年（2014年）度調査の結果【速報版】，2014
2) 奈良　勲，藤村昌彦：虚弱障害高齢者のための健康体操テキスト．医歯薬出版，p17，2003
3) 奈良　勲ほか：高齢者のdeconditioningによる筋力低下と早期リハビリテーション介入効果．Monthly book medical rehabilitation，174：27-38，2014
4) 鳥羽研二：認知症短期集中リハビリテーションの実践と効果に関する検証・研究事業．
5) 公益社団法人全国老人保健施設協会：平成22年　新全老健版ケアマネジメント方式R4システム
6) 浜村明徳：老健のリハビリテーションの役割．老健施設のリハビリテーション機能，老健23：12-17，2012
7) 浜村明徳ほか：通所リハビリテーションサービス．地域リハビリテーション論Ver.3，大田仁史（編著），三輪書店，p24，2006
8) 浜村明徳：ソーシャルインクルージョンの観点からみた地域包括ケアシステム．Journal of Clinical Rehabilitation 23：25-32，2014

（奈良和美）

5 特別養護老人ホームにおける理学療法

序説

　理学療法士の専門性は，医学の基盤に立った機能回復アプローチから，人の生活行為を支援する範囲の幅の広いものである．また，心身機能の「評価（アセスメント）」を得意とする専門職でもある．これらのことから，さまざまな高齢者が暮らす特別養護老人ホーム（以下，特養と略）において，理学療法士は欠くことのできない有益な専門職であるといえる．

　しかし，特養には理学療法士の必置義務がなく，勤務する理学療法士が少ないこともあり，特養で理学療法士が担うべき役割はいまだ手探りの段階にある．そのため，医療機関で行われる理学療法が，特養に場所を変えて行われているという状況も見受けられる．もちろん，その効果をすべて否定するものではないが，理学療法士のもつ高度な専門性からすればそこにとどまることは得策とはいえない．そこで本項では，特養の全体像を概観し，生活の場である特養における理学療法士の役割と概念について，多角的視点から記述したい．

1. 高齢者ケアの歴史的変遷

a. 高齢者ケア施設

　現在の高齢者ケア施設には，老人福祉法を根拠とする養護老人ホーム，軽費老人ホームや介護保険法を根拠とする介護老人保健施設，介護老人福祉施設（特養）などがある．

　介護保険の実施により措置から契約形式へ転換したことで，介護保険利用者自らが介護保険施設の利用を選択することが可能となっている．図1は高齢者が暮らす施設を，根拠法，経費の個人負担，利用対象となる介護度の観点から整理したものである．このようにさまざまな施設形態があるなかで，理学療法士の配置が義務づけられているのは介護老人保健施設だけである．

> **メモ　介護老人福祉施設（特養）**
> 老人福祉法に基づき認可された特別養護老人ホームを，介護保険法上では介護老人福祉施設とよぶが，特養とよばれることが一般的である．

b. 特養の概要

　老人福祉法によると，特養とは，「65歳以上の者であって，身体上又は精神上著しい障害があるために常時の介護を必要とし，かつ，居宅においてこれを受けることが困難なものを入所させ，養護することを目的とする施設」とされている．2013年の調査[1]では，施設数は6,754，定員数は488,659人となっている．年々，平均要介護度は上昇しているが，一定程度の軽度者も入居している（2015年度からは要介護3以上が入居対象とされた）．特養入居者の平均在所日数は1,405日と他の介護保険施設と比較して長く，死亡を理由とした退居が72.7％と高いことも他の介護保険施設と異なる特徴的な点である．

　これらの特徴から，特養はさまざまな心身機能レベルの高齢者が入居から最期を迎えるまで，生活を営む場であるといえる．

　特養の設置に関しては老人福祉法を根拠法とする一方で，運営に関しては介護保険法を根拠法とする施設となっている．しかし，法の趣旨を考えてみると老人福祉法とは措置型の福祉であることに対し，介護保険は契約型の社会保障である点に若干の矛盾があることを，まず冒頭で述べておきたい．

　このような環境下にあることを理解したうえで，「その人がその人らしく生きる」といった法の趣旨を示す介護保険という社会保障のなかで，理学療法士がどのようなサービスを提供できるのかという側面を考えることが重要である．すなわ

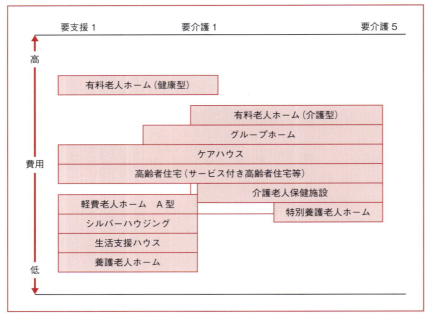

図1 高齢者施設概観

ち，従前，理学療法士のかかわりは身体機能の回復に焦点を当てることが主な目的であったが，介護保険法の趣旨に照らすと，その概念はもっと大きく「特養に暮らす人がその人らしく生きていけることを支援する」水準にまで拡充する必要があるといえる．

c. 特養の歴史

特養は1963年，老人福祉法の制定とともに創設された．老人福祉法制定以前は，生活保護法における養老施設が，貧困救済施策の一部として，生活できなくなった高齢者を収容し保護していた．老人福祉法によると，老人とは，「多年にわたり社会の進展に寄与してきた者として，かつ，豊富な知識と経験を有する者として敬愛されるとともに，生きがいをもてる健全で安らかな生活が保障されるものとする」とされ，高齢者の人権擁護に触れた法であったが，実際に提供されているケアは高齢者の人権を守るには程遠いものであった．

当時の特養は，人里離れた場所に建設されている場合が多いことや，8人部屋の居室が主でありプライバシーが保てないことなど多くの課題があった．また，ハード面だけではなく，ソフト面においても同様であった．排泄介護（おむつ交換）は1日のうちに3回などと交換の時間が決まっているのが当たり前で，便が出ても交換をしてもらえなかった．さらに，「特養カット」とよばれるものがあり，入所者の髪の毛は職員が手入れしやすいように短い髪型を強いられるなど，個人の自由は制約されていた[2]．

d. 高齢者政策の変遷

戦後，医療の発展に伴う急速な高齢化率の延伸に加え，高度経済成長に伴う核家族化による影響で高齢者の存在が社会的な課題として生じてきた．かつての高齢者ケア政策は社会的課題の対象として，高齢者を収容・保護するためにきわめて措置的な対応となっていた．「利用者本位，その人らしく生きる」といった高齢者の生活に目を向けたケアが具体的に発展してきたのは，1989年のゴールドプラン，2000年の介護保険の実施からである（**表1**）．

表1 高齢者政策の変遷

年	制度	できごと
1950年	新生活保護法	生活に困窮した高齢者を養老施設で収容保護していた
1961年	国民皆保険制度	
1963年	老人福祉法	特別養護老人ホームが制度化
1970年		高齢化社会となる
1973年	老人医療費無料化	家族の介護負担の受け皿として,老人病院が一挙に成長していく
		その一方,点滴漬け,検査漬け,ベッド縛り等,「劣悪老人病院」として老人病院が社会問題化する
1982年	老人保健法	医療費の個人負担を再導入
1986年	改正老人保健法	社会的入院に対応するために,中間施設として老人保健施設を創設
1989年	ゴールドプラン	施設整備,在宅福祉の推進等が図られる
1994年	新ゴールドプラン	旧ゴールドプランの2倍近い規模を整備目標とした
		救貧的な制度から脱却するために「利用者本位」「自立支援」等が重視された
1995年		高齢社会となる
2000年	介護保険制度	措置から契約方式へ転換を果たす
2007年		超高齢社会に突入

e. 収容の場から暮らしの場へ

かつて,特養居室の半数以上を6人以上で暮らす部屋が占めていたが,2013年の調査[1]では個室が69.3％となっている.このような背景には,特養の整備基準として,個室・ユニット型が2002年に制度化されたことがあげられる.このことで,特養が暮らしの場であることがハード面からも定義されたのである.ここではユニットケアと,居室の個室化について説明を加えておく.

ユニットケアは,居宅に近い居住環境の下でケアを行うこと,すなわち,生活単位と介護単位を一致させたケアと定義されている.換言すれば,介護する側の視点に立ったこれまでの「介護単位」つまり,集団的・画一的に行われていたケアから,個別的対応が可能となるよう少人数での生活を支援するという考えである.生活単位が10人程度と小規模化されたため,他の入居者とのより深い交流が生まれることや,配属される職員とも馴染みの関係となり,より安心してケアを受けられることが実現した.また,職員も個別的に入居者とのかかわりをもてることで,個々人の生活パターンを把握しやすく,その人らしい生活を支援することがいっそう可能となった.

個室化が制度化されるにあたり,「プライバシーは守られるが引きこもりにつながる」といったマイナス面を懸念する主張があったが,この主張を覆す興味深い報告がある.

個室化の進んだ特養と,多床室の特養間で個人の生活空間や生活展開を比較した調査によると,居室滞在率は多床室のほうが高く,その滞在時間のうちベッド上で過ごす時間が9割以上であった.また,入居者は同室者に対し背を向けた姿勢をとる傾向にあり,半数以上は日中の入居者同士の会話が0回であった.それとは対照的に個室化された施設では居室滞在率が低下しリビングルームでの滞在率が増加した.

これらのことから,多床室では入居者がベッド以外に居場所をもてないことや,同室者は互いに無視しあうことによって限定された個人的な時間と空間を確保していること,個室化することによって身の置き所(自分を取り戻せる空間)を担保することで他者と交流する意欲がわいてくることを報告している(図2)[3].

2. 特養におけるケアの実際

ここでは当法人の特養で行われている実際のケアを紹介し,当法人の実践を例に特養での暮らしを考えてみたい.

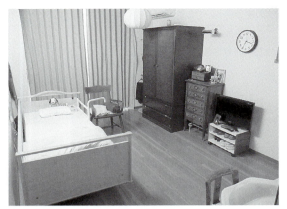

図2　個室化された居室（KOBE 須磨きらくえん）

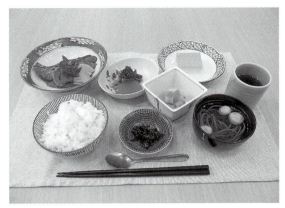

図3　食事（KOBE 須磨きらくえん）

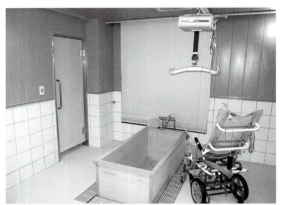

図4　リフトのある個浴（KOBE 須磨きらくえん）

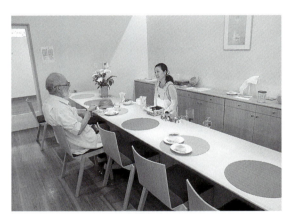

図5　喫茶スペース（KOBE 須磨きらくえん）

a．提供されるケアの概要

1）食　事

　食事は入居者にとって大きな楽しみの1つである．基本的な考えは「職員が食事介助を行う場」ではなく「入居者が食事を楽しむ場」となるよう環境整備などの配慮をすることである．献立は，一汁三菜を基本としたバランスの良い物が提供されており，器は陶器の物を使用している．さらに，一斉の食事時間を排除し，食事を好きな時間に楽しめるようにするなどの工夫により，施設的な食事風景から家庭的な食事風景へと変化させることが可能である（図3）．

2）入　浴

　入浴介助は流れ作業的に行うのではなく，一人ひとりのペースで入浴を楽しめるような配慮をしている．浴槽はすべて檜の個浴で，木の香りを感じながら入居者の好みの湯温で入浴を楽しめる．浴室には天井走行リフトが設置されているので，移乗や浴槽内での座位保持が困難な方でも同じように檜の個浴に入ることが可能である（図4）．

3）喫茶スペース

　当施設には喫茶スペースが設置されており，入居者，デイサービス利用者，家族や近隣の方々も利用されている．喫茶スペースではサイフォンコーヒーを飲めるだけでなく，地域住民との交流

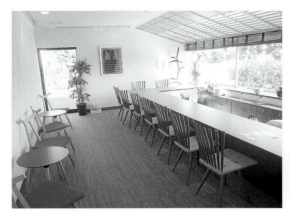

図6　バー（KOBE 須磨きらくえん）

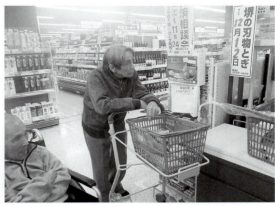

図7　買い物

の場として活用されている．また，地域に開かれた場とすることで，地域住民の老人ホームに対する「暗いイメージ」を払拭することにもつながっている（図5）．

4）バー

夜に開店するバーは，入居者の楽しみの1つである．居室やリビングルームで飲む一人酒も良いが，たまには違った雰囲気の中で味わうお酒を入居者は楽しみにしている．このような環境を設備することで，入居者同士の豊かな人間関係が構築されている（図6）．

5）社会性のある暮らし

たとえ特養に入居していても，入居者が地域住民であるといった意識を抱き続けることは，社会性を保つためにも大切なことである．当施設では，入居者が地域生活と切り離されないように，近くのスーパーで買い物をすることや，行きつけの美容院や家族の墓参りに行くことなど，可能な限り外出の機会を増やす支援をしている（図7）．

特養が収容，保護的な場から，「暮らしの場」とよばれるようになってから久しい．入居者は，何らかの介助が必要になり生活の場が施設となった以外，私たちと変わらない地域住民であり，当然，地域住民としての暮らしの自由は保障されるべきである．入居者の生活を考えるときには，これまで抱いていた施設の既成概念を払拭し，もっと幅広い概念で，当たり前の生活や普通の暮らしの場であるとの感覚をもつ必要がある．

b．認知症ケア

認知症を呈する人が不安やパニックに陥っても，落ち着きを取り戻し穏やかに過ごせるようにするためには，認知症に対する正しい理解に基づいた環境設定やケア提供者の対応を考える必要がある．

1）環　境

見当識が低下し，適応力の低下した人が，馴染みの品物が何もない真っ白い病室のような場所で落ち着くことは可能なのだろうか．馴染みの品物に囲まれて，自分の居場所を確認できてこそ落ち着きを取り戻せるのではないだろうか．当施設では，本人が大切にしてきた家具や装飾品で部屋をレイアウトしてもらうため，他の部屋と同じことはありえない．そのため，居室を間違えるトラブルもほとんど生じない．環境設定によって，認知症を呈する人が落ち着きを取り戻すことも，入居者間のトラブルを減らすことも可能なのである（図8）．

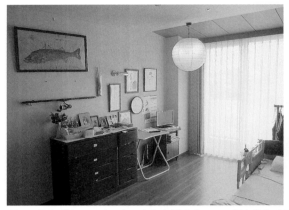
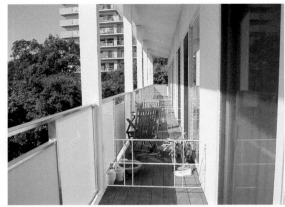

図8 さまざまにレイアウトされた居室（KOBE須磨きらくえん）

2）対応

　認知症の症状のうち，周辺症状とは，中核症状がもたらす不自由をかかえて，暮らしの中で困惑しながらたどり着いた結果である[4]．このような事象を職員が理解していれば，立ち上がって歩いている人に対して，"座ってください"といった一方的で画一的な声かけは自ずとなくなるはずである．1つの例として当施設では徘徊という用語は使用せず，「お出かけ，お散歩」といった"ことば"を職員間の共通用語としている．

　認知症の人が立ち上がって歩く背景には，必ず何らかの理由が存在している．トイレを探している，居心地が悪く一人になりたい，何か用事を思い出した，ただ単に歩きたくなったなど，推察される理由は無限にある．その理由を探って対応し，暮らしやすさを支援することが認知症ケアにおいて最も重要な要素であると考える．このような理解があれば，徘徊に代表される周辺症状は異常行動でなくなる．言い換えれば，異常行動はその行動を受け取る場所や人によって，異常行動ではなくなるのである．周辺症状を異常行動と捉えるか，認知症高齢者の自発的な行動と捉えるかは，ケア提供者の認知症に対する理解の程度次第であるといえる．

3. 特養における理学療法士の役割と概念

　特養での理学療法という明確な概念が存在するわけではないが，病院で行われる理学療法とは異なる視点や考え方が必要であることは明らかである．特養で理学療法士が担うべき役割を述べる際，最も基本となる考えは「暮らしの場で生活を支援する」ということで，換言すれば「普通の生活を支える」ということである．特養は生活を営む暮らしの場であるため，機能回復を目的とする医療機関とは大きな相違がある．

　この基本的な考え方が曖昧なまま特養で理学療法を提供することは，漫然とした関節可動域運動や筋力増強運動を実施することになり，対象者のニーズに合致しない理学療法を提供することになりかねない．

　また，生活は理学療法士がかかわる限られた時間で成り立っているわけでは当然ない．理学療法士が直接かかわる時間だけでなく，24時間の生活を支援するためには，他職種と知識と目的を共有しておく必要がある．

　ここでは筆者が考える特養での理学療法，すなわち，「普通の生活を支える」ということを紹介し，そのために必要な知識を整理しておく．

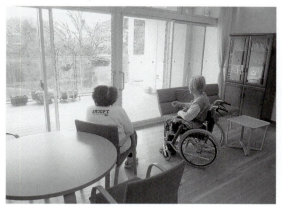

図9 談笑場面

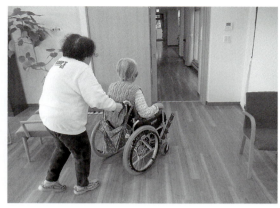

図10 談笑後

a. 普通の生活を支える

さて，暮らしの場で生活を支援するとは，いかなることだろうか．これから提示する写真を使って紹介していきたい．

1) 午後のひと時

図9は，昼食後に2人の入居者が談笑している場面である．その後，談笑が終わったときに，1人の入居者が車いすを押してリビングへ移動しようとしているところ（図10）である．この写真を見ると，ここが施設内であることを忘れさせてくれるような，ごく「普通」の，そして穏やかな時間が流れている印象を受ける．しかし，介入なしに，このような風景が実現するわけではない．このような風景を実現するためには，理学療法士が，個々の入居者の身体に適合した車いすの選定と調整，車いす上での望ましい座位姿勢を保つことができるような介入（ベッド上での良肢位による筋緊張へのアプローチも含めて）を行うことなどが不可欠である．

2) 手すりのない廊下

当施設では，敢えて，廊下に手すりを設置していない．連続した動線が確保できない手すりに存在価値を見いだせないことがその理由である．

当然，「手すりのない廊下」は歩行が不安定な人

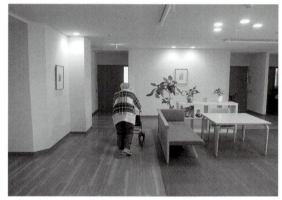

図11 手すりのない廊下（KOBE 須磨きらくえん）

にとって危険な面もあるが，適切な歩行器を使用すればどうだろうか．手すりが不要になるだけではなく，手すりの範囲を超えた，より広い範囲での安全な移動が可能になる（図11）．

このように，正しく車いす，歩行補助具が選定され，入居者が正しく使用することを当たり前のように支援する．そのためには，入居者の能力を正しく評価することが必須であり，これらのことが十分に確認できれば，施設で「普通の生活」を支えることが可能となる．このような発想をもって，施設の基本的マネジメントにかかわることも理学療法士の重要な役割である．この「普通の生活」を支えるために必要な知識について，次項からは各論的に説明する．

b. 手段と目的

　理学療法を提供する際に，入居者の生活機能について目標設定をすることは，特養においても同様である．ただし，リハビリテーション計画の目標に，下肢筋力や歩行能力の向上，などの目標設定をみることがあるが，特養においては，これらは終極的目標ではなく，生活機能を高める手段であることを認識しておく必要がある．

　例えば，バーの椅子に座りかえるために下肢筋力の向上を図るとか，地域の理髪店を利用するために歩行能力の向上を図るなどの具体的な目的がなければ，何を目安に筋力強化を図り，どの程度まで歩行能力が向上すればゴールと判断されるのだろうか．いわゆる，手段と目的との理解が不明確であれば，筋力強化や歩行練習が漫然と繰り返されることに終始してしまうことになる．具体的な成果の見えない，運動療法のための運動療法は高齢者には決して効率的な対応ではなく，限られた時間を無駄にさせている可能性さえあることを理解しておきたい．

c. 身体的側面

1) 姿勢機能

　すべての生活動作の基本となるのは静的姿勢，動的姿勢である．そして姿勢は，臥床姿勢，座位姿勢，立位姿勢などと切り離して考えるものではなく，相互に連動して影響を及ぼし合っているため，一貫した姿勢評価とそのデータに基づいた介入を行う必要がある．

a) きちんと寝る

　筆者は臥床姿勢を考える際「きちんと寝る，楽に寝る」ということを大切にして姿勢管理を行っている．このような表現がきわめて抽象的であり不適切な表現であることは承知している．しかし，この種の基本的でありすぎる事象が見過ごされ，ケア現場では，基本的な考えが欠如した状態で，ピローを用いたポジショニングの方法論に議論が終始する傾向がある．

例えば，車いすからの移乗後に臥床姿勢へと介助した際，姿勢を正すということを着床介助の流れのなかで普通に遂行しているだろうか．身体に捻じれはないか，不自然な関節位置となっていないか，過度な骨盤後傾はないか，荷重すべき部位での適切な荷重がなされているか．私たち健常者は臥床した際，身体をモゾモゾと動かして関節位置を修正することや，圧分散することを無意識のうちに行っている．体動が困難な高齢者に対して，関節位置や荷重圧分散の修正をしなければ，局所的な圧が高まり不快感を生じさせ，筋の緊張状態を惹起する．さらに，これらは呼吸や循環といった生命に直結する課題さえ引き起こすこともある．つまり，このような状態で長時間の臥床を強いることは拷問であるといっても過言ではない．

　曖昧な表現ではあるが，「きちんと寝る」ことを確実にするために，臥床時に私たちの身体のどの部位にどの程度の圧がかかっているのか，マットレスと身体の間に手を差し込み，把握しておくことを勧める．

　北欧ケアの現場をみると，適切に寝ることと，座ることを重要視している．そのため，例えば，ウォータベッドや緩やかな揺れが生じるベッド構造などが試みられ導入もされている．日本においても，長時間を過ごす基本的な姿勢にもっと注意深く関心を払うことが求められる．

b) おいしく食べる

　咀嚼，嚥下に姿勢の要素が大きく関係していることは周知のとおりであり，高齢者が心地よく食事をとれる姿勢を保っているのかを確認する必要がある．そのためには，机の高さと椅子の高さは適切か，座位姿勢に傾きはなくやや前傾姿勢を保てているか，足底がしっかりと接地して下肢による支持性を活用しているかなどを観察しておくことが大切である（図12）．このような観察は実際の食事場面でしか行えないため，単に関節可動域や筋力を評価することとは異なる側面である．つまり，生活の場である特養ではすべての生活活動

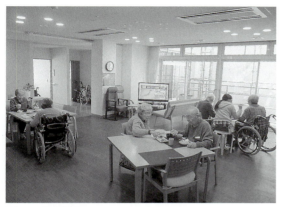
図12　食事風景

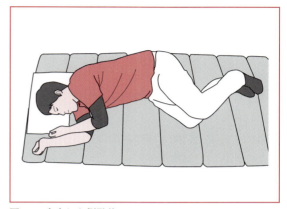
図13　安定した側臥位

と動作を観察できるため，直接的，かつ実際的なアプローチが可能である．

2）ことさら運動療法ではなく

a）側臥位

ベッド上でおむつ交換を行う際，側臥位にすることが多いが，おむつ交換のための側臥位で終わっていないだろうか．片手で対象者の背中を支えながら，他方の手でおむつを交換しようとしている介助場面を目にしたことはないだろうか．被介護者の支持基底面と重心点を想定して，安定した側臥位に誘導できれば，片手でおむつを行うような必要はない（図13）．不安定な側臥位では前，後方へ崩れそうになる恐怖感を対象者に生じさせ筋の緊張状態を招きやすい．また，安定した側臥位をとるためには，肩関節，股関節，膝関節などの多数の関節にさまざまな関節運動が生じる．このような理学療法士が備えている基本的な知識を応用すれば，高齢者にとって有意義な関節可動域運動が日常ケアの中で実現されるのである．

b）動作介助

理学療法士は，被介護者の起き上がり，ベッド上での上下左右への移動，立ち上がり，移乗，歩行などさまざまな動作において，いかなる関節運動や重心移動が生じているのかなどを把握しておく必要がある．起き上がり動作を一例としてあげると，起き上がりを行うために，側臥位をとり，下肢をベッドから下垂し，肘支持，手支持，端座位への順序はあまりにも大雑把で直線的な動作分析といえる．起き上がりを行うための側臥位はいかなる姿勢が好ましいのか，ベッドから下垂する際の股関節はどの程度屈曲することが好ましいのか，肘支持へ移行する際の重心移動はいかなる軌道を通過して，どのタイミングで肩関節や股関節に回旋運動が生じるのかなどの，より細かな動作分析を行える知識と能力とが求められる．動作における身体の動きを介護・看護職と共有し，より自然な動作介助を行うことで，生活に必要な関節可動域，筋力，姿勢制御能などが保たれるだけでなく，呼吸，排泄機能などの心身体機能を維持・改善することが可能となる．

d．環境的側面

1）福祉用具の選定

入居者の生活を快適にするための手段として，福祉用具の選定を行うことは理学療法士が担うべき役割の1つである．また，他職種から福祉用具に関する相談を受ける事例が多いため，理学療法士はこのような期待に応え確実に結果をだすために，最新の情報を含めた福祉用具に関する幅広い知識を有していることが求められる．

a）車いすの選定

車いすは歩行困難な人にとっては移動用の足と

なり,座位保持能力が低下した人にとっては姿勢を保持するための椅子として機能する.そのため,車いす上で過ごす時間は日中の大半を占めることになる.これらを踏まえて,当施設では一人ひとりにあった車いすの使用を心がけて個々に選定を行っている.

車いすの選定に関しては各論に譲るが,標準型とよばれる何の調整機能も付随していない車いすは,本来,短時間の移動用のみとして使用するのであって,長時間座って過ごすことは苦痛を強いる以外の何物でもない.円背傾向のある高齢者にとって,背張り調整を行い胸椎の伸展を促すことは単に座位姿勢を改善するだけではなく,諸々の身体機能,生活行為に大きな恩恵をもたらす.

b) スライディングボード,スライディングシート,リフト

これらの用具は移乗や,ベッド上での移動介助を容易にし,ケアスタッフの負担を軽減するだけではなく,入居者にとっても褥瘡予防や負担軽減を図ることが可能な効果的な用具である.福祉用具の正しい使用方法を理解しておくことは当然のことであるが,他職種に正しい使用方法を伝達すること,また,施設に必要数の備品が用意されていないのであれば,用具の有用性,必要性を根拠に購入の提案をすることも理学療法士が担うべき役割である.

2) 知識を共有する

福祉用具を使用するまでの流れとしては,心身機能評価・他職種から生活状況の聞きとりなどを行い,以下のように進めていく.①福祉用具の選定→②実際の使用感を評価→③本人・家族(施設購入の場合は施設)への説明・購入依頼→④購入→⑤適合性や使用後のフォローアップおよび使用者の身体機能の変化や変調に応じた福祉用具の見直しなどである.

福祉用具を使用するまでの過程がどれも重要であることはいうまでもないが,ここでは「購入依頼」の過程をあげ,「知識を共有する」ことを論じていきたい.

福祉用具を使用するまでの一連の流れのなかで,実はこの「購入依頼」の過程で当惑することが多く,"家族が購入してくれない","施設が購入してくれない"といった理由で入居者に必要な福祉用具の提供が困難なことがある.しかし,それだけの理由で簡単にあきらめるのは,その福祉用具の必要度はそれほど高くないとか,必要性は高いが他人事だと割り切っているのではないかと筆者は感じる.経済的な事情もあるだろうが,それでも理学療法士が適切な評価を行った結果として,福祉用具の必要性があるケースについては,それを使用するメリット,デメリットを,誠実にわかりやすく説明して購入者の意思決定を促す必要がある.

いかに福祉用具に関する知識が豊富であっても,具体的な提案から購入に至らなければ入居者への支援につながらないことになる.自分が知っていることは,他者と共有されて初めて効果として現れる.

3) 正しく伝える

他職種との連携が重要であることは特養に限った話ではないが,理学療法士にとって他職種が多数を占める特養においては,とりわけ重要な要素であるため改めて述べておきたい.他職種と連携を図る際にまず課題となるのが,「ことば・専門用語」の壁である.関節拘縮や移乗といった無意識的に使用するような用語であっても,介護・看護職がイメージする関節拘縮や移乗と,理学療法士のもつイメージとの間には乖離がある場合がある.

用語・単語の受け取り方が違う状況で情報のやり取りを行うことは,時に大きな事故の原因になる可能性もあることを認識しておく必要がある.ここでは筆者の失敗体験を基に,他職種と情報共有を図る際に配慮すべき点について述べる.

図14は,足がすくみ便座への移乗に時間を要する入居者の居室トイレに,ビニールテープを

貼って目印を作ったものである．理学療法士同士であればこれらの情報から，いかなる疾患の人に対して，いかなることを目的としたものかの意図を共有することが可能だと思える．

この工夫は，パーキンソン病によりすくみ足が出現する人に対し，視覚的な外的刺激を利用した移乗補助支援を目的としたものである．このテープによって，この人は車いすから便座への移乗が円滑に行えるようになったのだが，介護職員への情報伝達が不適切であったために，移乗をより困難にしてしまう結果になりかけた．筆者は介護職員に対して"テープを目印にすると（足の運びが良くなり）移乗がしやすくなる"と伝えたつもりだったが，介護職員には"テープを目印に（車いすを停車）すると移乗しやすくなる"と受け取られていたようで，便器に極端に接近した位置からの移乗を介助し，動作をより困難にしてしまっていた．

他職種との情報共有を図る際，情報量が多過ぎると混乱を招くことや重要な情報が伝わらない場合があるが，提供する情報が少なすぎても思惑と違った結果につながることになる．

ここでは，"パーキンソン病の人には視覚的な刺激が足のすくみを改善する手助けとなるので，テープを目印に下肢を踏み出すよう移乗してください"と伝えておけば良かったのだろうと反省した．他職種と情報を共有しようとする際には，目的を確実に共有し，さらにその根拠を伝えておくことが重要であることを再確認した．

e．心理的側面

特養で理学療法士が担うべき役割と働き方について種々記述してきたが，もちろんこのような細切れの技術に終始するものではなく，人の暮らし，身体，心を俯瞰的にみる視点が必要である．その際に重要となることは以下のようなことである．

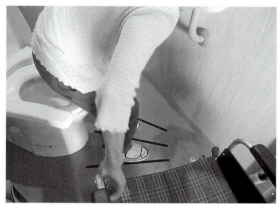

図14　便座への移乗支援

$$\text{生活機能} = \frac{\text{身体機能} \times \text{適切なケア} \times \text{意欲}}{\text{社会的・身体的環境阻害因子}}$$

図15　生活機能≠身体機能
（Kane RL, Ouslander JG, Abrass IB（Eds）：Essentials of Clinical Geriatrics, 5th Edition, p51, McGraw Hill, 2004より引用改変）

1）身体機能のみで生活機能は決まらない

図15に示す式は，生活機能は身体機能のみで決まるのではなく，適切なケアや意欲が相互に関連し合い，生活機能に影響を及ぼすことを説明したものである．認知症の人と接していると，人は動きたいと思うから動くということを特に感じる．動きたくなるような環境をケア提供者が整備することで，見事な生活機能が発揮された事例を紹介したい．

図16は，歩行に対する恐怖心が強く施設周囲の屋外歩行に誘っても拒む人が初詣に行った際の様子である．砂利が敷き詰められた場所を，昔の思い出を職員に語りかけながら歩いている．不整地での二重課題歩行といった，転倒予防において大きな効果の期待できる運動が環境設定によって可能になることもあるのである．

図17は，職員が入居者とおはぎ作りに取り組んでいるところであるが，むしろ職員がおはぎ作りを教えてもらっているような場面にみえる．昔取った杵柄というフレーズがあるように，認知症になっても非陳述記憶は保持されやすいことが明らかとなっている．動きたいと思う環境設定に

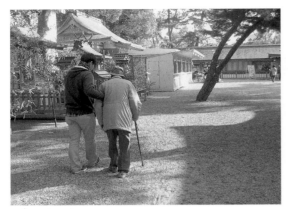

図16　初詣

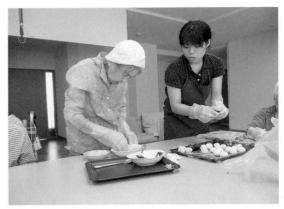

図17　おはぎ作り

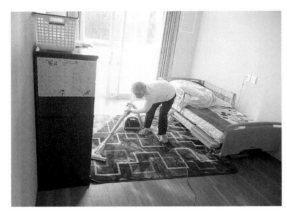

図18　掃除機掛け

よって，認知症高齢者がケアを提供される受け身的な存在から，昔の姿を想起させる素晴らしい生活行為を披露する存在へと変容することがある．

図18は，危なげながらも入居者が自室の掃除機掛けを行っている様子である．この様子を目にした時に転倒の危険性が高いと判断し，"危ないので職員にお任せください"と声掛けをすればどうなるのであろうか．危なげながらも遂行していた自分の役割を奪われるような感情に苛まれ，この先掃除機を手にすることはなくなるかもしれない．

認知症への基本的な対応は，できないことは要求せず，できるはずのことを奪わない[4]ことである．よって，写真のような場面に遭遇した場合には，転倒しないようにそっと見守り，"疲れていませんか"などと適宜声掛けを行うのが望ましい対応ではないだろうか．

一見入居者のためと思われるリスク回避が，入居者のできる活動を過剰に制約し意欲を奪うことにもつながりかねない．ケア提供者が環境阻害因子とならないよう，くれぐれも注意したいものである．

4. これからの施設ケアを考える（北欧ケアを手がかりに）

筆者らは，2006年からスウェーデン，デンマークの施設ケアと在宅ケアの現場を訪ね，ケアのあり方，特に日本のケアの将来について考察を重ねてきた．本論では，そのなかから2つの項を立てて，これからの施設ケアを考えてみたい．

「特別養護老人ホームにおける理学療法」という大見出しのなかで，敢えて「施設ケア」としたのは，特別養護老人ホーム，老人保健施設，グループホーム，療養型病床などの区分にこだわるのではなく，人の暮らしを支えるために有効な施設ケアを考えたいとの意図による．さらに，在宅と施設のケアサービス内容は，本来，共通点が多いはずであり，在宅か施設かの選択は，入居者や家族の判断に委ねるのが良いと考える．さて，そのような選択に耐えられる施設ケアとはいかなるものだろうか．日本と北欧のケアを見比べながらこの課題に応えてみたい．

図19 北欧ケアと日本のケアのイメージ

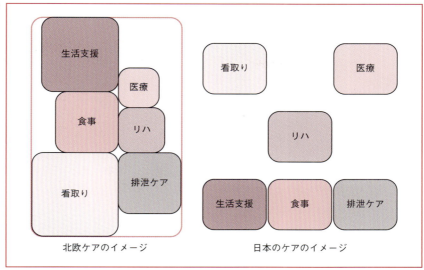

北欧ケアのイメージ　　　日本のケアのイメージ

a. 自己決定を支えるケア

図19は，ケアサービスがどのように選択され，重みづけられているのかについて，北欧と日本とを比較して模式化したものである．

北欧ケアでは，サービスを使う利用者の意思として，例えば"私はまず生活支援を一番に考えて欲しい"，"食事も大切"，"将来，その時が来たら尊厳を保った看取りを求める"，"延命医療は必要ない"，"リハビリテーションも痛みを取り除く程度で良い"などの希望に従ってケアサービスが組み立てられていくのに対して，日本では，サービスを提供する側の，"医療はこうあるべきだ"，"リハビリテーションはこうあるべきだ"，"生活支援はこうあるべきだ"などの考えに基づいてケアサービスが組立てられている感は否めない．

当然，「自己決定」は慎重に扱われるべきものであるが，これは時代背景，政治，宗教，教育，社会構造などのさまざまな文化的要素の影響を受けることから，北欧で実践されているから，今すぐ日本でもと考えられることではない．現状に鑑みれば，今の日本におけるケアサービスの組み立てを利用者の自己決定に委ねることは早計ともいえる．それは，「利用者が自己決定する」のではなく，「利用者に自己決定を強いる」ことにもなりかねないからである．一方，特に施設ケアでは，往々にして，サービス提供側の価値観が強く働き，それが善意に基づくものであるにせよ，利用者が自己決定できる事柄についても，その機会を制約している可能性があることを十分に認知しておく必要がある．

「理学療法士だから，理学療法を提供する」のか，「その人にとって必要だから，理学療法士としての知識と技術を提供する」かの判断は，各理学療法士の倫理・哲学的思考性によって定まることであろう．その判断がサービスを必要とする人と共有することになるとすれば，現在の日本における自己決定を支えるケアへの第一歩と考えられる．

b. 普通を支えるケア（「晴れと褻（ハレとケ）」のケア）

図20, 21は，スウェーデンのショートステイ施設と，デンマークのデイサービス施設である．北欧ケアの現場を訪ねてほとんどの施設で感じるのが，「やや高級な家の雰囲気」である．そのような環境の中でケアサービスを注視していると，ケアに当たる職員が，利用者にとって家の中で普通

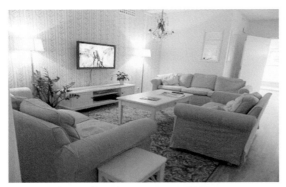

図20　スウェーデンのショートステイ施設

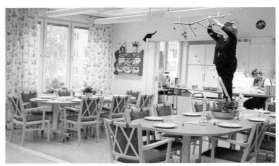

図21　デンマークのデイサービス施設

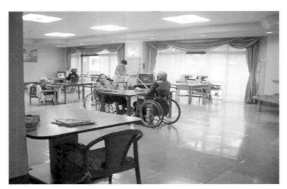

図22　日本の特別養護老人ホーム

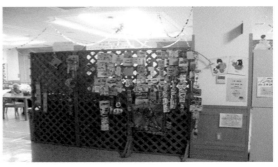

図23　日本のデイサービス施設

の営みを保ちながら，そのなかで必要な活動を提供しようとする姿勢がうかがえる．

　北欧の施設ケア，通所ケアであっても，運動をとり入れた活動やレクリエーションなどのプログラムが実施されていることは日本と変わりがない．ただし，その内容は，例えば，高齢者向けによく工夫された内容の体操であったり，鑑賞に堪える音楽の演奏であったりする点が日本とは異なっていると思えた．しかも，それらが提供される環境は，上記のごとく，施設的ではない家の雰囲気が保たれている．そのような環境設定によって，利用者に落ち着いた安心感を与え，同時に利用者自身が自らの存在に尊厳を感じていることは明らかなこととの印象を受けた．

　図22，23は，日本の特別養護老人ホームとデイサービス施設の風景である．このような風景に馴染みのない高齢者は「家」としての感覚を抱け

るだろうか．無秩序に飾り付けられた壁に向かったとき，例えば，認知症の人であれば，落ち着かないどころか恐怖を感じるかもしれないことを，理学療法士であれば容易に想像できるはずである．

　さて，このような相違はいかなる要因によって生じたのかと考えると，「晴れと褻（ハレとケ）」というフレーズを思い出す．晴れとは祭りや祭礼といった非日常を指し，褻は普段の暮らしである日常を指すのである．北欧ケアを観察すると，いかに，利用者にとって普通の暮らしを保つかということに腐心している様子がみえてくる．褻のおちついた雰囲気のなかで，その人らしい生活を実現しようとするものである．

　それに対して日本では，ケアスタッフが働く晴れの場に，利用者を迎えてサービスを提供するという意識が強いように感じられる．当然，これは

ケアスタッフの善意によるものと解釈できるので，すべてを否定するものではないが，もしもそのような対応が，利用者の混乱を招くものであるとすれば，その内容は是正されることが望まれる．これは，一見，理学療法士とは関係ないように思えるが，生活を支援するケアでは，それを提供する者が共通して認識しておくべき重要な点であり，理学療法士が提供するサービスもこのような観点で再考してみる必要があると思える．

奈良は[5,6]理学療法士の立場からみたケアに関する哲学的考察に関連して，キュアとケアの語源と双方の共通点と相違点を背景にして，心身のセルフケア，人間同士，人間と品物，人間とペット間，家畜などのケアをはじめ，保健・医療・福祉領域における専門職種のケアについても多面的に言及している．本論では，特養におけるケアに焦点を絞って記述したが，ケア自体の概念を根本的に認識しておくことは，ケア提供者にとっても不可欠なことである．

結 語

これまで述べたように，施設ケアのなかで理学療法士が提供できるサービスは多種多様で，利用者はもちろんのこと，他の施設職員からもそれらへの期待は大きい．しかし，独善に陥らず，利用者にとって最適なサービスをいかに提供するか．ケアの場面での理学療法士の発展を心から期待するものである．

文 献

1) 平成25年介護サービス施設・事業所調査の概況
2) 宮崎和加子：認知症の人の歴史を学びませんか．初版，中央法規出版，p81，2011
3) 外山 義：介護保険施設における個室化とユニットケアに関する研究．医療経済研究 11：63-88，2002
4) 小澤 勲：認知症とは何か．第17刷，岩波新書，p24，2014
5) 奈良 勲：理学療法士の立場から観たケアに関する哲学的考察①．PTジャーナル 45：735-747，2011
6) 奈良 勲：理学療法士の立場から観たケアに関する哲学的考察②．PTジャーナル 45：950-953，2011

（原田浩史，備酒伸彦）

6 通所施設における理学療法

序　説

　理学療法士の活動フィールドは，時代の変遷とともに変化してきている．従来は，医療機関のなかで「急性期」や「回復期」で活動する者がほとんどであったが，今や，「生活期」の対象者に対する理学療法を，地域で実践することも急速に広がっている．また，このフィールドにおいては，医療機関等や，社会福祉法人等に所属し活動するにとどまることなく，理学療法士の専門性や視点を活かした「起業」という新たな活躍の場も与えられ，在宅生活をその人らしく最期まで生き生きと支えるという役割をさらに力強く推進できるようになってきている．今回は，主に生活期の対象者に対する理学療法士の活動を「通所」「訪問」という手段を通じ紹介するとともに，われわれに期待されている役割，活動するにあたってもつべき視点などについて触れてみたい．

1. 理学療法士の起業と社会背景

a. 少子高齢化の進展と社会保障制度の変革の必要性

　日本の高齢化の進展は，世界に類をみないスピードで進んでおり，わが国は，全世界が経験し

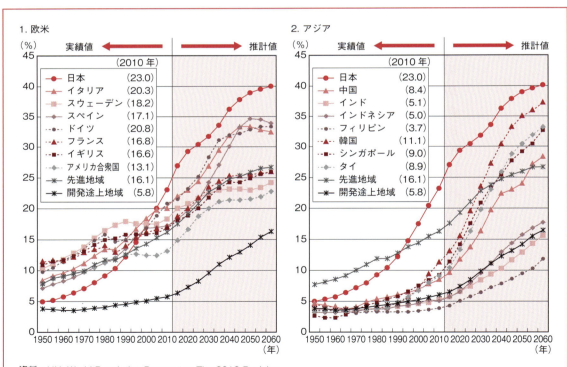

図1　世界の高齢化推移

（出典：内閣府：平成26年度高齢者白書）

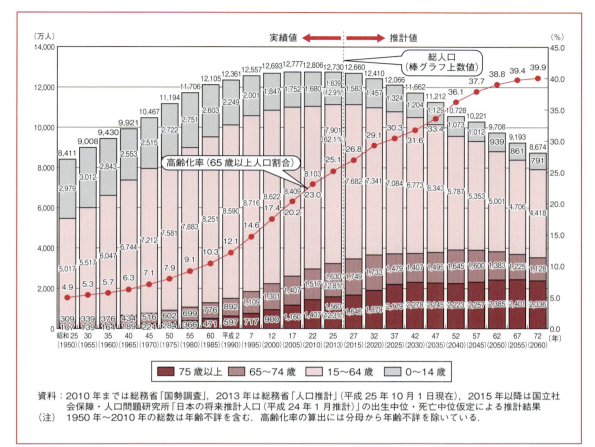

図2　高齢化の推移と将来推計　　　　　　　　　　　　　　　（出典：内閣府：平成26年度高齢者白書）

たことのない少子高齢化の領域に達している（図1）．全体的な人口減少のなかで，特に後期高齢者の占める割合が高くなっている（図2）．

一方で，社会保障費については，107兆円を超えてきており，そのなかに占める高齢者に関する給付費の膨張は著明である（図3）．今後，社会保障制度のあり方は，抜本的に改革を進めていく必要がある．

平成25年にまとめられた社会保障改革国民会議の報告書においては，今後の医療介護のあり方として，「病院完結型医療」から「地域完結型医療」への転換を急ぐことを方針としてまとめられ，より地域において多様な支援体制を構築することが求められるようになってきている．同時に，私たち理学療法士は，さらに地域に目を向けていく必要が高まっている．

b. 理学療法士の起業の背景

日本の社会保障制度の見直しや再整備が叫ばれて久しいが，過去を振り返ると2000年に施行された介護保険制度はその礎となっているものである．

介護保険制度は従来の老人福祉制度と老人保健制度を再編成したものであり，保険給付の内容は，基本的には老人福祉分野の在宅・施設サービスと老人保健制度における介護的な要素を組み合わせたものである．これは，従来の措置制度から利用者選択制度に移行し利用者と事業者の契約によりサービスが提供されるようになったものである．それに伴い民間事業者の参入を促進し，理学療法士による起業も介護保険制度の施行後，加速的に広がりをみせている．また，社会保障審議会

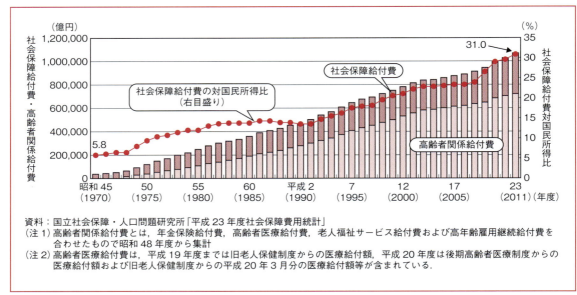

図3　社会保障費の推移
（出典：内閣府：平成26年版高齢者白書）
(http://www8.cao.go.jp/kourei/whitepaper/w-2014/zenbun/26pdf_index.html)

医療部会等で，病床の機能分化と在院日数の短縮について議論が進められている．このような改革シナリオから考えると，理学療法士の活動フィールドは医療保険領域に加え，介護保険領域に対し充実した体制を構築することが不可欠である（**図4**）．

　理学療法士の起業モデルはさまざまな形があるが，多くは介護保険制度に基づいた事業である．在宅で生活する機能損傷がある人や高齢者に対する訪問・通所・泊り・住まいの提供といった手段を通じ，理学療法士の専門性を発揮し，事業を運営するものであるが，これからの地域ケアにおいて，ニーズの多様化，在院日数の短縮や病床の再編などを考えると，その事業運営は，理学療法士のみでなく看護師や介護職が多職種協働で進められるべきであり，医療機関との協力体制も不可欠である．

　現行の介護保険における在宅サービスにおいて，最も利用されているサービスの1つが通所介護である（**図5**）．通所介護が多用される背景には，サービス提供時間の組み合わせが多彩であり，同時に多様なニーズに応えることができるサービスであることが理由と考えられる．

2. 地域包括ケアシステムの構築と在宅ケア

a. 地域包括ケアシステム

1）地域包括ケアシステムとは

　地域包括ケア研究会の報告書において，地域包括ケアとは，「ニーズに応じた住宅が提供されることを基本としたうえで，生活上の安全・安心・健康を確保するために，医療や介護のみならず，福祉サービスを含めたさまざまな生活支援サービスが日常生活の場（日常生活圏域）で適切に提供できるような地域での体制」と定義づけられている．また，このなかでは2025年のリハビリテーションのあり方や職種ごとの役割についての提案がなされている（**表1**）．

　報告書では，現時点におけるサービスのあり方として，通所介護においては，理学療法の部分が十分に提供されていないとの指摘がなされている．また，通所リハビリテーションについて，通所介護と提供されるサービス内容に大差がなく，目標を設定したうえで計画的なリハビリテーションが提供されていないとの指摘もある．今後，地

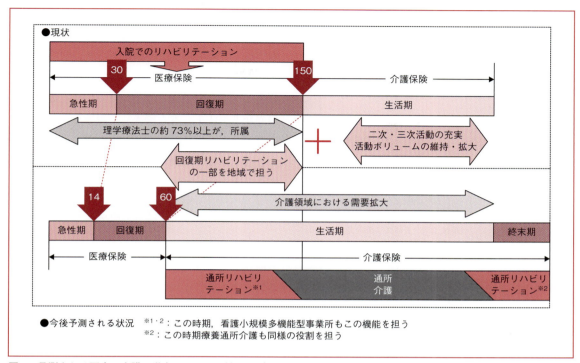

図4　予測される医療・介護の動向からみる地域リハビリテーションの需要変化
図中矢印内の数字は入院におけるリハビリテーション判定可能日数.

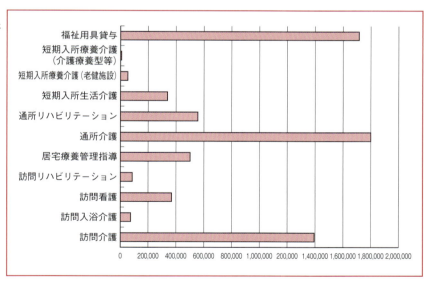

図5　サービス別利用者実績
(出典：介護保険事業状況報告平成26年12月実績)

域完結型医療をめざし，高齢者ニーズを的確に捉えた地域包括ケアシステムの構築を考えたとき，通所ケアの役割は，ますます，大きくなると考える．そのなかで通所介護では，単にお預かり機能にとどまらず，理学療法のニーズに効果的に対応できるモデルを理学療法士が主体的に構築するとともに，通所リハビリについても，その役割や効果をより具体的に可視化する必要がある．

表1 地域包括ケアを支える各人材の役割

【医療・リハビリ】

	現在	2025年
医師	・定期的な訪問診療 ・急変時対応 ・看取り	・在宅医療開始時の指導 ・急変時の対応・指示 ・看取り
看護職員	・診療の補助（医行為） ・療養上の世話	・病状観察 ・夜間を含む急変時の対応 ・看取り
PT・OT・ST	・リハビリテーション実施	・リハビリテーションのアセスメント・計画作成 ・困難ケースを中心にリハビリテーション実施

（地域包括ケア研究会報告書より引用）

2) 地域包括ケアシステムにおいて理学療法士に期待されること

　地域包括ケア研究会の報告書のなかでは，地域包括ケアを支える人材のあり方，良質なケアを効率的に提供するための人材の役割分担の章の中で理学療法・リハビリテーションの項目において，「理学療法士・作業療法士・言語聴覚士は，在宅復帰時，施設入所時に要介護者の状態を評価して，計画を策定するとともに，困難なケースを中心に，自らリハビリテーションを提供する．一方，日常生活における生活機能の維持・向上のための支援は，理学療法士・作業療法士・言語聴覚士の策定した計画に基づき，介護福祉士が実施している」と述べられている．すなわち，これまでわれわれ理学療法士は，利用者に対し，直接リハビリテーションを提供することを求められ実践してきたが，今後については，在宅ケアのなかでの自立支援をマネジメントする視点で，地域に介入することも併せて求められており，その視点の転換が重要である．

　今後，ますます理学療法士にとって，評価とアセスメント能力が求められると考える．まず，利用者や家族の在宅生活での困りごとや将来希望する生活などについて，丁寧に聴取しなければならない．次に私たちの機能として，要介護状態に陥り，在宅生活での困りごとが出現している原因を機能損傷で特定すること，そして，その解決するための手段の提案をする．同時に，失った機能のみでなく，残存機能を明確にし，その機能を活かすことで，今後利用者の生活機能がどの程度まで確立できるかを予測し，そのために必要な環境整備や介護手法を，本人家族，多職種や他サービスに確実に提案と説明をすることが重要である．この2面を両輪で稼働させながら，利用者の自立支援を促進することがきわめて重要となる（図6, 7）．

b. 在宅ケアにおけるフェイズごとのケアのあり方

　前述したように，今後在院日数の短縮や多様な看取りの重要性が増すなかで，私たちが地域で活動するにあたってのかかわり方も多様性が求められる．すなわちこれまで入院で実行されていた回復期や看取りに近づく時期に，できる限り在宅での対応が求められる．このことが介護保険制度のなかに位置づけられ，その役割が訪問や通所サービスにシフトしてくるからである．このように地域における理学療法の提供はそれぞれの時期に応じ，その提供内容やサービスボリューム，頻度は異なり，多職種協働による自立支援に向けた取り組みを積極的に実行すべきである（図8）．

c. 地域包括ケアシステムのなかでの通所ケアに求められる役割

1) 在宅生活の課題解決手段としての通所ケアの位置づけ

　通所ケアにおいて，理学療法士がまず押さえなければならないポイントは，サービスの利用目的である．利用者は，あくまでもより良い在宅サービスを継続できるようにするための手段として，通所サービスを利用するということである．

　基本的に，介護支援専門員が立てた，居宅介護支援計画をベースとし，本人家族の希望や生活課題に基づき，通所ケアを利用し達成したい目標等について，十分理解しなければならない．そのうえにおいて，在宅での生活について丁寧に評価

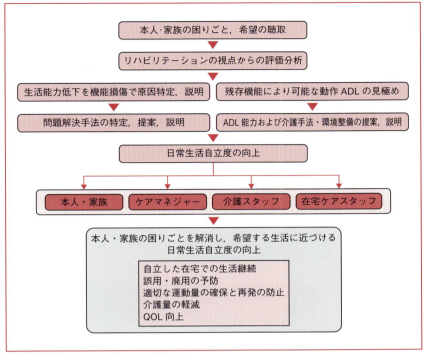

図6 理学療法士が実行すべき評価とアセスメントの視点

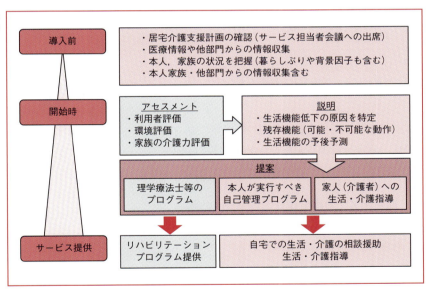

図7 通所介護におけるリハビリテーションマネジメントプロセス

し，通所ケアの計画に反映させなければならない．平成27年度の介護報酬改定では，通所介護，通所リハビリテーション双方に在宅での様子を確認することが，位置づけられていることも，その理由である．

したがって，理学療法士等は自宅での利用者の生活状況を身体機能面の評価にとどまることなく，住環境や周辺環境も含め，確認する必要がある．また，本人がその住み慣れた地域で獲得したい生活を具体的にイメージができるよう，情報収集に努めなければならない．併せて，自宅で生活していくうえにおいては，本人のみならず，家人の介

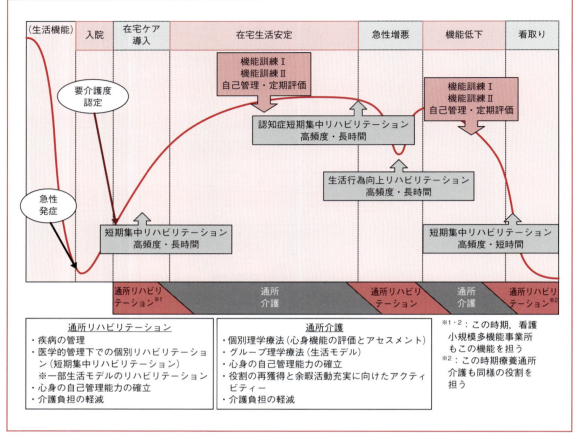

図8　時系列にみた通所ケアの役割イメージ

護力，介護をするうえでの課題，希望等についても聴取し，適正な目標設定を行わなければならない．

3. 通所ケアでの理学療法士の活動の実際

a. 計画作成（評価とアセスメント）

　理学療法士は，自宅での利用者の様子や環境，家族の理解や希望，介護における課題等についても，聴取したうえで，通所ケアにおいて身体機能も含めた詳細の評価を行い，課題と目標を設定し，具体的なプログラムを立てる．

　前述したように，ここで理学療法士が立案するプログラムとは，単に直接自らが個別にかかわり，サービスを提供することのみでなく，通所時間を通じ，目標達成のために，その利用者に係るすべての職種，スタッフが，自立支援に向かって有効なケアができるように，残存機能を活かし具体的に「活動」や「参加」に結び付けられるものでなければならない．よって，計画作成においては，多職種の意見も十分にとり入れ，立てた計画もその利用者にかかわるすべてのスタッフで共有することが望ましく，サービス担当者会議等において，理学療法士の発言は非常に重要となる．

b. 個別の理学療法等

　理学療法士は，通所開始早期は特に評価をしながら，個別的なかかわり方からスタートすることが多い．また，在宅復帰早期の利用者から，在宅生活が安定している利用者，終末期に近づいている利用者など，その発症やサービス開始からの時期において，そのかかわりは，ニーズに合わせ多

様でなければならない．どの時期においても，在宅生活の困りごとを解決したり，希望する生活に近づける手段としての通所でのかかわりであることを理解することが重要である．

利用者の機能不全像を加味しながらも，日常生活における環境のなか，和式の生活や玄関の出入り，屋外活動につなげるための周辺環境，希望する生活に必要な動作の確認や具体的な助言を実行する．よって，その場所はマット，プラットホーム，ベッド等にとどまることなく，床上，トイレ，浴室，玄関，屋外といったように獲得したい日常の場をイメージして設定する必要がある．

その後，ケースの状態像に合わせて，個別的なかかわりから，徐々に集団活動や自主的活動へと導くことが重要である．すなわち，専門職に対する依存的なかかわりから，自らの老いと健康を管理する「心身の自己管理能力」を高めるとともに，精神面での充実を促進し，自らが求める生活レベルやQOLの獲得に向けた取り組みに導くことが重要である．理学療法士は，個別にかかわりつつも，達成する目標を明確にしながら，その時々のかかわりを個別から集団，そして自律的活動へと導くことが肝要である．

c. 小集団での理学療法等

小集団での活動を実施するにあたり重要になるのが，理学療法士の視点からグループに分けることである．グループでアプローチをする際，機能損傷がある高齢者が地域社会から孤立することも多く経験し，また，なかなか集団活動への移行が困難なことが多い．しかし，理学療法士が評価とアセスメントや目標設定に合わせたグループの形成をし，疾患別，状態別，目標別等のグループに分け，同様な状態像や目標をもった利用者同士でグループを形成することで，利用者同士の精神的支えや競争心となり，主体的な参画を導くことができる．このようなグループリハビリテーションの仕組みを作り，稼働させることで利用者の主体的参画や，在宅生活における孤立からの脱出に効

表2 小グループでの理学療法の目的

【同じ機能損傷をもった人たち同士が支え合う仕組み】
・自分だけが機能損傷を負い苦しんでいるのではないことを確認
・発症からの経験や悩みを共有し，仲間同士が支える
・機能損傷を持ちながら活き活きと生活している仲間とともに，充実した毎日を送る
【心身の自己管理能力の向上を図る】
・リハビリテーションは，「してもらう」から「する」への意識の転換
・活動や参加を促すリハビリテーションシステム
・自らの心身状況について理解し，日々の生活に必要な動作や姿勢について習得するとともに実行する

果を上げている（**表2**）．1日のスケジュールには，さまざまなグループがあり，理学療法士等が一定の管理下，紹介したメニューに参加するとともに，そのメニューにとどまることなく，1日を通じてさまざまな活動に主体性をもって参加できる体制としている．

グループは，機能損傷別となっており理学療法士等が定めたカテゴリーごとに，その状態像に合わせたいくつかのグループを設定している（**図9**）．運動中はもとより，休憩時間においても，機能損傷をもちながら日常生活することに対する悩みを共有し，残存機能を活かし生活する工夫を紹介しあうことで，互いに大きな精神的支えにもなっている．そこで大切なことは，自分だけが要介護状態となり，苦しんでいるのではないことを認識していただくとともに，機能不全がある仲間同士が励ましあい，支えあうことで，専門職がかかわる以上の心理的サポートが可能となることである．

d.「活動」や「参加」の促進

特に男性の機能損傷がある高齢者が，社会的活動から孤立化することを多く経験するが，上述した機能別グループリハビリテーションにおいて，小集団活動に適応でき始めることにより，精神面でも主体性が芽生えることが多い．理学療法士は作業療法士等とも，密に連携を図りながらも，介護職や看護職に対し，評価結果等についてわかりやすく提案しつつも，本人の希望する生活や楽し

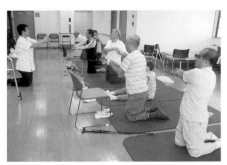 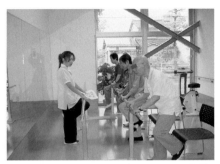
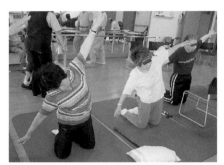 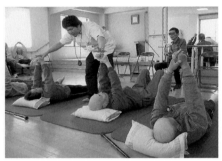

肉体改造ハッスルリハビリテーション（脳卒中片麻痺）　ハツラツパーキンソン体操（パーキンソン病等）

スタビリハビリテーション（脊髄・小脳等の疾患によるバランス障害）　リラクリハビリテーション（脳卒中筋緊張亢進）

図9　機能損傷別グループリハビリテーション（例）

　みにしていることを実現する手段としての，趣味活動等に主体的に参画できる仕組みを作り，稼働させることが重要である．理学療法士は，その活動を通じて，本人の心境の変化や自立度の変化を観察しながら，次の目標設定の重要な情報とし，計画に反映することが重要である．

　社会生活基本調査において，総務省では人間の活動を3つの層に分け定義をしている．睡眠，食事など生理的に必要な活動を「一次活動」，仕事，家事など社会生活を営むうえで義務的な性格の強い活動を「二次活動」，これら以外の各人が自由に使える時間における活動を「三次活動」と定義している．図10は3つの活動ごとに，国民の生活時間の割合を示したものである．そのなかの二次活動，三次活動こそがその人らしさであると考える．高齢者が生きがいのある生活を送るためには，役割をもち人の役に立っていることを実感できることが重要である．在宅で暮らす要介護老人

や機能損傷がある人は，極端に二次活動が圧縮され，三次活動においても無目的で主体的な活動になっていないことが多い．通所介護では，利用者が秘めている可能性や能力を引き出すとともに，何らかの役割を果たせることを実感したり，余暇活動の充実を促すかかわりを実行したりすべきであると考える．よって，通所介護に求められるさらなる機能は，また，運動メニューのみでなく，各種アクティビティーについても，自ら選択し，参加する体制をとることが重要であると考える．筆者らの施設では，機能損傷像ごとのピアサポートを図るというグループと，それぞれの嗜好に合わせたグループとの2軸の集団を用意し，参加が可能なカリキュラム構成としている（図11）．機能損傷の重・軽度を超え，趣味活動を通じたグループでは，重度の利用者を軽度の利用者が支援をしたり，利用者同士が協力してさまざまな作業に取り組んだりなど，互いに役割を果たすという

6 通所施設における理学療法　401

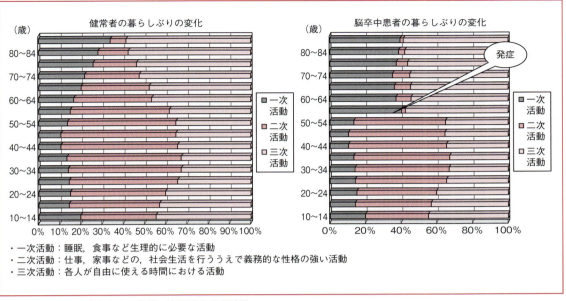

図10　健常者と脳卒中患者の年齢ごと暮らしぶり変化

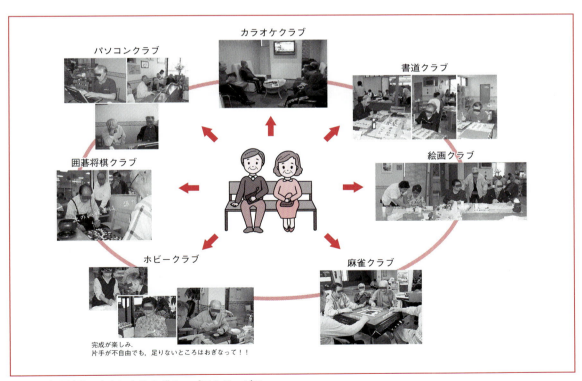

図11　余暇活動の充実に向けたグループアクティビティー

面からも，重要な意義があると考える．また，心身機能の向上により得られた能力を農業という作業活動に参加していただくことで，農作物を栽培し，他の役に立つということを実感していただくことなども実行し，より二次活動・三次活動を意識した活動を実行している（図12）．

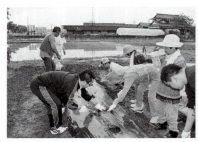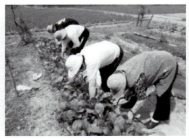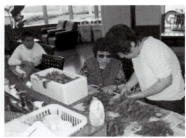

図12　二次活動，三次活動を意識し，通所介護にて農作業を実践

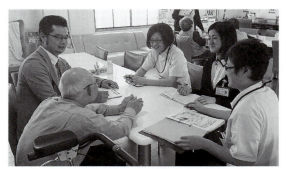

図13　利用者を交えたサービス担当者会議の様子

e．他サービスとの連携

1）居宅介護支援事業所との連携

　居宅介護支援事業所の介護支援専門員とは，サービスの開始前後や，サービスを提供している期間における定期的な連携が必要となる．介護支援専門員は，在宅にて生活を継続するために必要な介護計画を作成する立場であり，彼らが計画作成を行ううえにおいても，理学療法士は適正な情報提供を行い，介護支援計画作成の支援を行うことが重要である．理学療法士は，サービス担当者会議（図13）に積極的な参加を心がけると同時に，その際，介護支援専門員やその他サービス事業所の多職種に対しても，通所ケアにおける利用者の現状や，在宅生活を送るうえでの理学療法士の視点から助言を行うことが重要である．また，他サービスからの情報を引きだし，通所ケアのサービスに活かしていくことが重要である．

　理学療法士は通所ケアの立場であれど，担当者会議に出席するにあたり，利用者にかかわるあらゆるサービスを知り，その事業所と有機的な連携

表3　介護保険制度における在宅諸サービス

- 要介護（支援）者に対するサービス
  訪問系サービス
  - 居宅介護支援
  - 訪問介護
  - 訪問看護
  - 訪問リハビリテーション
  - 居宅療養管理指導

  通所系サービス
  - 通所介護
  - 通所リハビリテーション

  短期入所サービス
  - 短期入所生活介護
  - 短期入所療養介護

  福祉用具等サービス
  - 福祉用具貸与
  - 特定福祉用具購入
  - 居宅介護住宅改修

  地域密着型サービス
  - 小規模多機能型居宅介護
  - 看護・小規模多機能型居宅介護
  - 認知症対応型通所介護
  - 認知症対応型共同生活介護
  - 夜間対応型訪問介護

- 二次予防事業対象者に対するサービス
  地域支援事業
  - 運動器の機能向上
  - 栄養改善
  - 口腔機能の向上
  - 閉じこもり，うつ，認知症の予防

を図ることが求められる．そのためにも，制度についての理解，保険者の状況，周辺諸サービスや地域における同一サービスの所在や地域において果たすべき役割を理解する必要がある（表3）．さらにどのような専門職等が関与しているかを理解する必要がある（表1）．通所ケアで理学療法士がアセスメントした内容，プログラムの実行状況，機能や通所時の状況の経過報告などの情報提供

図14 通所と訪問の長短所を補完し合うことが重要

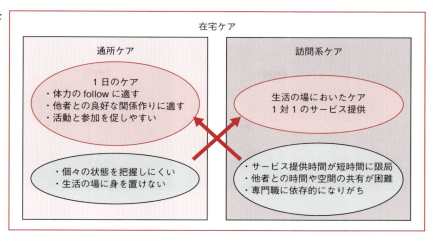

は，提供する先によって有効な情報を選択し，より理解していただきやすい形に表現する必要がある．

2）訪問リハビリテーションとの連携

通所介護では，専門職の配置や自宅に比べ機能損傷がある高齢者が活動しやすい空間が用意され，恵まれた環境のなかで生活機能を高める結果を導きやすいと考える．また，他者との関係形成や，さまざまな活動メニューへの参加を通じ，活動に主体性を引き出しやすい．さらには，サービス提供時間が長く設定できるため，日中を通じて活動する体力を養い，入浴や食事場面等，訪問サービスでは毎回確認しにくい諸動作に対しアプローチが可能である．

一方，訪問リハビリテーションにおいては，理学療法士等と利用者が1対1の関係でサービス提供されるため，利用者の主体的活動を引き出しにくい．また，サービス提供の時間が決まった曜日・時間というように限局的であり，全体的な生活実態を把握しづらいというデメリットがある．

しかし，通所介護では，利用者が獲得された機能や，現状の能力を在宅という生活空間で，活かせているかどうかの確認ができない．また，集団でのケアとなるため，個別の状況把握を十分に聞き取り上げられにくい状況にもある．よって，通所介護と訪問リハビリテーションの連携はきわめて重要であり，通所介護，訪問リハビリテーション相互のサービス特性を活かし，強力な連携の下に進めることが重要であると考える（図14）．

3）訪問介護との連携

地域包括ケアシステムの構築において，理学療法士等と介護福祉士等との連携の重要性や期待などについて，前述したところである．平成24年の介護報酬改定では，具体的に報酬上も訪問介護との連携において，インセンティブも位置づけられた．一方で，その具体的策についてはあまり可視化されておらず，積極的に連携が推進されているとは言い難い．

しかし，今後さらに訪問介護との連携は非常に重要であり，通所や訪問に係る理学療法士は，その役割として介護職との連携は不可欠であることを認識すべきである．

理学療法士は，訪問介護員に対し，現状についての可能な限り共通の言語でわかりやすく報告する必要がある．まずは，利用者の現状の生活機能低下ついて客観的評価も交え伝える．その際，現状の日常生活の課題が，どの心身機能の低下が要因で表出されているかを報告する．また，現状可能な姿勢保持能力や動作能力について報告し，実際の利用者のパフォーマンスについて正しい理解を促す．

次に，そのうえにおいて理学療法士の視点から，利用者の困りごとや希望する生活に対する目標設定を表出する．この目標は，単に心身機能面

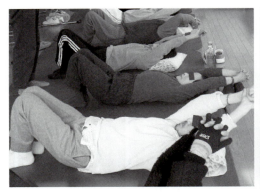
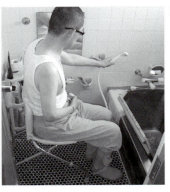

図15 在宅生活と結びつける

からの目標ではなく，利用者の日常生活における活動や参加が目標となるべきである．例えば，歩行能力の向上ではなく，「○○まで移動し，○○ができるようになる」という風に，歩行はそのための手段にすぎず，日常生活に直結した目標に設定を置くことが重要である．

さらにその目標を達成するために必要なアプローチを可視化するなかで，理学療法士が直接的にアプローチする内容と，介護職や家族等に協力を願いたいことなどを表出する．その際，介護上リスクと考えられることを介護職に的確に伝達すること．

また，介護職からは，実際に介護している状況を聴取する．日常生活に深く関与している訪問介護員は，生活全般に関する情報を把握していることが多く，また，背景因子（個人因子，環境因子）の情報についても豊富に把握しているため，理学療法士は丁寧にこの情報を聞きだし，実際の介護の場面に活かす必要がある．また，医学的側面からの情報やリスクの理解について，専門的理解が十分得にくい状況下で，介護をせざるをえないことも多く，訪問介護員は自らがどの程度の負荷や自立的な動作を促しながら，介護すべきか疑問や不安を抱えながら，介護をしているがゆえに，過剰な介護を提供していることも少なくない．

よって，介護上疑問点や，不安な点を聞きだし，専門的視点から可能な限りの助言をすることが重要である．すなわち，介護上のリスク等を共有したうえで，できるADLとしているADLのギャップを埋め，在宅生活の自立度を高めるため

の介護を促進し，自立を支援するチームとして機能させていくことが重要である（図15）．

4. 今後，地域包括ケアシステム構築においてますます重要性を増すリハビリテーションマネジメント

地域ケアシステムの構築にあたり，通所ケアのみならずあらゆる場面で，リハビリテーションマネジメントの視点が重要になると考える．このリハビリテーションマネジメントについては，狭義における個別のケースに対し，アプローチをすることを目的としたものが表出されているが，今後さらに包括的にリハビリテーションの視点から街づくりをするという視点からの意味をもつべきと考える．今回その意義から，リハビリテーションマネジメントを6つの階層に分け，説明したい（表4，図16）．

a. リハビリテーションケースマネジメント

一般的に，個別のケースをリハビリテーションするうえにおいて，医師の指示に基づき，利用者の心身機能を評価するとともに，背景因子等や多職種の情報を入手し，アセスメント，目標設定，具体的プログラムの作成等を行う．また，立てられたプログラムに沿って，適正なアプローチを実施し，定期的に評価とアセスメントを重ねていく．

b. リハビリテーションチームマネジメント

在宅生活の困りごとや，本人・家族の希望を聴取しリハビリテーションの視点からの情報を，事

業所内の多職種と共有し，サービス全体として共通の方向性や対応策を共有し，対応していける体制とする．

c. リハビリテーション事業所マネジメント

ケースのことのみならず，事業所のハード面に関する対応，通所ケアのカリキュラムや小グループのプログラムの作成や，多職種で取り組める体制づくり，職員の資質の向上に対するアプローチなどが，これにあたる．例をあげると，当事業所では，事業所内の介護職員が自立支援の視点で介護が提供できる体制を構築するために，リハビリテーションケアワーカーという社内資格制度を確立し，理学療法士その他リハビリテーション専門職を中心に介護支援専門員や介護職，看護職，管理栄養士等がカリキュラムや履修システムを考え，運営している．

d. リハビリテーションネットワークマネジメント

在宅ケアにおいては，1法人内のサービスだけで一人の利用者を支えることばかりではなく，地域の他法人の事業所や多職種が連携して，サービスを提供することが多い．よって，一人の利用者を支えていくにあたって，お互いに法人の枠を超えて互いに理解を示し，連携を図っていくことが重要である．ケース会議や勉強会等を定期的に実施し，リハビリテーションの視点から連携体制の強化を図っていく必要がある（図17）．

e. リハビリテーション事業マネジメント

このような活動を通じて，活動している地域において他の事業所も含め，地域課題が明確にな

表4 階層別リハビリテーションマネジメント

リハビリテーションケースマネジメント
リハビリテーションチームマネジメント
リハビリテーション事業所マネジメント
リハビリテーションネットワークマネジメント
リハビリテーション事業マネジメント
リハビリテーション地域マネジメント

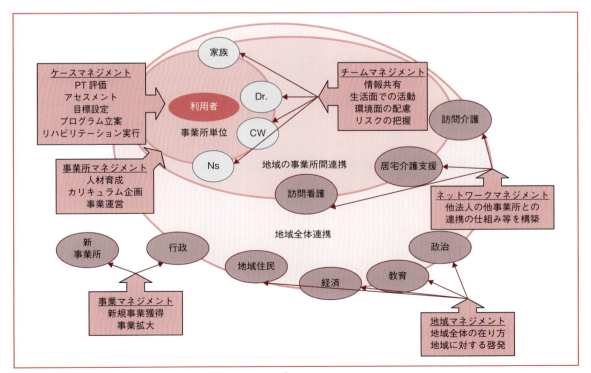

図16 リハビリテーションマネジメントの全体的イメージ

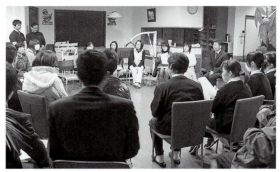

図17 リハビリテーションネットワークマネジメント

り，地域にて確立が必要な仕組みや不足している事業等が明確になり，その課題に対し，新たな制度を提案したり，事業を企てたりということが必要となる．理学療法士は，単に既存の仕組みやサービスの中で活動することにとどまることなく，地域課題を解決する手段としての仕組みや新しい事業を企画提案し，地域インフラの充実に寄与するべきであると考える．

f．地域リハビリテーションマネジメント

地域住民が，いかなる状態になっても活き活きと暮らせる街づくりを考えたとき，社会保障制度のみならず，行政，政治家，教育者，経済会，地域住民，地域組織等を巻き込み，リハビリテーションの視点から街を動かしていくことが重要である．

平成27年以降は，各自治体において地域包括ケア会議等の開催も義務づけられ，その際の理学療法士の活動は，非常に重要であり，街全体で地域が活性化するために何が必要なのかをリハビリテーションの視点から提案することが求められる．

結語―理学療法士に求められる地域へのフィールドの広がりと今後の可能性

地域における理学療法士の活動を，通所ケアを切り口にしながら説明してきた．理学療法士の今後の活動フィールドは，医療機関内や教育機関のみならず，広く地域に広がりをみせるべきであり，そのニーズや可能性は高いと考える．地域包括ケアシステムの構築には，自立支援としての視点は不可欠であり，専門職の充実配置と連携は地域完結型医療を果たすためにも必要不可欠である．今後，地域包括ケアシステムの構築においては，従来の医療保険，介護保険等の社会保障制度のみならず，多様な支援体制が必要となり，理学療法士が視野を広め，さまざまな分野にチャレンジすることが重要である．

このような背景下で，理学療法士による起業も増加してきているが，大切なことは，起業は手段にすぎず，何を果たすための起業なのか目的を明確にもつことが重要であると考える．国民のみなさまに対し，理学療法士の技術を直接的に利用者に提供することのみならず，立体的な視点において理学療法士がゆえの発想やそれに基づく活動により，街づくりを推進することにより，私たちの可能性は際限なく広がり，地域に貢献できる職種として必ず認められると考える．

広く地域に貢献する高い理想を掲げ活動することが重要であるが，同時に，継続して地域に貢献し，広くその輪を広げるためには，経済的な自立も重要であり，理学療法士の技術，知識にとどまることなく，専門の殻を破り，広く社会に目を向け，真に社会に求められ，共に働く仲間を安定的に雇用し，夢をもって働き続ける企業へと発展させていくことも，大切な視点であると考える．

文献

1) 内閣府：平成26年版高齢社会白書．日経印刷，p3-8，2014
2) 地域包括ケア研究会：平成21年度老人保健健康増進研究報告書地域包括ケア研究会報告書．p33-36，2010
3) 松井一人：通所介護の地域リハビリテーション．地域リハビリテーション7(4)：292-298，2012

（松井一人）

V. 理学療法の発展を図る
―社会的な存在として

① 理学療法の発展を図る
―日本理学療法士協会の立場から

はじめに

 日本に理学療法士が誕生して半世紀が経過する．理学療法士は，国民の保健・医療・福祉に寄与することを最大の使命としているが，理学療法士の存在価値を確立するためには，理学療法士一人ひとりがそれぞれの現場で最善を尽くす以外に方法はないといえる．だが同時に，理学療法士は，社会の枠組みの中で活動する存在でもあるため，社会的には，組織人としての所属意識と活動もきわめて重要である．これまで，日本における唯一の公的な理学療法士の組織である日本理学療法士協会は，理学療法に関連した諸々の発展に資するためにさまざま活動してきた．現在では，会員数が10万人を超える大きな組織になり，社会的にも学術的にも，その存在価値が徐々に国民に認知され，かつ国民の保健・医療・福祉領域において重要な役割を担う専門職の1つに至っている．そこで本論では，日本理学療法士協会（以下，本会）の立場から，理学療法士の社会的立場と役割，活動内容の実際を総合的に記述する．また，人口減少，少子化，超高齢社会を見据えた「地域包括ケアシステム（以下，地域ケア）」の構築という国策への本会の対策についても触れ，理学療法の展望を概説する．

1. 公益社団法人日本理学療法士協会とは

 理学療法士養成校の学生についてはいざ知らず，若手理学療法士のなかには本会の存在を知らない人はいないと思うが，その歴史について知りうる機会は少ないと思われる．そこで本会の歴史的概要と展望について紙面の都合で抜粋して先に概説する．なお，詳細は奈良論文[1]で確認されたい．

a. 歴 史

 日本に最初の理学療法士養成が始まったのは，1963年に国立療養所東京病院附属リハビリテーション学院（理学療法学科・作業療法学科）（通称；清瀬）が創立されたときであった．当初，日本には理学療法士・作業療法士が存在していない[*1]ため，両学科の専門科目の授業担当者は，海外から招聘された教員のみ[*2]で，当時の授業は英語で行われ，教材も英文であった．

 1965年に理学療法士及び作業療法士法が制定され，1966年の第1回理学療法士・作業療法士国家試験で日本に理学療法士が誕生した．その年の7月17日には国家試験に合格された183人のうち110人の有志（学卒者は15人）[*3]により本会が創立された．この7月17日を理学療法の日，それを含む週間を理学療法週間とし，1999年からは47都道府県理学療法士会で種々の行事・プログラムを実施している．

 1966年に創立された本会の初代会長は，遠藤文雄氏（1966年）であり，以後，松村秩氏（1969年），野本卓氏（1971年），矢郷弥太郎氏（任期途中で他界），鈴木昌彦氏代行（1973年），松村秩氏（再就任，1975年），奈良勲氏（1989年：平成元年），中屋久長氏（2003年）が就任され，現在の半田一登氏に引き継がれた（2007年）．

 本会創立年度に第1回日本理学療法士学会（東京1966年，学会長：遠藤文雄氏），第1回全国研

[*1]: その当時はスポーツ損傷の治療は外科，整形外科もしくは医業類似行為業として鍼灸・マッサージ・柔道整復である．現在のように理学療法を含めスポーツ損傷の予防と治療に特化した専門職は存在せず，当時の病院には理学療法従事者（医業類似行為者）が勤務され，現在のような理学療法士の存在や理学療法・リハビリテーションに関する書籍は皆無である．
[*2]: 草創期の理学療法士養成施設（九州リハビリテーション大学校，高知リハビリテーション学院，都立府中リハビリテーション学院など）でも同様の時期がある．
[*3]: 当初は理学療法学教育施設の卒業生は清瀬のみであり，会員の大多数は「特例措置」に基づき，理学療法従事者として最低5年以上の実務経験があり，300時間の講習会を受講した人に国家試験受験資格が与えられた．この措置は1974年で終了した．

修会(東京1966年,研修会長:駒沢治夫氏)を開催されたことは特筆すべきことである.1974年に,本会独自の編集体制による機関紙として「臨床理学療法」創刊号を発刊し(1974年)[*1],1984年に,科学もしくは学問体系化された理学療法学として,臨床・教育・研究の3領域を集約する必要性から名称を「理学療法学」に変更し,現在に至っている.1998年には,「理学療法学」の英語版の創刊号を発刊し,翌1999年に控えた第13回世界理学療法連盟 World Confederation for Physical Therapy(WCPT)学術大会の契機にもなり,日本からの学術情報の英語発信を開始した.第13回WCPT学術大会は第34回日本理学療法士学会と全国研修会を含む形態で開催された.2001年の第36回から「日本理学療法士学会」の名称を「日本理学療法学術大会」に変更し,かつ理学療法士以外の演題申し込みも一部オープンにしてきた.2014年には12の分科学会の学術集会の開催が実現した.

1972年から会員の卒後教育の一環として現職者講習会を開催してきた.現在では,理学療法士講習会として名称を変更し,2015年度には通算で8,000回に届く予定である.全国のどこかでテーマごとに少人数で開催する本会会員の職場外教育 off the job training に位置づけされる研修会であり,年間開催延べ日数も280日前後である.1975年には,教員や臨床実習教育者の育成を目的に厚生労働省の補助金・後援を得て第1回理学療法士・作業療法士養成施設等長期講習会を開催し,補助金は廃止されたが継続している.1977年には「臨床実習の手引き」の発刊,1978年には倫理規程を制定した.

1994年に生涯学習システムの一環として,卒後3年間を目途に各士会で「新人教育プログラム」を始動するにあたり,「新人教育プログラム教本」を発刊した.1999年からは,その課程を修了した会員は7つの理学療法専門領域研究会に所属して特定の基準に至った会員に専門理学療法士の認定書を発行してきた.2010年には23領域において研修および認定試験で一定の基準にある会員を認定理学療法士として認定する事業を開始した.

本会は,原則的に職能団体として創立されたが,それと並行して取り組んできた学術活動などが評価され,1990年に日本学術会議法に基づく「日本学術会議協力学術研究団体[*2]」として承認された.また,2014年度には診療報酬要件に資する研修会として「がんのリハビリテーション研修会」を開催したが,これは,本会の活動が社会的に実学の1つとして評価された大きな出来事であった.

> **メモ** 組織化,国際化
>
> 1972年に本会は厚生労働省(当時の厚生省)から社団法人格の認可を受け,任意団体から社団法人[*3],2011年には社団法人から公益法人へと移行し,公益法人として事業を展開するため,定款改正,役員や組織などの再編成(図1)を行った.また,本会創立翌年から都道府県理学療法士会の組織化も始まり,1967年に兵庫県理学療法士会が最初の士会を設立し,群馬県理学療法士会が1979年に最後に士会を設立した.その後,1990年に高知県理学療法士会が最初に法人化し,今日までの約30年余で47都道府県すべての士会が法人格を有している.本会とは別に,各都道府県士会の法人化を推進することは,各都道府県での理学療法への認知度や社会的役割を高めることになる.これが現在の地域ケアの推進に理学療法が寄与する基盤になると信じてやまない.
> 1974年にWCPTに加盟,1980年に創立されたアジア理学療法連盟 Asian Confederation for Physical Therapy(ACPT)にも加盟しており,日本では過去2回総会と学術集会を開催している.1982年の第9回WCPT総会において本会はWCPT理事国に選出され,1991年まで務めた.1993年には,第13回WCPT学術大会(1999年)の横浜開催が決定した.

[*1]: それ以前は,医学書院の協力で準機関紙として「理学療法・作業療法」が発刊されていた.
[*2]: この要件は,①学術研究の向上発達を図ることを主たる目的とし,かつその目的とする分野における学術研究団体として活動しているもの,②研究者の自主的な集まりで,研究者自身の運営によるもの,③学術研究団体の場合は,その構成員(個人会員)の数が100人以上であること,である.研究者とは,人文・社会科学から自然科学までを包含するすべての学術分野において,新たな知識を生み出す活動,あるいは科学的な知識の利用および活用に従事する者を指す.
[*3]: 本会が公益に資する活動を遂行することを国民に誓う団体という意味であり,profession としての理学療法士の社会的立場を築くこと以上に,組織として,それを超越しなければ,公益に資する組織としての人格を形成することはできないことになる.

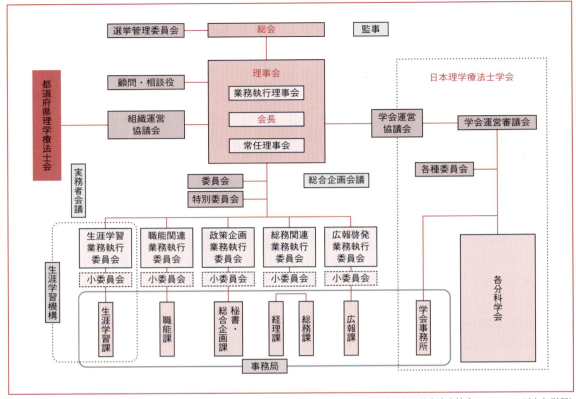

図1　公益社団法人日本理学療法士協会組織図　　　　　　　　　　（日本理学療法士協会ホームページより引用）

1995年には，WCPTアジア・西太平洋地区の理事に本会が選出され，2期8年務めた．第13回WCPT学術大会は5月23日から28日に延べ参加者は6,000人（海外76ヵ国からは約1,000人）で開催した．開会式には天皇皇后陛下のご臨席を賜り「おことば」をいただいたことは，本会はもとよりWCPTにとってもこのうえない栄誉である．2012年に第1回日韓合同カンファレンスを長崎で開催，第2回を2014年に釜山で開催した．隣国の韓国とは理学療法協会間における協力に代表されるグローバリズムとしても重要である．

1979年に本会事務局専従職員の雇用が実現し，1987年には江東区東陽町に事務所として中古マンションを購入し，同時に事務局長を補佐する次長を雇用した．その後，1998年には本会自前の現在の会館建設が実現し，現在事務局常勤職員数は理学療法士10数名も含め30人になり，事務局機能は飛躍的に向上した．

メモ　政治活動

1986年に本会の臨時総会が開催されたことを明記しておく必要がある．この臨時総会は，理学療法士ではない理学療法従事者あるいは医療類似行為業者を准理学療法士もしくは正規の助手として認可を求める，いわゆる「B案」とよばれる身分にかかわる政治課題について，政治的圧力が関係団体からもち上がり，本会はこれに対して会員からの署名活動を含め，懸命に反対運動を展開し，その結果，「B案」の実現は回避された．その圧力団体は政治連盟を備えており，当時の理事からも，本会は「丸腰で戦う侍」であると聞いた．このことを契機として，2004年に有志によって日本理学療法士連盟（以下，連盟）が設立され，政治活動・選挙活動を通じて本会の援護活動を展開している．
2009年に本会会員である山口和之氏が衆議院議員に当選したことは，すなわち本会の歴史上はじめて理学療法士の国会議員が誕生したことであり，政策提言という社会的役割からも特筆すべき出来事である．2013年の解散総選挙において，山口和之氏は衆議院から参議院に活動の場を変え，75,000票の得票のもと当選し，現在も国会議員を続投している．これは前回以上に，個人の努力・想いと本会，連盟ならびに彼の全国後援会や友好団体の一致した組織活動の典型的なものである．2008年には，理学療法士の社会的課題を考えるため議員連盟を設立し，一部の国会議員との交流，交渉の場を構築した．これによって本会が抱え

る課題を議員に理解していただくよい機会になっている．その1つが，理学療法の実施上必要な吸引行為について理学療法士により実施することが2010年に承認されたことである．また，2013年に，本会会員として中屋久長元会長に叙勲（旭日小綬章）を授与されたこともその成果である．その後，福田修氏，細田多穂氏が毎年叙勲を授与された．

メモ　震災とリハビリテーション

1995年の阪神淡路大震災発生に際し，本会は，会員の安否の確認，半壊以上の家屋の被害を受けた会員にはその年の本会会費を免除，ボランティア支援，義援金管理，フローチャート式の緊急時対応を策定，そして兵庫県理学療法士会は，巡回リハビリテーションチームによる公共施設に避難しておられた住民に対して生活機能維持・向上のための復興支援活動を展開した．2004年の中越大震災，2011年の東日本大震災では，その教訓が活かされた．これに関連して，2011年9月に東日本復興特別区域法に基づく規制緩和により訪問リハビリテーションステーションの運営が実現した．これは，訪問看護ステーション制度に基づいた訪問リハビリテーションではなく，リハビリテーション関連職種に特化した訪問リハビリテーション制度を確立すべく，2001年から日本リハビリテーション病院・施設協会などと協働してきた結果でもある．現在，本会と日本作業療法士協会，日本言語聴覚士協会で構成される訪問リハビリテーション振興財団として，南相馬，宮古，気仙沼の3箇所に訪問リハビリテーション事業所を展開している．

メモ　4年制大学

1979年には理学療法学の大学教育の最初となる金沢大学医療技術短期大学部（3年制）が設立，1992年には広島大学医学部保健学科の設置により4年制大学での理学療法学教育が実現した．その後国公立の3年制短期大学（部）が逐次4年制大学に移行し，加えて私立大学でも4年制課程が設置された．その後，広島大学医学部保健学科に設置された博士課程前期（修士）（1996年），後期（博士）（1998年）の大学院教育課程実現を皮切りに多くの大学で大学院課程が設置された．一方で3年制教育が全体の3分の1存在している．本会は2009年の総会で，理学療法士養成を4年制教育に推進する基本方針を表明した．
こうした社会政策を実現するためにも，第2第3の国会議員の誕生も待ち遠しく，また地域ケア時代においては多くの理学療法士が県・市町村議員や行政職員として働くことも必要である．

b. 地域包括ケアシステム構築の関与に向けた活動

本会は，2025年を達成年度とした地域包括ケアシステム構築における理学療法士の関与を推進することを最重要課題と位置づけ，平成25年3月に本会総合企画会議の中に地域包括ケア推進対策本部（図2）を設置し，そのなかで個々の会員の努力を支援する協会組織を挙げた活動を開始した．対外活動支援と人材育成の2本柱である．前者は，アクションプラン作成，広報活動，担当者のネットワーク化であり，後者は，介護予防と地域包括ケアに係る各推進リーダーの研修システムの構築である（図3）．

c. 展　望

1965年の理学療法士及び作業療法士法の制定から約50年が経過し，この数年の理学療法を取り巻く環境は激変しているが，2025年を目途とした地域ケアの整備によって，さらに変革する（表1）．その施策のポイントは，国が中心となり動いてきた医療・介護を都道府県や市町村が主体となって運用することである．この流れは，本会の組織活動の大きな構造改革を示唆するものである．本会と厚生労働省等の国の機関中心で運用されてきた組織文化から，都道府県ならびに市町村と都道府県理学療法士会，あるいは今後創設を検討すべきであろう市町村理学療法士会との関係性のなかで地域におけるリハビリテーションや理学療法を構築する責任が増大する．また，2020年の東京オリンピック・パラリンピックへの支援とそれを契機とした日本独自の健康・スポーツ文化における理学療法の関与の仕組みづくりも，広い意味では地域ケアと同等であり，国，都道府県，市町村の関係のなかで，的確に関係官庁と他団体等と協働していくことが望まれる．

さらに，2040年には大きな課題として，高齢者の数は激減し，その結果として，理学療法士の対象患者（共助の世界）も急激に減少することが予想される．高齢者が多いから対象患者が多いという状況から，高齢者が減り患者も少ないという状況へと時代は流れていくのである．そうしたなかで，理学療法士業務として予防理学療法（自助・互助の世界と公助の世界）の分野が重要な意義を帯びてくる．さらに，世界の人口は増えていることから，日本の理学療法が海外から学んだ歴

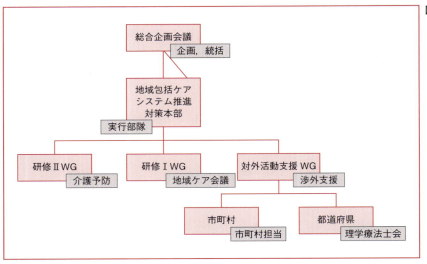

図2 地域包括ケア推進対策本部組織図

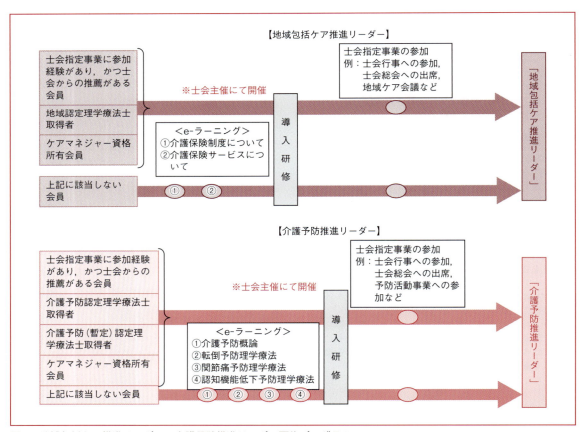

図3 地域包括ケア推進リーダー，介護予防推進リーダー研修プログラム

史があるように，これからは，日本の理学療法学を発展途上国に提供することで大きな国際貢献の役割を担うに違いない．

つまり，疾患別に代表される医療モデル，直接的支援，病院施設中心，制度志向，国内に注力せざるをえなかった，あるいは注力すれば理学療法

表1 求められる医療のパラダイムシフト

	以前	超高齢社会
医療の主要対象者	若年者・前期高齢者	後期高齢者・超高齢者
医療の主要疾患	急性期疾患	慢性期疾患
医療のかかわり	疾患（治療可能）	疾患（治療不能）
機能損傷・不全・後遺症	なし	あり
認知機能不全	なし	あり
主要な医療の場	病院（医療）	地域・在宅（医療）
医療の主要目的	治療・根治（キュア）	維持医療・支える医療（ケア）
求められる医師	臓器別専門医	老年・総合内科・在宅医
予防医学の視点	生活習慣病予防	介護予防・虚弱予防
リハビリテーションのターゲット	外傷・脳卒中	虚弱・廃用
入院期間	長期	短期
在宅医療	軽視	重要視
命に対して	延命	緩和・満足度・QOL
看取り場所	病院	在宅・介護施設
多職種連携	不要	必要
医療における規制	強固	緩和
地域包括ケアシステム	共助重視	自助・互助重視
地域医療介護の整備主体	国	都道府県・市町村
先端科学の影響	検査・手術技術推進	がん対策，再生医療推進
家族介護力	充足	不足
医師・看護師	充足	不足
リハビリテーション専門職	不足	不足

の役割として一定の評価を得られた時代はすでに終焉を迎えていると考えられる．今後は，今まで積み上げてきた理学療法学を白紙にすることなく，再度，運動機能学・動作学の実学者として，その原点に回帰し，さらに，保健・医療・福祉を含めた生活モデル，調整・助言・指導・教育・啓発などを含めた間接的支援，病院施設外活動，ニーズ志向，国外を意識した組織活動を展開していく必要がある．

2. 理学療法の社会的立場と役割

地域ケア構築が法律化され，自助・互助・共助・公助のシステム化における理学療法の社会的使命は格段に求められている．それぞれの段階での理学療法を実学として，その標準化を確立し（**表2**），社会的評価を得ることが役割でもある．

一方，人口や地形そして医療環境などの地域特性には大きな相違点があり，これからは地域ごとに理学療法士がかかわる業務内容や役割に差異が生じてくる．その点では地域における理学療法士に求められる理学療法の多様性にも対応する必要性がある．

こうした社会的要請に対応するためには，その前提条件として理学療法自体の基盤，その専門性をより確固たる体系にすることと，個々の理学療法士のプロフェッションとしての意識改革と奉仕精神を高めることが重要となる．前者においては，これまで突き進んできた純粋科学としての理学療法を究めることに飽くなく突き進み続けるとともに，究めることのみにとどまることなく，構築した学問としての理学療法学を実践科学として社会に役立つ実学として体系化することが国民に求められている．一方，後者は「高く強い志の力

表2 これからの理学療法の標準化・区別化

1. 予防としての理学療法(防ぐ)
   ①生活習慣病予防
   ②介護予防(転倒予防・虚弱予防含む)
   ③重症化予防(廃用予防含む)
2. 治療としての理学療法(治す)
   ①命を助ける理学療法
   ②病気を治す理学療法
   ③機能損傷・不全を治す理学療法
3. 生活期としての理学療法(支える)
   ①対象者および家族の生活を支える理学療法
   ②対象者の人生を支える理学療法(緩和含む)
   ③参加型社会の構築

地域包括ケアシステム構築に寄与するための防ぐ・治す・支える理学療法の標準化・区別化　　　　　（半田一登氏資料改変）

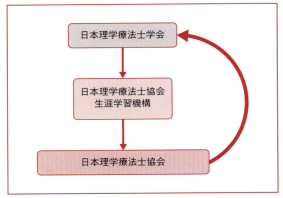

図4　これからのための本会組織活動
日本理学療法士学会：純粋科学として新しい理学療法の創出と理学療法エビデンス，理学療法士協会生涯学習機構：生涯学習システムとトピックス研修を含む実践的・臨床的人材育成，日本理学療法士協会：臨床応用とフィードバックと渉外・公益活動と政策提言
　　　　　　　　　　　　　　　（半田一登氏資料改変）

による新しい社会的価値の創造」であり，制度指向ではなくニーズ指向であり続け，柔軟に，かつ高い倫理観と自律性を兼ね備えて行動することが重要である．さらに，職域拡大とばかり唱え，理学療法士の集団エゴや利己主義と誤解されないよう，全体最適・利他的な行動，功利主義を本会として強く意識していることも述べておくとともに，理学療法士一人ひとりの真のプロフェッショナリズムに期待するものである．

　結局，理学療法士の社会的立場と役割は，理学療法・理学療法士の発展のために活動することが先決であるが，その他の領域・分野・職種の中において自らの役割を果たすことを忘れてはならない．

3. 理学療法の活動内容の実際

　理学療法の活動内容の実際について，「学術・職能」「領域」「連携」「人材育成」の順に概説する．

a. 理学療法と学術・職能

　「学術」の語源は，「学問」と「芸術」の双方に関連したものである．

　本会の旧組織である学術局は，pure science（純粋科学）としての理学療法学の確立と，職能に資する実践理学療法学の推進を目標に，理学療法が広く国民の健康の維持や増進に寄与するための研究や研鑽を行い，自律した専門職として社会に貢献できる諸活動を行う基盤と実践能力を涵養することを使命としてきた．現在の本会組織では，pure science（純粋科学）としての理学療法学の確立は日本理学療法士学会（以下，学会）が担い，職能に資する実践理学療法学の推進は実践的人材育成を目標とする生涯学習機構（以下，機構）が担うように整理された．

　他方，本会活動は職能と学術とに区別される．職能は，職業・職務上の能力，職業・職務の果たす役割，その職業の固有の機能，である．したがって，学術は，決して職能と区別されるものではなく，その基盤として包含されており，その核となる活動である．ゆえに，理学療法士は純粋科学の確立のみにとどまることなく，臨床技能を高めるべく生涯学習を継続し，絶えず学術活動を怠ることなく，臨床の場で最善の理学療法を対象者に提供し，社会実学的理学療法を実践すること自体が，本会の職能活動である．これからのための協会組織活動を図4に示すが，本会内組織である，学会は「理学療法学を高める・究める」，機構は「理学療法士を育成する・元気にする」ことがスローガンとなる．この学術基盤を強固にし，

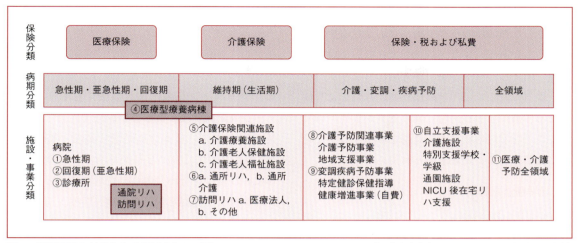

図5 理学療法の対象となる領域（イメージ）　　　　　　　　　　　　　　（理学療法白書2012, p62より一部引用, 改変）

表3 分科学会, 部門一覧

＜分科学会＞	＜部門＞
・日本運動器理学療法学会	・ウィメンズヘルス・メンズヘルス理学療法部門
・日本基礎理学療法学会	・栄養・嚥下理学療法部門
・日本呼吸理学療法学会	・学校保健・特別支援教育理学療法部門
・日本支援工学理学療法学会	・がん理学療法部門
・日本小児理学療法学会	・産業理学療法部門
・日本神経理学療法学会	・精神・心理領域理学療法部門
・日本心血管理学療法学会	・動物に対する理学療法部門
・日本スポーツ理学療法学会	・徒手理学療法部門
・日本地域理学療法学会	・物理療法部門
・日本糖尿病理学療法学会	・理学療法管理部門
・日本予防理学療法学会	
・日本理学療法教育学会	

表4 認定・専門理学療法士領域一覧

専門領域	認定領域
運動器	運動器
	切断
	スポーツ理学療法
	徒手理学療法
基礎	ヒトを対象
	動物・培養細胞を対象
教育・管理	臨床教育
	管理・運営
	学校教育
神経	脳卒中
	神経筋損傷
	脊髄損傷
	発達不全
生活環境支援	地域
	健康増進・参加
	介護予防
	補装具
内部疾患	循環
	呼吸
	代謝
物理療法	物理療法
	褥瘡・創傷ケア
	疼痛管理
（新設予定）	高度急性期
	がん
	通所
	訪問
	管理者

渉外・広報, 社会貢献, 政策提言を通じて理学療法を社会化する. また, 社会の要請に応じて本会学術組織を再整備する必要もある.

b. 理学療法の領域

　草創期の理学療法は, 主に整形外科, 慢性期疾患が対象であった. そして, 医学, 理学療法学の発展に伴い, 理学療法の対象疾患や領域も保健・医療・福祉と拡大し, 提供する場や提供機関も拡大した（図5）.

　本会学会は学問領域として分科学会・部門を位置づけている. 12分科学会と10部門の22領域となる（表3）. また, 機構が定める認定・専門理学療法士は, 認定23領域, 専門7領域であり,

今後5つの追加認定領域が承認されている（表4）.

こうした領域は時代の要請に対応せざるをえないところがある．また，職域拡大に際しては，他職種・団体との摩擦が生じる要因にもなりかねない．よって，まずは理学療法自体の基盤をより確固たる体系にすると同時に繰り返すが集団エゴに陥ることなく，他職種との連携を重視することを肝に銘じておくことが求められる．

c. 理学療法と連携

私たちの日々の業務の価値の評価結果ともいえる診療報酬改定などへの対応や医療・介護現場の機能分化と連携や多職種協働の政策誘導などから，近年，連携がことさら重要視されるようになっている．その背景には，理学療法士に対する直接・間接的利害関係者（stakeholder）からの不信感が存在することは否めない．

連携とは，同じ目的を持つ者が互いに連絡をとり，協力し合って物事を行うことである．その前提条件は，人としての信頼関係，対等で良い人間関係，お互いの専門性と特性を尊重し合える関係であり，連携のない対応は，ニーズを矮小化し，真のサービスから遠ざかる．理学療法士が他職種と仲良くする，あるいは場を共有する，自己主張することが連携ではない．真の連携は，自らがプロフェッショナルであることが大前提であり，そのうえで，自分の立場を確認する，互いの職域への理解，機能不全の程度・年齢・病期により，専門職のかかわりに濃淡がある，いかなる人も切り捨てない，などの認識の共有とできないことではなく，協力し合えばもっとできることを提案し合うこと，顔が見える関係を構築しておくことが肝要である．

半田は，2009年に医療専門職団体や患者会，そしてチーム医療に関心のある方々によって創立されたチーム医療推進協議会の第2代代表として自らが模範を示している．現在，医療関係19職能団体が集まる大きな組織となり，来る2025年の高齢社会のピークに伴う病人の必然的増加に対応すべく，効率的な医療の提供の1つである，チーム医療に取り組んでいる．また，2006年に発足し，報酬改定に軸足を置いて活動を行ってきたリハビリテーション医療関連5団体（日本リハビリテーション病院・施設協会，日本リハビリテーション医学会，日本理学療法士協会，日本作業療法士協会，日本言語聴覚士協会；俗称5団体）がより幅広くリハビリテーション医療関連団体に呼び掛けを行い，さらに日本のリハビリテーション医療の発展と国民の保健・医療・福祉の向上に明確な形で寄与するとともに，結束して積極的な政策提言などを行うことを目的として2013年に発足したリハビリテーション医療関連団体協議会の活動も本会組織としての連携である．

脳卒中ユニット，回復期リハビリテーション病棟，介護老人保健施設とは異なる意味で，急性期病棟への理学療法士の配置が診療報酬で評価された．このことは，理学療法士の連携を含めたマネジメントによって，廃用症候群予防・重症化予防・介護予防を急性期病棟から実践する制度であるが，理学療法士の存在価値が，点数や単位数ではなく評価されるようになった時代の幕開けである．連携が当たり前とあるが，今後は，その中身を濃厚にして，より重要な事項として取り組むことが求められる．

d. 理学療法士の人材育成

理学療法士の人材育成とは，理学療法士の育成，人材開発であり，ここでは資格取得後に限定して述べる．従来は，個人の努力によって説明責任を果たせたが，今日では，さまざまな社会的変化によって，その説明責任 accountability の根拠は疑わしく思われる．

本会としても，生涯学習プログラムを制定し，認定・専門理学療法士制度をキャリアとして推奨したが，一定の理学療法士の学習には効果的であったが，多くの理学療法士の人材開発としての社会的評価に結び付いたとは言いがたい．つまり，本会が，毎年1万余人の新人理学療法士に対

する人材育成を直接実施することは至難の技なのである．

　そもそも組織が，構成員の職務能力の向上，技能・技術の獲得，人としての成長を目的として行うさまざまな活動を人材開発という．人材開発に最も大切なことは，体系的な教育プログラムの仕組みを持つことである．人材開発で行われるさまざまなプログラムは，個人の知識・技能を高めること以外にも，動機づけにもなる，組織の一員としての自覚をもたせる，自己啓発・相互啓発を行う，評価することで認めるとともに将来の目標を与えるなどの目的に対して行われる．したがって，社会教育（学校体系以外の場で，主として成人を対象として行われる教育），生涯教育（生涯を通じて教育の機会を保証すべきとの教育観に基づいて行われる成人教育）として，自己の充実・啓発や生活の向上のために生涯を通じて主体的に学習すること，すなわち生涯学習を支援する仕組みを明確にする必要性がある．

　教育とは，教え育てることであり，人間に他から意図をもって働きかけ，望ましい姿に変化させ，価値を実現する活動である．人材育成の視点からは，組織・個人による主体的な活動としての学習を，効果的・効率的に実現するための意図的な支援活動が教育であり，学習とは，日常の中で複合的・継続的に進行する組織・個人の行動や考え方が変化していく過程である．

　したがって，理学療法士が本会や都道府県士会，あるいは数多くの研修会などに出席して学び，その内容を，対象者に提供する仕組みに依存している人材育成は，知識や技術の伝達儀礼的であり，学術領域としての体系化をさらに図っていく視点からは改善の余地があろう．理学療法白書2012で本会旧組織である教育局が今後の人材育成のイメージを示唆している（図6）．

　本会は，2017年度から開始される専門医制度の見直しを考慮し，理学療法士の生涯学習システムの見直しを理事会決議している．大きな柱は，職場基盤型教育，OJT（on the job training）の重視，クリニカルラダー（人事労務用語でキャリアアップのための"はしご"の意味）の可視化，実践的・臨床的な人材育成，である．

　OJTは人材育成の基軸であり，能力開発の骨格である．OJTの欠点を補うものが，従来重視していたoff-JTで，OJTはoff-JTと連動してこそ効果が高まるものでることも付記しておく．OJTにおける指針や個人の経験症例や体験などのポートフォリオ（portfolio，紙はさみ，書類入れなどの意味があるが，教育分野では，単発的な学習のプロセスを一元的にまとめることで，学習効果とその自己評価にもなる）を本会が構築し，職場や都道府県理学療法士会がマネジメントすることで質の担保は格段と飛躍すると思える．

　キャリアラダーとは，それぞれの職務内容や必要なスキルを明確にし，下位職から上位職へ，はしごを昇るように着実に移行できるキャリア向上の道筋と，そのための能力開発の機会を提供する仕組みである．医療専門職の中では，看護職が，臨床実践能力の向上を目指し，専門職として自発的，主体的な能力開発を促進するクリニカルラダーという仕組みとして先行している．経験に基づき，安全で迅速な技能の習得を可能にするような適切な教育制度であり，経験をもとに"初心者""新人""一人前""中堅""達人"へと，段階を経て実践能力を習熟させていくことが一般的である．2014年度に，上記したリハビリテーション医療関連団体協議会人材育成部会において，モデルラダーが完成し，人事考課に反映すべく検証が実施されている．本会もそのラダーを基盤としたモデルラダーと認定・専門理学療法士を包含した新たな実践的な理学療法士キャリアラダーを検討している．この完成により，構築すべき研修会，適切な研修施設での研修内容が明確化する．

　上記を解決することにより，知識付与や学問探求のみにとどまらない，実践的・臨床的な理学療法の臨床技能の習得，バランスの良い，ステークホルダーに説明責任の果たせる理学療法士の育成が実現すると考える．

418　V．理学療法の発展を図る―社会的な存在として

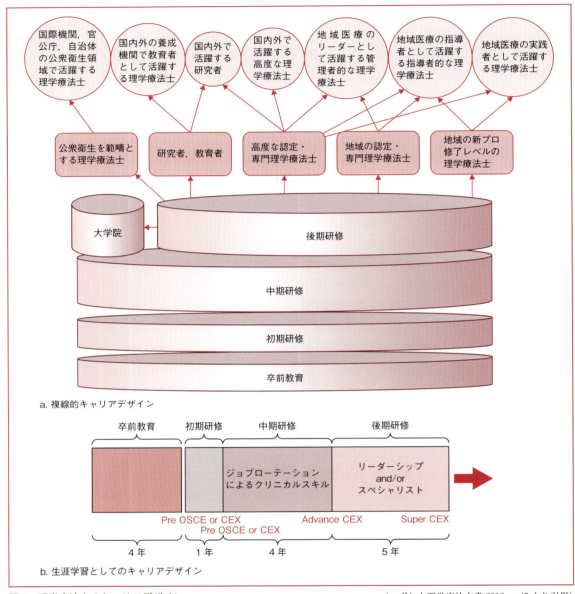

図6　理学療法士のキャリアデザイン　　　　　　　　　　　　　　（いずれも理学療法白書2012, p45 より引用）

　なお2013年度より，本会事務職や会員施設の理学療法士が，中央官庁との人材交流制度を活用した人材育成が実現した．本会に復職した職員が理学療法士に与える陽性効果は今後大いに期待できる．

4. 実学としての理学療法

　実学とは，空理・空論ではない，実践の学，実理の学であり，実際に役立つ学問，応用を旨とする法律学・医学・経済学・工学の類の科学である．理学療法はまさしく実学の範疇であり，事実・実践・経験または応用・実験を重んじる実学主義（リアリズム；realism）として理学療法を再構築する価値はあるといえる．

　換言すれば，知識，形式知の蓄積から経験を通じた学び，場面情報や言語にできない知識，経験知・暗黙知にいかに知識水準を高めるかである．

この経験知は，その人の直接の経験に立脚し，暗黙の知識に基づく洞察を生み出し，その人の信念と社会的影響により形づけられる強力な専門知識であり，数ある知恵のなかで最も深い知恵である．個々の情報よりノウハウに基礎を置き，複雑な相関関係を把握してシステム全体の把握に基づく専門的な判断を迅速に下し，必要に応じてシステムの細部にも踏み込んで把握できる能力であり，正式の教育だけでは修得困難であるが，計画的，献身的に努力すれば他人に移転することも再創造を促すこともできる．これは，特別な専門知識であり，高度に発達した複雑なスキルとシステムレベルの知識で構成され，実際的な経験を通じて獲得される．そのためには，このシステムを少なくとも10年間集中的に実践する必要がある．

実学としての理学療法は，イノベーションそのものである．過去の成功体験と既得権益を守ろうとする内部の抵抗をはねのけ，組織や社会の持続のために必要な変革を積極果敢に成し遂げることであり，狭い意味での技術革新だけを指すことばではなく，高く強い志の力による新しい社会的価値の創造のことである．新しいアイデアや技術的な機軸を見つけて終わりにするのではなく，それを社会に広め，新しい価値の体系をつくり，新しい経済成長を呼び起こし，その結果として社会全体を変えることがイノベーションである．これからの10年が正念場である．

おわりに

理学療法の発展のためには，理学療法士一人ひとりの人間が，組織の構成員として組織の目標の達成に取り組むと同時に，自分自身の夢や希望を叶える過程で，種々の体験を積み重ねて成熟を遂げ，よりプロフェッショナルな理学療法士を目指すために，それを可能にする環境の整備とマネジメントが重要になる．さらに，構築された組織を存続させるためには，「組織の共通目的を達成する能力」と「個人の夢や希望を叶える能力」が相互的人間関係の中から生まれる必要がある．そのためには，今後，組織がますます拡大し，より複雑な機構になったとしても，組織の透明性や説明責任を丁寧に遂行することで，国民に貢献すれば，自ずと理学療法士自身もそれを誇りに感じると思える．

半田が引用したダーウィンのフレーズを記して結語とする．

"最も強いものが生き残るのではなく，最も賢いものが生き延びる訳でもない．
唯一生き残るのは，変化できる柔軟性と変化する強い決意をもったものである"

Charles Darwin and Handa

文　献

1) 奈良　勲：日本おける理学療法の半世紀の歩みと未来．理学療法学 41(2)，2014
2) 日本理学療法士協会：理学療法白書 2012
3) 日本理学療法士協会：理学療法白書 2014
4) JPTA HP
5) 黒川　清：イノベーション思想法．PHP新書，東京，2006

（斉藤秀之，半田一登）

2 理学療法の発展を図る―社会と政治

はじめに

　日本に理学療法士が誕生して約50年が経過した．その間，理学療法士及び作業療法士法（以下法律137号と略す）の重要事項が改定されたことはない．周辺の医療専門職の法律にしばしば手を付けられていることがある点からすると異様な事態である．

　日本理学療法士協会には創立時から3つの組織目標があった．それらは，4年制大学教育への転換・業務独占の獲得・開業権の獲得であった．前記の2項目は，理学療法の質を担保するためには欠かせない課題であり，患者および利用者の立場から，社会的存在としての理学療法士の視点からもゆるがせないものである．職能団体（単一職種で形成された団体）の最大の使命は職域の維持拡大にあり，開業権はその点では重要な事項であるが，日本の医療制度と政治の現状のなかではきわめて難解な課題である．

1. 法律137号と課題

　医療専門職業務は，法律によって規制されており，時代の変化や利用者のニーズによって法律を変え，患者や利用者の思いに適合した理学療法を目指す必要性があることはいうまでもない．

a. 草創期の法律137号

　理学療法士及び作業療法士法は昭和40年6月29日に法律137号として制定・公布され，当初計画より1年遅れた．その最大の要因は理学療法士業務のなかに含まれている「マッサージ」の項目であり，その業務独占をしている職種の方々からの反発は強固なものであった．もう1つの政治的課題は，国家試験受験資格だった．法律137号施行規則は，国家試験受験資格などを定めたものであるが，第1回国家試験から，臨床経験のあるマッサージ師などに対して限定期間付きの受験資格が与えられた．しかし，当初設定された期限が終了段階になると，期間の延長が請願され，特例措置による受験資格は3年間延長となった．

b. 理学療法士の学校教育

　理学療法士の臨床能力を高め，社会的な信用度を高めることは将来の臨床活動に大きな影響を及ぼす．理学療法教育がその基盤になる社会環境の変化に適合した教育システムとしては改訂されていない．「理学療法士作業療法士学校養成施設指定規則」のなかの教育内容や教員の数・教員資格・実習指導者の数・臨床実習教育者の資格・臨床実習場所などが規定されてはいるが，それらの中身は10数年間放置されたたままである．

c. 理学療法士の教育期間

　法律137号第11条で，理学療法士の国家試験受験資格として「3年以上理学療法士として必要な知識および技能を修得したもの」となっている．世界の理学療法士教育をみたときに，3年間教育を行っている国は，アジアでは日本と韓国の2ヵ国しかなく，その他はヨーロッパの数ヵ国だけである．このように世界中でも最貧の教育システムといわざるをえない状況である．

d. 業務独占と名称独占

　診療放射線技師法の第24条で，「医師，歯科医師又は診療放射線技師でなければ，第2条第2項に規定する業をしてはならない」と業務独占が明記されている．一方，法律137号にはこの規定はなく，そして，第17条で「理学療法士でない者は，理学療法士という名称又は機能訓練士その他理学療法士にまぎらわしい名称を使用してはならない．」とし，いわゆる理学療法士は，その名称を独占しているが，理学療法を理学療法士が独占できていないのが実情である．

図1 病棟配置理学療法士の取り組みとその効果

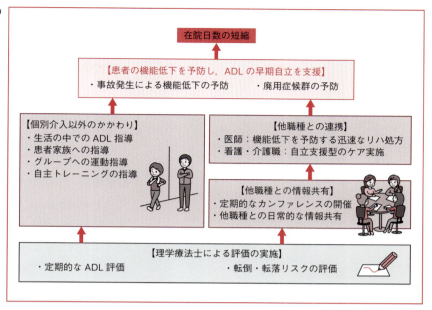

「理学療法士及び作業療法士法の施行について」の第四で,「理学療法の業務のうちには,理学療法士の免許取得者以外の者が行っても必ずしも危害を生じるおそれのないものもあり,また,業務従事者に対する需要の現状からみても,業務の全部を免許取得者の独占分野にすることは必ずしも実情にそぐわないことからして,その業務を免許取得者の独占とはしない」とされている.理学療法士の量的課題が解消された今日,危害を生じるおそれのあるものを明確にし,業務独占を目指すことが大切である.

2. 社会保障制度の動向と理学療法士の課題

日本の社会保障制度は,超高齢社会の到来に向けて大きく変化している.そのなかで理学療法士の社会的役割や期待感も変化し,理学療法士の足元を確かなものにするためには,時代に適合した理学療法士の育成と競争相手に打ち勝つための戦略が必要である.

a. 地域包括ケアシステムの動向

平成25年8月に社会保障制度改革国民会議が報告書を提出し,国民に「自助」「互助」という新しい概念を奨励している.理学療法士は,健康維持や運動機能損傷・不全などを目的とした運動の専門家であることから,それぞれの対象者に適した運動メニューを作り,その運動方法や頻度などについて適切なアドバイスを提供することが可能である.それが専門職による「互助機能」である.

また,厚生労働行政は大きく都道府県に移管され,その実行者は市町村となった.そのなかでも,介護予防と地域ケア会議は理学療法士の職能を活かすための最適な職域である.しかし,残念ながら,都道府県や市町村の職員課の方々の理学療法士に関する理解ははなはだ不十分だと感じられる.よって,種々の運動を基礎とした自立支援の専門家として,地方公務員の方々への啓発をさらに積極的に推進する必要があると確信する.

b. 報酬関係の変化

2014年改定では,急性期病棟(7対1,10対1病棟)への理学療法士等の配置(図1)が決まり,この理学療法士の病棟配置は,これまでの治療理学療法に加えて,予防理学療法が社会的な認知を得たことになる.

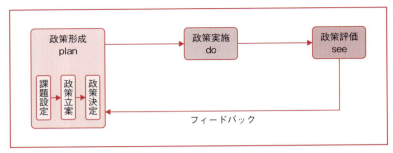

図2 政策過程（看護教育のための政策過程入門）

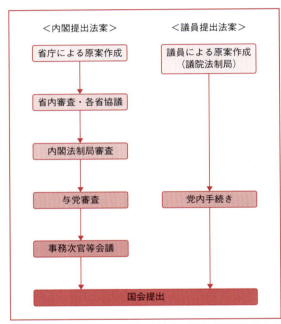

図3 議員提出法案と内閣提出法案の流れ（看護教育のための政策過程入門）

介護保険分野でのリハビリテーションは，機能的運動に偏りすぎて，活動・生活機能・社会参加に対する取り組みが不十分であるとの課題が指摘された．いずれにしても，リハビリテーション医療の目的は，機能不全や生活機能低下者や高齢者の社会参加を推進することにある．今こそ，リハビリテーションの原点回帰を果たし，やりがいのある理学療法士の世界を再構築する時代が到来していると考える．

3. 課題解決としての政治

リハビリテーション医療の先進国である欧米の理学療法（士）協会では，その努力の多くをロビー活動（lobbying；とは，特定の主張を有する個人または団体が政府の政策に影響を及ぼすことを目的として行うことであり，ロビー活動の対象となる相手は，官僚や政治家，公務員などである）に集中している．政策こそが世の中を動かしているものであり，その政策を決めているのが政治である．政治にかかわることは卑しいことでも恥ずかしいことでもなく，理学療法の専門職として，理学療法士の考え方を患者や利用者のために推進することに誇り抱くことは大切なことである．

a. 政策形成

社会を効率よく機能させるためには，個人の利害を超えて公的に取り組むべき課題は山積している．その課題を改善・解決するための方針や行動プランが政策である（図2）．この政策こそが，医療制度や国民生活の基盤になっている．政策形成には，課題設定・政策立案・政策決定の3段階があり，課題を解決するためにはそれぞれの段階での力が必要となる．課題設定は有権者や職能団体の要望などで始まり，これまで既述したように理学療法士の多くの課題を社会的な課題設定として実践しなければ何も始まらないことになる．特に，政策立案の段階はまさに政治的な駆け引きが活発に行われ，ここでの活動が政策形成の要となる．

b. 立 法

政策を決める方法として議員提出法案と内閣提出法案があり（図3），前者は利益団体や国民の要

請により議員個人や政党の理解を得て国会で政策を決定する方法で，衆議院で20人以上，参議院で10人以上の賛同者が必要である．後者は多くの知識や情報が集中する行政が中心となって提出される法案である．省庁による原案作成・省内審査・内閣法制局審査・与党審査・事務次官等会議を経て，ようやく国会への提出に至る．省庁や議員の理解なくしては課題解決を前に進めることは不可能である．

立法過程の裏には政治過程が必要で，説得過程と合意過程がそれに当たり，説得過程とは，自らの利益の増大を図ろうとする者による，相対的に価値が下がる者への説得を意味している．また，合意過程とは立場の違いや意見の相違を乗り越える試みであるが，現実的には妥協を前提とするために，合意の可能性は妥協のいかんによって決定される．

c. 政治活動と選挙活動

職能団体は，さまざまな課題などを共有する単一職種で構成されている以上，政治活動は組織活動の中核をなすものである．たとえ，公益社団法人であっても，その前に職能団体であることを知る必要がある．選挙活動とは公示以降の活動をいい，投票を依頼することが可能になる．ただし，戸別訪問や金品の授受は選挙違反になるため，公示前の活動は，後援会活動といい，立候補予定者の話を聞くとか，団体などの機関誌に経歴を紹介することは可能である．議会制民主主義にあって，選挙活動はその基盤を背景に実施されている．

現在，政府では，選挙権を18歳以上まで引き下げることを検討中である．世界的にはごくまれではあるが，16歳で選挙権のある国もあるが，18歳で選挙権を有する国は多い．日本の傾向は，高齢者が急激に増加したため，年齢層ごとの数のバランスが崩れていることや選挙権の年齢の引き下げによって若い世代の政治への関心を高める契機になることが期待されている．理学療法士であっても，自国の専門職に関連した社会的課題のみではなく，よりグローバルな観点から日本の「社会と政治」を見つめ，必要に応じて発言と実践することが，理学療法士とその組織の成熟を果たすことになる．

おわりに

理学療法士に関係する法律は依然旧来のままである．そこには法律の壁があり，法律137号を改革したくとも，衆参両院の本会議での決議が必要である．

政治には「力」が必要であるが，力の背景にはいくつかの要素があり，1番目には組織の大きさ，すなわち会員数と組織率である．2番目には会員の質があり，理学療法士への国民的な期待がある．3番目にはエビデンスの積み上げで，データのない要望は何の意味もないのである．そして，4番目には政治力があるが，政治力を高めることは容易なことではなく，一人ひとりの会員が政治を理解し，政治に参加する方法以外には何もない．

（半田一登）

③ 理学療法の発展を図る —行政の立場から

はじめに

現在，保健医療の世界では，疾病の早期発見・早期治療といった二次予防から健康増進を目的とした一次予防へと変化しつつある．そのことにより，リハビリテーションの分野においても機能不全や疾病を抱えていても社会へ適応する介護予防・リハビリテーションへとニーズが変化しつつある．特に少子高齢化が進み，ライフスタイルも多様化しているなかで，住民一人ひとりの健康やリハビリテーションに対する意識は，ますます高まっている．

それを受け，地方自治体は住民の健康権の保障，健康課題に対する施策化，コミュニティの活性化，地域資源の活用，効率的かつ効果的な保健事業の実施など，その提供するサービスのあり方や，住民との協働による地域社会の運営の方法について検討を重ねている．地方自治体は，市（786市），町（749町），村（184村）のそれぞれをひとつの単位とする領域内で自治を行うことから，地域住民との距離が非常に近いことが特徴の1つとしてあげられる．そのため地域の人々のニーズを把握し，それを達成するための課題と目標を共有し，協働でサービスを展開することが可能である．そのためには，保健・医療・福祉に携わる専門職や組織が地域住民と連携し，ネットワークを構築することが必要不可欠となる．

このような背景のなかで，地方自治体の保健・医療・福祉領域に従事する理学療法士に期待される役割は大きくなっているといえる．

1. 市町村行政職員の役割

市町村行政職員は公務員である．憲法において

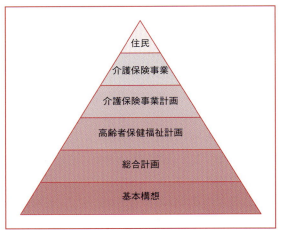

図1 市町村行政の計画例

「すべて公務員とは全体の奉仕者であり，一部の奉仕者ではない」（日本国憲法第15条2項）と明記されている．これはつまり，公務員は住民全体の利益のために奉仕すべきであって，住民の中の一部の者の利益のために奉仕してはならないということを意味している（国家公務員法96条1項・82条1項3号，地方公務員法29条1項3号・30条）．また，市町村行政職員の地位は，住民の信託によるものであり，その成果は住民が受け取るものとされている．すなわち「公共の利益」の増進のために，全力をあげて職務に取り組むことが求められ，それには住民のニーズを探り，理解することが業務の出発点となる．行政サービスは計画の階層に則って策定される（図1）．

2. 市町村行政で働く理学療法士の役割

市町村行政職員数は，減少傾向にあるものの全国で2,743,654人とされている（平成25年）[1]．そのうち福祉関係部門の担当は13.3%とされ，教育，一般行政職の次に多い．しかし，理学療法士の行政部門への配置は少なく，公益社団法人日本理学療法士協会によると会員で377人（約0.5%）となっている[2]．

配置部所も高齢者福祉担当部署，介護保険担当

表1　行政部門への理学療法士の配置

配置部所	人数	施設数
保健所	20	17
市町村保健センター	56	46
都道府県	9	7
市	48	41
町	4	3
社会福祉協議会	5	5
その他	235	164

（公益社団法人日本理学療法士協会）

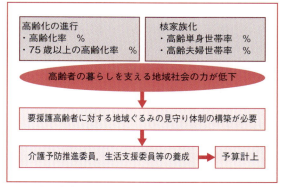

図2　企画立案例

部署，障がい福祉担当部署，地域包括支援センター，保健センターと地方自治体によって違いがある（表1）．

市町村行政で働く理学療法士が共通して行政に求められる理想像は，住民をはじめ他の職種と良好なコミュニケーションを図り，地域の適切なニーズを探り，リハビリテーションにおける自律・自立への意識をもって事業を立案し，それを論理的思考や倫理観をもって遂行することである．また，久富[3]は保健福祉領域で理学療法士に求められる能力として，直接的な支援から集団的な事業の企画・実施を行うこととしている．理学療法士のもつ，個を評価しアプローチを実施するという能力は，個のニーズを把握することから始まる．事業という集団へのアプローチを実践するうえでは，地域のニーズ・地域やかかわる機関の状況を把握することが重要であり，それには個の評価が必要不可欠である．理学療法士のもつ評価能力はここで発揮されるであろう．

3. 歴史的変遷

高齢化の進展に伴い，1983年の老人保健法施行に始まり，1989年ゴールドプラン（高齢者保健福祉推進十か年戦略；施設緊急整備など）の策定，1994年 新ゴールドプラン（新・高齢者保健福祉推進十か年戦略；在宅介護の充実）策定，2000年 介護保険施行と高齢者を取り巻く保健福祉政策が目まぐるしく変化した．

それに合わせ，理学療法士が携わる行政での健康づくり事業は，集団教室や訪問指導，健康教育から，特定保健指導や介護予防事業へとより幅広く変わっていった．これは要介護者の増加や介護期間の長期化といった社会情勢の変化，健康寿命の延伸などの新たな考え方に加え，要介護軽度者に対するサービスが状態の改善につながっていないなどの施策の反省が盛り込まれた結果である．また地域保健・福祉における理学療法士へ期待される役割として，介護保険法や障害者自立支援法および発達障害者支援法内の諸事業に記載がある．また，現在は地域包括ケアを推進するために求められている医療と介護の連携のしくみづくりに理学療法士が先駆的に携わっている．

4. 業務内容

a. 健康づくり事業の企画と実施

高齢者の体力づくり，閉じこもり予防などといった介護予防事業の企画・運営などは，予算の立案から始まる．国や県からの補助金や通達文を参考に理学療法士自身が肌で感じている住民のニーズと照らし合わせながら企画・立案を行う（図2）．

特定の地域でモデル事業として実施したうえで成果を検証し，それから全体へ拡大していく方法

や，あるいは地域での広報や周知を兼ねて，健康づくりを推進する見守りのリーダーや担い手を育成するなどさまざまな方法がある．

予算の獲得には実績だけではなく，成果の判定やプロセス評価が重要である．

b．連携の仕組みづくり

「医療機関と本人・家族をつなぐ」,「医療機関と住民をつなぐ」,「医療機関と在宅サービスをつなぐ」,「医療機関と地域ケアのコーディネーターをつなぐ」,「多職種連携のためのネットワークづくり」など，地域包括ケアシステムにおける医療と地域の連携に関する仕組みづくりを見据え，脳血管損傷，大腿骨頸部骨折などのクリニカルパスなどを工夫して連携を考える．

具体的には，①仕組みづくりに向け，それにかかわる職種同士で明確な目標を共有したうえで戦略を立てる，②行政主導とならないようにコーディネート役となり，現場や住民が主体となる方法論を確立する，③既存のネットワークを理解し，活用する，④個の生活機能低下から地域課題を捉えるさまざまな職種の能力を活用する，⑤段階的かつ継続性を意識した取り組みとする，といった点に留意して連携の仕組みを考えていく．

c．地域リハビリテーション

下斗米は[4]，地域リハビリテーションにおける理学療法士の役割として，機能不全の把握，生活援助の目標設定，福祉用具や住宅改修などの生活環境整備，他職種と連携などをあげている．備酒[5]もまた地域ケアで理学療法士が中心として担う役割は，①身体機能に関する評価と指導，②基本動作と日常生活活動に関する評価と指導，③介護負担に関する評価と介護指導，④住居や周辺環境に関する評価と指導，をあげている．実際には，そのほかに退院時連携システムの構築や自立支援型ケアマネジメント支援，地域のリハビリテーションニーズの掘り起こし，予後予測による課題認識・分析・支援などがある．

市町村行政理学療法士が，ネットワークを構築する能力を磨き，生活圏域の中で保健・医療・福祉のシームレスなサービス提供を推進する役割を担い，住民が安心安全に生活できる地域づくりを実現することを目標とする．また，近年では「地域包括ケアシステムの構築」を見据えた行政機能の強化を重要視し，その中核として推し進める役割がある．

d．その他

その他に市町村行政職員としての理学療法士に期待される役割として，①市町村の施策等に関する説明，②行政機関，住民へのセラピストの職能啓発，③住宅改修・福祉用具等住環境整備に関する相談支援や制度策定・制度管理など，④肢体不自由児・者の病院と地域の情報交換，⑤ピアサポート・ピアカウンセリングを目的とした肢体不自由児・者自主グループの育成，⑥補装具申請および作製，⑦地域ケアサービス（在宅訪問，健康教室など）の支援や高齢者福祉施設スタッフへの指導，⑧介護に関する研修，⑨住民への講演会，⑩診療報酬・介護報酬改定に関する情報発信，などがある．

5．地域包括ケアの仕組みづくりに向けた市町村理学療法士の課題

「退院時連携システムの構築」の課題として，退院時ケアマネジメントへのかかわり方があげられる．日常生活活動面での予後評価，具体的な生活指導，モニタリング支援などの具体的で継続した展開が求められている．

また，「自立支援型ケアマネジメント支援」に向けた課題として，個別事例へのケアマネジメントへの支援がある．地域ケア会議での予後予測による課題認識支援，課題分析支援など適切な指導・助言の実施が可能な理学療法士の育成が必要である．

ケアマネジメントの標準化に向けた取り組みと

して事例検討などで明らかになった共通的な課題に対するアセスメントの視点と改善策を整理し，ケアマネジャーに提供できるようにならなければならない．

以上の課題の克服にむけては個人の理学療法士の能力に左右されるものではなく，定量的に支援できるようなシステムが大切である．

6. まちづくりと市町村理学療法士

高齢者が，自らの希望に応じて地方に移り住み，地域社会において健康でアクティブな生活を送るとともに，医療介護が必要なときには継続的なケアを受けることができるような地域づくりが推進されている．これはCCRC (Continuing Care Retirement Community)とよばれている．

従来の高齢者施設等では，要介護状態になってからの入所・入居が通例であるのに対し，CCRCは，健康な段階から入居し，できる限り健康長寿を目指すことを基本とする．さらに「受け身的な存在」であった高齢者を，地域の仕事や社会活動，生涯学習などの活動に積極的に参加する「主体的な存在」として位置付け，地元住民や子ども・若者などの多世代と交流・協働する．

市町村理学療法士は，地域包括ケアの施策において，もはや運動をはじめとする心身の健康だけではなく，QOLを考えたまちづくりを視野に入れた企画力が求められている．

おわりに

市町村理学療法士の役割は，社会に十分に浸透しているとはいえない．また市町村理学療法士の人数も不足しており，理学療法士が必要な事業に十分いきわたっていない現状がある．今後，地域包括ケアシステムの原動力として理学療法士が活躍するには，市町村理学療法士に対する理解を深めるための周知が必要である．また理学療法士自身も世の中の動きや情報をキャッチできるようアンテナを高く張り，その時代のニーズに沿って積極的に活動できるよう努めることが重要である．

文　献

1) 総務省ホームページ　http://www.soumu.go.jp/main_content/000328098.pdf (2015年4月30日引用)
2) 公益社団法人日本理学療法士協会．資料・統計　会員の分布　http://www.japanpt.or.jp/about/data/#paragraph701 (2015年4月30日引用)
3) 久富ひろみ：新人教育—保健所など行政での教育の現状と課題—．理学療法 23(5)：834-839, 2006
4) 下斗米貴子：地域リハビリテーション論 Ver.3．大田仁史(編)，三輪書店，p44-46, 2006
5) 備酒伸彦：地域生活を支える理学療法士の役割．理学療法 24(8)：433-435, 1997

（木林　勉）

4 世界の理学療法情勢

1. 日本と世界の理学療法の相違点

a. 理学療法の範囲

106の国や地域を代表する世界理学療法連盟World Confederation for Physical Therapy (WCPT)の「Description of Physical Therapy—What is physical therapy？」[1]では,「理学療法とは, 生涯を通じて最高の運動能力と機能的能力を発達させ, 維持し, 取り戻すために個人や集団にサービスを提供することである. これは, 動きや機能が加齢や負傷, 病気または環境要因によって脅かされる周囲の事情, 付帯状況, 環境, 要因などにサービスを提供することを含んでいる. 機能的運動は健康であることの中心である. 理学療法は健康増進, 予防, 治療/介入, ハビリテーション/リハビリテーションの分野で, 生活の質や動きの可能性を特定し最高の状態にすることに関与する. これは身体的, 心理学的, 感情的, 社会的な幸福（福利）を包含している. 理学療法は, 理学療法士に特有の知識と技能を使用して, 動きの可能性を評価し, 目標を設定する過程を通じて, 理学療法士と患者/クライアント, 他の保健専門家, 家族, 介護者, 地域などとの相互作用にかかわる.」と明記されている. すなわち, 世界では,「理学療法」とは, 治療などの医療行為とともに, 健康増進や疾病・機能損傷・機能不全予防の保健行為も含んでいる.

日本の理学療法は, 1965年に制定された「理学療法士及び作業療法士法（法律第137号）」に規定されている. 理学療法士及び作業療法士法の2条3には「この法律で「理学療法士」とは, 厚生労働大臣の免許を受けて, 理学療法士の名称を用いて, 医師の指示の下に, 理学療法を行なうことを業とする者をいう.」とある. すなわち, 日本国内で理学療法士として保険診療行為を行うためには「医師の指示が必要」であることが明記されている. 同時に, 第2条1に「この法律で理学療法とは, 身体に障害のあるものに対して, 主としてその基本的動作能力の回復を図るため…」と明記され, 日本での理学療法は「身体に障害のあるものに対して」の行為であると定義されている.

一方, 平成25年11月27日の厚生労働省医政局医事課長通知（医政医発1127第3号）で,「介護予防事業等において身体の障害のないものに対して, 転倒予防の指導等の診療の補助に該当しない範囲の業務を行うときであっても,「理学療法士」という名称を使用することは何ら問題ない, 医師の指示は不要」とされ, 日本では介護予防の分野でも理学療法が認知されている. 2007年のWCPT総会では,「Physical Therapists as Exercise Experts Across the Life Span（理学療法士は生涯にわたる運動のエキスパートである）」[2]というステートメントが採択されており, 機能損傷・機能不全の有無を問わず, 理学療法士のもつ病態生理学的知識を活かしながら, 筋力, 持久力, 柔軟性, バランス, リラクセーション, など包括的な運動介入ができる動作と理想的な運動の専門家として, 運動を管理し, 指導し, 促進する役割が, 日本でもさらに広がることが期待されている.

b. 自律性とダイレクトアクセス

日本と世界の理学療法の違いを知るうえで, autonomy（自律性）とdirect access and self-referral（ダイレクトアクセスや患者自らの任意照会）は最重要単語である.

健康上の問題が生じた場合, 理学療法士に診てもらおうと, 患者が理学療法士を直接訪れて診察を受けることが, ダイレクトアクセスであり, 患者自らの任意照会（direct access and self-referral）である. これは, それぞれの国の理学療法士のなかで, 運動の専門家としての判断を他人に影響されることなく決定できることは, 理学療法士が自律性のある専門職であることを意味する.

日本では，保険診療上，医師の指示なしに理学療法士が患者の診療行為を行うことを禁じている．病医院の近隣に併設される調剤薬局のような施設を理学療法士が設置責任者（管理者）となり理学療法施設として設置することも認められていないし，医師の指示なしに自宅に訪問して理学療法診療行為をすることもできない．

日本では，理学療法士が接骨院や鍼灸院のような個人クリニックを開設して診療行為を行うことを禁じているが，世界では個人クリニックの開業（private practice）ができる国も少なくない．ここで注意が必要なのは，個人クリニックを開業できることと，医師の診察前に患者を評価したり治療すること，ダイレクトアクセス direct access（primary contact または first contact, self-referral ともいう）が可能ということは，必ずしもイコールでないということである．個人クリニックの開業ができても，医師の指示が必ず必要な場合もあるし，医師の指示が必要でないダイレクトアクセスが認められている場合もあり，解釈に注意が必要である．

WCPT が 2013 年に行った調査[3]によると，106 の協会を対象にしたダイレクトアクセスについてのアンケート調査で，72（68%）の回答が得られ，58% にダイレクトアクセスまたは self-referral が許可されていた．地域差も確認されている（図1）．理学療法の法律が制定されている 57 のうち，30 でダイレクトアクセスが許可され，理学療法の法律がない 14 のうち，10 でダイレクトアクセスが許可されている．

WCPT は，「理学療法士が医療や介護分野に加えて健康増進分野や予防分野において，運動の専門家として治療や介入の判断を行うことに対して，雇用主や他の医療職などにコントロールされない自由裁量権が保障されるべきである（理学療法士の自律性）」との立場をとっている．

それぞれの国で保険制度が異なり，安易に比較するのは難しいが，保険診療内で可能なダイレクトアクセスか，保険診療外での理学療法士が行う

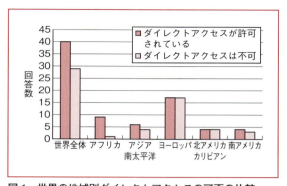

図1　世界の地域別ダイレクトアクセスの可否の比較
（Bury TJ, Stokes EK：A global view of direct access and patient selfreferral to physical therapy：implications for the profession. Phys Ther 93：449-459, 2013 より引用）

理学療法（的）行為か，によっても大きく視点が異なる．また，個人の理学療法サービスに対する対価の支払いも，公的保険と民間保険では，その財源も個人の掛け金や税金でまかなわれるなど，とさまざまである．日本の理学療法は，保険診療内で，医師の指示のもと，身体に機能損傷，機能不全などのある対象者に理学療法を行う行為が一般的であるが，日本での医師の処方は，「○○に対して理学療法をお願いします」というような一定範囲理学療法士にその内容が任されているものから，「理学療法においては，XXX を XX 回，XX セット，YYY を YY 回，YY セット行ってください（それ以外はダメです）」という限定処方までさまざまである．日本の理学療法士には自律性がないといわれているなかでも，前者はかなり理学療法士の診療の範囲を幅広く捉え理学療法士の判断や実施の自律性を認めたものであるといえるが，後者は性質を異にしている．

表1には，患者へのアクセス，診断，治療（介入，アドバイス，評価など），他の専門職への紹介（X 線，超音波，専門家など），予防的なアドバイスがどの程度可能かについて，ダイレクトアクセスが許可された国と許可されていない国との比較が示されている[3]．この表からも伺えるように，ダイレクトアクセスが許可された国はそれらすべての項目がほとんどの国で行われているが，

表1 ダイレクトアクセスの可否による理学療法実践内容の比較

理学療法士ができること	回答数（%）		P
	ダイレクトアクセスや患者自らの任意照会		
	許可 (n=40)	未許可 (n=29)	
直接，患者：クライアントにアクセスすること	40(100)	24(83)	0.01
診断	35(88)	9(31)	≤0.000*
治療（介入，アドバイス結果の評価）	40(100)	27(93)	0.09
他の専門家への紹介（X線/超音波/専門家）	28(70)	4(14)	≤0.000*
予防的アドバイスの提供	38(95)	26(90)	0.4

*significant at 0.0001 level. （Bury TJ, Stokes EK：Phys Ther 93：449-459, 2013 より引用）

ダイレクトアクセスが許可されていない国であっても，診断行為と他の専門職への紹介以外は高率で行われており，ダイレクトアクセスの制限と理学療法士の診療行為の制限とは必ずしも同じではないことがわかる．

世界の理学療法との相違点を理解するために，各国の理学療法士法を十分に知っておく必要がある．

c. 理学療法の対象疾患

前述したように，理学療法は健康増進，予防，治療/介入，ハビリテーション/リハビリテーションの分野に広く関係する．疾患ベースのかかわりを知る際には，WCPTが承認しているサブグループの範囲をみると現状を認識できる．

2015年現在，WCPTは，12のサブグループと12のネットワークを承認している．サブグループのなかには，「鍼（acupuncture）」や，比較的新しい分野である「女性の健康（women's health）」，「精神心理（mental health）」，そして「動物（animal）」が含まれており，さらにネットワークのなかには「労働衛生と人間工学（occupational health and ergonomics）」，「終末期（HIV/AIDS, oncology, hospice and palliative care）」がある（表2）．このように，世界では時代の変遷の過程で対象領域も多岐にわたってきている．

また，2015年のWCPT総会では，理学療法士が，より積極的にかかわる対象として非感染性疾患 non-communicable diseases（NCDs）をあげ，新たな政策に加えた．

> **メモ　NCDs**
> non-communicable diseases（NCDs）は，心筋梗塞や脳卒中などの心臓血管病，がん，ぜんそくや肺気腫などの慢性肺疾患，糖尿病，それらに影響する因子（喫煙，アルコールの乱用，不健康な食事，低身体活動量，過体重/肥満，高血圧，高血糖，高コレステロール），さらに運動器疾患（骨粗鬆症や変形性疾患），神経疾患（パーキンソン病や多発性硬化症），精神疾患（アルツハイマー病や統合失調症）などを含んでいる．

NCDsに対しても理学療法士が教育や介入を通じて，予防効果を発揮できるとしている．今後，NCDsに対する予防的理学療法はさらに注目されていくことであろう．

d. 理学療法学教育

WCPTは理学療法士養成課程の教育は，最低4年間の大学または大学レベルの教育で，専門職教育にふさわしいと認められた教育機関で行われることを基本とすることを推奨している．2007年のWCPT総会ではエントリーレベル教育のガイドラインが承認されている[4]．アメリカでは2002年1月以降，professional（entry-level）Master program in Physical Therapy（MPT program），またはProfessional（entry-level）Doctor program in Physical Therapy（DPT program）を卒業することを条件とし，現在では目標の2020年を待たずに99%が博士課程での教育が行われている．国立台湾大学でも2015年6月，DPT programが承認された．世界の諸国では，より高い教育標準を課す傾向になっている．

e. その他

日本理学療法士協会は2015年4月末現在，WCPT最大の会員数を有している．現在，WCPTの年会費は会員1人当たり，1.46£（1ポンド181.3円として264.7円）であり，日本理学療法協会は最大の会員を有していることから

表2 WCPT サブグループ

名称		承認	日本理学療法士協会の加入
1) International Acupuncture Association of Physical Therapists (IAAPT)	鍼	1999	×
2) International Association of Physical Therapists working with Older People (IPTOP)	高齢者	2003	×
3) International Federation of Orthopaedic Manipulative Physical Therapists (IFOMPT)	徒手療法	1982	○
4) International Federation of Sports Physical Therapy (IFSPT)	スポーツ	2003	○
5) International Organization of Physical Therapists in Women's Health (IOPTWH)	女性の健康	1999	×
6) International Organization of Physical Therapists in Paediatrics (IOPTP)	小児	2007	○
7) International Private Physical Therapists Association (IPPTA)	個人開業	1995	×
8) International Association of Physical Therapists in Animal Practice (IAPTAP)	動物	2011	×
9) International Confederation of Cardiorespiratory Physical Therapists (ICCrPT)	呼吸循環	2011	○
10) International Society for Electrophysical Agents in Physical Therapy (ISEAPT)	物理療法	2011	○
11) International Organization of Physical Therapists in Mental Health (IOPTMH)	精神心理	2011	○
12) International Neurological Physical Therapy Association (INPA)	神経	2011	○
13) International Federation of Physical Therapists working in Occupational Health and Ergonomics (IFPTOHE)	労働衛生と人間工学	予定	
14) International Physical Therapists for HIV/AIDS, Oncology, Hospice and Palliative Care (IPTHOPE)	終末期	予定	

WCPT の運営予算の約20%を拠出して WCPT の活動を大きく支えている．途上国のさらなる発展をサポートしつつも，世界の理学療法をリードし，発展させていく責任が日本の理学療法士にはある．

昨今，世界規模で自然災害が多発している．災害時に最もその影響を被るのは身体機能が低下した人であり，子どもや高齢者である．被災地では医学的情報はほとんどないため，不動状態による廃用症候群を進行させないことや，不要な転倒やけが，不動による深部静脈血栓症を予防するために運動量を確保することなど，理学療法対象者の選定やプログラムの実践など，被災地における理学療法士の役割も大きい．特に日本は東日本大震災を経験し，そのノウハウを世界で多発する自然災害時の対応に生かすことは可能である．

また近年，日本の医療・介護用ロボット技術の進化はすさまじく，ICT を含め高度の技術や機器の輸出も関心を集め，一部はすでに実用化され，輸出産業としての期待も大きい．加えて，日本の丁寧で正確な医療診断技術や治療技術も世界から注目されており，医療ツーリズムによって日本を訪れる外国人も多くなってきている．そのため，語学を含む国際標準の研修や，世界基準の理学療法エビデンスの蓄積が，今後さらに求められていくことになるであろう．

おわりに

世界の諸国で高齢化が進み，これまで一般的であった病院や理学療法室での理学療法だけでなく，地域や在宅での理学療法に加えて，健康増進分野，予防分野，など，理学療法士の役割や活躍の場は確実に拡充している．世界的規模で進む情報化社会とグローバリゼーションのなかで，世界を知り，世界にも知られることで，日本の理学療法もさらなる発展を遂げていくものと確信する．

文献

1) Policy Statement：Description of physical therapy. http://www.wcpt.org/sites/wcpt.org/files/files/PS_Description_PT_Sept2011_FORMATTED_edit2013.pdf
2) Policy Statement：Physical therapists as exercise experts across the life span http://www.wcpt.org/sites/wcpt.org/files/files/PS_Exercise_experts_Sept2011.pdf
3) Bury TJ, Stokes EK：A global view of direct access and patient selfreferral to physical therapy：implications for the profession. Phys Ther 93：449–459, 2013
4) WCPT guideline for physical therapist professional entry level education. http://www.wcpt.org/sites/wcpt.org/files/files/Guideline_PTEducation_complete.pdf

（高橋哲也，内山　靖）

索　引

和　文

あ

アイデンティティ　41
悪液質　278
悪性腫瘍　274
——に対する理学療法評価　277
——の理学療法　274
アジア理学療法連盟　409
圧電素材　118
アディポサイトカイン　252
アデノシン三リン酸　102
アテローム血栓性脳梗塞　202
鞍関節　51
アンダーソン・土肥の基準　353
暗黙知　33, 418

い

イオントフォレーシス　124
医学研究に関する指針　27
医業類似行為業　408
維持期　166
痛み　114
——の検査　86
一関節運動　109
一元論　34
1回反復できる最も重いウエイト　230
犬のリハビリテーション　308
医療面接　84, 88, 236
医療類似行為業者　410
医療・福祉ロボット　163
インスリン抵抗性　252
陰性症状　295
インセンティブスパイロメトリー　282
インターバルトレーニング　230
インフォームド・コンセント
　　19, 27, 366

う

ウェクスラー記憶検査　348
ウォーミングアップ　259
烏口肩峰靱帯　53
烏口鎖骨靱帯　52
右心不全　220
運動機能　292
——の改善　294
運動処方　258
運動耐容能　242
——低下　223
運動単位　47
運動の3原則　358
運動麻痺　203
運動療法　34, 98
——の禁忌　259, 260
——の適応　259, 260
運命的　44

え

エビデンス　59, 60, 96
エビデンスレベル　60
エントリーレベル教育　430

お

横隔膜呼吸　247
横断研究　65
嘔吐　280
起き上がり　143
悪心　280
温熱療法　124

か

介護支援専門員　361, 365
介護福祉士　364
介護負担軽減　151
介護保険事業計画　362
介護保険制度　361
介護保険によるサービス　362
介護保険法　152, 360, 425
介護予防　6, 373, 411
介護予防推進リーダー　412
介護老人保健施設　360
階層性　81
外側側副靱帯　55
改定アシュワーススケール　205
回復期リハ病棟　345
開放性運動連鎖　101
快楽原則　38
会話　42
科学革命の構造　32
科学的根拠　59, 60
科学的方法論　17, 38
化学療法　279
学位　61
学士　61
学習　417
学習曲線　38
学習理論　355
学術研究団体　41
学術・職能　414
拡大日常生活活動　134
拡張機能　225
下肢装具　160
下肢のマルアライメント　266, 267
顆状関節　51
画像検査　83
下側肺機能低下　281
家族歴　82
課題指向型練習　130
肩関節周囲炎　188
滑車　100
活動　140
活動制限　33
活動量維持　359
滑膜性連結　50
下橈尺関節　55
カルタヘナ議定書　63
カルボーネン法　228
簡易栄養状態評価表　349
簡易精神症状評価尺度　300

434　索　引

簡易トイレ　147
簡易抑うつ症状尺度　300
感覚検査　86
がん患者のリハビリテーション中止
　基準　278
がん患者リハビリテーション料　274
換気障害　234
環境因子　80, 140
環境改善的アプローチ　146
間欠性跛行（神経性）　185
寛骨臼骨切り術　190
観察　85
——と実験　17
がんサバイバー　288
がん疾患　178
患者自らの任意照会　428
干渉波　122
関節可動域　109
——測定　87
間接業務　8
関節上腕靱帯　53
間接診断法　81
がん対策基本法　288
がん対策推進基本計画　288
感知　33
カント　22
がんの告知　276
がんのリハビリテーション病期別分
　類　276
寒冷療法　124
緩和ケア施設　177

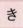

議員提出法案　422
既往歴　82
記憶　33
義肢　157
義手　158
基礎エネルギー量　352
義足　158
基礎研究　64
喫煙指数　236
拮抗抑制　49
機能・形態障害　78
機能損傷　33
機能低下　43

機能的動き　292
機能的残気量　281
機能的自立度評価法　135
機能不全　43
機能予後　275
規範　20
基本動作　141
記銘　33
客観的臨床能力試験　39, 96
キャリアラダー　417
キュア　40
臼蓋形成不全　190
球関節　51
急性期　330
急性期理学療法　330
——の評価　333
急性呼吸促迫症候群　322
急性呼吸不全　235
急性心不全　218
キューブラー・ロス　177
教育　417
教育工学的方法論　38
教育哲学　31
教育評価学　38
胸郭可動域練習　247
胸郭出口症候群　183
共感　40
胸鎖関節　52
協調性検査　87
胸椎伸展運動　185
共同運動　203
胸腹部外科術　341
胸部単純X線検査　241
業務　5
業務独占　420
局所観察　85
起立性低血圧　281
禁忌　130
筋緊張　121
筋収縮　106
筋スパズム　124
近代資本主義　32
筋ビルドアップトレーニング　230
筋疲労　108
筋力強化運動　108
筋力増強　122

く

口すぼめ呼吸　247
くも膜下出血　202
クラスアドボケート　168
クリニカルシナリオ　224
クリニカルパス　90
クリニカルラダー　417
クールダウン　259
グループ（集団）リハビリテーション
　369
車いす　162
クレアチンキナーゼ値　224

け

ケア　40
ケアマネジメント　371
経験知　418
形式知　418
傾斜反応　213
痙縮　204
頸静脈圧上昇　223
頸椎症　182
頸椎症性神経根症　182
頸椎症性脊髄症　182
頸椎前方除圧固定術　183
頸椎椎間板ヘルニア　183
頸椎椎弓形成術　182, 183
経皮的神経電気刺激療法　121
経皮的動脈血酸素飽和度　240
頸部脊椎症　182
頸部椎間板症　182
外科手術　130
ケースアドボケート　168
ケース・コントロール研究　64
欠損　43
血流　125
ゲートコントロール理論　121, 130
牽引療法　129
嫌気性代謝閾値　228
研究計画　66
研究計画書　28
研究室　60
研究倫理　24
研究倫理委員会　29

索引　435

研究倫理違反　26
健康関連体力　255
健康行動理論　260
肩甲上腕関節　53
肩鎖関節　52
検査・測定　86
現実原則　38
検体検査　83
腱反射検査　86
腱板断裂　189
現病歴　82

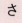

高位脛骨骨切り術　186, 188
公益法人　409
後援会活動　423
交感神経系の亢進　218
後期高齢者　351
硬性コルセット　284
光線療法　127
拘束性換気障害　235
口頭発表　72
後方不全　220
功利主義　22
合理性　22
高齢者ケア　377
高齢者の医療の確保に関する法律
　　361
高齢者保健福祉推進十か年戦略　361
股関節中心位置　194
呼吸不全　234
呼吸練習　282
国際貢献　412
国際疾病分類　78
国際障害分類　78, 138
国際生活機能分類
　　30, 78, 98, 140, 151, 196, 298
国際標準化身体活動質問票　256
告知　179
極超短波療法　128
互助　421
個人因子　80, 140
コーチング理論　33
骨関連事象　283
骨髄抑制　279
骨転移　283

──の理学療法　284
子どものための機能的自立度評価法
　　213
コホート研究　64
ゴールドプラン　425
根拠に基づいた医療　18
混合性換気障害　235
コンディショニング　247

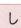

最高酸素摂取量　228
在宅復帰　368, 372
再評価　88
細胞　124, 126, 127
左室拡張末期径　225
左室駆出率　224
左心不全　220
査読　74
サービス担当者会議　373
参加　140
産業革命　32
産業保健　10
酸素解離曲線　240
残存機能　370

し

死　179
支援相談員　364
紫外線　127
軸性疼痛　184
試験外泊　358
自己意識　295
自己感　295
自己排痰法　282
自助　421
自助具　151
自助・互助・共助・公助　413
四肢・体幹筋力トレーニング　247
視診　81, 237
システマティックレビュー・メタア
　　ナリシス　65
姿勢調節運動　303
姿勢の評価　266
姿勢反射検査　86
自然治癒力　30

自然法　22
肢長，周径測定　87
実学主義　418
疾患群別予後予測モデル　178
疾患–障害モデル　80
疾患別予後予測モデル　275
失語　205
実践科学　413
膝前十字靱帯損傷　263
実存主義的　40
膝内側側副靱帯損傷　263
している ADL　137, 170
シーティング　356
死の四重奏　251
社会教育　417
社会参加　30, 367
社会参加制約　33
社会実学的理学療法　414
社会的不利　79
社会福祉士　364
社会復帰トレーニング　297
社会保障制度改革国民会議　421
車軸関節　52
斜面台起立練習　284
修士　61
周術期の呼吸理学療法　281
修正 Borg scale　236
住宅改修　171, 172
集団エゴ　414
集中治療室　314
周辺症状　382
終末期　177
──（緩和期）の理学療法　285
終末期患者の予後予測指標　286
終末期ケア　177
主観的運動強度スケール　228
宿命的　44
手根中央関節　56
主訴　82
手段　23
手段的日常生活活動　134
手段的日常生活動作　173
腫瘍用人工骨頭置換術　285
純粋科学　414
情意教育　34
生涯学習機構　414
生涯学習システム　409

436　索引

生涯教育　417
障害者自立支援法　425
障害者総合支援法　152
上肢装具　160
上橈尺関節　55
衝突　264
情報技術　32
情報共有　358
情報収集　66, 84
情報理論　32
症例研究　64, 97
上腕二頭筋長頭腱炎　189
除外診断法　82
職域拡大　416
職業倫理　24, 25
触診　238
褥瘡　127
叙勲（旭日小綬章）　411
自立支援型ケアマネジメント支援　426
自立性　151
自律性　428
身　34
神経筋電気刺激　327
神経根　130
神経支配比　48
神経体液性因子の亢進　218
心原性脳塞栓症　203
人工関節全置換術　337
進行期の理学療法　285
人工股関節全置換術　190
人工呼吸器管理患者の体位管理　320
人工呼吸器関連肺炎　320
人工膝関節全置換術　186
人工膝関節単顆置換　186
新ゴールドプラン　425
人材育成　414
診察報酬　345
心身機能・構造　140
新人教育プログラム　409
心臓リハビリテーション　341
身体活動量　255
身体観察　237
身体気づき尺度　299
身体知　33
診断　81
振盪　238

真の連携　416
心肺運動負荷試験　228
深部感覚　206
診療ガイドライン　65
診療の補助　5
診療報酬　60, 119

遂行機能障害症候群の行動評価　348
錐体外路　200
錐体路　200
水治療法　129
ストレングストレーニング　231
スポーツ関連疾患　262
スポーツ傷害　263
──の予防　271
スポーツ復帰の基準　265
する ADL　149

せ

生活環境評価　172
生活機能　30, 140, 370
生活期リハ　366
生活圏　174
生活指導　170
生活習慣病　293
生活適応期　166
正規分布　69
政策形成　422
政策提言　410
精神医療　290
精神科開放病棟　298
精神科理学療法　12
精神疾患　290
精神主義的方法論　38
精神保健の理学療法　291
成績評価　39
静的観察　85
生命予後　275
生命倫理　23
生理機能検査　83
生理的コスト指数　357
世界理学療法連盟　409, 428
赤外線　127
脊柱安定化運動　185

摂食嚥下　369
接触型損傷　264
説明責任　416
説明と同意　366
セルフエクササイズ　260
選挙活動　423
前十字靱帯損傷　187
全身観察　85
全身持久力トレーニング　247
前方不全　220
せん妄　314
──の診断基準　314
専門医制度　417
専門職　15, 16, 35
専門職チーム　176
専門理学療法士　409
前腕骨間膜　55

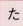

総臥位時間　174
早期離床　111
装具　159
創造　33
想像　33
相反性抑制　49
足関節上腕血圧比　254
足関節捻挫　267
速筋線維　106
測定尺度　67
組織と個人　176
組織の透明性　419
粗大運動能力分類システム　212
卒前教育　119
ソノフォレーシス　126
ソノポレーション　126
尊厳　25
存在価値　416

た

体位変換の禁忌　322
大学院　61
大学院教育　30
体格指数　240
代償機転　218
代償的アプローチ　146

索 引

退所前・後の居宅訪問　372
対人交流　175
体組成評価　255
大腿臼蓋インピンジメント　190
大腿骨短縮骨切り術　194
大脳皮質運動野　48
代表値と散布度　68
ダイレクトアクセス　428
対話　42
ダーウィン　419
楕円関節　51
多関節運動　109
多職種カンファレンス　328
多職種協働　370
打診　81, 238
立ち上がり　145
立ち直り反応　213
脱臼性股関節症　191, 192
多面的介入　232
短期集中リハビリテーション　368
短期入所療養介護　374
短期目標　92

ち

地域移行支援型ホーム　291
地域完結型医療　393
地域ケア会議　168
地域ケアの整備　411
地域包括ケア　374
地域包括ケアシステム
　　167, 359, 376, 394, 408, 421
地域包括ケア推進対策本部　411
地域包括ケア推進リーダー　412
地域リハビリテーション　166, 426
遅筋線維　106
知・情・体・徳　32
チーム医療推進協議会　416
チームワークの機能　176
中核症状　382
中周波　122
中枢プログラミング　34
超音波導子　118
超音波療法　125
長期目標　92
聴診　81, 239
蝶番関節　51

直接業務　7
直接診断法　81
直線偏光近赤外線　127
治療医学　2
治療的アプローチ　146
治療的診断法　82
治療的体位管理　320

つ

椎弓根徴候　283
通所ケア　396
通所リハビリテーション　372
使い過ぎ症候群　263

て

低栄養状態　354
低周波　122
低周波治療器　118
できる ADL　135, 170
てこ　100
哲学・倫理　15
デルマトーム　130
電気刺激療法　121
転倒　347
転倒リスクアセスメントシート　349

と

東京オリンピック・パラリンピック
　　411
統計解析　67
橈骨手根関節　56
橈骨輪状靱帯　55
動作の作用点　99
動作の支点　99
動作の力点　99
動作分析　141
等尺性収縮　47
等速度運動機器　87
等張性収縮　47
疼痛　125
疼痛緩和メカニズム　115
動的観察　85
道徳　20
道徳哲学　22

動物実験指針　63
動物の理学療法　12, 308
動脈血ガス　239
独占業務　6
特定保健指導　10
特別支援学校　11
特別編成チーム　176
特別養護老人ホーム　377
特例措置　408
徒手筋力検査　86
徒手筋力測定器　192
努力性肺活量　239

な

内因性 PEEP　320
内因性オピオイド　121
内閣提出法案　422
内視鏡検査　83
内側側副靱帯　55
内側側副靱帯損傷　187

に

二元論　34
日常生活活動　134, 366
日常生活関連動作　134
日常生活機能評価表　345
日常生活用具　151
日韓合同カンファレンス　410
日本学術会議　41
日本版リバーミード行動記憶検査
　　348
日本理学療法学術大会　409
日本理学療法士学会　414
日本理学療法士協会　408
日本理学療法士連盟　410
認識　33
認知　33
認知症短期集中リハビリテーション
　　368
認定理学療法士　409

ね

寝返り　142

の

脳血管損傷　334
脳出血　202
脳性麻痺　212
脳損傷患者の日常観察による注意評価スケール　348
能力低下　78
能力（できるADL）と実行状況（しているADL）　370
ノーマライゼーション　167
ノンパラメトリック検定　69

は

肺機能検査　239
廃用症候群　169, 170, 280, 293, 331
配慮　16
配列変異　43
博士　61
パス解析　351
パターナリズム　21
発育性股関節形成不全　190
ハミルトンうつ病評価尺度　300
パラメトリック検定　69
バランス　112
バランス検査　87
バリアフリー住宅　171
バリアフリーデザイン　164
ハリス・ベネディクトの式　352
半価層値　126
阪神淡路大震災　411
半側無視　205
反張膝　207

ひ

ピアカウンセリング　426
ピアサポート　426
東日本大震災　411
東日本復興特別区域法　411
非がん疾患　178
非感染性疾患　430
肘関節　54
皮質脊髄路　200
ビスフォスフォネート製剤　283

非接触型損傷　264
非対称性緊張性頸反射　215
必要エネルギー量　352
ヒトゲノム宣言　63
人を対象とした医学系研究に関する倫理指針ガイダンス　28
肥満症　250, 251
病院完結型医療　393
評価　254
病期分類　277
表在感覚　206
標準化　413
病歴聴取　236

ふ

フィジカルアセスメント　237
腹式呼吸　282
福祉用具　151, 171
──の研究開発及び普及の促進に関する法律　151
福祉用具購入　172
福祉用具貸与　172
不正行為　63
物理医学　2
不動による影響　111
普遍性　17
不変性　22, 22
フランク・スターリングの法則　220
ブルンストロームステージ　87, 204
プレトレーニング　230, 231
プロフェッショナル　419
プロフェッション　413
分科学会　409
文化の功罪　42
文献検索　66
分回し歩行　207
文明化　31

へ

平均血圧　353
閉鎖性運動連鎖　101
閉塞性換気障害　235
平面関節　51
ベックうつ病自己評価尺度　300
ベッド　146

ヘルシンキ宣言　26, 63
ヘルニア摘出術　184
変形　43
変形性股関節症　190, 192
変形性膝関節症　186
片麻痺　203
片麻痺機能検査　87

ほ

包括的精神病理学評価尺度　299
放射線療法　280
保険診療外　429
歩行寿命　357
歩行自立の予測式モデル　354
歩行補助具　160
歩行補助杖　160
保護伸展反応　213
母集団と標本　67
ポスター発表　72
ポスドク　61
補装具　151
発作性夜間呼吸困難　223
ポートフォリオ　417
ホモ・サピエンス　33

ま

マイクロ波　128
膜透過性　126, 131
マズローの欲求段階説　179
末梢神経　280
マネジメント　177, 419
慢性呼吸不全　235
慢性心不全　218
──の急性増悪　218
慢性閉塞性肺疾患　235

み

ミエロパチーハンド　182
身の回り動作　134
脈波伝搬速度　254
三宅式記銘検査　348

む

無作為化比較対照研究　60
無酸素系回路　102

め

名称独占　6, 420
メタ認知　97
メタボリックシンドローム　249
　——の診断基準　250
　——の治療方針　257
メタボリックドミノ　249
メディカルチェック　253, 255

も

目的　23
目標設定　88
モジュラー型車いす　356
物語りと対話に基づいた医療　19
物語りの医療　42
問診　81, 236

や

役割　175
ヤング躁病評価尺度　300

ゆ

有意水準　67
有酸素運動　103, 230, 258
　——の効果　104
有酸素系回路　103
ユニバーサルデザイン　164, 176

よ

要介護高齢者　361
陽性症状　295
腰椎後方除圧術　184
腰椎症　184
腰椎伸展運動　185
腰椎椎間板ヘルニア　184
腰椎椎体間固定術　184
腰部脊柱管狭窄症　184
腰部脊椎症　184
腰部椎間板症　184
予後予測　354
予防医学　3
予防的体位管理　320
予防理学療法　411

ら

ラクナ梗塞　203

り

リアリズム　418
理解　33
理学療法学　409
理学療法学教育　30
理学療法士育成　30
理学療法士及び作業療法士法
　2, 17, 36, 408, 420
理学療法士ガイドライン　7
理学療法士業務指針　7
理学療法士講習会　409
理学療法士作業療法士学校養成施設
　指定規則　95, 420
理学療法士の起業モデル　394
理学療法週間　408
理学療法の日　408
理学療法評価　78, 99
理学療法プログラム立案　88
リスク管理　96
リスクマネジメント　177
リーダーシップ　176
利他主義　40
リハビリテーション医療関連団体協
　議会　416
リハビリテーション実施計画書　368
リハビリテーションのための子ども
　の能力低下評価法　213
リハビリテーションマネジメント　168
リフィリング現象　281
領域　414
輪軸　100
臨床　20
臨床研究　64
臨床実習教育　39
臨床実習教育者　35
臨床実践能力　417
臨床推論　81
臨床全般印象度尺度　300
リンパ浮腫　286
倫理観　20

れ

レーザー　127
レジスタンストレーニング　229,
　230, 231, 258
レジスタンス／エンデュランストレー
　ニング　230
レニン・アンジオテンシン・アルド
　ステロン系　219
連携　358, 414
連合反応　203, 213, 217

ろ

老人福祉法　360
老人保健法　361
老年症候群　334
ロシアンカレント　122
ロビー活動　422
論文投稿　74

索引

数　字

I 型筋線維　46
Ia 抑制　49
1-repetition maximum　230
1-RM　230
1 秒量　239
IIb 型筋線維　46
6 分間歩行距離試験　242

欧　文

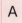

ABCDE バンドル　322
ABI　254
acetabular dysplasia　190
ACL　187
ACL 損傷　263
ACPT　409
activities of daily living　134, 366
activities parallel to daily living　134
acute respiratory distress syndrome　322
ADL　134, 366
ADL トレーニング　247
ADL 評価表　244
anaerobic threshold　228
Animal Practice　308
ankle-brachial index　254
anterior cruciate ligament　187
APDL　134
ARDS　322
Asian Confederation for Physical Therapy　409
asymmetrical tonic neck reflex　215
AT　228
ATNR　215
ATP　102
autonomy　428

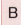

BARS　299

Barthel index　90, 135, 319, 347
BDI　300
Beck depression inventory　300
BI　135, 319
bicipital tendinitis　189
BMI　240, 250
BNP　225
body awareness rating scale　299
body mass index　240, 250
BPRS　300
brief psychiatric rating scale　300
Brunnstrom recovery's stage　87

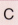

C5 麻痺　184
CAM-ICU　316
CBR　166
CCRC　427
CDH　183
cervical disk herniation　183
cervical spondylotic myelopathy　182
cervical spondylotic radiculopathy　182
CGI　300
chief complaint　82
chronic obstructive pulmonary disease　235
CIPNM　332
clinical global impression scale　300
community based rehabilitation　166
comprehensive psychopathological rating scale　299
Continuing Care Retirement Community　427
COPD　235
CPRS　299
critical illness polyneuromyopathy　332
Crowe 分類　192
CSM　182
CSR　182

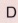

DDH　190
developmental dysplasia of the hip　190
Diagnostic and Statistical Manual of Mental Disorders　43
Dietz の分類　276
direct access and self-referral　428
disability　78
DPT program　430
DSM-5　43

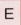

E-ラーニング　29
EADL　134
EBM　18, 59, 60
EBPT　18
end-of-life care　177
entry-level　430
evidence-based medicine　18, 59
evidence-based physical therapy　18
extended ADL　134

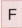

FAI　190
femoroacetabular impingement　190
FIM　135, 208, 319, 347
first contact　429
Forrester の病型分類　226
Frankel 分類　284
function independence measure for children　213
functional independence measure　135, 319, 347

GCS　286, 333
Glasgow come scale　286, 333
GMFCS　212

gross motor function classification system　212

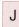
H

HAM-D　300
Hamilton rating scale for depression　300
hand held dynamometer　87, 192
handicap　79
HHD　87, 192
high tibial osteotomy　186, 188
HTO　186, 188

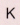
I

IADL　134, 366
ICD　78
ICDSC　317
ICF　78, 98, 140, 151, 196, 298
ICFモデル　98
ICIDH　78, 138
ICR臨床研究入門　28
ICU　314
ICU-AW　317
ICUにおける早期離床　323
impairment　78
IMRAD　73
instrumental ADL　134
intensive care unit　314
International Classification of Functioning, Disability and Health　78, 98, 140, 151, 196, 298
International Classification of Impairments, Disabilities and Handicaps　78, 138
International Organization of Physical Therapy in Mental Health　291
International Physical Activity Questionnaire　256
International Statistical Classification of Diseases and Related Health Problems　78
IOPTMH　291
IPAQ　256

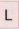
J

Japan Coma Scale　333
JCS　333

K

Karvonen法　228

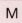
L

lateral thrust　187
LCS　184
LDH　184
LSCS　184
lumbar disk herniation　184
lumbar spinal canal stenosis　184

M

MADRS　300
manual muscle testing　86
MCL　187
MCL損傷　263
medial collateral ligament　187
Medical Research Council　236
metabolic syndrome　249
METs　256, 258, 259
Mini Nutritional Assessment-Short Form　349
MMT　86
MNA®　349
Montgomery-Asbergうつ病評価尺度　300
morale support　33
MRC　236
muscle build up training　230
myelopathy hand　182

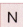
N

Nagasaki University respiratory ADL questionnaire　244
narrative based medicine　19, 42
National Institute of Health Stroke Scale　347
NBM　19, 42
NCDs　430
neuromuscular electrical stimulation　327
NIHSS　347
NINDS-III　201
NMES　327
Nohria-Stevenson分類　221
non-communicable diseases　430
NYHA心機能分類　221

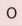
O

objective structured clinical examination　96
OJT　417
orthosis（brace）　159
OSCE　96
osteoarthritis of the hip　190
osteoarthritis of the knee　186

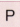
P

PADガイドライン　316
PANSS　300
past history　82
paternalism　21
peak Vo_2　228
PEDI　213
pediatric evaluation of disability inventory　213
performance status　277
PHQ-9　300
physiotherapy　30
positive and negative symptom subscale　300
present history　82
primary contact　429
private practice　429
profess　35
professions　35
prosthesis　157
PS　277
pulse wave velocity　254
pure science　414
PWV　254

Q

QIDS 300
QOL 141
quality of life 141
quick inventory of depression symptoms 300

R

R4 システム 371
RAAS 219
randomized controlled trial 60
RASS 324
RCT 60, 65
realism 418
RECIT のガイドライン 278
response evaluation criteria in solid tumors のガイドライン 278
Richmond agitation sedation scale 324
rotator cuff tear 189
RPE スケール 228

S

scapulohumeral periarthritis 188
self care 134
self-referral 429
SpO_2 240
STAP 細胞 26
stroke care unit 208

T

t-PA 療法 330, 334
TENS 121, 130
test and measurement 86
THA 190, 191
timed up and go test 349
TKA 186
TNM 分類 277
total hip arthroplasty 190
total knee arthroplasty 186
type I 線維 106
type II 線維 106

U

UKA 187
unicompartmental knee arthroplasty 186

V

VAP 320
ventilator-associated pneumonia 320

W

WCPT 409, 428
WeeFIM 213
wheelchair 162
WHO 方式がん疼痛治療法 278
World Confederation for Physical Therapy 409, 428

Y

YMRS 300
Young mania rating scale 300

検印省略

実学としての理学療法概観

定価（本体 7,000円＋税）

2015年11月19日　第1版　第1刷発行

編　者　　奈良　勲・木林　勉・森山英樹
　　　　　なら　いさお　きばやし　つとむ　もりやまひでき
発行者　　浅井　麻紀
発行所　　株式会社 文 光 堂
　　　　　〒113-0033　東京都文京区本郷7-2-7
　　　　　TEL （03）3813-5478（営業）
　　　　　　　（03）3813-5411（編集）

© 奈良　勲・木林　勉・森山英樹, 2015　　　　　印刷・製本：真興社

乱丁，落丁の際はお取り替えいたします．
ISBN978-4-8306-4528-0　　　　　　　　　　　　　　　　Printed in Japan

・本書の複製権，翻訳権・翻案権，上映権，譲渡権，公衆送信権（送信可能化権を含む），二次的著作物の利用に関する原著作者の権利は，株式会社文光堂が保有します．
・本書を無断で複製する行為（コピー，スキャン，デジタルデータ化など）は，私的使用のための複製など著作権法上の限られた例外を除き禁じられています．大学，病院，企業などにおいて，業務上使用する目的で上記の行為を行うことは，使用範囲が内部に限られるものであっても私的使用には該当せず，違法です．また私的使用に該当する場合であっても，代行業者等の第三者に依頼して上記の行為を行うことは違法となります．
・JCOPY〈出版者著作権管理機構 委託出版物〉
本書を複製される場合は，そのつど事前に出版者著作権管理機構（電話 03-3513-6969，FAX 03-3513-6979，e-mail：info@jcopy.or.jp）の許諾を得てください．